U0274054

检验科操作规范与处理策略

◎ 于潇榕　　等 主编

上海科学普及出版社

图书在版编目（CIP）数据

检验科操作规范与处理策略／于潇榕等主编.—上海：上海科学普及出版社，2024.4
ISBN 978-7-5427-8662-3

Ⅰ.①检… Ⅱ.①于… Ⅲ.①医院-医学检验-规范 Ⅳ.①R446-65

中国国家版本馆CIP数据核字（2024）第062490号

统　　筹　张善涛
责任编辑　陈星星　黄　鑫
整体设计　宗　宁

检验科操作规范与处理策略
主编　于潇榕　等
上海科学普及出版社出版发行
（上海中山北路832号　邮政编码200070）
http://www.pspsh.com

各地新华书店经销　山东麦德森文化传媒有限公司印刷
开本　787×1092 1/16　印张 22.25　插页 2　字数 570 000
2024年4月第1版　　2024年4月第1次印刷

ISBN 978-7-5427-8662-3　定价：198.00元
本书如有缺页、错装或坏损等严重质量问题
请向工厂联系调换
联系电话：0531-82601513

编委会

检验医学是指对临床标本进行正确的收集和测定，提供准确和及时的报告，并能为临床提供咨询服务，帮助临床医师将这些数据应用于诊断、治疗和预防工作的一门学科。它不仅与患者、医师息息相关，还跟整个医院的医疗水平密切相关，准确的检验指标不仅可以评价治疗效果，而且可以指导医师临床用药；另外，它在疾病预防中的作用也非常显著，这是因为疾病在早期缺乏明显的症状和体征，往往是通过一些实验室检查得到确诊的。

为保证各项实验室检查结果的准确性，检验科工作者不仅要明确标本的采集时间、部位、方法，还要灵活地选择检验方法、娴熟地应用检验技术，以尽量减少不同方法在检验同一标本时的差异，以及不同检验人员的操作对检验结果的干扰，避免最终检测结果的客观性受到影响。为帮助广大检验科工作者学习医学检验的前沿技术，协助医师了解影响检验结果的各种因素、具体分析检验结果的临床意义，我们编写了这本《检验科操作规范与处理策略》。

本书坚持以检验为主线，以疾病为中心，从基础检验知识出发，对检验项目选择、检验结果判读等方面的内容进行了详细阐述，归纳了多种检验项目的要点、难点问题，并对容易混淆的内容进行了仔细分析、论述。本书内容讲解简明扼要，力求做到准确传达检验知识、规范检验流程、提高检验结果的准确率，更好地协助临床医师开展工作，适合广大检验工作者、临床医师及检验专业医学生参考使用。

虽然我们为撰写本书竭尽全力，但由于编写水平有限，加之时间仓促，书中难免存在不足之处。为了进一步提高本书的质量，诚恳地希望各位读者提出宝贵意见，以供再版时修改。

《检验科操作规范与处理策略》编委会
2024 年 1 月

CONTENTS   目　录

1

第一章

临床检验计量单位与参考值

第一节　临床检验计量单位

一、法定计量单位及其意义

法定计量单位是政府以法令的形式,明确规定在全国范围内采用的计量单位。我国计量法规定:"国家采用国际单位制。国际单位制计量单位和国家选定的其他计量单位,为国家法定计量单位。"国际单位制是我国法定计量单位的主体。国际单位制如有变化,我国法定计量单位也将随之变化。

在检验医学专业领域使用法定计量单位,有益于各实验室间检验数据的比对、结果的统一、诊断标准的统一,同时在发表和查阅科技文献时向国际标准靠拢。

二、国际单位制

(一)国际单位制的形成和特点

随着科学技术的发展,在初期米制的基础上形成的一种科学实用的新单位制。第11届国际计量大会(general conference of weights and measures,CGPM)将这种新的单位制命名为"国际单位制",并用国际符号"SI"表示。"国际单位制"经多次修订,已经形成了完整的体系。

SI制遵从一贯性原则,由比例因数为1的基本单位幂的乘积来表示的导出计量单位,叫一贯计量单位。而SI的全部导出单位均为一贯计量单位,所以它是一贯计量单位制。这样才能使科学规律的量的方程与数值方程式一致。SI实现了世界范围内计量单位的统一,因而获得国际上广泛承认和接受,是国际计量领域和科技、经济、文教、卫生等组织的共同语言。

(二)国际单位制的构成

国际单位制的单位包括SI单位以及SI单位的倍数单位。SI单位是国际单位制中基本单位和导出单位构成一贯单位制的那些单位。除质量外,均不带SI词头(质量的SI单位为千克)。SI单位的倍数单位包括SI单位的十进倍数和分数单位。

(三)国际单位制的基本单位

国际单位制的长度(l)、质量(m)、时间(t)、电流(I)、热力学温度(T)、物质的量(n)和发光强度(IV),共7个量作为基本量的量制。

(四)国际单位制的导出单位

SI 导出单位是 SI 基本单位以代数形式表示的单位。这种单位符号中的乘和除采用数学符号。表 1-1 为与检验医学有关的项目。

表 1-1　国际单位制的导出单位

量的单位	单位名称	单位符号
面积	平方米	m^2
体积	立方米	m^3
速度	米每秒	m/s
[物质的量]浓度	摩[尔]每立方米	mol/m^3

(五)国际单位制的倍数单位

基本单位、具有专门名称的导出单位以及直接由它们构成的组合形式的单位均称之为 SI 单位,它们有主单位的含义。在实际使用时,量值的变化范围很宽,仅用 SI 单位来表示量值是很不方便的,因此 SI 中规定了 20 个构成十进倍数和分数单位的词头和所表示的因数,这些词头不能单独使用,也不能重叠使用,它们仅用于与 SI 单位(kg 除外)构成 SI 单位的十进倍数单位和十进分数单位。需注意对应于因数 10^3(含 10^3)以下的词头符号必须用小写正体字母。等于或大于因数 10^6 的词头符号必须用大写正体字母。从 10^3 到 10^{-3} 可采用十进位制,其余采用千进位制。

三、国际制单位换算方法和实例

由于近年来普及和推广应用国际单位制,在许多自动化仪器上都有国际单位制的单位和传统单位的选项,用户可直接选择国际单位,仪器内部已经按计算公式进行了自动转换,无须使用者亲自计算。

但是在临床应用方面,由于许多人对检验结果参考范围,诊断标准的传统单位概念仍然深刻,或某些项目未完全应用国际单位,或各医疗单位间不同的应用习惯,工作上的需求等情况,为在临床检验工作中方便地使用和换算,以及在阅读文献或撰写文章时能方便地使用国际单位,可按下面公式双向换算结果,许多检验项目都有相关的换算系数。

(1)传统单位结果×换算系数=国际单位结果(加 SI 制单位)。

(2)国际单位结果÷换算系数=传统单位结果(加传统单位)。

(3)换算实例:血红蛋白,传统单位 13.5 g/dL,换算国际单位为 135 g/L。

有些蛋白质的分子量尚未准确测得,为了便于比较同类浓度的数值,本表中的有关蛋白质仍均用质量浓度表示,仅分母改为 L。比较特殊的是血红蛋白,虽已能用 mmol/L 报告其浓度,国际血液学标准化委员会仍建议最好用质量浓度单位报告检验结果,该委员会认为当特意表明血红蛋白是单体[Hb(Fe)]还是四聚体[Hb(4Fe)]时,则用 mmol/L 报告它的浓度。

关于酶活性单位,过去很不统一。根据国际单位制导出的酶活性单位是 mol/s[有关化学和生化的国际学术组织建议用 katal(符号为 kat,1 kat=1 mol/s)作为酶活性单位,但国际计量委员会还未同意],即每秒酶触反应转化的底物的量。原来酶活性单位为国际单位(U 或 IU)者,可按 1 U=16.67 nmol/s(由 1 U=1 μmol/min 换算而来)换算,不确知是国际单位者或不是国际单位者,可暂用原来的单位,不要按上述换算系数换算。

至于如何处理文内旧制单位数值的问题,鉴于目前多不熟悉法定单位数值,建议将法定单位数值列于前、把旧制单位数值加括号列于后,如"葡萄糖 5.6 mmol/L(100 mg/dL)",必要时可加注或加换算系数。

（于潇榕）

第二节　临床检验参考值

一、参考值的由来

化验检查的最终目的是判断化验结果的正常与否。传统概念中人们常将健康人群中测量得到的测定值称为"正常值",并根据此概念判断结果的正常和异常。正常值是判断化验结果沿用已久的概念,但因其词义不清、概念欠精确而逐渐被淘汰。

过去在医学检验结果判断标准中,用过"正常值"字眼,因而许多人至今习惯于该词。近10余年来的医学发展,认为人从健康到疾病的过程中,医学检验指标的变化往往是逐步的,不少指标只是在症状明显时才超出正常范围。加之各种年龄组间差异,当时制定标准时检测人数又偏少等因素,所谓正常值和正常范围的代表性已受到限制,因而提出并建立了医学检验结果的参考值和参考范围。

二、参考值的概念

所谓参考值是指具有明确背景资料的参考人群的测定值,而其 95% 的可信限被定为参考范围。如果检测值超过相应项目的参考值时,被认为是异常表现。但仍有 5% 以下的正常人被允许出现此类异常值,这也是筛选检验项目的缺陷之一。无论医师、患者及家属,对医学检验结果要有全面正确的理解和分析,因为它只是反映人体病理或生理状态的一个参考值,要结合临床综合判断才能进一步理解其变化的含义。

（一）参考个体
按照规定的健康状态标准挑选出的个体。

（二）参考总体
来自所有参考个体所组成的参考总体。

（三）参考样本组
从参考总体中选择出适量的参考个体所组成的样本组,它可以代表参考总体。

（四）参考值
来自参考样本组中的参考个体的某些组织、体液、分泌物中的某些成分的观察或测定数值。

（五）参考分布
参考值分布的状态。

（六）参考限
根据参考值的分布状态及其所用目的制订的界限。

(七)参考范围

参考值下限和参考值上限之间的范围,而且包括这两个参考限。

(八)观察值

与参考值、参考分布、参考限、参考范围想比较的观察测定值。

三、参考值制定原则

(一)确定参考值的使用范围

在制定参考值或参考范围前,首先要确定参考值的使用范围,也就是要确定目标的总体,从而进一步根据目标总体确定测定的时间、空间与地点,只有在这些情况下制定的参考值及参考范围才具有相当的代表性。例如某些检验项目的参考范围只能适用于某地区或某医院,并不代表全国可以通用。某些项目的参考值适用于居住在平原地区的人群,而不适用于居住于高原地区的人群等。

(二)参考个体的选择和分组

确定参考个体,需要考虑以下原则。

1.确定健康个体

确定选择健康个体是确定参考值和参考范围的研究首先要考虑的问题。根据 WHO 有关规定,止常健康个体应该是身体各个组织器官无异常改变,精神状况和生活环境良好者。此外还可根据医学服务的目的而选择相对的健康个体,即选择那些可以排除能影响被研究指标相关疾病因素的人,而并非是完全健康的个体。参考个体应该有相应的年龄分布宽度,应尽量与该病种临床患者的年龄分布相接近。儿童和老年人因其特殊的生理病理和代谢特点,必要时应该建立相应年龄组的健康参考个体组。

当参考值及范围确定后,还应该选择一些与该检测指标无关的人群和与该指标有关的疾病来进一步确定或核实该参考范围在临床诊断或治疗上的价值和实用性。

2.选择稳定人群

应该选择生活条件适中、生活工作流动性小的群体。群体应该具有广泛的代表性,如果仅仅从学生中选择会导致年龄因素的差距;从城市"白领"中抽样或从农村及体力劳动者中抽样,也会导致数据的倾向性;此外还要注意性别比例、年龄比例等相关问题。不适当的抽样所得到的参考值或范围,可能导致该参考值适用范围变小,并可能导致误导临床诊断、鉴别诊断、治疗和预后判断。

3.制定排除标准

选择参考个体时应按照项目的临床使用要求设计排除非参考个体的规定。常被作为排除的规定:饮酒、吸烟、血压异常、正在用药、近期住过院、近期曾经接受手术治疗、近期输过血、哺乳期女性、肥胖症患者或体重要求、口服避孕药、基因因素、药物滥用、吸毒、服药物或保健品、维生素滥用以及取样时是否需要空腹采血等要求。因为这些特殊情况可能给该观察指标带来影响,造成参考值和范围的倾向性或不同程度的影响。

4.例数

一般来说参考个体数量越多,所得到的参考值或范围的代表性就越大,越接近于参考总体。但是参考个体过多,也会对参考个体选择的严格性、全程质量控制、试剂稳定性、样本稳定性、检验者之间差异、大量数据的统计和分析带来挑战,需认真对待。对于多地区多单位参与制定全国范围的参考值或范围,还应该注意要有统一质量管理和培训、统一的测量方法和试剂,适当的参考个体数量分配等。为保证参考数据的可靠性,参考个体数量建议取 120 例,如需要分组,每组最好也有 120 例。对于正态分布的资料,参考个体样本数量不要少于 50 例。某些指标的样本来源非常困难,测定方法的精密度和准确度都比较高,且能严格控制各种误差时,选择几十例也可。

5.参考个体的分组

可以根据年龄段、性别、地理区域、社会或经济生活条件、基因和生物学因素分组。

6.参考个体采样前后的处理

采样前应详细告知或向参考个体介绍实验方法、实验要求、留取样本的要求(如尿样、唾液或粪便等),必要时加以适当帮助,还需了解参考个体的饮食情况、运动、用药情况,并告知参考个体是否可以饮水、饮食或服药,以尽量减少上述情况的影响。对选定的参考个体,需要签署相关的知情同意书。

7. 样本的采集、处理、运送和保存标本

根据具体实验要求进行样本的采集、处理、运送和保存标本。

(三)分析过程

1.检验方法

检验方法应该具有的特点:准确度好、精密度高、实用性强、测定结果可靠,并具有较大的临床应用价值。

2.质量控制

如有可选用的质控样本,一定按质控要求进行日常质控测定。所选用的仪器或设备须经过校正。无适当可选用的质控物,也应进行适当的日常分析质量监控,如重复试验、比对实验等。

3.人员要求

要求对参与制定参考范围测定项目的实验室工作人员进行适当培训,认识该项目检测的临床意义和相关要求,严格执行操作规程。

(四)参考值分析方法

1.参考值制定的方法

(1)在调查数据前确定参考个体后制定的参考值。

(2)在调查数据后确定参考个体制定的参考值。

这两种方法程序相同,只是参考个体的确定次序不同。

2.参考值的分组

主要根据临床意义对参考值分组,并作 Z 检验。

3.离群点判断

将疑似的离群点和其他相邻点的差值 D 和数据全距 R 相除,D/R 超出 1/3 则考虑为离群点。如果有多个离群点,可将最小的疑似离群点作上述处理,如果大于 1/3,则保留所有的疑似离群点。剔除的点应该由其他数据补上。

4.参考值计算方法

计算参考值的方法主要有两类:①用于正态分布或者经过转换呈正态分布的数据资料;②用于非正态分布的数据资料。首先采用统计学中的正态性分布检验来确定频数分布类型,主要有直方图法、矩法、D 检验、W 检验和正态概率值检验等方法。其次对于正态分布或近似正态分布的数据资料可采用参数法,对分布不明确或偏态分布的数据,可采用非参数法。

(五)参考范围的确定

首先必须确定参考限,参考限有单侧和双侧两种,根据具体专业的知识来确定。例如血清钾、钠、葡萄糖、血红蛋白等过高和过低都是病理性异常改变,都具有临床诊断价值,此类数据的参考限应该是双侧。而淀粉酶、天门冬氨酸氨基转移酶、丙氨酸氨基转移酶的活性异常升高才具有临床意义,则参考限为单侧。参考限确定后,双侧参考限之间和单侧参考限在测定结果无异常改变侧的范围就是参考范围。通常参考范围的确定是以大多数人的常见的数据为基础的,也就是参考总体中的99%或95%的参考个体数据所分布的范围,其余则为可疑或异常。用于临床疾病的诊断时,常以95%的参考个体测定值的分布范围为参考范围,其余5%的参考个体被划为异常或可疑。当然这5%的参考个体并非确认或疑似"有病",还应该根据参考个体的具体表现,有针对性地对其进行检查、分析和诊断,再来确定其身体健康与否。经临床检查确认,某些参考个体确属95%以外的正常人。

1.正态分布法

据正态分布原理,一定可信度(如95%)下的参考值范围,双侧:均数$\pm\mu_{0.05}$S;单侧上限:均数$+\mu_{0.05}$S,单侧下限:均数$-\mu_{0.05}$S。

2.百分位数法

对于偏态分布或未知分布的资料,参考值范围的确定常用百分位数法,如95%可信度下的参考值范围双侧为$P_{2.5}$-$P_{97.5}$,单侧上限为P_{95},单侧下限为P_5。

(六)参考值的移植

制定参考值是临床实验室的一项重要工作内容。由于制定参考值的要求很高,并非所有临床实验室都有条件开展,因此可由参考实验室来制定。其他实验室可以引用其制定的参考范围,但是必须遵守参考值移植的条件。

1.参考值移植的条件

(1)只能引用同一参考总体的参考值。

(2)从本地区抽样调查一部分参考个体的参考值与计划移植的参考值进行比较,并分析其线性后再决定是否可以引用。

(3)参考个体的选择和欲引用者相同。

(4)采集样本的条件、测定方法和要求应该与欲引用者一致。

(5)选用的检验方法和欲移植者完全相同,技术指标应该符合参考实验室的标准。

2.建立自己实验室的参考值

虽然严格按照移植的条件选择参考范围,但是并不能完全排除生物因素和分析中偶然因素的影响,尤其是某些受遗传基因控制的生物变异。因此建议最好根据参考值的制定原则建立本实验室的参考值和参考范围。

四、对新项目或新方法建立参考值和参考范围的方法

(1)根据文献和实验研究,总结出导致研究项目测定生物学变异和分析干扰因素,供选择参考个体时应用。

(2)确定参考个体的纳入或排除标准及分类标准,制订调查表。

(3)与可能被纳入的参考个体签署知情同意书并填写调查表。

(4)根据调查表和拟纳入人的参考个体健康状况,将纳入的参考个体进行分类。

(5)根据纳入标准,剔去不符合要求的个体。

(6)确定进行参考值研究的个体人数。

(7)将标本采集前和采集时的详细要求告诉参考个体,使其做好准备。

(8)按要求采集和处理标本,做好分析前标本的预处理。

(9)在良好的控制条件下,用事先制订的分析方法对标本进行检测,获得参考值结果。

(10)评估参考值数据的分布。

(11)检查和确定明显的误差和离群点。若有,应按照事先确定的原则剔除不符合要求的数据,再补充必需的数据。

(12)选择适当的统计方法评估参考限和范围。

五、参考值的应用范围

参考值和参考范围的应用非常广泛,主要应用范围可从以下五个方面考虑。

(一)研究疾病与影响因素的关系

某些疾病的发病与年龄、性别、地区、种族等密切相关,将基于这些因素的测定数据进行综合分析,然后制定出防止这类疾病发生的办法。

(二)研究外循环对疾病的影响

医学研究人体与环境的相互作用时发生的事件以及事件发生的过程。人类生活在自然界,时时刻刻受外界环境的影响,为了适应生存,内环境必须适应外环境的改变。医学上将参考值用于研究环境变化对人体造成的影响,根据这些改变提出防治疾病和保护机体健康的策略和办法。

(三)制定临床疾病诊断和疗效判断的临界值

在测定参考组样本中的某种物质含量时,同步调查与参考值有相关疾病的患者的该物质的含量,然后根据以上两组数据分布情况,制定出参考值以及范围(与诊断和疗效判断有关的临界值),用于疾病的诊断和治疗效果观察。

(四)确定诊断试验的阈值

诊断试验的阈值也称为医学决定水平。试验的结果通常以参考值为依据,用以决定检查者是否有病,某些时候健康人的结果也会在已经确定的参考范围以外。因此临床医师和实验室技术人员,可以根据样本中的某些物质的参考值、有关疾病和无关疾病、不同病程的患者相应物质的测定值以及其他辅助检查结果,共同制定出临床确认的某些疾病的诊断标准,根据某物质的含量浓度水平决定临床医师处理患者的阈值水平。

(五)评价检验方法和试剂盒的质量

选择于测定参考值时的参考个体条件基本相同的参考个体,按照同样的操作程序,用被评价的检验方法和试剂盒测定后,将这些数据与参考值用相同的统计学方法进行处理,分析检验方法和试剂盒测定值存在的误差能否被接受。但是这只是一种粗略的评价方法,不能作为评价检验方法和试剂盒质量的依据。参考值的临床应用还应该注意下面一些情况。

(1)化验结果低于或高于参考范围,也不一定就是病理状态或患了某种疾病。因为一个人的化验结果受很多因素影响,比如剧烈活动、发热、受寒和精神紧张等,都会使人在尿中出现蛋白,并且高于蛋白尿的参考范围上限 150 mg/24 h。这种尿蛋白的出现是人体的正常现象,被称为生理性蛋白尿,应与肾脏疾病引起的病理性蛋白尿相区别。运动员由于肌肉发达,其肌酸肌酶含量会明显高于参考范围,并不表明其患病。这样的例子还有很多。其实,化验检查只是疾病信息的一个方面,有了化验结果,医师再结合症状、体征及其他辅助检查等信息综合分析,才能作出正确的判断。

(2)一些化验项目的应用,应该注意不同年龄或性别之间的差异,不能用相同的参考范围判断。不同年龄、不同性别的参考范围存在差异,如果用一个范围去判断,往往会得出错误的结论,误导临床判断。如初生儿的胆红素、红细胞、血红蛋白水平与成人相差很大;儿童、少年的碱性磷酸酶水平普遍高于成人;老人的肌酐清除率自然会降低;男性的肌酸激酶、酸性磷酸酶高于女性等。

(3)筛选性试验和决定性试验。①决定性试验:检验结果可以对疾病的本质作出诊断的、具有高度特异性的试验。当超出参考范围或出现阳性结果时即可诊断为某种特定的疾病,而非其他病。如尿道分泌物培养淋球菌阳性时,即可诊断为淋病。此类决定性试验对疾病确诊十分重要,但可惜的是这类项目的试验方法目前不多。②筛选性试验:现用医学检验的主要方法。由于并非高度特异,用其确诊疾病时常需一种或数种试验,方可确定或排除某病存在的可能性,尽管已经超出参考范围或医学决定水平值,但仍然不能仅仅依靠这个指标确定所患疾病的本质。如仅血清转氨酶异常升高,并不能确定是甲型病毒性肝炎,还要做甲肝抗体检测等项目,结合临床表现综合判断才行。

六、参考值与医学决定水平

医学决定水平不同于参考值,是临床医师通过观察某个测定值是否高于或低于这些限值,以便在疾病诊断中起排除或确认的作用,或对某些疾病进行分级或分类,或对预后作出估计。用以提示医师在临床上应采取何种处理方式,如进一步进行某一方面的检查,或决定采取某种治疗措施等。

参考值来源于大量的正常人群中有关实验测定数据,并根据正常人群中不同年龄、性别分别进行统计分析,得到了绝大多数人群中数据的分布范围,并以此确定参考值范围。而医学决定水平是来源于大量的临床患者数据的观察和积累,用于确定疾病的发生发展和变化情况,并针对这些情况对患者进行诊断治疗。因此医学决定水平的界定需要进行大量的临床观察和研究,是一项十分复杂的工作。

对超出参考值界限不多的异常值,可以根据患者的临床表现区别对待,可以采取治疗措施,也可以进行观察。但如超过了医学决定水平的界限,则一定要及时采取治疗措施。某些疾病的诊断指标需依靠医学决定水平值才能判断,而在参考值范围左右则很难进行判断。

参考值可有一个上限和一个下限,也可只有一个上限或一个下限,而医学决定水平可根据不同的疾病诊断要点和标准,不同的治疗要求和治疗方法的选择,有多个设定的上限或下限,临床医师在使用这些指标时能够根据不同的界限采取不同的处理方法和措施。

医学决定水平是临床医师在诊断和治疗疾病时应该掌握和使用数据,不是普通患者作参考的参考值。医学决定水平来源于大量的医疗实践、经验和科学研究,是作为临床医师和临床实验室工作人员应该掌握的基本知识。

七、临床检验的危象值

危象值既不同于参考值、参考范围，也不同于医学决定水平，这是一个对临床医师和实验室工作人员特别重要的指标。当某个检测指标达到或超过危象界限值时，表明患者处于危险状态，必须紧急处理。作为临床实验室工作人员，应该立即核实结果，必要时应该重复实验，并立即通过电话或其他方式联系临床医师，并记录报告时间、报告人和被通知人，以便核查。临床医师得到该危象结果后应立即对患者进行有效的处理。

（于潇榕）

第二章

检验质量管理

第一节　分析前质量管理

一、分析前阶段准备和影响因素

分析前质量管理是取得准确可靠的检验结果的前提和先决条件,实际工作中发现的许多误差甚至极端值,很大一部分可以追溯到分析前阶段的影响。送检标本质量高低,很大程度上关系到是否能真实客观地反映患者当前的病情,关系到检验结果临床应用的可信度和有效性。从质量管理各要素来分析,方法学选择、仪器与试剂的使用等,可由检验人员直接控制,但对送检标本的质量,则非检验人员所能完全控制。它需要医师、护士和患者三个方面的共同参与,而检验科工作人员有责任对他们进行认真的指导和协助。

(一)临床医师提出检验申请

临床医师应根据循证医学和循证检验医学的原则,选择最直接、最有效、最合理、最经济的检验项目用于患者的诊治,并正确、正规地开出检验申请单。检验人员应加强与临床的信息交流,在临床医师选择检验项目时,可以提出自己的建议。

1.检验申请单的一般要求

检验申请单中应包括足够的信息,以识别患者和申请者,同时应提供相关的临床资料。检验申请单或医师桌面系统的电子申请都应有下述内容,且不局限于下述内容。

(1)患者的唯一标识:如姓名、科室、床号、住院号。

(2)医师或经依法授权提出检验申请者的姓名。

(3)原始样本的类型。

(4)申请的检验项目。

(5)患者的相关临床资料,至少应包括性别、年龄和初步诊断,以备解释检验结果用。

(6)原始样本采集日期和时间。

(7)实验室收到样本的日期和时间。

2.检验医师的作用

检验医师应是沟通临床与检验工作的桥梁。检验项目的不断增加,不仅给临床医师提供了更多的检查手段,同时也增加了选择的难度。同时,临床医师往往不完全了解有多少种检验项目可能对某种疾病有诊断或鉴别诊断价值,需要向检验人员咨询。作为检验人员应采用各种方法向临床介绍新项目的特点、临床意义以及与已有项目的区别,帮助医师更好、更快地掌握检验新知识。

3.检验项目选择的原则

(1)有效性:首先应考虑诊断价值。主要考虑该项检验对某种疾病诊断的敏感度及特异度。在对人群进行筛查时,应考虑敏感度较高的检验项目以防止假阴性,筛查出的可疑者应作进一步检查。同样在临床诊断时为除外某些疾病,亦可选择敏感度较高的检验项目,当结果阴性(或正常)时可缩小诊断范围。为了对疾病进行确诊,应选用特异度较高的试验,或阳性似然比及验后概率比较高的试验,这对确诊有较高的价值。

(2)时效性:有许多疾病的实验室诊断具有很强的时效性,例如伤寒的检验诊断,血培养、大便培养、抗体检测都有时段要求,过了某个时段,检查结果就可能会转阴。反之,早于这个时段也可能会出现假阴性。用实验室检查及早给患者确诊,这是临床医师和患者共同的期望,在检验工作中应尽量满足这一要求。

(3)经济性:在保证及早确诊及向临床医师提供有效信息的前提下,应考虑选用费用较少的检验项目,以减轻患者的经济负担。但"经济性"应从成本/效益或成本/效果总体上来分析,不能简单从某一检验项目收费来考虑。

(二)患者的准备和影响因素

患者的年龄、性别、人种、民族不同以及经期、妊娠等生物属性,甚至季节循环都可能影响检验结果,但这些因素是难以控制的,只能在分析后阶段解释检验结果时再考虑它们对检验结果的影响。下面的一些因素也可影响检验结果,但它们在一定程度上是可以控制的。

1.患者状态

血液标本应在患者平静、休息的状态下采集。运动后,由于能量消耗、体液丢失、呼吸急促,可影响许多检验项目的结果。

2.饮食影响

进食后在一定时间内可使血液中许多化学成分发生改变,特别是饱餐后采集的血液标本,有些患者血清可呈乳糜状,影响到许多项目检验结果的正确性。但因为人们的饮食习惯多样化,生理功能又不完全相同,要控制这一因素较好的办法是早晨空腹采血。许多项目的参考值和参考范围正是以空腹血液的测定值为基础的。急诊及不受饮食影响的检验项目例外。此外,饮料、咖啡、茶,特别是饮酒也能对某些检验结果产生影响。

3.药物影响

所有药物都可以通过其药理作用或毒副作用对某些检验项目的结果产生或大或小的影响,药物也可通过其物理的或化学的途径对测定方法产生干扰,还可抑制酶的活性,造成酶活性测定结果降低。必须指出两点,一是由于药物品种繁多,患者对药物的耐受性不同,因此目前对药物造成检验结果的影响的了解还很有限,尤其是中药;二是临床上为观察药物治疗效果,或利用药物具有的毒副作用,通过观察某些指标来调整用药剂量或停药,那么这些检验结果的变化对临床医师来说正是他们需要的信息,都有重要价值。除上述第二种情况外,药物引起检验结果的变化,有可能对临床医师起误导作用。鉴于上述情况,在做某种检验时应暂停对检验结果可能产生干扰的药物,如不能停用,则解释检验结果时要考虑药物可能产生的影响。

（三）患者生理变异对检验结果的影响

1.年龄

年龄对实验结果的影响可以用不同的参考范围来区别。健康的生长期儿童的骨骼生长和发育表现为成骨细胞分泌碱性磷酸酶增加，因此，生长期儿童的碱性磷酸酶的活性比健康成人高约2倍；新生儿表现为血清中总胆红素和非结合胆红素水平增加。50岁以上的人，肌酐清除率的减少还与肌肉的量减少有关。年龄的变化会影响某些生化检验的结果，因此在临床工作中某些检验项目对不同的年龄段制定不同的参考范围，而不能使用统一的参考范围。

2.性别

许多检验项目的检测结果男女之间有明显差异，例如全血的血红蛋白浓度、红细胞沉降率等，又如肌酐和肌酸激酶，男性的水平明显高于女性。在15～55岁，总胆固醇和低密度脂蛋白的水平女性比男性稍高，而高密度脂蛋白的水平在15～55岁的男性和女性没有差异。由于一些项目有性别差异存在，因而需要对于不同的性别制定不同的参考范围。

3.季节变化

由于夏季暴露于日光中的时间较长，因而维生素D的水平会升高；总胆固醇水平在冬季比夏季平均增高2.5％；三碘甲腺原氨酸水平在冬季比夏季平均增高20％。因此，当患者在不同的季节检查这些类项目时，应考虑季节变化带来的影响。

4.海拔高度

在海平面与较高的海拔高度相比较，血清中某些成分的水平会发生变化。一些分析物的浓度因海拔高度增加而减少，如血浆中的肾素、转铁蛋白、尿肌酐，雌三醇及肌酐清除率等。当患者在两个差别很大的海拔高度做相同的检查时，结果的分析应考虑海拔高度的影响。

5.月经

月经周期是成年女性的正常生理过程，在月经周期的三个不同时期，和生殖有关的多种激素发生不同的变化，因此，雌二醇、促卵泡激素、黄体生成素等的参考范围随月经周期的各阶段（卵泡期、中期、黄体期）而不同。

6.妊娠

妊娠期由于胎儿生长发育的需要，在胎盘产生的激素参与下，母体各系统发生一系列适应性生理变化。妊娠时血容量增加导致血液稀释，使微量元素的测定结果明显降低；在妊娠后期，胎盘产生雌激素和绒毛膜促性腺激素，使血清葡萄糖的水平升高。

7.进餐的影响

一些检验项目的测定结果受饮食的影响。一次标准餐后，甘油三酯增加50％，天门冬氨酸氨基转移酶增加20％，胆红素、无机磷和糖增加15％，丙氨酸氨基转移酶和钾增加10％，尿酸、总蛋白、清蛋白、尿素、钙、钠和胆固醇增加5％左右。饮食结构的不同，对上述指标的影响也不同。

8.其他影响

摄入刺激物和成瘾性药物对一些检验指标也有影响。如：咖啡因可以升高血糖、脂肪酸、血管紧张素、儿茶酚胺；海洛因可以使二氧化碳分压、甲状腺素、胆固醇、钾水平升高；吸烟会对某些生化项目产生影响，过多吸烟会使血浆中肾上腺素、醛固酮、皮质醇、游离脂肪酸和游离甘油浓度升高。

二、标本采集的影响因素

(一)血液标本采集影响因素

1.采集时间

人体某些生化成分具有昼夜节律性的变化,原则上以晨起空腹时采集标本为宜,以减少其影响。对某个个体患者,如经常检查某项指标,则应尽量在统一的时间段采血。在采集时间上掌握三个最重要的时间:最具"代表性"的时间、检出阳性率最高的时间、最具有诊断价值的时间。同时应尽可能在进行其他检查和治疗之前采集。

2.采血姿势

卧位、坐位、立位不同姿势采集血液标本,其检验结果会有差异,因此应尽量统一采血姿势。

3.采血部位

除血气分析标本外,常用的采血部位是肘静脉或颈静脉。若患者正在输液,最好等待输液完毕后采血。若不能等待,则切勿从输液侧静脉采血,更忌从输液皮管中抽取回血作为标本,这样做会引起检验结果的严重偏离和失真。

4.止血带

长时间使用止血带,也可使某些检验结果有较大差异,因此尽量在扎上止血带后1分钟内采血,当需要重复使用止血带时应选择另一手臂,并勿让患者作反复攥拳运动。

5.抗凝剂

测定血液化学成分,血清标本优于血浆。如果采用血浆标本,必须正确选择抗凝剂及其用量,保证血液和抗凝剂的最佳比例。如果采用真空采血系统,则选用与检测项目对应的真空管。

6.防止溶血

溶血是血清或血浆标本对检验结果最常见的干扰。溶血对检验结果的影响来自两方面:一是因血细胞成分的释放对结果的干扰;二是血细胞成分对检验方法的干扰。标本溶血的主要原因往往是在采集或处理过程中的机械因素造成,如不良的采血习惯、混匀含添加剂的试管时用力过猛、注射器与针头结合不紧产生很多气泡、试管质量粗糙、运送过程中挤压血细胞造成溶血等。

7.使用真空采血管和条形码

检验标本应有唯一性标志,使用真空采血管和条形码系统大体上可以做到这一点。有无效腔(未被血液填满的空腔)真空管的标本,可能造成某些项目检验结果的误差,应使用无效腔的真空采血管,如利用活化部分凝血活酶时间(activated partial thromboplastin time,APTT)测定进行肝素治疗监测时。

(二)尿液标本采集

采用随意尿或定时采集的尿液,视检验项目而定。24小时收集的尿液应添加相应的防腐剂,医护人员和(或)实验室工作人员应向患者详细交代留尿的方法和注意事项。

(三)信息系统对标本的监控

医院HIS系统和临床实验室LIS系统应该对检测的标本实行实时监控。从医师在电脑桌面系统开出医嘱-采血者采集标本前生成条形码,并采集标本-标本运送者扫描接收-临床实验室标本接收扫描,预处理直至专业科室上机检测都受到监控。信息监控的内容至少包括每一个环节的时间和责任人,以便遇到问题时责任的落实和采取相应的对策。

三、标本的验收和拒收

(一)制定标本采集规范

临床实验室要制定标本采集手册,规范标本采集的要求和程序,内容至少应包括检验项目名称、采集何种标本、采集最佳时间、对患者状态的要求、标本采集量、是否抗凝、用何种抗凝剂、抗凝剂用量、保存方法及运送时间、注意事项等。此采集手册供实验室人员和参加标本采集的有关医护人员使用。

(二)标本的验收

临床实验室要建立标本验收制度。标本送达实验室后,实验室应有专人(或成立标本处理中心)负责接收标本,按要求进行验收。

(1)查对检验申请单所填项目和标本是否相符。

(2)标本号与检验单号是否相符。如采用条形码系统,则此问题较易解决。

(3)标本是否新鲜。

(4)检查标本的量和外观质量:外观质量如有无溶血、血清有无乳糜状、抗凝血中有无凝块、容器有无破裂等。定时收集的尿液标本需确认留尿时间是否正确。

(5)核实标本采集及送达之间的时间间隔,必要时须了解其标本采集后的保存方法。

(三)标本的拒收

建立不合格标本拒收制度。对于空管、标本太少无法完成检测、标本类型与检测目不符、血液学分析和出凝血检测标本凝固或部分凝固等,均视为不合格样本,签收人员应拒绝接收,同时注明拒收原因,作好拒收记录,向送检科室说明拒收原因,建议重新采集标本。对不合格的,但可以接受的样本,签收人员记录标本的缺陷,在报告中给以注明,结果供临床参考。

(四)标本的预处理

对符合要求的标本,验收后按检验项目分类随即进入预处理程序,如编号分离血清或血浆,(离心分离血清时,须注意离心时间和温度),加贴唯一性标志或二次条形码。凡血液标本不能立即检验者,均应及时分离血清,通常应将分离的血清加塞后放 4 ℃冰箱保存,测定某些不稳定成分的血清,可冷冻保存。冰冻标本复融时可分两层,须待全部融溶并充分混匀后才能测定。被检标本应是均匀体,如 24 小时尿液标本应充分混匀后才能取样检验,混匀不良造成的误差往往会很大。

四、标本的运送和保存

(一)标本的运送

血液离体后,其细胞代谢过程仍在继续。因此,采血完成后,应尽可能减少运输和储存的时间,尽快送检。储存时间过长可引起蒸发、升华、酶活性失活、糖酵解作用、水解作用、渗透作用、光学作用、气体扩散等变化,对检验结果产生影响。如非真空采血管采血,最好采血后加塞保存和运送。如需送上级医院或检验中心进行测定,应将标本密封,再装入聚乙烯塑料袋,置冰瓶或冷藏箱内运输。

(二)标本的保存

因不能立即进行分析或分析后需要重新检测,样本必须进行预处理或以适当方式保存,才能降低由于存放时间而带来的测定误差。保存中应注意避光及隔绝空气,保存期限视标本的种类及检验目的不同而定。标本的保存有短期保存和长期保存。短期保存按标本类型和检测目的不同而采取不同的保存方法和时限,最常用的方法是 4 ℃冰箱冷藏。需要长期保存的标本,要求保存温度低于－20 ℃,冻溶必须缓慢,在 4～8 ℃过夜或在水浴中不断搅动。通常在溶解中会形成浓度梯度,所以分析前必须充分混匀,必须注意试管底部的沉积物,它们可能由冷球蛋白或冷沉淀纤维蛋白原引起,如果必要,这些沉淀通过加热重新溶解。

(乔广梅)

第二节　分析过程质量管理

一、室内质量控制的统计学基础

临床实验室的分析项目结果多为数据,无法判定某一个数据是否准确。但是可以根据与这个数据有关的一组数据去判断它的质量,这里应用的是统计原理,主要是正态分布和抽样误差的理论。

(一)总体和样本

研究对象的全体成分称为总体,总体的范围可以非常大,实际中往往无法取得,所以是个理论上的概念。与总体相对的是个体即组成总体中的每一个单位,实际工作中只能从某个总体中取得一部分个体,后者称为样本。应用正确的统计方法可以通过样本推断总体的情况。

(二)均数、标准差、变异系数和概率

1.样本均数

最常用的一个统计数,能集中反映一个样本的特性。一般有算术均数和几何均数两种,生化检验中常用的是算术均数。样本均数即将样本中所有个体的值计总和后除以个体数,可以用计算器或电脑很方便地求得。

2.标准差

标准差也是一个基本的统计数,是表示变异的指标,反映样本中各个个体的离散程度。

3.变异系数

变异系数是标准差相对于平均数的大小,缩写符号为 CV,也是表示变异的指标,在生化检验中指示不精密度,十分常用。

4.概率

概率以符号 P 表示,反映某一事物发生的可能性大小的量,必然发生的事件其 P 值为1,必然不可能发生的事件其 P 值为0,绝大多数情况下 P 值介于0和1之间。常用的两个判别指标是 0.05 和 0.01,$P<0.05$ 一般指示发生的可能性很小,当 $P<0.01$ 时,可以说发生的可能性几乎没有了,在作抽样误差分析时,对应这两种情况的统计学术语是"差别有显著性意义"和"非常显著性意义"。

(三)正态分布原理

正态分布又称高斯分布,表现为一条呈对称的钟形曲线。当一个样本作重复测定后,所有的数据不会全部是一样的,正常时这样一组数据的分布就呈正态的形状,可以得到一个平均数和标

准差,以均数为中心,左右一个标准差(即±标准差)范围内正态曲线下所包含的面积约为全部面积的68%。均数±2个标准差的范围内包含约95%的数据点,均数±3个标准差的范围内含约99.7%的数据点。

在这个正态分布曲线图上,均数的大小不同,仅影响曲线顶部的位置,而标准差的大小影响曲线的宽度,所以不同均数和标准差形成的正态曲线的陡峭或平坦的程度是不一样的,但是上述的规律却是一定的。我们正是在这一基础上进行室内质量控制工作的。

(四)抽样误差原理

对同一个质控品作多次重复测定所得到的结果肯定不会都相同,也不会一定都与平均值相同,这个不同就是由抽样误差所引起的,即在同一个样本中抽样,会因抽样而致某种误差。抽样误差是事物固有的误差,不是人为可以消除的。所以如果得到一个质控结果与平均值(或靶值)不一致,就要判别所发生的误差是抽样误差还是其他误差,例如系统误差或随机误差。如果是由抽样误差所致,可以将这个结果判为在控,如不是抽样误差所致,就要判为失控。这个判别要由一个"无效假设"来做。就是先假设某一个质控结果与靶值的差异仅是由抽样误差引起的,而不是由其他真正的操作误差所引起,但这还仅仅是一个假设。接下来就要根据统计学的原理来判断这个假设是否成立。如果判断这个"无效假设"成立,那么这个质控结果虽与靶值有差异但还是在控;如果判断引起差异的不是因为抽样误差,则这个"无效假设"不能成立,就要判为失控。

二、质控品的选择和应用

(一)质控品的定义和种类

国际临床化学学会对质控品的定义:专门用于质量控制目的的标本或溶液,不能用作校准。选择什么类型的质控品是质控工作首先要解决的问题。质控品有多种分类方法,若根据血清物理性状可分为冻干质控血清、液体质控血清和冷冻混合血清;根据有无靶值可分为定值质控血清和非定值质控血清;根据血清基质的来源可分为含人血清基质的质控血清、动物血清基质的质控血清、人造基质的质控血清等。市场上有各种进口或国产的质控品可供挑选,实验室可根据自己的实际情况认真选择。

(二)质控品选择使用时应注意的几个问题

1.质控品的基质效应

在对某一分析物进行检验时,处于该分析物周围的其他成分的组合,是该分析物的基质。由于这些组合成分的存在,对分析物的检验可产生"基质效应"。质控品一般是来自人或动物的血清经过处理,添加了无机或有机化学品、生物体的提取物、防腐剂等制备而成。它对分析来说,就是"基质",能产生"基质效应"。

(1)理想的情况下,质控品应与患者标本具有相同的基质状态,这样,质控品与患者标本具有相同的表现。若从基质差异考虑,强调用人血清。从价格和来源考虑,则选用动物血清。而从检验人员自身防护免受来自质控品内传染性病原体的危害考虑,近来又重视使用动物血清。

(2)质控品的生产加工处理过程可以改变基质的性质:如为了达到特定的浓度而加入的添加物的来源和性质与人血清标本的差异,添加的稳定剂本身也是改变基质的原因之一,将产品制备成冰冻或冻干状态又使质控品在物理和化学表现上发生变化。

(3)某些检验方法可影响对质控品的选择:例如用染料结合法测定人血清蛋白,无论是溴甲酚绿或溴甲酚紫,都对人清蛋白有强烈的特异性,但与牛血清蛋白结合却很差,特别是溴甲酚紫。

因此,使用溴甲酚紫的实验室就不能选用牛血清为基质的质控品。

2.质控品的稳定性

严格地讲,任何质控品都会有变化,是不稳定的。所谓不变化、稳定只是相对的,认为质控品很稳定,是因为它的变化很缓慢,甚至用检验手段无法反映出其变化;认为其不稳定,是因为它的变化太快。生产定值质控品的厂商在其产品说明书上提供的预期范围很宽,其实是包含了质控品的缓慢变化使实测值有偏离初始均值的倾向。好的质控品应该在规定的保存条件下,至少稳定1～2年。

3.质控品定值与非定值

(1)正规的定值质控品在其说明书中有被定值的各分析物在不同检测系统下的均值和预期值范围,用户可从中选择与自己相同检测系统的定值作为参考。但须注意不能误将其预期值范围当作控制的允许范围。

(2)不定值质控品的质量与定值质控品并无不同,只是生产厂商没有邀请一些实验室为其产品作定值。从用户的角度讲,不定值质控品要比定值质控品便宜许多。

(3)不论是定值还是不定值质控品,在使用时,用户必须用自己的检测系统确定自己的均值与标准差。只是定值质控品有一个预期范围供用户参考,但即使用户的均值与厂商提供的均值相似,并不说明用户的检测结果准确,不相似也不说明用户的准确度有问题。

4.质控品的瓶间差

(1)日常工作中,质控品检验结果的变异是检测不精密度和更换各瓶质控品间差异的综合反映。只有将瓶间差异控制到最小,才能使检验结果间的变异真正反映日常检验操作中的不精密度。

(2)良好的质控品在生产时极其注意均匀混合,并用称量法控制分装时的重复性。用户对冻干质控品复溶时要严格控制操作的标准化,尽可能避免和减少操作不当造成的瓶间差。

(3)已有市售的液体质控品,它消除了分装和复溶时引入的瓶间差。只是这类产品价格较高,且含有防腐剂类添加物,可能对某些检验方法会引起基质差异的误差。但液体质控品的稳定期长,消除了瓶间差和复溶时的操作误差,已为不少实验室采用。

5.质控品的分析物水平(浓度)

日常工作中若只做一个水平的质控品检测,其反映的质量是整个可报告范围中的"一点"的表现,只说明在该控制值附近的患者标本检验结果符合要求,难以反映较高或较低分析物水平的患者标本是否也符合要求。若能同时做两个或更多水平的质控品检测,则所反映的质量是一个范围内的水平,其效果更好。因此,在选择质控品时,应该有两个或更多水平的控制物。通常挑选的是医学决定水平的、可报告范围的上下限值的质控品浓度。

(三)质控品应具备的特性

作为理想的生化检验质控品,至少应具备以下特性。

(1)人血清基质。

(2)无传染性。

(3)添加剂和抑菌剂(防腐剂)的含量尽可能少。

(4)瓶间变异小,酶类项目的瓶间CV应小于2%,其他分析物CV应小于1%。

(5)冻干品复溶后的稳定性,2～8 ℃时不少于24小时,−20 ℃时不少于20天。某些不稳定成分(如胆红素、碱性磷酸酶)在复溶后的前4小时的变异应小于2%。

(6)到达实验室的有效期应在 1 年以上。

(四)质控品的正确使用与保存

有了合格的质控品,在使用时应注意以下几点。

(1)严格按质控品说明书操作。

(2)冻干质控品复溶时要确保溶剂(试剂水)的质量。

(3)冻干质控品复溶时,所加溶剂的量要准确,并尽量保持每次加入量的一致性。

(4)冻干质控品复溶时应轻轻地摇匀,使内容物完全溶解呈均一态,切忌剧烈振摇。有些质控品瓶塞不紧,为防止瓶口泄漏,也不宜颠倒混匀。

(5)冻干质控品复溶后宜在室温放置半小时,待其内容物稳定后再开始使用。

(6)质控品应严格按使用说明书规定的方法保存,不能使用超过保质期的质控品。

(7)质控品应与患者标本在相同的条件下进行测定。

三、失控后的处理

(一)失控处理程序

发生失控情况后,立即向专业组长、科室和质量负责人报告,该批的患者标本分析结果报告暂时不发,根据失控表现仔细分析原因并作纠正和排除后,再复测质控品直至回到控制状态,必要时复测部分或全部待测标本,然后发出正确的检验报告。以上整个过程应有详细文字记录并保存。

(二)失控原因分析和排除

失控信号的出现受多种因素的影响,这些因素包括操作上的失误,试剂、校准物、质控品的失效,仪器维护不良以及采用的质控规则、控制限范围、一次测定的质控标本数,等等。失控信号一旦出现就意味着同批测定的患者标本检验结果可能作废,但也可能没有发生真正的误差而仅是一种假失控。因此,首先要尽量查明导致失控的原因,采取适当措施,消除后,再随机挑选出一定比例(如 5％或 10％)的待测标本进行重新测定,最后根据既定标准判断先前的测定结果是否可接受,对失控作出恰当的判断。如判断为真失控,应该对相应的所有失控待测标本和质控标本进行重新测定,并且质控标本结果应该在控。如失控信号被判断为假失控时,常规测定报告可以按原先测定结果发出,不必重做。无论是真失控或假失控都应该记录分析原因的全过程。一般可以采用如下步骤寻找原因。

1.检查质控图或控制规则以确定误差类型

区分是随机误差还是系统误差,不同的控制规则有不同的检测误差类型的能力(敏感度)。例如 1_{3s} 和 R_{4s} 规则通常指示随机误差,2_{2s}、4_{1s} 和 10_x 一规则通常指示系统误差,检查质控图上的质控点的分布情况也可提供类似的信息,质控曲线的突然变化或较大幅度的波动应多考虑随机误差,而趋向性的现象多为系统误差。

2.认识与误差类型有关的一些因素

由于随机误差和系统误差有不同的原因,因此从不同的误差类型较易追查有关误差来源的线索。导致系统误差的因素比引起随机误差的因素多见,一般也较容易解决。引起系统误差常见原因:试剂批号改变、校准物批号改变、校准物定值错误、不适当配制试剂、试剂变质、校准物变质、试剂或校准物的不适当贮存、由于移液管的误调或未校准引起标本或试剂的体积变化、孵育箱和反应盒的温度变化、分光光度计的光源老化以及操作人员的更换等。

随机误差的常见原因:试剂和试剂通道中的气泡、混合试剂不恰当、温度和孵育不稳定、不稳定的电压以及在吸量、定时方面的个体操作变异等因素。

3.手工法操作的项目

应认真回顾操作的全过程,有无换人,有无操作及结果计算上的失误,然后依次确认标准品、试剂、反应温度、比色计等是否正常。

4.生化自动分析仪测定者

首先应该分析在质控品失控之前有无改变分析系统的状态,如分析仪硬件的更改(包括光路部件的更换)、化学反应参数的更改,标准品的变更、试剂的变更,质控品变更等。对于更改过的部分应仔细确认其更改的正确性。同时区分是个别项目质控品失控还是多数项目失控。个别项目失控,可以基本确定分析仪工作是正常的。重点确认该项目的试剂有无受污染、久置变质、位置错位,确认校准品是否正常,确认质控品中该项目是否分解失效,如葡萄糖、某些不稳定的酶、胆红素等。多项目失控,处理问题的步骤首先应针对这些试验的共同因素,如都是一些脱氢酶反应的项目(丙氨酸氨基转移酶、己糖激酶法葡萄糖测定等)失控,共同的特点是都以 340 nm 为测定波长,就很有可能比色灯泡 340 nm 光能量明显下降或该波长滤色片损坏;如都是一些氧化酶反应的项目(葡萄糖、甘油三酯、总胆固醇、尿酸等)失控,则最有可能受到维生素 C、胆红素等物质的污染和干扰,或是 500 nm 光路有异常。找不出明显共同因素的多项目甚至是全部项目的失控,很可能是仪器的故障、质控品变质等所致。

5.分析与新近的改变有关的原因

系统误差大多数常与试剂或校准问题有关。突然漂移通常由更换试剂、新的校准或校准品批号改变所引起。当查找漂移的原因时,操作者应检查试剂、校准,并且做好记录,以便为解决问题提供线索。

趋向性的问题可能比单纯的漂移难解决,因为趋向性发生与发展的过程较长,常见的原因有试剂逐渐变质、校正值漂移、仪器温度改变、滤光片或灯泡老化等,查找时应逐个分析确认。

查找和解决导致随机误差增加的问题更为困难,因为随机误差不易分析或量化。

如果上述几个步骤均未能得到在控结果,可能是仪器或试剂的内在原因,只有与仪器试剂厂家联系,请求他们的技术支援。

6.解决问题并记录处理结果

检查出问题的原因后,针对这个原因采取纠正措施,这时可以重新测试所有的质控品,一旦在控,应将失控批次的待测标本部分或全部重新测定。另外,应该将失控事件以及具体的处理过程详细记录下来。

(乔广梅)

第三节　分析后质量管理

分析后质量管理是全面质量控制的进一步完善和检验工作服务与临床的延伸,主要指的是患者标本分析后检验结果的发出直至临床应用这一阶段。这一阶段的质量保证主要有两个方面:①检验结果的正确发出;②咨询服务,即检验结果合理解释及其为临床医师应用的过程。

一、分析后质量保证的概念

在完成样本检测后,为使检验数据(或检验报告)准确、真实、无误并转化为临床能直接采用的疾病诊疗信息而确定的质量控制措施和方法,称分析后质量保证。顾名思义,分析后质量保证就是指全面质量控制过程中的最后质量把关和提升检验数据在临床上的有效利用。这一环节的疏漏将有可能使前期的分析前、分析中质量保证有始无终,甚至前功尽弃。

二、检验结果确认的原则

随着临床实验室管理的日益规范,加之对过去所发生的差错或事故的不断反思和总结,我们可以通过对检验全过程每一环节的质控分析,从而确认和保证检验结果的真实性和可靠性。还必须:一要有强烈的责任感;二要有扎实的理论基础和过硬的检测技术。这样才能提高检验人员的自信心,其检验报告也会获得医师和患者的信任。应该说明的是室内质控和(或)室间质评成绩不能完全代表该实验室所有检测结果都真实可靠,质控工作只是手段,目的仍然是归结于保证用于疾病诊疗的样本检测结果的准确性。

(1)首先被检测样本的采集和送检合乎要求,否则其结果无意义也无必要加以确认。在某些特殊情况下,样本不符合要求而又进行了检测,则必须加以说明,不管结果正常与否,原则上仍应将样本退回重采。

(2)样本处理得当,没有干扰测试的因素,否则会影响检验结果,如血细胞分析时血液未充分混匀、血清分离时纤维蛋白去除不彻底等。

(3)分析仪器运转正常,检测系统的不确定度确定且在可接受范围内,同时应对仪器进行定期校准,以发现系统误差及其漂移并加以修正,校准时应注意量值的溯源性。

(4)检测试剂无质量问题,且在有效期内。

(5)检验人员技术熟练,操作正规无差错,没有其他突发干扰因素。

(6)该批次检测的室内质控"在控",结果计算准确无误。

在上述各点均得到肯定时,则基本上可以确认该批次检测结果是准确可靠的。

三、结果的审核与发出

检验结果是临床医师开展诊疗活动的重要信息,而检验报告就是这些信息的传递载体,所以必须重视这一环节的质量保证。检验结果通常通过以下形式报告给临床医师:发送检验报告单或通过医院内计算机网络系统将结果发送给临床医师。由于后一种形式可以提高效率和减少传递差错,现已成为各大医院检测结果发送的主要形式。无论何种形式,发出的检验报告必须保证"完整、准确、及时"。

(一)正确判断检验结果是否可以发出

除保证报告单的基本信息符合要求外,判断检验结果是否可以发出的重要依据是室内质控是否合格。如室内质控结果"在控"时,报告可发出;"失控"时必须寻找原因,结果不宜发出。但它是总体上的判断,并不能完全代替某一出现异常结果样本或特殊样本的复核或复查。检验医师在应用室内质控结果来解释患者结果是否准确时,必须充分注意这一点。

(二)建立制度保证检验结果的正确审核

1.严格的报告单签发、审核制度

一份完整的检验报告包含医院名称、实验室名称、报告题目、患者姓名、出生日期(年龄)、性别、科室、病床号、申请医师姓名、样本种类、样本采集时间、实验室接收时间、报告时间、检测项目、检测结果(包括单位)、参考区间及异常提示。检验报告单发出前,除操作人员签字外,还应由另一位有资格的检验人员核查并签名,最好由本专业室负责人核查签名。但在危急情况下或单独一人值班时(如夜班)除外。审核的基本内容:临床医师所申请的检测项目是否已全部检测、是否漏项;检验结果填写清楚、正确;有无异常的、难以解释的结果;决定是否需要复查等。

2.异常结果、危重疑难患者等检验结果的复核或复查制度

检验科应规定哪些情况下的检测结果应与以前的检测结果进行比较,观察当前检测的结果及其变化是否符合规律,可否解释,必要时可与临床医师取得联系。建立实验室信息系统(LIS)时,软件应有自动对历史结果的回顾与提示功能。

3.建立危急值紧急报告制度

实验室应规定危急值的报告制度,其中含结果的复核、结果报告的方式(电话报告、病房来取,通过 LIS 系统报告,向主管医师发手机短信等)及规定结果报告时间;因为一些检测项目,如血钾、钙、糖、血气(血 pH、PO_2、PCO_2 等)结果过高、过低,都可能危及患者生命。实验室必须迅速将结果报告临床,并记录报告时间,报告人及结果接收者。

4.特殊项目的检验报告及一些关系重大的检验报告

如抗 HIV 抗体阳性的报告单、诊断为白血病及恶性肿瘤的报告单、发现罕见病原体的报告单等,需检验科主任或由科主任授权的人员,复核无误并签名后尽早把结果发给临床。

5.建立检验报告单发送的签收制度

医院应建立这方面的规章制度,患者取报告单应有相应的凭据,一方面可以避免拿错报告单,另一方面可以保护患者的隐私。同时加强医护人员责任心,防止检验报告单的丢失或发错科室。

6.检验数据管理

实验室应管理好检验相关数据,所有检验报告和原始记录应保存一段时间。通常检验申请单应至少保存 2 年,检验结果数据至少保存 2 年,质控和能力验证记录至少保存 2 年,仪器维修和状态记录保留到仪器使用终身。实验室信息系统的数据要拷贝至少 3 份并保存在不同地方,以防火灾等灾难性事件带来损失。以上所有数据在特殊情况下,应提供以便于临床查找及核对。

四、检验后标本的储存

标本的储存是指对检测完毕后的样本进行必要的一定时间的备查性保留。分析前,样本保存时间要尽可能短;分析后,根据样本种类及检测指标的不同保存时间可长可短,其原则是保存后的样本检测结果与初次检测结果仍有可比性。

(一)样本储存的目的

临床上对每一个标本的检测项目只作一次测定,所以样本储存的最主要目的就是备查。检测结果也只能代表该次样本的某项指标水平,换言之,每份检测报告仅对送检样本负责。所以,当临床对检测结果提出疑问时,只有对原始样本进行复检,才能说明初次检测是否有误。此外,样本储存也有利于在科研工作中开展回顾调查。

（二）样本储存的原则

首先应有样本储存的专门规章制度，最好专人专管，敏感或重要样本可加锁保管；其次在样本储存前要进行必要的收集和处理，如分离血清、添加防腐剂等。另外，应作好标志并有规律存放，最好将样本的原始标识一并保存。最后，对储存样本要定期清理，以减少不必要的资源消耗。

（三）储存样本的种类及条件

临床检验样本虽有多种多样，但最常见的仍以血液、尿液、粪便为主。尿液及粪便除有必要外很少进行保存，且保存价值亦不大。血液的保存又由检验内容的不同，其保存条件，保存时间会各不相同。而作为细胞学分析的骨髓片、各种积液细胞涂片样本等，则需要以档案片的形式进行长期保存和（或）电子版保存。

（乔广梅）

第三章

常用检验技术

第一节 离心技术

一、基本概念和离心机的工作原理

(一)匀速圆周运动与离心现象

物体在作匀速圆周运动时,必须存在一个向心力,才能维持其运动。这个向心力是物体所受的外力或外力的合力,其方向与速度方向垂直,指向圆心。

当物体所受外力大于圆周运动所需要的向心力时,物体将向圆心的方向运动;当物体所受外力小于圆周运动所需要的向心力时,物体将向远离圆心的方向运动。物体远离圆心运动的现象称为离心现象,离心运动是由向心力消失或不足造成的。

(二)液体中的微粒在重力场中的分离

地球上的物体可以看成是以地球自转速度在绕地轴作匀速圆周运动,其向心力的大小等于其重力,地球上的物体随地球运动的向心加速度为重力加速度,它可以看成是单位质量的物体所受到的重力大小,又称为重力场。

根据阿基米德定律,物体在介质中所受的浮力大小等于物体所排开同体积介质的重量。

沉降过程中,当微粒在介质中向下移动的速度增加时,微粒将与介质分子摩擦而受到阻力,其大小与物体的运动速度成正比。

介质中的微粒在重力场作用下开始沉降时,微粒进行的是加速运动,随着其速度越大,阻力越来越大;当阻力增加到与微粒所受重力、浮力的合力相等时,微粒运动的加速度为零,此时微粒表现为等速运动。

(三)液体中的微粒在离心力场中的沉降

在离心机中,把离心管放在离心机转头里,开动离心机时离心管绕离心转头的轴作圆周运动,在离心机内的样品颗粒将作同样的圆周运动。对于离心管而言,样品颗粒由试管顶部下移到底部,这与重力场中的物体由高处落到低处相似。这种颗粒在作圆周运动时的切线运动称为离心沉降。现实当中颗粒是在介质中运动的,颗粒作切线运动时将受到介质的摩擦阻力,颗粒在介质中受到的阻力越大,颗粒在离心管中沉降的速度越小,颗粒沉降的距离也越短。颗粒在离心管中的沉降速度与离心机的转速有关,旋转速度越快颗粒沉降越快。

(四)沉降系数

沉降系数是指单位离心力场下的沉降速度,用 S 表示,单位是 s。

沉降系数反映的是一定条件下的沉降颗粒的物理性质,沉降系数与样品颗粒的质量和密度成正比。样品颗粒的质量或密度越大,它的沉降系数亦越大。许多生物样品的沉降系数差别很大,利用它们沉降系数的差别就可以应用离心技术来进行分离制备和进行定性、定量分析。

二、常用的离心方法

(一)差速离心法

差速离心法是利用样品中各组分的沉降系数不同而进行分离的方法,通常两个组分的沉降系数差在 10 倍以上时可以用此法分离。差速离心法的优点是样品的处理量较大,可用于大量样品的初分离。其缺点是分离复杂样品和要求分离纯度较高时,离心次数多,操作复杂。

(二)密度梯度离心法

密度梯度离心法又称为区带离心法,可以同时使样品中的几个或全部组分分离,有良好的分辨率。

(三)分析性超速离心法

分析性超速离心法主要用于研究生物大分子的沉降特性和结构,它是在离心机上装配光学检测系统,采用特殊的透光离心池,在样品离心沉降过程中直接对样品进行定性或定量分析,这种离心机称为分析离心机。利用分析离心机进行的离心方法称为分析离心法。分析性超速离心法通常用于以下情况。

1.测定生物大分子的相对分子量

测定相对分子质量主要有三种方法:沉降速度、沉降平衡、接近沉降平衡。其中应用最广的是沉降速度方法,在超速离心分析过程中,沉降速度使得任意分布的粒子通过溶剂从旋转的中心辐射地向外移动,在清除了粒子的那部分溶剂层和尚含有沉降物的那部分溶剂之间形成一个明显的界面,然后用照相记录,通过 Svedberg 方程即可求出粒子的沉降系数。

$$M = RTS/D(1 - \upsilon\rho)$$

式中:M 为该分子不含水的相对分子质量;R 为气体常数;T 为绝对温度;S 为分子的沉降系数;υ 为分子的微分比容(指 1 g 溶质加到一个大体积的溶液中所占有的体积);ρ 为溶剂的密度。

2.生物大分子的纯度

分析性超速离心法已广泛地应用于研究 DNA 制剂、病毒和蛋白质的纯度。用沉降速度的技术来分析沉降界面是测定制剂均质性的最常用方法之一,出现单一清晰的界面一般认为是均质的,如有杂质则在主峰的一侧或两侧再现小峰。

3.分析生物大分子中的构象变化

分析性超速离心法已成功地用于检测大分子构象的变化,这些构象上的变化可以通过检查样品在沉降速度上的差异来证实。

三、离心机的分类与结构

(一)离心机的分类

由于离心机的用途广泛,机型种类较多,各生产厂商生产的离心机都有不同特点,很难用一种方法来将它们分类,目前常用的分类方法有以下几种。

1.按离心速度分类

(1)低速离心机:分为锥型台式离心机、水平型桶式低速离心机、大容量立式低速离心机以及带冷冻系统的大容量低速离心机,转速一般可达 4 000 r/min,而且多为连续可调,最大相对离心力可达 6 000 g,可用于各种细菌、细胞、细胞核等的分离。低速离心机是临床及实验室中最为广泛使用的一类离心设备。

(2)高速离心机:转速可达 20 000 r/min,相对离心力可达 50 000 g,由于运转速度高,一般都配备冷冻控温装置。高速离心机适用于各种生物细胞、病毒、血清蛋白等有机溶液、无机溶液、悬浮液及胶体溶液等样品进行分离、浓缩、提取等制备工作,它是细胞生物和分子生物水平研究的基本工具。

(3)超速离心机:分为分析用超速离心机和制备用超速离心机两种,其转速在 30 000 r/min以上,最大相对离心力可达 $6×10^5$ g,由于超速离心机转速高,产生的相对离心力场极强,对离心机的材料及各项质量要求极高,超速离心机是临床医学、检验医学、生物学、生物化学、农业科学等研究领域的重要仪器之一。

2.按使用功能分类

分为普通离心机、制备离心机、生产专用离心机、分析离心机和连续流离心机等。

3.按用途分类

(1)小型离心机:一般指体积较小的台式离心机,转速通常小于 6 000 r/min。

(2)制备型大容量低速离心机:这种机型最大的特点是体积大,通常为落地式,转速通常小于 6 000 r/min,但离心容量可达 6×500 mL。

(3)高速冷冻离心机:与大容量低速离心机相似,但该种类型离心机离心速度比大容量低速离心机快并设有制冷系统,最大速度可达 20 000 r/min。

(4)超速离心机:具有较大的相对离心力,速度可高达 100 000 r/min。

4.按驱动系统分类

(1)空气驱动离心机。

(2)油轮驱动离心机。

(3)电机驱动离心机。

(4)磁悬浮驱动离心机。

(二)离心机的基本结构

1.普通离心机

普通离心机通常指低速离心机,由电动机、离心转盘、调速器、定时器、离心套管与底座组成。

2.高速、超速离心机

(1)离心机的主要技术参数。①最大离心力:离心机可产生的最大相对离心力场。②最大转速:离心转头可达到的最大转速,单位是转/分钟(r/min)。③最大容量:离心机一次可分离样品的最大体积,通常表示为 m×n,m 为一次可容纳的最多离心管数,n 为一个离心管可容纳分离样品的最大体积,单位是 mL。④调速范围:离心机转头转速可调整的范围。⑤温度控制范围:离心机工作时可控制的样品温度范围。⑥工作电压:离心机电机工作所需的电压。⑦电源功率:离心机电机的额定功率。

(2)离心转头的常用标记及转头参数。离心转头的常用标记通常由三部分组成。第一部分为英文字母符号,表示离心转头的类型:FA 为有固定角转头,SW 为水平转头,V 为垂直转头,

CF 为连续转头,Z 为区带转头;第二部分为数字,表示转头的最高转速;第三部分如标注 Ti 表示由钛或钛合金为材料制成的转头,没有标出的均为锡或铝合金做成的转头。

四、离心机的使用、维护及常见故障排除

(一)离心机的使用、维护

(1)离心机使用时要放置在平稳、坚固的台面上,大容量低速离心机和高速冷冻离心机要相应地安放在坚实的地面上,水平放置。超速离心机重达数百千克,应放在很坚实的地面上,并有防尘、防潮设备。离心机工作前应将负荷(离心管重量)平衡好,如果两侧负荷没有平衡好,会引起离心机剧烈振动,损坏离心转头和转轴。具有自动平衡功能的离心机,在超过离心机说明书规定两侧负荷误差许可范围时,同样会引起离心机剧烈振动,损坏离心机。

(2)针对高速、超速或带冷冻功能的离心机应参照专门的使用注意事项。①严格按照离心机操作规程使用。②不允许使用超过转头的最大转速。③不允许使用超过转头所能承受的最大离心力。④不允许使用非平衡运行,样品要注意重量平衡和对称放置离心管。⑤开始启动离心机前确定将离心腔门、盖子或转头的盖子关紧。⑥离心机启动未达到预设定的转速时,操作者不要离开离心机,直到离心机转速达到设定转速并且正常运转方可离开。

(二)离心机常见故障及排除方法

1.电机不转

(1)电源指示灯不亮:检查保险丝及室内配电板保险丝是否熔断、电源线是否接触良好,处理方法是重新接线或更换插头、插座。

(2)主电源指示灯亮而电机不能启动:多数情况是由电刷磨损造成,更换电刷即可。

(3)电机烧坏。

2.电机达不到额定转速

多数情况是由于电刷磨损或整流子表面有一层氧化物,使电刷凹凸不平,造成电刷与整流子外沿不吻合或接触不良,使转速下降。处理方法是清理、清洁整流子及电刷,使其接触良好,或更换电刷。再者是由于离心机使用数年没有检查过轴承,可能是轴承磨损或轴承缺油引起摩擦阻力增大,使电机达不到额定转速。

3.转头损坏

转头在使用时可能因金属疲劳、超速、过应力、化学腐蚀、选择不当、使用中转头不平衡及温度失控等原因而导致离心管破裂,样品渗漏,转头损坏。电机有上下轴承,应定期(半年或 1 年)加油。注意:为了使用者的安全请在转头的安全系数及保证期内使用。

4.冷冻机不能启动及制冷效果差

常见的原因是电源方面有问题。

(1)电源不通:与电机不转的故障相同,检查电源线及保险丝等。

(2)电压过低:检查是否是配电板配线过多。

(3)仪器放置的位置通风效果不好:仪器散热器散热效果差或是积满灰尘,也会影响制冷效果。

5.离心机机体振动剧烈、响声异常

(1)对应两个转头负荷不平衡(近代新型自动平衡型离心机,对应转头负荷轻度不平衡不会造成离心机机体振动剧烈,但会比负荷平衡时噪声稍大些)、离心管放置不对称;解决方法是平衡

好两侧转头的负荷。

（2）转轴上端固定螺帽松动,转轴磨损或弯曲,离心机转子本身损坏。

（3）离心机腔门、盖子、转头盖子未关紧或未盖好。

（乔广梅）

第二节　电泳技术

一、电泳技术的基本原理和分类

（一）电泳技术的基本原理

电泳是指电介质中带电颗粒在电场的作用下以不同的速度向电荷相反方向迁移的现象,利用这种现象对化学或生物化学组分进行分离分析的技术称为电泳技术。早期的电泳技术是由瑞典 Uppsala 大学物理化学系 Svedberg 教授提出:带电粒子在电场中移动的现象称为电泳。许多重要的生物分子,如氨基酸、多肽、蛋白质、核苷酸、核酸等都具有可电离基团,它们在某个特定的pH 下可以带正电或负电,在电场的作用下,这些带电分子会向着与其所带电荷极性相反的电极方向移动。电泳技术就是利用在电场的作用下,由于待分离样品中各种分子带电性质以及分子本身大小、形状等的差异,使带电分子产生不同的迁移速度,从而对样品进行分离、鉴定和提纯的技术。

电泳过程必须在一种支持介质中进行。有研究者进行的自由界面电泳没有固定支持介质,所以扩散和对流都比较严重,影响分离效果。于是出现了固定支持介质的电泳,样品在固定的介质中进行电泳过程,减少了扩散和对流等干扰作用。最初的支持介质是滤纸和醋酸纤维素膜,目前这些介质在实验室已经应用得较少。在很长一段时间里,小分子物质如氨基酸、多肽、糖等通常用滤纸或纤维素、硅胶薄层平板为介质的电泳进行分离、分析。但目前一般使用更灵敏的技术如高效毛细管电泳等来进行分析。这些介质适合于分离小分子物质,操作简单、方便。但对于复杂的生物大分子则分离效果较差。凝胶作为支持介质的引入大大促进了电泳技术的发展,使电泳技术成为分析蛋白质、核酸等生物大分子的重要手段之一,最初使用的凝胶是淀粉凝胶,但目前使用得最多的是琼脂糖凝胶和聚丙烯酰胺凝胶。蛋白质电泳主要使用聚丙烯酰胺凝胶。

电泳装置主要包括两个部分:电源和电泳槽。电源提供直流电,在电泳槽中产生电场,驱动带电分子的迁移。电泳槽可以分为水平式和垂直式两类。水平式电泳,凝胶铺在水平的玻璃或塑料板上,用一薄层湿滤纸连接凝胶和电泳缓冲液,或将凝胶直接浸入缓冲液中。垂直板式电泳是较为常见的一种,常用于聚丙烯酰胺凝胶电泳中蛋白质的分离。电泳槽中间是夹在一起的两块玻璃板,玻璃板两边由塑料条隔开,在玻璃平板中间制备电泳凝胶,凝胶的大小通常是 12 cm×14 cm,厚度为 1～2 mm。近年来新研制的电泳槽,胶面更小、更薄,以节省试剂和缩短电泳时间。制胶时在凝胶溶液中放一个塑料梳子,在胶聚合后移去,形成上样品的凹槽。由于 pH 的改变会引起带电分子电荷的改变,进而影响其电泳迁移的速度,所以电泳过程应在适当的缓冲液中进行的,缓冲液可以保持待分离物的带电性质的稳定。

为了更好地了解带电分子在电泳过程中是如何被分离的,下面简单介绍一下电泳的基本原理。在两个平行电极上加一定的电压(V),就会在电极中间产生电场强度(E),下式中 L 是电极间距离。

$$E = V/L$$

在稀溶液中,电场对带电粒子的作用力(F)等于所带净电荷与电场强度的乘积:

$$F = q \times E$$

式中:q—带电粒子的净电荷;E—电场强度。

这个作用力使得带电粒子向与其电荷相反的电极方向移动。在移动过程中,粒子会受到介质黏滞力的阻碍。黏滞力(F')的大小与粒子大小、形状、电泳介质孔径大小以及缓冲液黏度等有关,并与带电粒子的移动速度成正比,对于球状粒子,F'的大小服从 Stokes 定律,即:

$$F' = 6\pi r \eta \upsilon$$

式中:r—球状粒子的半径;η—缓冲液黏度;υ—电泳速度(υ=d/t,单位时间粒子运动的距离,cm/s)。当带电粒子匀速移动时:F=F',q·E=6πrηυ。

电泳迁移率(m)是指在单位场强度(1V/cm)时带电粒子的迁移速度:

$$v/E = Q/6\pi r \eta$$

这就是迁移率公式,由上式可以看出,迁移率与带电粒子所带净电荷成正比,与粒子的大小和缓冲液的黏度成反比。

带电粒子由于各自的电荷和形状大小不同,因而在电泳过程中具有不同的迁移速度,形成了依次排列的不同区带而被分开。即使两个粒子具有相似的电荷,如果它们的分子大小不同,所受的阻力不同,因此迁移速度也不同,在电泳过程中就可以被分离。有些类型的电泳几乎完全依赖于分子所带的电荷不同进行分离,如等电聚焦电泳;而有些类型的电泳则主要依靠粒子大小的不同即电泳过程中产生的阻力不同而得到分离,如 SDS-聚丙烯酰胺凝胶电泳。分离后的样品通过各种方法的染色,或者如果样品有放射性标记,则可以通过放射性自显影等方法进行检测。

(二)电泳技术的分类

电泳技术有很多种,按电泳的原理有三种形式的电泳分离系统:移动界面电泳、区带电泳和稳态电泳或称置换(排代)电泳。稳态电泳或称置换电泳的特点是粒子的电泳迁移到一定时间后达到稳态,如等电聚焦和等速电泳。

1.按有无支持物

分为自由电泳(无)和区带电泳(有)。其中区带电泳按支持物的物理性状不同,区带电泳可分为以下几种。

(1)滤纸及其他纤维薄膜电泳:如醋酸纤维、玻璃纤维、聚氯乙烯纤维。

(2)粉末电泳:如纤维素粉、淀粉、玻璃粉电泳。

(3)凝胶电泳:如琼脂、琼脂糖、硅胶、淀粉胶、聚丙烯酰胺凝胶等。

(4)丝线电泳:如尼龙丝、人造丝电泳。

在凝胶电泳中按反应性质分为非免疫电泳和免疫电泳,而免疫电泳的种类较多,如对流免疫电泳、火箭免疫电泳、电免疫扩散等。

2.按支持物的装置形式不同

(1)平板式电泳:支持物水平放置,是最常用的电泳方式。

(2)垂直板式电泳:聚丙烯酰胺凝胶常做成垂直板式方式。

(3)垂直柱式电泳:聚丙烯酰胺凝胶盘状电泳即属于此类。

(4)连续液动电泳:首先应用于纸电泳,将滤纸垂直竖立,两边各放一电极,溶液自顶端向下流,与电泳方向垂直。后来有用淀粉、纤维素粉、玻璃粉等代替滤纸来分离血清蛋白质,分离量最大。

3.按 pH 的连续性不同

(1)连续 pH 电泳:在整个电泳过程中 pH 保持不变,常用的纸电泳、醋酸纤维薄膜电泳等属于此类;

(2)非连续性 pH 电泳:缓冲液和电泳支持物间有不同的 pH,如聚丙烯酰胺凝胶盘状电泳分离血清蛋白质时常用这种形式。它的优点是易在不同 pH 区之间形成高的电位梯度区,使蛋白质移动加速并压缩为一极狭窄的区带而达到浓缩的作用。

4.按电泳技术发展先后

分为电泳、毛细管电泳和芯片电泳(微流控芯片电泳)。

二、影响电泳迁移率的因素

(一)待分离生物大分子的性质

待分离生物大分子所带的电荷、粒子大小和性质都会对电泳有明显影响。一般来说,粒子带的电荷量越大、直径越小、形状越接近球形,则其电泳迁移速度越快。

(二)缓冲液的性质

缓冲液 pH 会影响待分离生物大分子的解离程度,从而对其带电性质产生影响。溶液 pH 距离其等电点愈远,其所带净电荷量就越大,电泳的速度也就越大,尤其对于蛋白质等两性分子,缓冲液 pH 还会影响到其电泳方向,当缓冲液 pH 大于蛋白质分子的等电点,蛋白质分子带负电荷,其电泳的方向指向正极。为了保持电泳过程中待分离生物大分子的电荷以及缓冲液 pH 的稳定性,缓冲液通常要保持一定的离子强度,一般在 0.02～0.20,离子强度过低,则缓冲能力差;但如果离子强度过高,会在待分离分子周围形成较强的带相反电荷的离子扩散层(即离子氛)。由于离子氛与待分离粒子的移动方向相反,它们之间产生了静电引力,因而引起电泳速度降低。另外缓冲液的黏度也会对电泳速度产生影响。

(三)电场强度

电场强度(V/cm)是每厘米的电位降,也称电位梯度。电场强度越大,电泳速度越快。但增大电场强度会引起通过介质的电流强度增大,而造成电泳过程产生的热量增大。

电流所做的功绝大部分都转换为热,因而引起介质温度升高,这会造成很多影响。

(1)样品和缓冲离子扩散速度增加,引起样品分离带的加宽。

(2)产生对流,引起待分离物的混合。

(3)如果样品对热敏感,会引起样品变性。

(4)引起介质黏度降低、电阻下降等。

电泳中产生的热通常是由中心向外周散发的,所以介质中心温度一般要高于外周,尤其是管状电泳,由此引起中央部分介质相对于外周部分黏度下降,摩擦系数减小,电泳迁移速度增大,由于中央部分的电泳速度比边缘快,所以电泳分离带通常呈弓形。降低电流强度,可以减少生热,但会延长电泳时间,引起待分离生物大分子扩散的增加而影响分离效果。所以电泳实验中要选择适当的电场强度,同时可以适当冷却以降低温度获得较好的分离效果。

(四)电渗

液体在电场中,对于固体支持介质的相对移动,称为电渗现象。由于支持介质表面可能会存在一些带电基团,如滤纸表面通常有一些羧基,琼脂可能会含有一些硫酸基,而玻璃表面通常有Si-OH基团等。这些基团电离后会使支持介质表面带电,吸附一些带相反电荷的离子,在电场的作用下向电极方向移动,形成介质表面溶液的流动,这种现象就是电渗。在 pH 高于 3 时,玻璃表面带负电,吸附溶液中的正电离子,引起玻璃表面附近溶液层带正电,在电场的作用下,向负极迁移,带动电极液产生向负极的电渗流。如果电渗方向与待分离分子电泳方向相同,则加快电泳速度;如果相反,则降低电泳速度。

(五)支持介质的筛孔

支持介质的筛孔大小对待分离生物大分子的电泳迁移速度有明显的影响。在筛孔大的介质中泳动速度快;反之,泳动速度慢。

综上所述,电泳受粒子本身大小、形状、所带电量、溶液黏度、温度、pH、电渗及离子强度等多种因素的影响。当电泳结果欠佳时,应检查或重新设计实验条件以便改进。

(六)高效毛细管电泳中影响分离效率的因素

1.纵向扩散的影响

扩散系数和迁移时间决定着峰展宽,从而影响着分离效率。大分子的扩散系数小,可获得更高的分离效率。

2.进样的影响

当进样塞长度太大时,即进样量太大时,引起的峰展宽大于纵向扩散,分离效率明显下降。

3.焦耳热与温度梯度的影响

散热过程中,在毛细管内形成温度梯度(中心温度高),破坏了塞流,导致区带展宽。

三、电泳分析常用方法

(一)醋酸纤维素薄膜电泳

醋酸纤维素是纤维素的羟基乙酰化形成的纤维素醋酸酯,由该物质制成的薄膜称为醋酸纤维素薄膜。这种薄膜对蛋白质样品吸附性小,几乎能完全消除纸电泳中出现的"拖尾"现象,又因为膜的亲水性比较小,它所容纳的缓冲液也少,电泳时电流的大部分由样品传导,所以分离速度快、电泳时间短、样品用量少,蛋白质可得到满意的分离效果。因此特别适合于病理情况下微量异常蛋白的检测。

醋酸纤维素膜经过冰醋酸乙醇溶液或其他透明液处理后可使膜透明化,有利于对电泳图谱的光吸收扫描测定和膜的长期保存。

1.材料与试剂

醋酸纤维素膜一般使用市售商品,常用的电泳缓冲液为 pH 8.6 的巴比妥缓冲液,浓度为 $0.05 \sim 0.09$ mol/L。

2.操作要点

(1)膜的预处理:必须于电泳前将膜浸泡于缓冲液,浸透后,取出膜并用滤纸吸去多余的缓冲液,不可吸得过干。

(2)加样:样品用量依样品浓度、本身性质、染色方法及检测方法等因素决定。对血清蛋白质的常规电泳分析,于膜条上距负极端 1.5 cm 处,条状滴加蛋白含量约 5% 的样品溶液 $2 \sim 3$ μL。

(3)电泳:可在室温下进行。电压为 25 V/cm,电流为 0.4～0.6 mA/cm 宽,电泳区带距离以 4～5 cm 为宜。

(4)染色:一般蛋白质染色常使用氨基黑和丽春红,糖蛋白用甲苯胺蓝或过碘酸-Schiff 试剂,脂蛋白则用苏丹黑或品红亚硫酸染色。

(5)脱色与透明:对水溶性染料最普遍应用的脱色剂是 5％醋酸水溶液。为了长期保存或进行光吸收扫描测定,可浸入冰醋酸:无水乙醇＝30:70(V/V)的透明液中。

(6)含量测定。未经透明处理的醋酸纤维素薄膜电泳图可按规定的方法测定,一般采用洗脱法或扫描法,测定各蛋白质组分的相对含量(％)。洗脱法:将洗净的膜条用滤纸吸干,剪下供样品溶液各电泳图谱的电泳区带,分别浸于 1.6％的氢氧化钠溶液中,振摇数次,至洗脱完全,于一定波长下测定吸收度。同时剪取与样品膜条相应的无蛋白部位作对照,采用相同的操作步骤。先计算吸收值总和,再计算各蛋白组分所占比率(％)。

(二)凝胶电泳

以淀粉胶、琼脂或琼脂糖凝胶、聚丙烯酰胺凝胶等作为支持介质的区带电泳法称为凝胶电泳。其中聚丙烯酰胺凝胶电泳普遍用于分离蛋白质及较小分子的核酸;琼脂糖凝胶孔径较大,对一般蛋白质不起分子筛作用,但适用于分离同工酶及其亚型,大分子核酸等。

1.琼脂糖凝胶电泳的原理

琼脂糖是由琼脂分离制备的链状多糖。其结构单元是 D-半乳糖和 3,6-脱水-L-半乳糖。许多琼脂糖链依靠氢键及其他力的作用使其互相盘绕形成绳状琼脂糖束,构成大网孔型凝胶。因此该凝胶适合于免疫复合物、核酸与核蛋白的分离、鉴定及纯化。在临床生化检验中常用于乳酸脱氢酶、肌酸激酶等同工酶的检测。

2.琼脂糖凝胶电泳分离核酸

在一定浓度的琼脂糖凝胶介质中,DNA 分子的电泳迁移率与其分子量的常用对数成反比;分子构型也对迁移率有影响,如共价闭环 DNA＞直线 DNA＞开环双链 DNA。当凝胶浓度太大时,凝胶孔径变小,环状 DNA(球形)不能进入胶中,相对迁移率为 0,而同等大小的直线 DNA(刚性棒状)可以按长轴方向迁移,相对迁移率大于 0。

(1)设备与试剂:琼脂糖凝胶电泳分为垂直和水平型两种。其中水平型可制备低浓度琼脂糖凝胶,制胶与加样都比较方便,故应用比较广泛。

(2)凝胶制备:用上述缓冲液配制 0.5％～0.8％琼脂糖凝胶溶液,沸水浴或微波炉加热使之融化,冷却至 55 ℃时加入溴化乙锭(EB)至终浓度为 0.5 μg/mL,然后将其注入玻璃板或有机玻璃板组装好的模子中,厚度依样品浓度而定。注胶时,梳齿下端距玻璃板 0.5～1.0 mm,待凝固后,取出梳子,加入适量电极缓冲液使板胶浸没在缓冲液下 1 mm 处。

(3)样品制备与加样:溶解于 TBE 或 THE 内的样品应含指示染料(0.025％溴酚蓝或橘黄橙)、蔗糖(10％～15％)或甘油(5％～10％),也可使用 2.5％ FicoⅡ增加比重,使样品集中,每齿孔可加样 5～10 mg。

(4)电泳:一般电压为 5～15 V/cm。对大分子的分离可用电压 5 V/cm。电泳过程最好在低温条件下进行。

(5)样品回收:电泳结束后在紫外灯下观察样品的分离情况,对需要的 DNA 分子或特殊片段可从电泳后的凝胶中以不同的方法进行回收,如电泳洗脱法,在紫外灯下切取含核酸区带的凝胶,将其装入透析袋(内含适量新鲜电泳缓冲液),扎紧透析袋后,平放在水平型电泳槽两电极之间的浅层缓冲液中,100 V 电泳 2～3 小时,然后正负电极交换,反向电泳 2 分钟,使透析袋上的 DNA 释放出来。吸出含 DNA 的溶液,进行酚抽提、乙醇沉淀等步骤即可完成样品的回收。其他还有低熔点琼脂糖法、醋酸铵溶液浸出法、冷冻挤压法等,但这些方法都仅仅有利于小分子量 DNA 片段(≤1 kb)的回收,随着 DNA 分子量的增大,回收量显著下降。

(三)等电聚焦电泳技术

等电聚焦是 20 世纪 60 年代中期问世的一种利用有 pH 梯度的介质分离等电点不同的蛋白质的电泳技术。由于其分辨率可达 0.01 个 pH 单位,因此特别适合于分离分子量相近而等电点不同的蛋白质组分。

1.等电聚焦的基本原理

在等电聚焦的电泳中,具有 pH 梯度的介质其分布是从阳极到阴极,pH 逐渐增大。如前所述,蛋白质分子具有两性解离及等电点的特征,这样在碱性区域蛋白质分子带负电荷向阳极移动,直至某一 pH 位点时失去电荷而停止移动,此处介的 pH 恰好等于聚焦蛋白质分子的等电点(pI)。同理,位于酸性区域的蛋白质分子带正电荷向阴极移动,直至它们的等电点上聚焦为止。可见在该方法中,等电点是蛋白质组分的特性量度,将等电点不同的蛋白质混合物加入有 pH 梯度的凝胶介质中,在电场内经过一定时间后,各组分将分别聚焦在各自等电点相应的 pH 位置上,形成分离的蛋白质区带。

2.pH 梯度的组成

pH 梯度的组成方式有两种。一种是人工 pH 梯度,由于其不稳定、重复性差,现已不再使用;另一种是天然 pH 梯度,天然 pH 梯度的建立是在水平板或电泳管正负极间引入等电点彼此接近的一系列两性电解质的混合物,在正极端引入酸液,如硫酸、磷酸或醋酸等,在负极端引入碱液,如氢氧化钠、氨水等。电泳开始前两性电解质的混合物 pH 为一均值,即各段介质中的 pH 相等,用 pH 0 表示。电泳开始后,混合物中 pH 最低的分子,带负电荷最多,pI1 为其等电点,向正极移动速度最快,当移动到正极附近的酸液界面时,pH 突然下降,接近或稍低于 pI1,这一分子不再向前移动而停留在此区域内。由于两性电解质具有一定的缓冲能力,使其周围一定的区域内介质的 pH 保持在它的等电点范围。pH 稍高的第二种两性电解质,其等电点为 pI2,也移向正极,由于 pI2＞pI1,因此定位于第一种两性电解质之后,这样,经过一定时间后,具有不同等电点的两性电解质按各自的等电点依次排列,形成了从正极到负极等电点递增,由低到高的线性 pH 梯度。

3.两性电解质载体与支持介质

理想的两性电解质载体应在 pI 处有足够的缓冲能力及电导能力,前者保证 pH 梯度的稳定,后者允许一定的电流通过。不同 pI 的两性电解质应有相似的电导系数,从而使整个体系的电导均匀。两性电解质的分子量要小,易于应用分子筛或透析方法将其与被分离的高分子量物质分开,而且不应与被分离物质发生反应或使之变性。

常用的 pH 梯度支持介质有聚丙烯酰胺凝胶、琼脂糖凝胶、葡聚糖凝胶等,其中聚丙烯酰胺凝胶最常应用。

电泳后,不可用染色剂直接染色,因为常用的蛋白质染色剂也能和两性电解质结合,因此应先将凝胶浸泡在 5％的三氯醋酸中去除两性电解质,然后再以适当的方法染色。

(四)变性梯度凝胶电泳

变性梯度凝胶电泳主要是利用梯度变性胶来分离 DNA 片段。电泳开始时,DNA 在胶中的迁移速率仅与分子大小有关,而一旦 DNA 泳动到某一点时,即到达该 DNA 变性浓度位置时,DNA 双链开始分开,从而大大降低了迁移速率。不同的 DNA 片段的碱基组成有差异,使得其变性条件产生差异,从而在凝胶上形成不同的条带。目前常用的变性剂有尿素和甲酰胺。根据变性梯度凝胶电泳变性梯度方向与电泳方向是否一致,可将其分为两种形式的变性梯度凝胶电泳:垂直变性梯度凝胶电泳和平行变性梯度凝胶电泳。垂直变性梯度凝胶电泳的变性梯度方向与电泳方向垂直,可用于优化样本的分离条件,也可用于分析 PCR 产物的组成;平行变性梯度凝胶电泳的变性梯度方向与电泳方向一致,可用于同时分析多个样本。检测某种突变的变性剂浓度一般通过变性梯度凝胶电泳来确定。实际应用时,如果突变发生在高熔点区时,往往难以检测到。这主要是由于 DNA 熔解区域温度的增加导致迁移率的变化减少,难以将正常 DNA 分子和突变 DNA 分子分开。此外,高熔点区的解链时间较长,也使得变性梯度凝胶电泳应用受到限制。解决的办法一般是在 PCR 引物的 5′末端加上一段 40～50 bp 的 GC 夹。但如果突变发生在 CpG 岛,检测仍有困难。

(五)双向电泳

O'Farrall 等根据不同组分之间的等电点差异和分子量差异建立了 IEF/SDS-PAGE 双向电泳。其简单过程:先将混合物在一个直径 1 mm 的玻璃管凝胶中进行等电聚焦。聚焦后将凝胶条小心地从毛细管中取出,然后放到另一平板凝胶的顶部(垂直板)或一端(水平板),再让胶条中已经分离的组分在平板胶中走 SDS-聚丙烯酰胺凝胶电泳。其中 IEF 电泳(管柱状)为第一向,SDS-PAGE 为第二向(平板)。在进行第一向 IEF 电泳时,电泳体系中应加入高浓度尿素、适量非离子型去污剂 NP-40。蛋白质样品中除含有这两种物质外还应有二硫苏糖醇以促使蛋白质变性和肽链舒展。

IEF 电泳结束后,将圆柱形凝胶在 SDS-PAGE 所应用的样品处理液(内含 SDS、巯基乙醇)中振荡平衡,然后包埋在 SDS-PAGE 的凝胶板上端,即可进行第二向电泳。

由于蛋白质的等电点和分子质量之间没有什么必然的联系,因此,经过双向电泳可将数千种蛋白质分开,显示出极高的分辨力。IEF/SDS-PAGE 双向电泳对蛋白质(包括核糖体蛋白、组蛋白等)的分离是极为精细的,因此特别适合于分离细菌或细胞中复杂的蛋白质组分。

(六)等速电泳

等速电泳是在样品中加有领先离子(其迁移率比所有被分离离子的迁移率大)和终末离子(其迁移率比所有被分离离子的迁移率小),样品夹在领先离子和终末离子之间,在外电场作用下,各离子进行移动,经过一段时间电泳后,达到完全分离。被分离的各离子的区带按迁移率大小依序排列在领先离子与终末离子的区带之间。由于没有加入适当的支持电解质来载带电流,所得到的区带是相互连接的,且因"自身校正"效应,界面是清晰的,这是与区带电泳的不同之处。

(七)脉冲场凝胶电泳

脉冲场凝胶电泳是在琼脂糖凝胶上外加正交的交变脉冲电场,其方向、时间与电流大小交替改变,每当电场方向发生改变,大分子的 DNA 便滞留在爬行管内,直至沿新的电场轴向重新定向后,才能继续向前移动,DNA 分子越大,这种重排所需时间就越长。当 DNA 分子变换方向的时间小于电脉冲周期时,DNA 就可以按其分子量大小分开。如果脉冲时间长,全部小分子 DNA 都有充裕的时间改变泳动方向,各条 DNA 迁移的时间差异不大,所以分辨力不高;而对大分子 DNA,可有足够的时间来改变泳动方向,但所需的时间不等,迁移的时间也就不等,分辨力较高,因此可以通过调节适当的脉冲时间,将分子量大小不同的 DNA 分子分开。

(八)免疫电泳技术

1.原理

免疫电泳是琼脂平板电泳和双相免疫扩散两种方法的结合。将抗原样品在琼脂平板上先进行电泳,使其中的各种成分因电泳迁移率的不同而彼此分开,然后加入抗体做双相免疫扩散,已分离的各种抗原成分与抗体在琼脂中扩散而相遇,在二者比例适当的地方,形成肉眼可见的沉淀弧。

该方法可以用来研究:①抗原和抗体的相对应性;②测定样品的各成分以及它们的电泳迁移率;③根据蛋白质的电泳迁移率,免疫特性及其他特性,可以确定该复合物中含有某种蛋白质;④鉴定抗原或抗体的纯度。

2.操作方法

(1)在玻璃板的中央放置一小玻棒(直径 2～3 mm),然后用 0.05 mol/L 的 pH 为 8.6 的巴比妥缓冲液配制 1%琼脂,制成琼脂板,板厚 2 mm。

(2)在玻棒的两侧、板中央或 1/3 处,距玻棒 4～8 mm 处各打直径 3～6 mm 的孔。

(3)在孔内加满血清。

(4)将玻璃板置电泳槽上进行电泳。电流为 2～3 mA/cm(或电压 3～6 V/cm),电泳时间 4～6 小时。

(5)停止电泳,用小刀片在玻璃板两侧切开,取出玻璃棒,加抗血清样品。

(6)于湿盒内 37 ℃(或常温)扩散 24 小时,取出观察。

(7)于生理盐水中浸泡 24 小时,中间换液数次,取出后,加 0.05%氨基黑染色 5～10 分钟,然后以 1 mol/L 冰醋酸脱色至背景无色为止。

(8)制膜,观察,保存标本。

3.免疫电泳结果分析

(1)常见的沉淀弧:由于经电泳已分离的各抗原成分在琼脂中呈放射状扩散,而相应的抗体呈直线扩散,因此生成的沉淀一般多呈弧形,常见的弧形如下。①交叉弧表示两个抗原成分的迁移率相近,但抗原性不同。②平行弧表示两个不同的抗原成分,它们的迁移率相同,但扩散率不同。③加宽弧一般是由于抗原过量所致。④分枝弧一般是由于抗体过量所形成。⑤沉淀线中间逐渐加宽并接近抗体槽一般由于抗原过量,在清蛋白位置处形成。⑥其他弧有弯曲弧、平坦弧、半弧等。

(2)沉淀弧的曲度:匀质性的物质具有明确的迁移率,能生成曲度较大的沉淀弧。反之有较宽迁移范围的物质,其沉淀弧曲度较小。

(3)沉淀的清晰度:沉淀线的清晰度与抗原抗体的特异性程度有关,也与抗体的来源有关。抗血清多来源于兔、羊、马。兔抗体的特点是形成沉淀线宽而淡,抗体过量对沉淀线影响较小,而抗原过量,沉淀线发生部分溶解。马抗血清所形成的沉淀线致密、清晰,抗原或抗体过量时,复合物沉淀溶解、消失,而且产生继发性的非特异性沉淀。因此使用抗原抗体时,一定要找好适当的比例。

(4)沉淀弧的位置:高分子量的物质扩散慢,所形成的沉淀线离抗原孔较近;而分子量较小的物质,扩散速度快,沉淀弧离抗体槽近一些。抗原浓度高沉淀弧偏近抗体槽,反之,抗体浓度过高,沉淀弧偏近抗原孔。

4.注意事项

(1)免疫电泳分析法的成功与否,主要取决于抗血清的质量。抗血清中必须含有足够的抗体,才能同被检样品中所有抗原物质生成沉淀反应。

(2)抗血清虽然含有对所有抗原物质的相应抗体,但抗体效价有高有低,因此要适当考虑抗原孔径的大小和抗体槽的距离。

(3)免疫电泳要求分析的物质一方为抗原,另一方为沉淀反应性抗体。因此没有抗原性的物质或抗原性差的物质、非沉淀反应性抗体,均不能用免疫电泳进行分析。

(陈良洪)

第三节 质 谱 技 术

一、质谱仪工作原理

传统的质谱仪是利用电磁学原理,使带电的样品离子按质荷比进行分离的装置。

具有速度 v 的带电粒子进入质谱分析器的电磁场中,根据所选择的分离方式,最终实现各种离子按 m/z 进行分离。质谱分析的基本步骤:①将不同形态的样品(气、液、固相)导入质谱仪;②样品分子在离子源内电离成气相离子形式;③依质荷比(m/z)不同在质量分析器内分离各个样品离子;④各样品离子到达检测器被检测出来;⑤在资料处理系统中,离子信号被转换成可读或图谱方式呈现并进行分析。

根据质量分析器的工作原理,可以将质谱仪分为磁质谱仪、四极杆质谱仪、离子阱质谱仪、飞行时间质谱仪等。目前,质谱仪特别是生命科学领域的质谱仪大都是由多种质量检测器组合而成,又称为串联质谱仪。

二、质谱仪的主要性能指标

(一)质量范围

质量范围表示质谱仪所能测定的离子质荷比 m/z 的范围,通常采用原子质量单位 amu 或 u、Da 或 D 进行度量。不同的质谱仪一般有不同的理论范围,四极杆:4 000 Da,离子阱质谱:4 000 Da,磁质谱:10 000 Da,傅立叶变换离子回旋共振质谱仪(FT-MS):50 000 Da 飞行时间质谱:无上限。在应用上,气相色谱:800 Da,液相质谱:2 000 Da,生物分子质谱:10 000 Da 或相对分子量达几十万的生物样品。

(二)分辨率

分辨率是指质谱仪分开两个邻近质量峰的能力。即对两个相等强度的相邻峰,当两峰间的峰谷低于峰高10%时,认为两峰已经分开,其分辨率 $R = m_1/(m_2 - m_1) = m_1/\Delta m$,其中 m_1、m_2 为质量数,且 $m_1 < m_2$。也可任选一单峰,测其峰高5%处的峰宽 W 0.05,即可当作上式中的 Δm,此时的分辨率 R = m/W 0.05。如果该峰是高斯型的,上述两式计算结果是一样的。

在两峰质量数相差较小时,如果要区分开就要求仪器分辨率大。

不同仪器有不同的分辨率。一般低分辨仪器在 2 000 左右,10 000 以上时称高分辨。一般来讲,磁质谱、飞行时间质谱仪、傅立叶变换离子回旋共振质谱仪的分辨率、线性和稳定性好,属高分辨质谱仪;离子阱质谱仪分辨率高,线性低,属准高分辨质谱仪;四极杆质谱仪分辨率相对低,线性好,不属于高分辨质谱仪但是在定量研究方面有优势。

(三)灵敏度

质谱仪的灵敏度有绝对灵敏度、相对灵敏度和分析灵敏度等几种表示方法。灵敏度受多种因素的影响,主要与采用的样品离子化方式有关。一般指绝对灵敏度,即仪器可以检测到的最小样品含量;相对灵敏度,是指仪器可以同时检测的大组分与小组分含量之比;分析灵敏度则是指输入仪器的样品量与仪器输出的信号之比。

三、质谱结果

(一)质谱图

质谱分析技术的主要应用是准确定量及定性分析,包括鉴定复杂分子并阐述其结构,确定元素的同位素及分布等。一般的质谱给出的数据有两种形式:棒图(质谱图)和质谱表。质谱图是以质荷比(m/z)为横坐标,相对强度为纵坐标构成。一般将原始质谱图上最强的离子峰为基峰并规定相对强度为 100%,其他离子峰以对基峰的相对百分值表示。质谱表是用表格形式表示的质谱数据。质谱表中有两项:质荷比和相对强度。

从质谱图上可以直观地观察整个分子的质谱全貌,而质谱表则可以准确地给出精确的 m/z 值及相对强度值,有助于进一步数据分析。

(二)离子峰

在质谱图中,我们可以看到不同 m/z 的离子峰,这是由于分子在离子源中可以产生各种电离,即同一种分子可以产生多种离子峰。这些离子是由于不同的反应所产生的,是有规律可循的。

1.分子离子/准分子离子

分子离子是指样品分子失去一个电子而电离所产生的离子 M^+;准分子离子常由软电离产生 M^+H^+、M^-H^+。它们是分子离子或母体离子。几乎所有的有机分子都可以产生可辨认的分子离子峰,区别在于不同的分子及不同的离子化方法产生的强度的差别。有些分子如芳香环分子可产生较大的分子离子峰,而高分子量的脂肪醇、醚及胺等则产生较小的分子离子峰。若不考虑同位素的影响,分子离子应该具有最高质量。

2.碎片离子

泛指由分子离子破裂或重排而产生的一切离子。狭义的碎片离子指由分子离子简单断裂产生的离子。有机化合物受高能作用时产生各种形式的分裂,一般强度最大的质谱峰相应于最稳定的碎片离子。通过对各种碎片离子相对峰高的分析,有可能获得整个分子结构的信息。当电子轰击能量在 70 eV 时,碎片离子峰的相对丰度与分子中键的相对强度、断裂产物的稳定性及原子或基团的空间排列有关。碎片离子峰,特别是相对丰度大的碎片离子峰与分子结构有密切的关系,通过把握有机分子的裂解方式和规律,熟悉碎片离子和碎片游离基的结构,可以了解有机化合物的断裂图像,确定分子的结构。准确定性分析可通过与标准图谱进行比较获得。

3.母离子与子离子

任何一离子进一步产生某离子,前者称为母离子,后者称为子离子。它们之间有相对确定的裂解途径。这在串联质谱中得到充分的应用。

4.多电荷离子

失掉两个以上电子的离子称为多电荷离子。

5.同位素离子

当元素具有非单一的同位素组成时,产生同位素离子。有些元素具有天然存在的稳定同位素,所以在质谱图上出现一些 M+1,M+2 的峰,由这些同位素形成的离子峰称为同位素离子峰。

此外还有重排离子、亚稳离子等。

四、质谱应用

由质谱仪分析可得到各种有价值的样品信息:元素分析、化学结构的确定、直接精确的分子质量测定、混合物中各组分的分析等。

(一)质谱定性分析

有机质谱是鉴定有机化合物结构的重要工具之一。它可提供精确的分子量信息及丰富的离子碎片信息,为分析鉴定有机化合物的结构提供可能。

质谱可以进行纯物质的相对分子质量测定、化学式确定及结构鉴定等。利用质谱可以精确地测定化合物的相对分子质量。化合物通过对碎片离子的分析可以得到分子结构信息,推断分子的结构。用质谱方法测定化合物的相对分子质量和结构,有快速、简捷、精确、样品用量少等优点。更重要的是,色谱-质谱联用可以用混合物来测定化合物的相对分子质量和推导化合物的结构。

(二)质谱的定量分析

质谱检出的离子强度与离子数目成正比,通过离子强度可进行定量分析。同位素稀释质谱技术是一种最有效、最准确的测量痕量及超痕量物质的方法,是一种具有权威性的基准方法。

五、同位素稀释质谱技术

临床检验的结果,基本上采用定标物定标的相对分析方法,其测量结果的准确度受各种因素影响。提高和保证检验结果准确性和可比性的有效手段是开展量值溯源工作,建立临床检验的参考系统,包括参考方法、参考物质和参考实验室。

同位素稀释质谱技术是一种最有效、最准确的测量痕量及超痕量物质的方法。它通过同位素丰度的精确质谱测量和所加入稀释剂的准确称量,求得待测样品中某元素的绝对量,有效地把元素的化学分析转变为同位素测量,因此具有同位素质谱测量的高精度和化学计量的高准确度。

(一)同位素稀释质谱法的原理

同位素稀释质谱法的基本原理:在待分析样品中加入已知量的待测元素的某一富集同位素即稀释剂,使之与样品成分同位素混合均匀,从而改变样品中待测元素的同位素丰度值,用质谱法测定混合后样品中该元素同位素丰度比例。用同位素稀释质谱法计算公式,即可计算出待测元素在样品中的浓度。根据同样的原理,用天然丰度的高纯基准溶液(重量法配制、库仑法定值)标定浓缩同位素稀释剂的浓度。

同位素稀释质谱法的基本计算公式是:在样品中掺入已知量的某一被测元素的浓缩同位素后,测定该浓缩同位素与该元素的另一参考同位素的信号强度的比值变化。用同位素稀释质谱法方法标定浓缩同位素稀释剂的计算公式如下:

$$C_X = M_S K (A_S - B_S R) / [W(BR - A)]$$

式中：C_X 为样品中被测元素的浓度；M_S 为掺入物的质量；W 为样品质量；K 为被测元素原子量与浓缩物原子量的比值；A 为参考同位素的天然丰度；B 为浓缩同位素的天然丰度；A_S 为参考同位素在浓缩物中的丰度；B_S 为浓缩同位素在浓缩物中的丰度；R 为加入浓缩物后样品中参考同位素和浓缩同位素的比值。

由同位素稀释质谱法的基本公式可见，同位素稀释质谱法是通过三种样品，即稀释剂（浓缩同位素）、被测样品和混合样品同位素丰度测定和所加稀释剂的准确称量，借助公式计算，最终给出被测量样品里某元素或某同位素标记化合物的浓度或绝对值，测量结果可直接溯源到摩尔，单位通常用 g/kg 或 mol/kg 表示。

在实验程序运作过程中，测量的仅仅是样品里同位素或同位素标记化合物的摩尔离子数之比，而不是浓度。一旦稀释剂加入并与待测物达到平衡，同位素比值即已恒定，只要测量操作正确不致污染就不会改变，即使在元素分离与取样过程中有所丢失，对分析结果也无影响，不需严格定量分离。因此，很少受到各种物理、化学因素的干扰，即使存在干扰，对同一元素也会以相同的概率贡献给两个同位素的丰度，最终对同位素丰度比的测量影响将相互抵消。因此，不需要使用参考标准对仪器进行刻度或校正，同位素丰度比的测量值本身就能代表样品中两个同位素的原子个数之比。使用高灵敏度的质谱计可以进行微量、痕量和超痕量的分析，元素周期表中大约 80% 的元素都可用该法进行测量。而且，对有机物的测量，可通过同位素标定的方法，拓展到各种有机物质的测量。与其他方法相比，同位素稀释质谱法具有测量范围广泛并且灵敏度高、准确度好。

(二)同位素稀释质谱法的特点

1.具有绝对测量性质

同位素稀释质谱法测量的仅仅是同位素的摩尔离子数之比，该比值直接对应样品里摩尔原子数之比，不受样品基体中其他因素干扰影响。在测量过程中的很多系统误差能准确无误地测量、估算和校正。测量结果同其他方法相比准确度也比较高。

2.样品制备无须严格定量分离

因为同位素稀释质谱法直接测量的是样品里的同位素丰度比，而不是浓度。当稀释剂加到待测样品里并达到平衡后，同位素的丰度比即成定值。在此后的分离、浓缩过程中即使有样品丢失发生也不会引起丰度比的变化。因此可以简化化学操作步骤，这一点对难以进行定量分离的元素尤其重要。

3.测量范围广

同位素稀释质谱法原则上只限于测定多同位素元素。对于那些单核素元素或有机物测量，可以使用同位素标记作稀释。

4.测量精度和准确度高

同位素稀释质谱法把样品的化学测定转化成某一元素同位素丰度比值测量。在测量过程中用高精度的质谱仪，在配置混合样品时用高准确度的天平，这样就使同位素稀释质谱法具有同位素质谱测量的高精度和天平称重的高准确度。当采用 TI-同位素稀释质谱法和 ICP-同位素稀释质谱法时，大多数元素的同位素丰度比测量精度可以达到万分之几至十万分之几。

5.检测极限高

同位素稀释质谱法检测极限取决于同位素丰度比测量时质谱仪的灵敏度和来自样品制备、转移、纯化和质谱分析过程中流程空白值的大小。就理论而言此方法的检测极限可以达到 $10^{-12} \sim 10^{-11}$ g。

六、电感耦合等离子体质谱技术

元素分析,特别是微量元素定量测定是临床检验的一个重要组成部分,传统的元素分析方法包括分光光度法、原子吸收法(火焰与石墨炉)、原子荧光光谱法、ICP 发射光谱法等。这些方法都各有其优点,但也有其局限性。例如:样品前处理复杂,需萃取、浓缩富集或抑制干扰;或是不能进行多组分或多元素同时测定,耗时费力;或是仪器的检测限或灵敏度达不到指定标准等。

电感耦合等离子体质谱技术是质谱分析方法之一,可以同时测定痕量多元素的无机质谱技术,几乎克服了传统方法的大多数缺点,并在此基础上发展起来的更加完善的元素分析法,因而被称为当代分析技术的重大发展。

(一)原理及基本结构

电感耦合等离子体质谱技术基本结构包括进样系统、等离子源和质谱系统。分析包括下面几个步骤:原子化,将原子化的原子大部分转化为离子,离子通过质谱按照质荷比分离并检测各种离子的数目。

1.进样系统

电感耦合等离子体质谱技术.进样系统可与其他分离预富集方法联用,其作用是将不同的待测样品(气体、固体、液体)汽化并导入等离子源。

(1)气态样品:直接导入等离子源。

(2)固态样品:通过激光烧灼后导入。其优点是原位无损分析,重现性好,线性范围宽,适用样品类型多。但是检测限较差,基体干扰严重,定量校准方法不理想。

(3)液体样品:可通过直接氢化或电热蒸发导入,或通过液相色谱、注射样品并经过雾化器导入:高速气流在毛细管尖形成负压,带动样品溶液从管尖喷出(雾化为小液滴)进入雾室,液滴与雾室内壁碰撞,较大的液滴聚集为废液流出;较小的液滴分散为气溶胶进入等离子源。

2.等离子源

等离子源的作用是形成电感耦合等离子体作为质谱的高温离子源。气态样品在等离子源通道中进行蒸发、解离、原子化、电离等过程形成离子。

等离子体指的是含有一定浓度阴阳离子能够导电的气体混合物。在等离子体中,阴阳离子的浓度是相同的,净电荷为零。通常用氩形成等离子体。氩离子和电子是主要导电物质。一般温度可以达到 10 000 K。将原子化的原子大部分转化为离子。

3.接口

离子通过样品锥接口和离子传输系统对离子进行提取及聚焦,导入高真空的 MS 部分。它通过独特的接口技术将电感耦合等离子体质谱技术的高温电离特性与四极杆质谱仪的灵敏快速扫描的优点相结合而形成一种新型的元素和同位素分析技术。

4.质谱系统

质谱部分可为普通四极杆质谱仪、后来相继推出其他类型的等离子体质谱技术,如多接收器的高分辨磁扇形等离子体质谱、等离子体飞行时间质谱仪以及等离子体离子阱质谱仪等。四极杆质谱仪电感耦合等离子体质谱技术仪器也不断升级换代,由于诸如动态碰撞反应池等技术的引入,分析性能大大改善。通过高速顺序扫描分离测定所有离子,扫描元素质量数范围为 6～

260,浓度线性动态范围达 9 个数量级。

(二)电感耦合等离子体质谱技术的技术特点

电感耦合等离子体质谱技术是 20 世纪 80 年代发展起来的新的分析测试技术,可以分析地球上几乎所有的元素及其同位素(包括绝大多数金属元素和部分非金属元素),并可进行多元素同时定性和定量测定。与传统无机分析技术相比,电感耦合等离子体质谱技术提供了最低的检出限[10^{-5}(Pt)~10^{-9}(Cl)ng/mL]、最宽的动态线性范围(范围达到 9 个数量级以上)、干扰最少、稳定性好、分析精密度高(RSD<5%)、分析速度快(>20 样品/小时),从加样到数据处理可自动化,多元素可同时进行测定以及可提供精确的同位素信息分析特性等。

电感耦合等离子体质谱技术的谱线简单,检测模式灵活多样:①通过谱线的质荷比进行定性分析;②通过谱线全扫描测定所有元素的大致浓度范围,即半定量分析,不需要标准溶液,多数元素测定误差小于 20%;③用标准溶液校正而进行定量分析,这是在日常分析工作中应用最为广泛的功能;④同位素比测定是电感耦合等离子体质谱技术的一个重要功能,可用于地质学、生物学及中医药学研究上的追踪来源的研究及同位素示踪。

电感耦合等离子体质谱技术的分析能力不仅可以取代传统的无机分析技术如电感耦合等离子体光谱技术和石墨炉原子吸收进行定性、半定量、定量分析及同位素比值的准确测量等。

电感耦合等离子体质谱技术的图谱非常简单,容易解吸和解释,但是也不可避免地存在相应的干扰问题,主要包括光谱干扰和基体效应两类:当等离子体中离子种类与分析物离子具有相同的质荷比(例如同质量类型离子、多原子或加和离子、氧化物和氢氧化物离子、仪器和试样制备所引起的干扰),即产生光谱干扰;电感耦合等离子体质谱技术中所分析的试样,一般为质量分数小于 1%的固体或质量浓度约为 1 000 μg/mL 的溶液试样,当溶液中共存物的质量浓度高于 1 000 μg/mL 时,电感耦合等离子体质谱技术分析的基体效应才会显现出来。共存物中含有低电离能元素,例如碱金属、碱土金属和镧系元素且超过限度,由它们提供的等离子体的电子数目很多,进而抑制包括分析物元素在内的其他元素的电离,影响分析结果。试样固体含量高会影响雾化和蒸发溶液以及产生和输送等离子体的过程。试样溶液提升量过大或蒸发过快,等离子体的温度就会降低,影响分析物的电离,使被分析物的响应下降、基体效应的影响可以采用稀释、基体匹配、标准加入或者同位素稀释法降低至最小。光谱干扰和基体效应一般来讲可以通过相应的手段加以抑制和降低,但难以完全消除。因而在实际工作中要有针对性地采取各种方法提高分析准确性。

(三)电感耦合等离子体质谱技术的应用

随着生命科学研究发展的需要,要求对元素分析的检测限越来越低,对元素存在的形态要求也越明确。因为元素的形态不同,作用的机理不同。在农业、医药、环保、食品,还有工业产品等,用电感耦合等离子体质谱技术进行这些产品中多元素的分析测定,是目前国际上在这一领域检测水平最高的分析技术,可为产品国际技术领域认可的实验数据。电感耦合等离子体质谱技术,在经济发展和科学研究中将发挥重要的作用。

电感耦合等离子体质谱技术在医学中的应用包括无机元素测定,快速、准确地检测人体内必需元素和有毒有害元素;稳定同位素示踪研究;元素形态分析,元素的不同形态具有不同的毒性特点、化学特性和生理功能,定性和定量地分析元素的不同化学形态(如 As、Pb、Hg、Sn 和 Cr 等元素);随着电感耦合等离子体质谱技术仪器的逐渐普及和研究工作的不断深入,电感耦合等离子体质谱技术、灵敏度高、分析速度快、方法可靠,易与其他技术联用,这些都符合了临床检验医学研究的发展需要。

电感耦合等离子体质谱技术在元素分析方面早已成为成熟的常规分析技术,随着电感耦合等离子体质谱技术仪器的改进,其同位素分析也取得了显著进步,并在同位素比值分析中发挥重要作用。样品制备和样品引入仍然是目前最薄弱的环节。特别是在生命科学领域的研究中,样品微量而且复杂,目前有很多工作致力于研究将此方法与一些化学仪器进行联用:如液相和气相色谱以及毛细管电泳等分离技术与电感耦合等离子体质谱技术的联用,激光剥蚀电感耦合等离子体质谱技术等联用技术发展迅速。电感耦合等离子体质谱技术将在检验医学中发挥重要作用。

七、色谱-质谱联用技术

色谱-质谱联用技术是复杂混合物分析的重要手段,发展最成熟、应用最广泛的是气相色谱-质谱、高效液相色谱-质谱及有关的串联质谱技术。

(一)气相色谱-质谱仪技术

气相色谱-质谱仪实际上是由两部功能不同的仪器串联组成。其一为气相色谱仪,将混合物分离为相对单一物质,它是利用各种成分在一种固定的液相和一种流动的气相中分配率不同,而达到分离的目的。质谱作为其下游检测器,对各成分都可测定出其分子量和结构,达到定性和定量的目的。

气相色谱-质谱仪的电离方式主要为电子轰击电离(EI)和化学电离源(CI);EI 是最常用的气相离子源,有标准谱库;CI 可获得准分子离子,包括正 CI(PCI)和负 CI(NCI)。

气相色谱-质谱仪流程:当一个混合物样品注入气相色谱仪的进样口后,在气相色谱柱中进行分离,每种组分以不同的保留时间离开色谱柱出口,经分子分离器除去载气,只让组分分子进入质谱离子源。经电离后,分子离子和碎片离子被聚焦成离子束送入滤质器。选择滤质器的参数,即可使不同 m/z 的离子顺序通过滤质器,被检测器接收、放大,形成质谱,即横坐标为质荷比(m/z),纵坐标为离子流强度的图形,可对该化合物定性。另外在色谱柱流出化合物期间,对重复扫描的每一张质谱中各个 m/z 的离子相加,构成总离子流色谱图(TIC),据此,可对化合物做定量分析。整个流程由微型计算机控制,包括 GC 和 MS 仪器的调整、运行、数据采集和处理、结果的报告等。

Tanaka 运用气相色谱-质谱仪发现首例异戊酸血症以来,气相色谱-质谱仪在遗传代谢病的筛查与诊断中广泛应用,并成为有机酸尿症的主要诊断方法。在一些国家和地区,气相色谱-质谱仪作为常规筛查手段运用于新生儿筛查或高危筛查。氨基酸代谢病可通过尿液气相色谱-质谱仪分析进行生化诊断,如高苯丙氨酸血症、鸟氨酸氨甲酰基转移酶缺乏症等。线粒体脂肪酸代谢病中长链酯酰辅酶 A 脱氢酶缺乏、多种酯酰辅酶 A 脱氢酶缺乏、原发性肉碱缺乏导致线粒体脂肪酸 β 氧化障碍、血液中不饱和脂肪酸浓度增高等,运用气相色谱-质谱仪尿液有机酸分析及血液脂肪酸分析可进行筛查与诊断。另外气相色谱-质谱仪在糖代谢、脂代谢异常诊断方面都获得应用。在血药浓度检测、兴奋剂筛查方面也一直有很好的应用。

(二)液相色谱-质谱仪技术

液相色谱-质谱仪是将液相色谱仪(liquid chromatography, LC)和质谱仪(mass spectrometer, MS)串联使用的特殊组合。简单地说,LC 是质谱仪上游的样品输入器,而 MS 则是液相色谱仪下游的产物检测器。

使用液相色谱-质谱仪时,只需将样品送入液相色谱仪,LC 优越的分离纯化能力,便会把样品内复杂的成分,按照时间顺序一一送出。色谱仪流出的产物,即时导入质谱仪作进一步的检测。质谱仪的基本功能,在于测量各个成分的质量以及它们的相对含量,并具有分析其分子结构的能力。综合 LC 与 MS 的优点,无需对成分复杂的样品作太多的处理,便可以在种类、数量甚至分子结构上,得到非常有用的信息。

质谱仪是灵敏度最高,对未知化合物的结构分析及定性最准确,要求相应标准样品或对测定化合物的了解最少的定性手段。而高效液相色谱则是分离化合物范围最广、准确度高、对化合物破坏性小的快速分离方法,特别适用于生物提取物的分离。

(三)串联质谱技术

常规的气相色谱-质谱仪、液相色谱-质谱仪利用单一的质谱作为检测器用于单一的分析任务。为了深入认识待测离子的性质及提高检测能力,目前生命科学研究用的质谱仪器几乎都是两级(质谱/质谱,MS^2),或多级串联(质谱/质谱/质谱,MS^3)的系统。质量分析器有多种,为了充分利用不同分析器的特长和优点,并适应不同的需要,由两个或多个分析器串联组成的串联质谱仪器的类型就更多。主要有空间串联的双聚焦扇形磁质谱、串联四极杆质谱、四极杆质谱和磁质谱串联、四极杆质谱和飞行质谱串联等;时间串联的离子阱和离子回旋共振质谱等。

串联质谱的优点:可以获得更多有关待测离子的结构信息,适合未知化合物的结构解吸;对相同分子量的化合物区分开来;提高子离子的选择性、提高信噪比、降低检测限;对于复杂基质样品分析,提高定量结果的准确性等。

流程:选择一定质量的离子通过一级质谱(Q1),使其进入碰撞室(q),与室内充有的碰撞气体(常用气体为 He、Ar、Xe、CH_4 等)进行碰撞诱导裂解(collision-induced dissociation,CID),发生离子-分子碰撞反应,产生子离子,再经第二级质谱(Q2)进行分析。MS/MS 仪有多种扫描方式,如子离子扫描:选择一定的母离子经 CID 活化,Q2 记录产生的子离子,该方式特别适合于软电离(如 ESI、CI、FD、FAB)得到的分子离子进一步裂解以获得分子的结构信息;中性丢失扫描:Q1 和 Q2 同时扫描,Q1 和 Q2 始终保持质量差 Δm,最终的谱图将显示那些来自一级谱图中通过裂解丢失中性碎片(Δm)的离子。中性丢失谱最能反映化合物的特定官能团。

串联质谱为新生儿筛查带来了巨大发展,扩大了新生儿检测的范围,实现了"一种方法检测多种疾病"。串联质谱不仅有更高的准确性,而且有更高的实效性,它可以同时检测包括氨基酸病、有机酸代谢紊乱、脂肪酸氧化缺陷在内的 25 种以上的遗传代谢病,大大提高了筛查效率。另外还可以进行高特异性的血药浓度检测。

八、生物大分子质谱分析技术

生物质谱是为了解决生命科学中有关生物活性物质而发展的质谱技术,包括精确检测生物大分子的分子量并提供它们的分子结构信息,对存在于生命复杂体系中的痕量的生物活性物质进行定性和定量分析。

质谱分析用于蛋白质、核酸、糖类等生物活性分子的研究具有如下特点:通过软电离源将生物大分子转化为气相离子,然后利用质谱分析仪将具有特定质量与电荷比值(m/z)的离子分离开来,经过检测器确定离子的 m/z 值来分析鉴定未知蛋白质等生物大分子。由于质谱技术具有极高的灵敏度和准确度,而且能最有效地与色谱等分离技术联用,适用于复杂体系中痕量物质的鉴定或结构测定,具有广泛的适用性,同时易操作、快速方便。

近年来对蛋白质等生物大分子研究得最多,应用得也最广泛的质谱分析电离技术主要包括下列几种。

(1)电喷雾电离质谱。

(2)基质辅助激光解吸电离质谱。

(3)表面增强激光解吸离子化飞行时间质谱。

(4)快原子轰击质谱。

(5)离子喷雾电离质谱。

(6)大气压电离质谱。

这些质谱技术中,前三种研究和应用比较广泛。这里只对他们在分析生物大分子方面的应用,特别是在蛋白质组学中的应用作一简要描述。

(一)电喷雾电离质谱

电喷雾电离质谱是一种连续离子化的方法,多肽离子带有多个电荷。通过高效液相色谱等方法分离出液体多肽混合物,当样本由细针孔射出时,喷射成雾状的细小液滴,这些细小液滴包含多肽离子及水分等其他杂质。去除这些杂质成分后,多肽离子进入串联质谱分析仪,高级质量分析仪选取某一特定 m/z 的多肽离子,并以碰撞解离的方式将多肽离子断裂成不同的电离或非电离片段。随后,依 m/z 对电离片段进行分析并汇集成离子谱,通过数据库检索,由这些离子谱得到该多肽的氨基酸序列。氨基酸序列信息即可通过蛋白质氨基酸序列数据库检索进行蛋白质鉴定。依据氨基酸序列进行的蛋白鉴定较依据多肽质量指纹进行的蛋白鉴定更准确、可靠。

现有的肽和蛋白质测序方法包括 N 末端序列测定的化学方法、C 末端酶解方法、C 末端化学降解法等。这些方法都存在一些缺陷,如测序速度较慢,样品用量较大,样品纯度要求很高,对于修饰氨基酸残基往往会错误识别,而对 N 末端保护的肽链无法测序等。C 末端化学降解测序法由于无法找到理想的化学探针,其发展仍面临着很大的困难。在质谱测序中,灵敏度及准确性随分子量增大有明显降低,所以肽的序列分析比蛋白容易许多,许多研究都是以肽作为分析对象进行的。利用待测分子在电离及飞行过程中产生的亚稳离子,通过分析相邻同组类型峰的质量差,识别相应的氨基酸残基,其中亚稳离子碎裂包括"自身"碎裂及外界作用诱导碎裂,C 末端酶解法与 Edman 法有相似之处,即用化学探针或酶解使蛋白或肽从 N 端或 C 端逐一降解下氨基酸残基,形成相互间差一个氨基酸残基的系列肽,名为梯状测序,经质谱检测,由相邻峰的质量差可识别相应氨基酸残基。

(二)基质辅助激光解吸电离-飞行质谱

利用基质辅助激光解吸电离-飞行质谱测得肽质量指纹谱,然后通过数据库检索的方式鉴定蛋白质,是目前蛋白质组学研究中普遍应用的最主要的方法之一。这套完整的系统具备蛋白质组研究所需的众多功能:2D 电泳、图像获取、2D 胶分析、蛋白质样品切割、蛋白质消化、MALDI样品准备、消化及点样、数据分析整合、数据管理和检索系统。

MALDI 系统主要流程:2D(二维)电泳(等电聚焦电泳和 SDS-PAGE 电泳)利用等电点和分子量不同分离蛋白质,染色后可利用图像分析软件对不同蛋白质点进行数质量分析(图谱比较差异点、表达丰度等),将蛋白质点酶解,放在基质分子中并形成晶体,激光照射晶体时,基质分子吸收激光能量使样品解吸附,基质样品之间发生电荷转移使样品分子电离,基质吸收了激光大部分能量并汽化,同时将样品分子带入气相,样品分子只吸收了少量激光能量,从而避免了分子化学键的断裂。进一步质谱分析得到肽质量指纹图谱,并利用相应数据库检索进行数据鉴定,这已成为蛋白质组研究中主要的蛋白质鉴定技术。

由于蛋白质是由二十种氨基酸分子以不同数目及排序聚合而成的,用某些特定蛋白质分解酶可以将蛋白质分子中某些特定氨基酸分解,使每一个蛋白质被切割成为一群独特的、大小不同、质量不一的氨基酸片段。将这一群氨基酸片段的质量数目组合,对于原来未被切割的完整蛋白质分子而言,就如每一个人的指纹一样,具有独特性,重复的机会非常小。在基因和蛋白质资料库越来越完备的情况下,几乎每一个基因所制造出来的蛋白质氨基酸序列,及其被胰蛋白酶切割所形成氨基酸片段的质量数目组合,可以利用生物信息学发展出的分析软件加以预测。因此,在二维电泳胶片上所分离的上千种蛋白质,可以分别取出并利用胰蛋白酶切割成氨基酸片段,接着送入 MALDI-TOF 质谱仪分析这些氨基酸片段的个别质量。质量测定出来后,直接将这些质量数目组合输入资料库(胰蛋白酶切割所有已知蛋白质成所形成氨基酸片段的质量数目组合资料库)进行比对,立刻可以得知蛋白质的身份。这些数据可以用于构建数据库或和已有的数据库进行比较分析。实际上像人类的血浆、尿液、脑脊液、乳腺、心脏、膀胱癌和鳞状细胞癌及多种病原微生物的蛋白质样品的二维电泳数据库已经建立。可以登录进行查询,并和已知的同类研究进行对比分析。高灵敏度生物质谱仪的高解吸能力与高效率,大大加速了蛋白质组学的研究进展。

(三)表面增强激光解吸离子化飞行时间质谱

表面增强激光解吸离子化飞行时间质谱技术系统,包括磁珠/蛋白芯片和质谱仪两个部分。蛋白芯片/磁珠表面经化学或生物(阴/阳离子、亲/疏水、金属离子螯合、抗体-抗原、受体-配体、DNA-蛋白质等)处理后,与相应蛋白作用,通过选择性清洗,获得高分辨率的保留蛋白谱。在激光照射后,发生解离作用,产生的离子通过飞行质谱绘出峰图(蛋白质指纹图谱),同时直接显示样品中各种蛋白的分子量、含量等信息,若将它与正常人或某种疾病患者的蛋白谱图进行数据检索,或许能够发现和捕获新的特异性相关蛋白及其特征。软件系统能比较不同疾病之间的质谱差异表达谱图。

(四)蛋白质其他质谱研究内容

1.研究非共价蛋白复合物

由生物质谱温和的电离过程可以使以很弱的非极性共价键相互结合的完整的蛋白复合物直接被检测出来。这些蛋白复合物包括蛋白质与肽的复合物、蛋白质与金属离子的复合物、蛋白质与核酸的复合物以及亚蛋白质结构之间的结合。

2.蛋白质折叠过程

蛋白质的折叠是多肽链的氨基酸序列的信息转换成一个特定的三维结构的过程。电喷雾电离质谱作为一种新的技术通过分析电荷状态分布来阐明蛋白质的折叠过程。

(贾红梅)

第四节　放射免疫测定技术

一、基本原理

放射免疫技术根据其方法学原理,可分为两种类型。

(一)放射免疫分析

放射免疫分析是经典的放射免疫技术,通过放射性同位素标记的抗原与反应系统中未标记抗原竞争性结合有限量特异性抗体的抗原抗体反应,来定量检测样品中的抗原量。

(二)免疫放射分析

免疫放射分析将待测抗原与过量标记抗体进行非竞争性抗原抗体反应,然后加入固相免疫吸附载体祛除游离的标记抗体,而后通过放射性活度推算待测抗原的量。

另外,广义的放射免疫技术还包括放射受体分析、放射配体结合分析、放射蛋白结合分析等分析技术。

二、材料

(一)放射性核

在放射免疫技术中,常用到的放射性核有^{125}I、^{131}I、^3H、^{14}C 等,其中^{125}I是目前应用最为广泛的放射性同位素。

1.^3H 和^{14}C

^3H 和^{14}C在早期放射免疫分析中得到应用,由于本身存在一些无法克服的缺点,现在应用越来越少。主要缺点:①发射的是能量弱的 β 射线,必须采用复杂而且操作烦琐的液体闪烁技术来检测,不易在一般实验室实行;②半衰期长,限制了标记物的比活度,从而降低了检测的灵敏度;③放射性废物处理困难。

2.^{125}I

与^3H 和^{14}C相比,^{125}I有很多优点。①^{125}I 释放能量强的 γ 射线,可使用晶体闪烁计数仪直接测量,方法简便,易于推广。②^{125}I的化学性质活泼,易于标记成功,可以用较简便的办法来标记抗原或抗体。③^{125}I在衰变过程中不产生电离辐射强的 β 射线,对标记的多肽、蛋白质抗原的免疫活性无显著影响。④用^{125}I标记时,容易获得高比活度的标记物,测定的灵敏度较高。另外,和^{131}I相比,^{125}I的半衰期(^{125}I 为 60.0 天,^{131}I 为 8.1 天)、同位素丰度(^{125}I 大于 95％,^{131}I 仅为20％)及计数率更为适用。

(二)抗体

放射免疫分析方法所使用的特异抗体可根据需要而制备,要求有较高的效价、高亲和力和高特异性。

1.抗血清的制备

最常用的方法是用待测物作为免疫原在动物体内诱导产生抗体。

(1)抗原:当考虑建立某种待测物的放射免疫分析方法时,首先要考虑该物质是否具有免疫原性,以及其免疫原性的强弱。大分子具有免疫原性(分子量>5 000),分子量小的物质免疫原性弱或不具备免疫原性,通常认为分子量<1 000 的物质不具备免疫原性。如果待测物为半抗原,应先将其和大分子载体耦联,从而使其具备免疫原性。常用的载体为蛋白质。其次要考虑的是抗原的纯度,对纯度差的抗原很有必要进行处理,采用盐析法、溶剂提取法、电泳、凝胶过滤、离子交换等一般处理方法即可满足要求。如果混有分子结构和大小相近的其他抗原,则需要在一般纯化的基础上使用免疫学纯化技术来祛除。

(2)动物免疫接种:选择年轻、健壮的动物,采用抗原与佐剂制成的乳剂多点皮内注射进行基础免疫和加强免疫。基础免疫时使用福氏完全佐剂,加强免疫时最好使用福氏不完全佐剂,并且要避开抗体滴度较高的时间段，在抗体滴度明显下降时进行加强注射。加强注射的剂量为基础免疫的半量，位置靠近原注射位置。一般在加强免疫后 1～10 天取血测定抗体滴度，如果不理想，应继续加强免疫，直到获得满意的抗血清。

2.抗血清的质量鉴定

亲和力、特异性、滴度是用来衡量抗血清或抗体质量的三个主要参数。

(1)亲和力：反映抗原抗体结合能力大小的参数，用亲和常数 K 来表示，即抗原抗体反应达到平衡后的平衡常数，单位为稀度单位，表示要使抗原抗体结合达 50%，需要将 1 mol 抗体稀释至多少升。抗体的亲和力直接影响分析方法的灵敏度。K 值越大则实验灵敏度越高，体现在最小检出值越小或标准曲线的斜率越大。为提高放射免疫分析的灵敏度，需要选择 K 值大的抗血清(10^9～10^{12} L/mol)。

具体到某一特定的抗原-抗体反应系统中，亲和常数就是正/逆向反应速度常数的比值。在一定温度下 K 值是固定的，不会随浓度的变化而变化。根据能斯特定律，K 值和温度呈负相关，即温度越低，亲和常数越大。实际应用中，对于 K 值足够大的抗原抗体反应，可以采取在较高温度下缩短孵育时间的措施，牺牲亲和力而达到缩短检测时间的目的。

(2)特异性：抗体的特异性是指抗体识别相应抗原决定簇的能力，它影响分析结果的准确性。生物样品的组成十分复杂，常常存在与待测物结构类似的成分，由于结构上的类似，它也可以和待测物的抗体发生结合反应，即所谓交叉反应，从而对待测物的检测产生干扰。检测抗血清特异性的意义就在于测定这些类似成分对待测物的干扰程度。

抗体的特异性用交叉反应率表示：交叉反应率＝(待测物 ED_{50}/交叉反应物 ED_{50})×100%。通常的做法是抗血清与标记待测物建立抗原抗体反应系统，分别加入待测物和交叉反应物为竞争物来建立各自的剂量反应曲线，然后求出标记待测物的结合率被抑制 50% 时的剂量，即待测物 ED_{50} 和交叉反应物 ED_{50}，然后按照上述公式即可求得。交叉反应率越低，说明抗体的特异性越高，测定结果的准确性越高。

(3)滴度：又称效价，是反映抗血清中有效抗体含量的相对参数。测定抗血清的滴度时，通常采用将一种抗血清系列稀释后与定量标记抗原发生结合反应，计算不同稀释度时的结合率，绘制抗体稀释度曲线，把结合率为 50% 所对应的稀释度称为该抗血清的滴度，也叫做工作稀释度。抗血清的滴度越高，说明抗体的浓度越大。

通过免疫动物获得抗血清来进行放射免疫分析是传统而廉价的方法，但往往会因为抗原纯化程度、被免疫动物个体差异等因素而影响抗体的质量，进而影响实验的测定结果。目前，很多质量要求高的放射免疫试剂盒都应用了分离纯化的抗体或者是杂交瘤细胞技术制备的单克隆抗体，使得该方法的灵敏度和抗交叉反应能力大大提高。

(三)标记物制备与鉴定

标记物是指通过直接或间接的化学反应将放射性同位素连接到被标记分子上所形成的化合物，也称为放射性同位素标记的示踪剂。标记物是放射免疫分析的关键试剂，其质量的优劣，直接影响测定的结果。制备高纯度、高比活度和具有完整免疫活性的标记物是建立高质量放射免疫分析方法的重要条件。在此重点介绍目前应用最广泛的 ^{125}I 标记物的制备与鉴定。

1.标记原理及注意事项

用 ^{125}I 制备标记物的基本原理是用 ^{125}I 原子置换被标记物的氢原子：酪氨酸残基或组胺残基具有强烈的"嗜碘性"，他们分子结构中某些位置上的氢原子很容易被 ^{125}I 原子所取代。因此，在结构上含有上述基团的蛋白质、肽类等化合物,均可用^{125}I直接标记;对于不含有上述基团的小分子化合物,可在其分子结构上连接相应基团后再行标记。为保证获得高质量的标记物,需要注意如下几个方面。

(1)待标记的化合物的纯度应大于90%,以保障标记物在应用时的反应特异性。

(2)待标记的化合物具有完整的免疫活性,否则会导致灵敏度的下降。

(3)标记小分子化合物时,要考虑所引入相应基团的分子结构,避免遮盖抗原决定簇。

(4)标记过程中要尽量减少标记物的化学损伤,避免降低被标记物的生物学活性。

2.标记方法

^{125}I标记化合物的方法可分为直接标记法和间接标记法。

(1)直接标记法:采用化学或酶促氧化反应直接将^{125}I结合于被标记物分子中酪氨酸残基或组胺残基上,常用于肽类、蛋白质、酶的碘化标记。直接法操作简便,容易获得高比活性标记物;但不适用于分子结构中无上述残基的化合物,也不适用于可碘化残基位于被标记化合物的免疫活性功能域的情况。常用的有两种方法。

1)氯胺T(ch-T)法。①原理:氯胺T是一种温和的氧化剂,化学名为N-氯化对甲苯磺胺钠盐,溶于水后产生具有氧化作用的次氯酸,可使I分子氧化为+1价的I离子,后者进而与被标记物发生反应,取代苯环上的氢原子,使得蛋白质或多肽得以标记。②步骤:试管底部按顺序加入纯化的待标记物和Na^{125}I;快速加入新鲜配制ch-T,震荡混匀1~2分钟;加入新鲜配制的偏重亚硫酸钠终止反应;分离纯化。③要求:供标记的放射性碘源(Na^{125}I)有高比放射性(>20 mCi/mL);反应液体积要小(<200 μL);反应液的pH保持弱碱性(pH 7.4~7.6);待标记物用量要少(5~20 μg),ch-T用量要少;反应时间控制在1~2分钟。

2)乳过氧化物酶法。①原理:乳过氧化物酶能够催化过氧化氢释放具有氧化作用的新生态氧,后者使^{125}I分子氧化为+1价的I离子而取代被标记物中暴露的酪氨酸残基苯环上的氢原子,从而完成标记。②步骤:在25 ℃条件下,在小试管内加入反应混合物(待标记物+乳过氧化物酶+Na^{125}I+pH 5.6醋酸钠缓冲液);加入过氧化氢进行标记(每10分钟加一次,次数因被标记物不同而异);分离纯化。③优点:乳过氧化物酶法反应温和,待标记物免疫活性损伤小;酶活性有效期短,被标记物分子上^{125}I的标记数量容易控制。

(2)间接标记法:与直接标记法相比,间接标记法有效地避免了氧化还原剂对被标记物免疫活性的损伤,适用于对氧化敏感的肽类化合物,以及不含酪氨酸残基或该基团未暴露在分子表面的化合物。不足之处在于添加的配体有可能影响标记物的免疫活性。

联接标记法是最常用的间接标记法,其基本原理就是先将^{125}I连接到一个配体上,该配体具有可以和待标记物发生交联的活性基团,而后^{125}I标记好的配体和待标记物反应,从而将^{125}I标记到待标记物上。该方法主要应用于包括甾体类化合物、环核苷酸、前列腺素等小分子化合物的标记。

3.标记物的纯化

无论是直接标记还是间接标记,标记反应终止后,都需要将标记物分离纯化,祛除游离的^{125}I和其他试剂。游离的^{125}I并不参加与抗体的结合反应,但又增加放射性计数,故而对放射免疫的结果影响很大;换句话讲,游离^{125}I的存在降低了标记物的放射化学纯度,而用于放射免疫分析的标记物一般要求放射化学纯度要大于95%,但标记反应很难达到如此高的结合率,所以必须采取措施祛除游离的^{125}I。另外,其他试剂等杂质的存在也不利于标记物的保存与使用。

标记物分离纯化的方法很多,常用的有凝胶过滤法、离子交换层析法、聚丙烯酰胺凝胶电泳法、高效液相色谱法等。

标记物的纯化还包括另外一种情况。分离纯化后的标记物储存一段时间后,可能会发生脱碘,即^{125}I会脱落下来成为游离的^{125}I;另外,在储存过程中放射性同位素的自身辐射会导致标记物本身分子结构的损伤,造成化学键的断裂、基团的破坏、碳链的降解而形成化学碎片。为保证标记物的放射化学纯度,需要重新纯化来祛除上述物质。

4.标记物的鉴定

(1)免疫活性:反映在标记过程中,被标记物免疫活性受损情况的指标。用少量标记物与过量抗体反应,测定沉淀物(B)的放射性,然后计算它与加入的标记物总放射性(T)的百分比(B/T%),要求大于80%,该值越大,说明标记物的免疫活性越高,被标记物损伤越小。

(2)放射化学纯度:单位标记物中结合于被标记物上的放射性占总放射性的百分率。具体而言,也就是指与被标记物结合的^{125}I的放射性占总放射性的百分比。主要是三氯醋酸沉淀法。用三氯醋酸将待测样品中的所有蛋白质沉淀后测定沉淀物的放射性,而后计算其占待测样品总放射性(沉淀加上清液的放射性)的百分比。要求大于95%。该值越大,说明标记物放射化学纯度越高。

(3)比活度:也称为比放射性,是指单位化学量的标记物中所含的放射强度,可以理解为每分子的标记物上平均被标记了多少个^{125}I,常用 Ci/g、mCi/mg、Ci/mmol、μCi/μg 等单位表示,可用计算法和自身置换法来计算。比活度高时,可以提高放射免疫分析方法的灵敏度,但如果比活度过高,自身辐射损伤会增大,会影响标记物的免疫活性和储存的稳定性。

(四)分离剂

分离剂是指在放射免疫分析技术应用的过程中将结合标记物和游离标记物分离开的物质。由于放射免疫分析的定量依据就是分别计数结合标记物和游离标记物的放射性,所以说两者的分离是极为重要的环节。因此,分离剂在放射免疫技术中的作用非常重要。

一种分离剂或分离方法的好坏,取决于其分离的完全程度、分离速度的快慢、操作简便与否、是否干扰或参与待检测的抗原抗体反应体系以及是否经济适用。根据分离剂的使用情况,派生出很多不同的分离技术,常见的有如下几种。

1.吸附法

用的分离剂是吸附剂,常见的吸附剂有纤维素、活性炭、硅酸盐、离子交换树脂等,其作用原理就是吸附反应体系中的游离标记物。这种方法简便快速,但是特异性差。

2.沉淀法

用的分离剂是沉淀剂,聚乙二醇和第二抗体是最常用的两种沉淀剂,前者的作用原理是破坏蛋白质分子表面的水化层从而使抗原抗体复合物聚集而沉淀,是非特异性沉淀;后者是特异性结合抗原抗体复合物中的抗体而使其聚集沉淀,属于特异性沉淀。

上述两种方法都属于液相分离技术,其共同之处在于都必须通过离心才能实现最终的分离,操作烦琐且不易实现放射免疫检测的自动化。另外,层析法、电泳法、盐析法等都属于液相分离技术,但由于自身的缺陷和不完善而应用不广泛。

3.固相法

该法是将分离剂预先直接固化到反应管管壁或固相颗粒上,反应终止后直接弃去反应液即可实现分离的方法。该方法被广泛应用到各种类型的自动化放免仪器。第二抗体是这种方法中最常用到的分离剂。

三、放射免疫分析

放射免疫分析是一种经典的放射免疫分析技术，用于样品中抗原的定量测定。该方法从建立、发展至今，已有近50年的历史。

放射免疫分析是体外竞争性放射结合分析方法中应用最为广泛的一种免疫分析方法。该方法具有高的灵敏度，可准确定量 $10^{-9} \sim 10^{-12}$ g/mL 浓度水平甚至更低浓度水平的物质，是一种超微量的分析技术。另外该方法具有高的特异性，基于它的分析原理为抗原抗体的专一性结合反应，因此能够有效地避免其他组分的干扰。

(一)原理

放射免疫分析的基本原理是基于标记抗原和非标记抗原与限量特异性抗体的竞争结合反应。

要应用于放射免疫分析，该竞争反应还必须满足下述条件。

(1)Ag 和 Ag 必须具有相同的生物学活性和理化性质。

(2)Ag 和 Ag 的化学量之和大于 Ab 的结合位点，并且 Ag 和 Ab 都是限量的。

(3)Ag、Ag、Ab 必须在同一个反应体系中。

(二)测定方法

放射免疫分析的测定方法分为三个主要步骤：抗原抗体竞争结合反应；标记抗原抗体复合物(B)与游离标记物(F)的分离、放射活度的测量。

1.抗原抗体反应

在放射免疫分析中，抗原抗体反应可采取两种反应方式。一种是平衡法，反应管内同时加入待测样品(或抗原标准品)、标记抗原、特异性抗体三种物质进行反应；另一种是顺序饱和法，先加待测样品(或抗原标准品)与特异性抗体，温育反应一段时间达到结合平衡后再加入标记抗原竞争结合抗体。两种方法各有利弊，前者操作简便，精密度好，但是灵敏度相对较差；后者的灵敏度相对较高。

不管采取哪种反应方式，都需要在一定条件(温度、时间、介质)下进行。其反应介质常用 $0.05 \sim 0.10$ mol/L 的磷酸盐缓冲盐水(PBS)，最适 pH 为 $7.4 \sim 7.8$。至于温度和时间则取决于抗体亲和力的大小和待测抗原的特性。如果抗原性质稳定且浓度高，抗体亲和力较大，可选择较高的反应温度和较短的反应时间(室温1天或37℃数小时)；如果抗原的性质不稳定或浓度很低，抗体亲和力较弱，就要选择低温(4~8℃)长时间(1~3天)。

2.B、F 的分离

在放射免疫分析反应中，抗原和抗体的用量甚微，达到平衡后，形成的标记抗原抗体复合物(B)含量极少，不能自行沉淀，需要采取适当的分离技术将它与游离标记物(F)分开，而后分别测定放射性。

常用到的分离技术为第二抗体沉淀法和 PEG 沉淀法。以固相分离技术为基础建立起来的"固相放射免疫测定"，因操作简便、易于实现自动化正在逐步取代传统的液相分离技术。

固相放射免疫测定是利用聚乙烯、聚丙烯和聚苯乙烯塑料试管为固相载体和反应容器，于管壁包被特异性抗体的纯化IgG，制成固相抗体。进行放射免疫分析时，只需要加入待测样品(或抗原标准品)和标记抗原，反应终止后吸去上清液，洗涤后测量反应管的放射强度，即可获得测定结果。另外,如果固化第二抗体,则可以作为通用的固相分离管使用。

3.放射性活度的检测

B,F 分离后,即可对标记抗原抗体复合物(B)进行放射性的测定,有的实验需要测定游离标记抗原(F)的放射性。^{125}I 标记物的测量仪器为晶体闪烁计数仪,或称作 γ 射线检测仪,计数单位为该仪器输出的电脉冲数,单位为计数/分(cpm)或计数/秒(cps)。每次测定都要制作剂量反应标准曲线,而后根据待测样品的放射性活度在标准曲线上得到其准确的浓度。

四、免疫放射分析

免疫放射分析是在放射免疫分析的基础上发展起来的放射性同位素标记免疫分析。免疫放射分析是用过量 ^{125}I 标记抗体与待测抗原进行非竞争性免疫结合反应,用固相免疫吸附剂进行分离,其灵敏度和检测范围要优于经典的放射免疫分析,操作也简便。

经典的免疫放射分析的基本原理是基于待测抗原与过量标记抗体进行抗原抗体反应,形成免疫复合物,再加入固相抗原免疫吸附剂,吸附游离的标记抗体,离心后吸附游离抗原的固相免疫吸附剂沉淀于管底,上清液中仅留下免疫复合物,测定上清液中放射性活度,根据标准曲线即可得出待测样品中抗原的浓度。

目前广泛应用的则是双抗体夹心免疫放射分析。在固相载体反应管壁包被特异性抗体,加入待测抗原后可与之结合,洗涤后再加入标记抗体。在管壁形成 Ab-Ag-* Ab 复合物,洗后即可进行放射性测定。如将标记抗体制成通用的抗抗体(二抗),例如兔抗羊或羊抗鼠 IgG,则可省却在多种免疫放射分析中标记第一抗体的烦琐。在反应管壁包被第一抗体,捕获待测抗原后再加入针对另一抗原位点的第一抗体和放射性同位素标记的抗鼠 IgG(二抗),在管壁形成 Ab-Ag-Ab-* Ab 复合物,洗去未结合物即可进行放射性测定。

五、应用

在近半个世纪的发展和完善过程中,放射免疫分析技术应用非常广泛,新的试剂盒层出不穷,国内外有文献报道的用放射免疫分析检测的各种激素、微量蛋白质、肿瘤标志物、药物、生物活性肽等已达 300 余种,临床常规开展的检测项目也有 100 余种,对多种疾病的诊断有很大的帮助。

目前,放射免疫分析技术凭借其经济、灵敏、多样化等优势,仍是一些基层单位用于超微量物质检测的主要手段。但由于存在放射性危害这一致命弱点以及其他非放射标记免疫测定技术的迅速发展,放射免疫分析检测的项目,已逐渐被其他方法检测取代。

(李　芳)

第五节　微生物的分离培养和鉴定技术

一、培养原理

临床微生物诊断的一个重要组成部分就是分离培养、鉴定和分析引起人类疾病的病原微生物,辅助感染的诊断,并预测和解释相关病原对抗菌药物的敏感性。尽管100多年来诊断微生物学有了长足的发展,但在任何临床微生物学实验室,培养基的使用在诊断大多数细菌和真菌的感染方面一直占据着中心地位。

(一)细菌的培养原理

在人体寄生的所有细菌、真菌都是异养型菌,对营养需求范围非常宽,细菌培养基必须提供各种细菌生长的所需营养,包括碳源、氢和氮形成氨基酸的物质;硫化物合成氨基酸,如半胱氨酸和蛋氨酸(甲硫氨酸);磷作为核酸组成成分。钾、镁和钙是主要的细胞阳离子,铁是细胞色素的主要成分,微量元素如锰、钴和锌是重要的酶的协同因子。对于苛养病原菌的培养基中还需添加额外的营养物质,如维生素、嘌呤和氯化血红素等。

培养时还须考虑pH、培养温度和环境中气体的组成,通常致病菌生长的最佳pH是中性,配制培养基时调整pH终浓度$7.0\sim7.5$;温度将影响细菌培养的生长率,细菌最佳生长温度接近人体温度$37\ ℃$,实验室常规在$35\ ℃$培养细菌。一些致病菌也喜欢在低温生长,在室温($25\ ℃$)或提高温度($42\ ℃$)细菌的生长能力可作为一些细菌的诊断特征。

人体共生细菌的生长对气体的要求有:严格需氧、严格厌氧、兼性厌氧。空气中含有约21%O_2和1% CO_2,一些嗜二氧化碳细菌在额外增加5%~10% CO_2的空气中生长更好,当需氧培养箱的CO_2增加至10%,培养基的氧含量约降至18%。微需氧致病菌弯曲菌要求O_2含量为5%~6%,低于空气中氧气含量,故只能在培养罐或产气袋中利用商品化微需氧发生系统环境培养。严格厌氧菌必须生长在无氧气或氧含量降到极低的水平。兼性厌氧菌常规培养在空气环境,与厌氧环境培养相比,成本低且方便。

细菌复制呈二分裂方式,细菌培养的速度取决于细菌复制的速度,分裂一代最短需20分钟,如快生长的大肠埃希菌,最长需要24小时的慢生长的结核分枝杆菌。当细菌生长处在一个平衡状态,培养生长曲线呈四个阶段。①延迟阶段:细菌分裂的准备阶段。②对数阶段:细菌数量增加呈对数增长。③静止阶段:营养有限细菌的数量稳定(活性可能下降)。④死亡阶段:死细胞数量超过活细胞。对病原菌的鉴定和药敏试验均应在其对数生长阶段进行。

(二)真菌的培养原理

真菌培养是对临床上怀疑真菌感染的患者在病损部位采集适当标本,接种于人工制备适合真菌生长的培养基上,在一定温度和湿度条件下,寄生形态的菌丝和孢子发育生长为特定形态、按一定规律排列的菌落。获得纯培养物,进一步从形态学分类、生理生化特点、致病性分析,可根据菌落形态结合显微镜观察菌丝、孢子特征、排列规律等特点鉴别致病性真菌,再经生理生化鉴定后准确报告真菌的属种,对临床抗真菌药物治疗有指导意义。绝大多数致病性真菌都可人工培养。

培养基有固体琼脂、液体培养基和双相培养基。固体琼脂适合所有真菌标本培养,液体培养基适合血培养,双相培养基适合菌量特别少的标本。最常用培养基是沙保弱葡萄糖琼脂(Sabouraud dextrose agar,SDA),适合酵母样真菌和多数丝状真菌生长;曲霉菌及青霉菌则用察氏培养基或麦芽浸膏培养基(malt extract agar,MEA),毛霉和暗色孢科真菌应加用马铃薯葡萄糖琼脂(potato dextrose agar,PDA)。

培养方法有试管法、平皿培养(大培养)和玻片培养(小培养)三种。平皿培养主要用于酵母及酵母样真菌的培养,容易获得纯菌落。丝状真菌在平皿中可充分生长,便于观察菌落形态、产色素等。缺点是易污染,不适合传染性强的真菌,如粗球孢子菌等。玻片培养对于临床分离的待定真菌,接种在带有培养基的盖玻片上,在恒温恒湿条件下,易于显微镜下观察菌丝和孢子的生长结构等特征。

(三)病毒的培养原理

病毒的诊断方法可以分为三大类:①直接检测。②间接检测(病毒分离培养)。③血清学检测。

(1)直接检测方法是直接检查临床标本中是否存在病毒颗粒、病毒抗原或核苷酸,使用的技术手段为 PCR、电子显微镜和免疫荧光检测技术。

(2)血清学检测是病毒学实验室最常用的方法。临床上大多数常见病毒感染可通过血清学检测方法进行诊断。血清学检测技术即检测感染急性期和恢复期阶段抗体滴度的升高,或检测 IgM。血清学检测还可通过检测 IgG 判断患者对所感染病毒的免疫状况。

(3)由于直接检测方法和血清学检测方法不能区分有感染毒力的病毒和死病毒,因此目前尚不能放弃传统的病毒分离培养方法。

间接检测是将标本接种到细胞系、鸡胚或动物体内,让病毒生长,即病毒的分离培养。然而,鸡胚和动物培养不易操作,因此大多数临床诊断实验室仅采用细胞培养方法。不同病毒对细胞培养的敏感性不同。对于特定疑似病毒,使用最为敏感的细胞系是非常重要的。

一些致病菌,如衣原体,不能在实验室培养基上生长,必须生长在组织上或用其他方法检测。

二、培养基的选择

(一)需氧及兼性厌氧菌培养基

1.强化营养非选择培养基

(1)含 5%羊血的血平板(blood agar plate,BAP):5%羊血的血平板是分离临床标本中最常用的培养基,除少量苛养的革兰阴性菌外,大多微生物都能生长的加强营养培养基,特别是对营养要求较高的一些细菌也能生长。对于培养基中加入血或血清,除了可提高苛养菌的生长,还可通过细菌的溶血来筛选致病菌进行鉴定。根据配方成分的不同,可分为哥伦比亚血平板、布氏血平板、胰酶大豆血平板(trypticase soy agar,TSA)、CDC 血平板等,用途稍有差别,如哥伦比亚血平板易于观察溶血效果。

(2)巧克力平板(chocolate,CHOC):在血平板基础上在 85 ℃条件下添加 5%兔血,混匀后,因红细胞的破坏,培养基呈巧克力色,其中含有苛养菌如流感嗜血杆菌、脑膜炎奈瑟菌和淋病奈瑟菌生长所需的特殊因子,且降低了琼脂浓度,可提供细菌生长所需较高湿度,在 CO_2 气体环境下培养。

(3)营养肉汤和脑心浸液肉汤:胰蛋白胨肉汤可支持一般细菌的增菌培养,用于无菌体液标本中可能存在的致病菌的增殖;脑心浸液(brain heart infusion,BHI)肉汤用于支持苛养细菌的生长。

2.选择培养基和鉴别培养基

(1)胆汁七叶灵琼脂:用于选择肠球菌的培养基,除肠球菌可生长外,还可水解培养基中的底物七叶灵产胆汁。在胆汁-七叶灵琼脂中加入 6 μg/mL 万古霉素,可选择万古霉素耐药的肠球菌(vancomycin resistant enterococci,VRE),VRE 菌株在平板上呈黑色菌落,万古霉素敏感的肠球菌不生长。

(2)哥伦比亚多黏菌素-萘丁酸琼脂(CAN):用于选择革兰阳性球菌,培养基中添加多黏菌素抑制大多数革兰阴性菌的生长,萘丁酸抑制变形杆菌的多数菌株。

（3）伊红亚甲蓝琼脂(eosin methylene blue,EMB)：EMB 是用于检测和分离革兰阴性肠道杆菌的鉴别培养基,含有作为指示剂的伊红亚甲蓝,根据终产物 pH 改变引起发酵乳糖和(或)蔗糖的菌落的颜色改变,来区别分解乳糖和(或)蔗糖的菌落呈黑色、深紫色或黑心,其他菌落呈粉紫色,特别是大肠埃希菌菌落有金属光泽。不发酵乳糖或蔗糖的菌落透明或无色。大多数正常的肠道细菌均发酵乳糖和(或)蔗糖。伊红亚甲蓝抑制革兰阳性菌,琼脂比例增加至 5%,可抑制变形杆菌属的蔓延生长。葡萄球菌和肠球菌呈小菌落,铜绿假单胞菌呈紫色,边缘较薄。

（4）麦康凯(Maconkey,MAC)琼脂：MAC 用于鉴别和分离肠道杆菌,发酵乳糖的细菌在培养基上产粉色菌落,不发酵乳糖菌落呈无色。培养基中的胆盐抑制革兰阳性菌的生长,琼脂浓度增加至 5%可抑制变形杆菌的蔓延生长。

（5）Thayer Martin(TM)或改良 TM 琼脂(MTM)：巧克力琼脂的改良培养基,用于分离淋病奈瑟菌和脑膜炎奈瑟菌,其他细菌也可能生长。VCN 抑制剂含万古霉素,可抑制大多数革兰阳性菌,黏菌素可以抑制除变形杆菌属外的大多数革兰阴性菌,制霉菌素可以抑制酵母菌,乳酸甲氧苄啶可以抑制变形杆菌属,而乳糖奈瑟菌可在此培养基上生长。

（6）Hektoen 肠道琼脂(HE)。HE 推荐用于从粪便标本中分离沙门菌属和志贺菌属,HE 含有乳糖蔗糖和水杨酸。沙门菌属和志贺菌属通常不发酵乳糖和蔗糖或水杨酸,将在培养基上产蓝色或绿色菌落。而大多数肠杆菌科细菌至少发酵这些糖中的一种并产酸,HE 中的溴百里酚蓝指示剂在酸性条件下变黄色,酸性复红产红色。红色和黄色复合物与肠杆菌作用呈橘色或红色。不同种属的细菌在 HE 琼脂上的典型菌落形态如下。①沙门菌属：绿色至蓝绿色,通常有黑心。②沙门和志贺菌属：当被一些发亮的发酵肠杆菌围绕时,可呈带浅绿的淡粉色,但在胆汁沉淀区域常有清楚的环围绕着菌落,当把平皿拿到灯光附近时,可见明显的光环。③志贺菌属：通常绿色或蓝色。④枸橼酸杆菌属：常受抑制;有时生长呈蓝绿色小菌落。⑤变形杆菌属：常受抑制;有时生长呈黑心(产 H_2S)的黄或绿色小菌落,不产 H_2S 的菌落像志贺菌属,但志贺菌属菌落更小。⑥大肠埃希菌、克雷伯菌属和肠杆菌属：淡橘黄色至鲑鱼粉色;常常有深粉色沉淀围绕菌落周围。

（7）木糖-赖氨酸-脱氧胆酸琼脂(XLD)。XLD 琼脂是用于分离肠道致病菌,特别是志贺菌属的鉴别、选择培养基。通过在培养基中增加脱氧胆酸钠抑制某些肠道正常菌群来增加选择性。正常肠道菌群因发酵木糖、蔗糖和乳糖呈黄色菌落,志贺菌、普罗威登菌和一些变形杆菌不发酵这三种糖中的任何一种,而产红色菌落(碱性)。爱德华菌属和沙门菌属发酵木糖,但不发酵蔗糖和乳糖。为了平衡酸产物,将赖氨酸加入培养基,爱德华菌和沙门菌使赖氨酸脱羧,XLD 中木糖-赖氨酸的比例允许这些微生物消耗木糖后再利用赖氨酸,引起碱性 pH 的变化而产生红色菌落。为了防止其他赖氨酸脱羧酶阳性的肠杆菌细菌也发生这种变化,在培养基中加入双倍的乳糖和蔗糖,并将酚红作为 pH 指示剂。枸橼酸铁胺反应产 H_2S。将可疑带有沙门菌、爱德华菌或志贺菌的标本接种至 XLD 琼脂,在 35 ℃下过夜培养。可以根据 XLD 琼脂上的不同菌落形态区分不同的细菌。①黄色菌落：埃希菌属、肠杆菌属、志贺菌属、克雷伯菌属和沙雷菌属、异型枸橼酸、雷极普罗威登菌、摩根菌和肠炎耶尔森菌。②带黑心的黄色菌落：费劳地枸橼酸杆菌、普通变形杆菌、奇异变形杆菌。③红色菌落：志贺菌属、普罗威登菌、H_2S 阴性沙门菌、假单胞菌和部分雷氏变形杆菌。④带黑心的红色菌落：沙门菌属和爱德华菌。

（8）致病菌筛查显色培养基：色色物质可混合到琼脂基础培养基形成产色培养基。这类培养基通常含有选择剂,因此起到既选择又鉴别的作用。

(9)沙门菌和大肠埃希菌 O157 显色培养基:沙门菌显色培养基的主要优势在于通过其高度特异的颜色菌落分离沙门菌。依据临床标本中的大量沙门菌株不产 β-半乳糖苷酶的特征,通过在培养基中加入一种 β-半乳糖苷酶,而使大多数常见肠杆菌科细菌(如大肠埃希菌、克雷伯菌属、肠杆菌属、枸橼酸杆菌属等)生产显色的物质,从而形成蓝色菌落,沙门菌通过发酵丙二醇,而使培养基中所含有的中性红指示剂变红色,可区别其他菌落(如变形杆菌属、铜绿假单胞菌属)。但沙门菌显色培养基不像脱氧胆酸钠琼脂和 XLD 培养基可鉴别志贺菌属。当只需选择分离沙门菌时,用沙门菌选择培养基较方便。

O157 可引起出血性肠炎,需从粪便中分离。依据出血性大肠埃希菌与多数大肠埃希菌的不同点,即 O157 不发酵山梨醇,也不产 β-葡萄糖苷酶,利用这种酶的显色物可用于显色培养基的鉴别。市场上已有基于此方法的一些显色培养基在售。

(10)金黄色葡萄球菌(包括 MRSA)显色培养基:金黄色葡萄球菌通常分离自皮肤和软组织感染拭子标本,医院内感染的防控需筛查患者和医务人员中苯唑西林耐药菌株(MRSA)的定植,需特异性检测金黄色葡萄球菌和 MRSA 的显色培养基,可选择性抑制革兰阴性菌和肠球菌。在培养基中添加 β-内酰胺抗菌药物(如头孢西丁)抑制葡萄球菌苯唑西林敏感菌株。显色物磷酸酶底物活性或 α-葡萄糖苷酶活性用于鉴别金黄色葡萄球菌与其他葡萄球菌。

(11)用于筛选尿道致病菌的显色培养基:尿道感染中大肠埃希菌是优势菌,其他肠杆菌科和肠球菌也是常见分离菌。非选择显色培养基设计为分离和鉴别所有尿道感染的致病菌。一些可用的培养基大多数都是基于相同原理,包括添加显色底物用于检测两种酶,即 β-半乳糖苷酶和 β-葡萄糖苷酶,并且含铁盐的色氨酸用于检测变形杆菌-普罗威登菌-摩根菌(PPM)群的脱氨酶活性,因水解显色物质,产 β-半乳糖苷酶的菌落有红-粉色因水解显色物质,β-葡萄糖苷酶产蓝色或绿色菌落。色氨酸脱氨酶在铁离子存在下导致可扩散的棕色菌落。

大约 99% 的大肠埃希菌菌株产 β-半乳糖苷酶,但不产葡萄糖苷酶,生长菌落呈粉色或红色。克雷伯菌-肠杆菌 沙雷菌(KES)群典型的产两种酶,并且菌落表现优势的蓝色。肠球菌也有很强的 β-葡萄糖苷酶活性并呈蓝色但菌落较小。PPM 群菌落呈棕色。额外的生化试验可用于鉴定并确认显色培养基上的菌落,包括斑点吲哚试验鉴定大肠埃希菌。费劳地枸橼酸杆菌在尿标本中不是经常出现,但当出现时,常常生长为粉色菌落,因 β-半乳糖苷酶活性强而 β-葡萄糖苷酶活性弱或缺失。对粉色菌落做快速吲哚试验以排除费劳地枸橼酸杆菌,通过可靠的确认试验证明是大肠埃希菌(吲哚阳性)。

3.特殊菌生长用培养基

(1)军团菌分离培养基。缓冲液活性炭酵母琼脂培养基(buffer charcoal yeast agar,BCYEa 琼脂)和不含 L-半胱氨酸培养基(羊血琼脂平板)。①BCYEa 琼脂:主要成分为 N-2-乙酰氨基-2-氨基乙烷磺酸(ACES)、酵母浸膏、可溶性焦磷酸铁、活性炭、琼脂、L-半胱氨酸、KOH(试剂级)、α-酮戊二酸(单钾盐)、水、pH 为 6.9。②甘氨酸、万古霉素、多黏菌素 B、放线菌酮(glycine、vancomycin、polymyxin B、actidione,GVPC)琼脂:在 BCYEa 琼脂中加入甘氨酸、万古霉素、多黏菌素 B、放线菌酮,混匀倾注平皿,用于军团菌分离。③鉴别试验:β-内酰胺酶试验、氧化酶试验、触酶试验、马尿酸试验。

(2)分枝杆菌:结核分枝杆菌(Mycobacterium tu-berculosis,MTB)生长缓慢,在人工固体培养基上繁殖一代需 15~20 小时。该菌为专性需氧菌,培养时如供给 5%~10% CO_2 可刺激生长。生长温度35~40 ℃,最适温度 35~37 ℃。生长时尚需一定湿度,固体培养基需要适量的凝固水,以保证其湿度。在 pH 5.5~7.2 培养基上能生长,最适 pH 6.8~7.2。MTB营养要求较高且特殊。初次分离培养时,需用含鸡蛋、血清、马铃薯、氨基酸、丙三醇等复杂有机物及少量无机盐类如磷、钾、硫、镁等的培养基才能生长。经多次传代或长期保存的菌种在营养较简单的综合培养基中也能生长。一般需 2 周以上见菌落。在改良罗氏培养基、小川鸡蛋培养基上菌落粗糙、凸起、厚、呈结节状或颗粒状,边缘薄且不规则,乳白色或淡黄色,无可溶性色素。在不含表面活性剂的液体培养基中 MTB 呈菌膜状生长,随着菌龄增长,菌膜渐渐加厚,有毒菌株在液体培养基呈索状生长。

分离用固体培养基:固体培养基(管状或平板状)的优点是其可在混合培养物和污染物中分离分枝杆菌。常用以鸡蛋为基础的或以琼脂为基础的培养基。以鸡蛋为基础的培养基的主要优点是其支持大多数分枝杆菌的生长,并且可以检测烟酸。但是在培养基的表面更容易发生污染。以琼脂为基础的培养基的主要好处是污染较少,且更容易也更早观察到可见的菌落。菌落可有助于鉴定分枝杆菌。在分离时需同时使用选择性和非选择性培养基。选择性培养基含有一种或多种抗生素,可抑制污染菌的生长。

液体培养基:①BACTEC MGIT 960 自动化系统所用培养基,分枝杆菌生长指示管(Myco-bacteria growth indicator tube,MGIT 管)用于在各种临床标本中(除血液和尿液)快速检测分枝杆菌。由美国 BD 公司制造的 BACTEC MGIT 960 自动化系统包含液体培养基(改良 MiddLe-brook 7H9 肉汤)、促生长成分和各种抗菌药物,可抑制污染菌的生长。MGIT 管用于从肺或肺外标本分离分枝杆菌,但不能用于检测尿和血标本。含有其他菌的标本如痰,必须经过消化和灭菌后检测。收集的无菌标本,因不含污染菌,可不经灭菌直接接种。BACTEC MGIT 960 自动化系统所用培养基 BBL MGIT 中含 7 mL 改良的 MiddL ebrook 7H9 肉汤基质,并有酪蛋白胨;MGIT960 补充试剂盒中含有生长补充基质,如清蛋白、葡萄糖、触酶、油酸和脂肪酸聚氧乙烯酯;BBL MGIT PANTA 中含冻干的混合抗菌药物(多黏菌素 B、两性霉素 B、萘啶酸、甲氧苄啶、苯咪唑青霉素)。②VersaTREK(ESP 培养系统 Ⅱ),VersaTREK 可检测各种类型的标本,包括血和骨髓标本。血标本收集需使用 ISOLATOR 管或含 EDTA 的管,并在处理后接种到 Myco 瓶中。从身体各部位获得的标本通常含有各种细菌,需灭菌后接种到 Myco 培养瓶中。黏性标本如痰必须先进行消化。VersaTREK 所用试剂 Versa TREK(ESP)Myco 中含有 MiddLebrook 7H9 肉汤、酪胨、甘油;Versa TREK(ESP)GS 中含有牛血清清蛋白、葡萄糖、油酸、触酶、氯化钠;Versa TREK(ESP)Myco AS 和 PVNA 含抗生素的冻干混合物中含有 Versa TREK(ESP)Myco AS、多黏菌素 B、苯咪唑青霉素、磷霉素、萘啶酸、两性霉素 B、稳定剂及装填物。Versa TREK(ESP)Myco PVNA 中含有多黏菌素 B、萘啶酸、两性霉素 B、万古霉素、加溶剂(指增加溶解性的试剂)。③MB/BacT 分枝杆菌检测系统,MB/BacT 分枝杆菌检测系统可检测肺和肺外标本,也可检测血标本。BACTEC MGIT 960 自动化系统所用基质包括 BacT/ALERT MP 处理瓶(10 mL 基质)、MiddLebrook 7H9 肉汤、胰酶消化酪蛋白胨、牛血清蛋白、触酶;在真空环境下的含 CO_2、N_2 和 O_2 的气体环境检测;MB/BacT 抗生素补充试剂盒(为减少污染)含冻干的抗菌药物有两性霉素 B、苯咪唑青霉素、萘啶酸、多黏菌素 B、甲氧苄啶、万古霉素和填充剂;BacT/ALERT MB(血)培养瓶;MB/BacT 富集液。

(3)支原体。①A8 琼脂:用于分离和鉴别生殖道支原体,在培养基中加入尿素来鉴别脲原体属与非水解尿素的支原体。基础培养基含 $CaCl_2$、TSB、酵母提取液、腐胺、DNA、精选琼脂、超纯水;

添加剂包括马血清、Iso VitaleX 增菌剂、10%尿素、GHL 三肽溶液、2%L-半胱氨酸、1 000 U/mL 青霉素用于抑制细菌的过度生长,最终 pH 调整至 6.0。倾倒平皿后室温放置 2 小时,倒置平皿室温过夜,用封口塑料袋包装后置 4 ℃,保质期不超过 4 周,4 周后添加的抗菌药物将失效,导致无法抑制非无菌部位标本中细菌的过度生长,不易分离到支原体。②10B 肉汤:10B 肉汤富含营养,用于培养脲原体属和人型支原体。10B 肉汤中含有支原体肉汤基础(无结晶紫)、精氨酸、DNA、酚红和超纯水;分别添加马血清、25%酵母提取液、Iso VitaleX 增菌剂、10%尿素、4%L-半胱氨酸、1 000 U/mL 青霉素抑制细菌的过度生长,最终 pH 调整至 5.9~6.1。每只管分装 1 mL 备用,4 ℃冷藏,保质期不超过 4 周,可保证添加的抗菌药物的抑菌效果。③SP-4 肉汤和琼脂:SP-4 肉汤富含营养,用于培养多种支原体,包括肺炎支原体。SP-4 肉汤中加入琼脂后成为固体培养基,根据培养目的而加入葡萄糖和(或)精氨酸作为代谢底物。基础培养基中有不含结晶紫的支原体肉汤、三肽、蛋白胨、精氨酸(仅当用于培养人型支原体时)、1%酚红、DNA、Noble 琼脂(仅当制备 SP-4 琼脂时)及超纯水;制备的琼脂高压后放在 56 ℃水浴中平衡后,加入以下添加剂:10 倍 CMRL1066、25%酵母提取物、2%酵母粉、灭活胎牛血清、50%葡萄糖、1 000 U/mL 青霉素以抑制细菌的过度生长;制备肉汤则在常温下加入添加剂;最终 pH 调整 7.4~7.6。倾倒平皿后室温放置 2 小时,倒置平皿室温过夜,用封口塑料袋包装后置 4 ℃冷藏。根据培养时间长短决定用无菌管分装肉汤的量,用于肺炎支原体培养需分装 1.8~4.5 mL,用于培养生殖道支原体需分装 0.9~1.0 mL。琼脂和肉汤的保质期均不超过 4 周,以保证添加抗菌药物的抑菌效果。

(二)微需氧菌生长用培养基

分离空肠弯曲菌和其他肠道弯曲菌最常使用的培养基是浓缩的选择性血平板(CAMPY BAP)。这种商品化培养基含布氏琼脂基质、10%羊血和一系列抗菌药物。其他可用于分离培养弯曲菌的选择性培养基有 Butzler 培养基和 Skirrow 培养基。培养基 V 是对 Butzler 培养基进行改良后的培养基,含头孢哌酮、利福平、黏菌素和两性霉素 B;较改良前能更好地抑制结肠内的正常菌群。胎儿弯曲菌、直肠弯曲菌、曲形弯曲菌可以用常规培养基进行分离。

分离幽门螺杆菌可以组合使用非选择性培养基(如巧克力琼脂)和选择性培养基(如 Skirrow 培养基)。培养基的新鲜和潮湿非常重要,在培养环境中也要增加湿度。

(三)厌氧菌生长用培养基

1.强化营养厌氧血平板

于 5%羊血平板基中添加生长因子,包括氯化血红素、维生素 K 及还原试剂 L-半胱氨酸,以降低培养基的氧化-还原电势。厌氧血平板适合所有厌氧菌生长,兼性厌氧菌也可生长。

2.厌氧疱肉汤

厌氧疱肉汤包括巯基乙酸钠 THIO 疱肉营养肉汤,支持大多数厌氧菌的生长;当标本中致病菌数量少或致病菌生长受抑制时,用于无菌体液、脓液的厌氧增菌培养。在 35 ℃培养,直到在厌氧基础血平板上可见菌落生长。若平皿上不生长,需液体培养至少 7 天。

3.厌氧选择培养基

由于厌氧菌感染的标本来源通常有正常菌群,因此对于不同来源标本可能存在引起感染的厌氧菌,应采用相应的选择培养基,这对于快速分离和鉴别可疑厌氧菌有很大帮助。

(四)常用真菌培养基

1.放线菌酮-氯霉素琼脂培养基

该培养基常用于酵母样真菌包括念珠菌分离培养,含葡萄糖、蛋白胨、琼脂、水,其中氯霉素和放线菌酮可抑制细菌生长。

2.TTC-沙氏琼脂平板(SAB)

培养基主要成分葡萄糖、蛋白胨、琼脂、水、氯霉素及1%TTC(氯化三苯四氮唑)水溶液。TTC还原反应是念珠菌初步鉴定的便捷方法,热带念珠菌形成紫红色菌落;白色珠菌形成白色菌落,其他念珠菌呈现红色菌落。SAB选择性培养基pH低至5.6,可促进真菌的生长而抑制细菌繁殖,培养温度30 ℃。

3.玉米-吐温80琼脂

培养基含玉米粉、琼脂、吐温80和水,玉米粉经煮沸过滤补充其他成分后高压、分装,使用时融化置于载玻片上,穿刺接种,在潮湿平皿中,室温孵育24~72小时,显微镜下观察厚膜孢子及假菌丝。

4.糖发酵试验用培养基

含氮基础培养基主要成分有硫酸铵、磷酸二氢钾、结晶硫酸镁、酵母浸膏、琼脂和水;加入相应的糖类可观察同化生长利用情况。

5.显色培养基检测鉴别酵母菌

酵母菌显色培养基的根本特征是含有显色物质N-乙酰-b-葡萄糖苷酶,可据此区分和鉴定临床最常见且重要的菌——念珠菌,如白色珠菌,用这种底物(如5-溴-4-氯-3-吲哚-b-D-N-乙酰-葡萄糖苷酶)导致白色珠菌形成特征的绿-蓝色菌落,但不能与都柏林念珠菌区分。

一些酵母菌的显色培养基还包括第二种显色物质(如磷酸酶活性),能与白色珠菌以外的其他菌区分。

有的琼脂含两种底物,可区分白色珠菌(绿色菌落)和热带念珠菌(蓝色菌落),其他菌落形态有粉色和白色,克柔念珠菌形成特征的粉色扁平菌落。

三、培养方法

根据微生物生长对气体的需求,分需氧培养、厌氧培养、微需氧培养。

(一)常规需氧培养

需氧菌和兼性厌氧菌的实验室常规培养通常接种以下几种培养基。

(1)一种非选择琼脂平板。

(2)一种加强营养培养基:用于无菌体液来源的苛养菌培养或可能有苛养菌感染的情况。

(3)一种选择和鉴别培养基:用于肠道革兰阴性杆菌和多数常规细菌培养。

(4)一种用于分离标本来源中的革兰阳性菌的平板,以及可能存在混合革兰阳性菌和革兰阴性菌的情况。

(5)额外的选择培养基:用于分离特殊的致病菌(当需要时,如根据标本来源可能有致病性奈瑟菌,分离需要一种选择奈瑟菌的平板)。

(6)一种肉汤培养基:在一些实验室常规不使用,其他实验室用巯基乙酸盐肉汤培养来自体液、组织、溃疡损伤、伤口和脓液的标本。至少当接种正常无菌部位体液标本时应考虑使用肉汤。

(7)一种马铃薯葡萄糖琼脂:用于分离酵母菌。

(二)厌氧培养

对于大多数标本,厌氧的布氏血琼脂(含马血或羊血,添加氯化血红素和维生素 K_1)为非选择培养基。拟杆菌胆汁-七叶灵琼脂用于选择分离脆弱拟杆菌群和嗜胆菌属;添加溶解的羊血及卡那霉素-万古霉素琼脂用于选择带色素的和非产色素的普雷沃菌属及其他革兰阴性厌氧杆菌；苯乙酯乙醇羊血琼脂用于抑制特定的梭菌蔓延。厌氧菌肉汤作为备份培养基，应该接种培养。如检测厌氧引起的关节感染，肉汤应在特殊环境下持续培养14天。培养基应置于厌氧环境培养。使用厌氧箱(手套箱)处理所有标本并培养是最好的保证苛养的厌氧菌存活的最好办法。当前，少量的培养容器如塑料封袋，塑料盒、小罐、自动充气设备均用来缩短培养平板在空气中的暴露时间(氧毒性)。厌氧罐或袋在培养过程中至少48小时内不要打开，防止还未成熟或生长缓慢的厌氧菌在其对数生长期内在空气中暴露后死亡。

(三)微需氧培养

微需氧菌的致病性有其特点，如胎儿弯曲菌可引起肠外感染，空肠弯曲菌、大肠弯曲菌引起腹泻，幽门螺杆菌与胃炎及消化性溃疡有关。因此，对微需氧菌的分离培养具有临床意义。

弯曲菌在普通培养基上不易生长，布氏肉汤基础加血或血清可作为基础营养培养基，加入抗菌药物抑制消化道正常菌群，有利于选择分离弯曲菌。

弯曲菌是微需氧型呼吸代谢，适合的微需氧环境非常重要，通常是 $5\% O_2$、$10\% CO_2$ 和 $85\% N_2$，某些初次培养需增加 $6\% H_2$，另有些菌株生长则需氧或厌氧条件。现有商品化微需氧气袋，与微需氧气罐、盒配合使用，可以达到所需培养的气体环境。

弯曲菌种和亚种对温度的要求不同，胎儿弯曲菌在 $25\sim37$ ℃均生长，但在 43 ℃不生长；空肠弯曲菌在 25 ℃不生长，但在 37 ℃和 43 ℃可生长。

头孢哌酮-万古霉素-两性霉素(cefoperazonevancomycin-amphotericin,CVA)琼脂培养基在37 ℃的孵育温度下，可以更好地抑制粪便中正常菌群。因此在 42 ℃培养被抑制的弯曲菌种，可使用 CVA 培养基在 37 ℃培养。

螺杆菌的最适生长温度为37 ℃，需潮湿气体环境，低氧浓度 $5\%\sim10\%$ 可刺激生长，多数菌株在空气环境生长不良，某些菌株可在微需氧或厌氧环境生长。

培养基用脑心浸液琼脂、布氏琼脂和哥伦比亚琼脂培养基中加入 7% 脱纤维马血或羊血，加入不同抗菌药物成为选择性培养基。在非选择培养基上培养3~5天才可见菌落。

(四)病毒培养

病毒的诊断方法可分为三大类：直接检测、间接检测(病毒分离培养)、血清学检测。①直接检测方法是直接检查临床标本中是否存在病毒颗粒、病毒抗原或核苷酸。常用的技术手段为PCR、电子显微镜和免疫荧光检测技术。②血清学检测是病毒学实验室最常用的方法。临床上大多数常见病毒感染可通过血清学检测方法进行诊断。血清学检测技术用于检测感染急性期和恢复期阶段抗体滴度的升高，或检测 IgM，还可通过检测 IgG 判断患者对所感染病毒的免疫状况。③由于直接检测方法和血清学检测方法不能区分有感染能力的病毒和死病毒，因此目前尚不能放弃传统的病毒分离培养方法(间接检测)，即将标本接种到细胞系、鸡胚或动物体内，让病毒生长。

1.病毒培养的方法

病毒培养的方法有三种：细胞培养、鸡胚培养和动物培养。然而，鸡胚和动物培养不易操作，因此大多数临床诊断实验室仅采用细胞培养方法。准备细胞培养，首先要裂解组织碎片，通常用胰蛋白酶或胶原酶辅助裂解。随后将细胞悬液吸入含液体培养基(如 Eagle's)和动物血清的平底的玻璃或塑料容器中。经过延迟期后，细胞将会在容器底部贴附和伸展，随后开始分裂，形成初代培养。对于正常细胞的生长来说，黏附于固体支持物表面是必需的。初代培养需要一周换液 2～3 次。细胞长满瓶底后要进行传代培养,将一瓶中的细胞消化悬浮后分至 2～3 瓶继续培养。在初代培养和传代培养中,细胞保持其来源组织的特征。来自初代培养的细胞可连续多次传代,细胞以稳定的频率繁殖若干代后,最终进入衰老阶段,不能再被传代转移。人类二倍体细胞在大约 50 次传代后生长率下降。在细胞株增殖阶段,一些细胞发生改变,获得无限繁殖能力,即永生细胞,但其仍保持接触抑制。

2.细胞培养的类型

细胞培养的类型有三种。①初代细胞培养:如猴肾细胞。来自新鲜处死的成年动物的正常细胞。这些细胞只能传代 1～2 次。②半连续细胞:如人胚肾和皮肤成纤维细胞。来自胚胎组织的细胞可以传代 50 次。③连续细胞:如 HeLa、Vero、Hep2、LLC-MK2、BGM。永生细胞,如肿瘤细胞系可以无限次传代。

不同病毒对细胞培养的敏感性不同。对于特定疑似病毒,使用最为敏感的细胞系非常重要。

3.临床标本的细胞培养

根据标本的性质和临床来源,接收后的标本被接种到不同种类的细胞系中。培养基需 1 小时后进行更换,如果实际中不可行,可第二天早晨更换。接种管应在 35～37 ℃ 的旋转孵育。分离呼吸道病毒及诱导多种病毒较早出现细胞病变效应(cytopathic effect,CPE),旋转孵育是最佳方法。如果使用固定管,培养管的放置位置就很关键,要保证单层细胞浸润在培养基中。

至少需要每隔一天观察培养的细胞是否出现 CPE。某些样本,如尿和粪便,可能含有对细胞培养有毒的物质,而导致细胞产生 CPE 样改变。如果产生大量毒性作用,则须对接种的细胞进行传代。当细胞培养被细菌污染,需重新接种或者使用细菌滤器过滤。细胞培养需定期更换培养基。当观察到 CPE,建议将感染的培养液转移到含相同细胞类型的新鲜培养物中。对于细胞相关病毒,如 CMV 和 VZV,则需胰蛋白酶化后转移完整的感染细胞。其他病毒如腺病毒能够在冻融感染细胞后做再次培养。

初代细胞培养被广泛认为是最好的细胞培养系统,因为其所支持的病毒范围广。但是其费用高而且常较难获得可靠的供应。连续细胞是最容易操作的,但其所支持的病毒范围常常有限。

4.病毒生长检测指标

CPE 可能是特异的或非特异的,如 HSV 和 CMV 产生特异的 CPE,而肠道病毒不产生特异的 CPE。①血细胞吸附-培养细胞获得黏附哺乳动物红细胞的能力。②血细胞吸附主要用于检测流感和副流感病毒。③可以通过中和试验、血细胞吸附抑制、免疫荧光检测或分子试验等方法确认病毒的特性。

5.细胞培养的局限性

细胞培养的主要问题是获得结果的时间较长(长达 4 周)。而且敏感性低,其敏感性与许多因素有关,如样本状况和细胞层的状况。细胞培养也易于被细菌污染,易受样本中有毒物质影响。此外,许多病毒在细胞培养中不能生长,包括乙肝病毒(Hepatitis B virus,HBV)、丙肝病毒(Hepatitis C virus,HCV)、导致腹泻的病毒和细小病毒。

目前已有的快速培养技术可实现在接种后 2～4 天检测到病毒抗原。快速培养技术的例子包括巨细胞病毒免疫荧光检查。此检测技术中,细胞层(人胚胎成纤维细胞)生长在塑料瓶的单层盖玻片上。接种后,培养瓶低速旋转 1 小时(加速病毒的吸附)后孵育 2～4 天。取出盖玻片用免疫荧光试验检查是否存在 CMV 早期抗原。

在病毒感染诊断中细胞培养的角色正在接受快速诊断方法的挑战。因此,细胞培养在未来的临床应用中会减少,可能只集中在大的中心参考实验室进行细胞培养。

(五)真菌的培养方法

培养真菌所用培养基有固体琼脂、液体培养和双相培养。固体琼脂适合所有真菌标本培养,液体培养适合血培养,双相培养基适合菌量特别少的标本。最常用培养基是沙保弱琼脂,适合浅部和深部病原真菌(酵母样真菌和多数丝状真菌)的生长;曲霉菌及青霉菌则用察氏培养基或麦芽浸膏培养基(malt extract agar,MEA);毛霉和暗色孢科真菌应加用马铃薯葡萄糖琼脂(potato dextrose agar,PDA);橄榄油培养基用于分离糠秕孢子菌。

培养方法有试管法、平皿培养(大培养)和玻片培养(小培养)三种。平皿培养主要用于酵母及酵母样真菌的培养,容易获得纯菌落。丝状真菌在平皿中可充分生长,边缘观察菌落形态、产色素等。缺点是易污染,不适合传染性强的真菌,如粗球孢子菌等。玻片培养对于临床分离的待定真菌,接种在带有培养基的盖玻片上,恒温恒湿条件下,易于显微镜下观察菌丝和孢子的生长结构特征。

真菌的培养基 pH 范围一般为 5.0~7.0,培养最适温度为 25~28 ℃,深部致病真菌一般适合在 37 ℃培养,双相真菌菌落形态及结构可随温度变化而改变,26 ℃菌丝相,37 ℃酵母相,因此温度试验对鉴别有一定帮助。

四、快速手工鉴定试验

(一)触酶试验

触酶用于将潜在细胞毒性物质过氧化氢分解为水和氧气,在细菌种属的鉴别上应用广泛,检测触酶对于区分不同属细菌有重要作用,比如区别葡萄球菌(+)和链球菌(-),或李斯特菌(+)和乳杆菌(-)。

(二)氧化酶试验

氧化酶是用来鉴别细菌是否以细胞色素 C 作为呼吸系统的酶。氧化酶试验非常简单,最常用试剂是盐酸 4-甲基对苯二胺,为无色水溶性,能将氧化酶阳性的细菌快速氧化,产生蓝紫色。氧化酶常用于鉴别革兰阴性菌的科和属。肠杆菌科细菌氧化酶均阴性,可与假单胞菌属、气单胞菌属和邻单胞菌属区别;革兰阴性球杆菌不动杆菌的氧化酶阴性,可与氧化酶阳性的革兰阴性球菌莫拉菌和奈瑟菌相区别;此外,某些革兰阳性菌的氧化酶也很活跃,可利用氧化酶阳性的赛氏葡萄球菌区分大多数其他葡萄球菌。

(三)水解酶

1.糖苷酶

糖苷是糖的衍生物,许多临床重要的细菌都可水解糖苷酶,糖苷酶的名称以水解的糖的来源命名,如半乳糖苷酶。糖苷酶不水解糖本身,而是水解糖的衍生物。七叶灵是最常见的糖苷之一,能被 β-葡萄糖苷酶水解释放七叶苷和葡萄糖,在铁盐存在下形成棕黑色螯合物。七叶灵和胆汁用于区分肠球菌、D 族链球菌与其他链球菌,同时对肠杆菌科种内之间的鉴别也很有用处。

2.多肽酶

大量氨基酸多肽酶对于生化鉴定,包括 r-谷酰胺多肽酶可鉴别脑膜炎奈瑟菌(+)与其他奈瑟菌(-)。脯胺酰多肽酶可鉴别淋病奈瑟菌(+)与其他奈瑟菌(-),并且是难辨梭菌的鉴定标志指标。B-丙胺酰多肽酶是鉴定铜绿假单胞菌鉴定标志指标。亮胺酰多肽酶(LAP)用来区分明串珠菌属、绿色气球菌与链球菌。

(四)快速尿素酶试验

产尿素酶微生物能分解作为终产物的尿素释放氨基酸。氨基酸产物呈碱性,引起 pH 指示剂苯酚红由黄色变为紫红色。此项检测用于筛查不同培养基上接种的粪便标本中乳糖阴性菌落,同时也用于区分沙门菌与志贺菌(尿素酶阴性),其他非致病菌如变形杆菌属尿素酶试验为阳性。由于新型隐球菌尿素酶试验为阳性,其他酵母菌通常尿素酶试验阴性,因此许多微生物学诊断实验室将此方法作为快速筛查痰标本中的新型隐球菌(引起肺炎和脑膜炎的病原菌)的一种方法。

(五)吲哚试验

产色氨酸酶的微生物能将色氨酸分解为吲哚。吲哚结合专门的醛类形成可检测的有色的复合物。在滤纸中加入吲哚(须是饱和),然后将分离的菌落涂抹在滤纸上。若加入的醛类指示剂为 1% 的对二甲氨基亚苄罗丹宁,阳性结果为在滤纸上呈现蓝色或绿色,而阴性依旧为无色。此试验用于变形杆菌种间区分,以及作为大肠埃希菌的初筛方法。

(六)吡咯烷酮(pyrrolidone,PYR)试验

PYR,L-吡咯烷酮基-β-萘酰胺为吡咯烷酮基芳香酰胺酶的底物。用来快速鉴定肠球菌属和β-溶血链球菌。可使用商品化 PYR 的纸片。阳性反应为在 5 分钟内纸片涂菌处变为明亮的红色。阴性为无颜色变化或为橙黄色。因为只有 A 群 β-溶血链球菌 PYR 反应为阳性,所以以此项试验是 A 群 β-溶血链球菌(引起链球菌性咽炎的病原菌)的快速检测方法之一。

(七)碳水化合物氧化/发酵

许多临床的重要菌种可以利用糖,通过氧化或发酵产生有机酸。用适当的 pH 指示剂如酚红或溴麝香草酚蓝,可以在厌氧条件下通过发酵葡萄糖产酸来区别主要的细菌群,如区别所有肠杆菌科(+)与非发酵属如假单胞菌(-)、不动杆菌(-)和嗜麦芽窄食单胞菌(-)或区分葡萄球菌(+)和微球菌(-)。

(八)凝固酶

金黄色葡萄球菌是临床上常见的最优势的致病菌之一。检测葡萄球菌凝固酶或用试管法检测"游离型凝固酶"是确认金黄色葡萄球菌非常可靠的手段。在其他葡萄球菌中,凝固酶阳性少见,如施氏葡萄球菌(S.schleiferi)和中间葡萄球菌,缺少凝固酶的金黄色葡萄球菌非常少见。

凝固酶的生化机制非常复杂,酶与热稳定的像凝血酶样物质存在于血浆中,形成纤维状凝结。推荐使用来源于人或兔并经过抗凝处理(如加柠檬酸)的血浆,也可购买商品化的血浆。细菌与血浆混合后 37 ℃培养,如果细菌含有凝固酶,4 小时应有可见凝固。

很多金黄色葡萄球菌菌株还产结合型凝固酶或称"凝集因子",可用玻片法检测(试管法可检测两种类型的凝固酶)。检测时,必须先用生理盐水将待测菌处理成均一的悬液,不产生自身凝集,如果培养基中含有高浓度盐(如甘露醇盐琼脂),试验是无效的。菌液均一混匀后,加入一环血浆混合,如果是金黄色葡萄球菌,则立即可见凝集,任何长于 20 秒钟的反应,都应用试管法确认。两种方法均需做阳性和阴性对照,并且只有当阳性和阴性对照都得到预期结果时,才可判断测试菌株的凝固酶结果。

(九)卵磷脂酶(磷脂酶 C)

蛋黄含有丰富的卵磷脂,可添加入琼脂培养基,使卵磷脂酶发生作用。产卵磷脂酶的菌落周围有一个乳白色圆环,因酶活性作用卵磷脂产生甘油二酯沉淀。卵磷脂酶是梭菌属大部分细菌的特性,包括产气荚膜梭菌、索氏梭菌(C.sordellii)、双酶梭菌(C.bifermentans)。芽孢杆菌属包

括致病性蜡样芽孢杆菌和炭疽芽孢杆菌的卵磷脂酶试验也是阳性。通常,卵磷脂酶反应用于鉴别产气荚膜梭菌。难辨梭菌 a-毒素对卵磷脂酶有活性,并在蛋黄培养基上被特殊的抗毒素中和。

Nagler 反应:在含蛋黄的琼脂培养基平皿表面涂上半个平皿的特异抗毒素,将可疑产气荚膜梭菌株铺满平皿,经培养,产气荚膜梭菌显示清楚的可见乳白色环,被抑制的一半平皿上菌落被特异性抗毒素中和。

(十)芽管形成试验

芽管试验,即观察芽管和芽生孢子出芽,是简单快速鉴定白色珠菌的方法。白色珠菌产生芽管和芽生孢子,连接处不出现收缩现象,即箭状;其他念珠菌产生起始菌丝和母体芽生孢子,连接处呈紧缩现象。培养时间应不超过 3 小时。

五、商品化鉴定系统

(一)血培养仪器系统

随着科学技术进步和微生物学的发展,微生物学家、计算机专家和工程技术人员相结合,研制出许多自动化的连续监测血培养系统(continuous monitoring blood culture systems,CMBC-Ss),这些 CMBCSs 具有一些共同特征。

BacT/ALERT 系统(bioMerieux,Inc.)的检测原理是在血培养瓶底部有一个固相传感器,传感器上有半渗透性薄膜将培养基与感应装置隔离,只有二氧化碳能通过薄膜。如果培养瓶内有细菌生长,则细菌在培养基中代谢基质时会产生 CO_2,导致检测 CO_2 变化的传感器改变颜色,改变反射光的强度。反射光强度的改变被仪器测量后,信息传输到电脑系统中。电脑系统中有一系列运算法则,出现以下情况时,样品被确定为阳性:反射光的强度改变超过设定阈值、CO_2 水平持续增加、和(或)CO_2 生成速率变化。值得说明的是,BacT/ALERT 采用塑料血培养瓶,大幅提升了使用上的安全。

BACTECTM 系列全自动血培养系统(BD diagnostics)是采用高灵敏的荧光增强技术在临床上快速检测血液及体液中细菌和真菌。其可根据实验室的血培养能力需求提供各种设备版本。与 BacT/Alert 系统相似的是,BACTEC™ 系统的培养瓶底部也有 CO_2 传感器;与 BacT/Alert 系统不同的是,BACTEC 仪器使用荧光感应机制检测微生物的生长。细菌代谢产生 CO_2,仪器可检测到 CO_2 所伴随的荧光增加。其主要检测荧光量的线性增加及荧光产生速度的变化。

Versa TREK 血培养系统使用与其商业前身 ESP 系统相同的技术,与 BacT/Alert 和 BACTEC 9000 不同。VersaTREK 系统的血培养瓶放置于仪器内,通过传感器检测培养瓶顶部气体(氧气、氢、氮和 CO_2)的压力改变,这些气体在微生物代谢过程中或产生或被消耗。每 12 分钟检测一次需氧瓶,每 24 分钟检测一次厌氧瓶。根据压力变化与时间的关系绘制生长曲线,仪器内部运算法则可标记阳性血培养瓶。另外,VersaTREK 系统需氧瓶内使用不锈钢搅拌子对血-肉汤混合物进行搅拌,而 BacT/ALERT 系统和 BACTEC 9 000 系统通过轻微摇动实现搅拌。VersaTREK 系统的厌氧瓶不搅拌,而另外两个系统的厌氧瓶与其需氧瓶的搅拌方式相同。

阳性血培养结果的解释同手工血培养系统部分。

(二)细菌和真菌手工鉴定系统

微生物手工鉴定长期以来一直沿用一百多年来进行微生物分类的传统方法。包括观察含基质试管中的反应;观察物理特性如菌落形态、气味,并结合革兰染色、凝集试验和药敏谱特征。其特点是人为地选择几种形态生理生化特征进行分类,并在分类中将表型特征分为主、次。一般在科以上分类单位以形态特征、科以下分类单位以形态结合生理生化特征加以区分。最后,采用双歧法整理实验结果。

随着商品化试剂的发展,制造商将常用生化反应简化为更为方便的形式,即制作成手工试剂条。常用的细菌鉴定手工试剂条有法国生物-梅里埃公司(bioMerieux,Inc.)生产的 API 细菌鉴定手工试剂条和美国 Remel 公司生产的 Rap ID 快速鉴定试剂条。

API 细菌鉴定手工试剂条是细菌数值分类分析鉴定系统。该系统涵盖 15 个鉴定系列,约有 1 000 种生化反应,已可鉴定超过 600 种的细菌。鉴定过程中,可根据细菌所属类群选择适当的生理生化鉴定系列,如 API 20E 革兰阴性杆菌鉴定、API 20NE 非发酵菌鉴定、API STAPH 葡萄球菌及微球菌鉴定、API STREP 链球菌鉴定、API 20A 厌氧菌鉴定等。根据微生物对各种生理条件(温度、pH、氧气、渗透压)、生化指标(唯一碳氮源、抗生素、酶、盐碱性)代谢反应进行分析,并将结果转化成软件可以识别的数据,进行聚类分析,与已知的参比菌株数据库进行比较,最终对未知菌进行鉴定。目前是世界范围内应用最广、种类最多、最受微生物学家推崇的国际标准化手工试剂条产品。

Rap ID 手工鉴定系统为美国 Remel 公司的产品。共有 8 种鉴定试剂条,可鉴定 390 余种临床常见的重要细菌。Rap ID 系统的鉴定原理:细菌通过分解细菌预成酶系统的反应,产生颜色变化,可在 4 小时内完成细菌鉴定。其鉴定周期较常规方法大大缩短,但部分鉴定试剂条的部分反应孔读取结果有一定难度,某些反应试验阳性颜色变化的界限不太明显,在结果判断时存在一定的人为主观因素,并由此可能导致最终鉴定结果的不准确性。另外,其没有葡萄球菌属的鉴定试条。

临床手工细菌鉴定是临床上尤其在中小医院应用最广泛的方法。这些方法的特点是方便、易操作、成本低,而且灵活性强。其缺点是操作烦琐、经验依赖性强、报告结果慢,不能完全适应临床治疗的需要。

(三)自动化细菌和真菌鉴定系统

1.半自动化微生物鉴定系统

自动化微生物鉴定系统使原来缓慢、烦琐的手工操作变得快速、简单,其包括半自动微生物鉴定系统和全自动微生物鉴定系统。测试原理主要是利用物质产生 pH 变化、能释放色源或荧光源复合物的酶学反应、四氮唑标记碳水化合物代谢活性的产生、挥发或非挥发酸产生,或可见生长。

VITEK-ATB(bioMerieux,Inc.)和 MicroScan Panel(Siemens)均是半自动微生物鉴定系统。VITEK-ATB 鉴定系统是将肉眼观察的结果输入电脑,计算机数据库由许多细菌条目(taxa)组成,将输入结果与数据库内细菌条目比较,自动地得到鉴定结果。系统是由 API 金标准改良而成,拥有庞大的细菌资料库及严格质控,可鉴定多达 550 种细菌。另外,ATB 系统操作方便,只需将培养结果输入电脑就可得到结果。MicroScan Panel 使用测试板及快速接种系统,人工判读后将编码结果输入电脑软件得出反应结果。操作简便,价格便宜。

2.全自动微生物鉴定系统

VITEK 2 COMPACT 全自动微生物分析系统是生物梅里埃公司(bioMerieux,Inc.)集合多年的微生物方面的经验,于 2005 年上半年推出的最新的微生物鉴定药敏智能系统。操作更加方便和人性化并优化和扩大了微生物数据库。其鉴定工作原理为多参数显色法:由于细菌各自的酶系统不同,新陈代谢的产物也因此不同,这些产物与相应底物反应产生颜色等变化,仪器每隔

15 分钟自动测定每孔透光度变化,达到判读阈值时,指示已完成反应,仪器自动对数据进行处理分析,得出最后结果及报告可信指数。VITEK 2 COMPACT 系统的平均鉴定时间为 5 小时。在细菌鉴定能力上,Vitek 提供的鉴定卡片种类多,已发表文献评估其准确率在 90% 以上。

Phoenix-100 全自动细菌鉴定药敏检测系统是由美国 BD 公司(BD diagnostics)生产的全自动系统。其细菌鉴定原理是利用比色与荧光相结合的检测方法。45 个鉴定反应孔中包被了传统生化反应底物(色原底物)及荧光底物,以红、绿、蓝光对反应孔的颜色变化,以荧光对反应孔的荧光强度进行实时、连续监测,将得到的数据利用内置的运算法则进行运算并分析,从而得出鉴定结果。Phoenix 系统由PHOENIXTM100主机(PHOENIXTM50)、BBL 比浊仪、BDXPertTM 微生物专家系统、BD Epi-CenterTM 微生物学实验室专业数据管理系统等组成。Phoenix 系统鉴定采用荧光与显色相结合的检测方法,在鉴定准确的基础上大大提高了检测速度,平均鉴定时间 3 小时。Phoenix 与 Vitek 2 系统的荟萃分析结果显示,鉴定革兰阳性及革兰阴性细菌,在属和种水平两系统无显著性差异。

MicroScan 自动微生物鉴定及药敏测试系统是由美国 Dade Behring 公司所生产的全自动系统。MicroScan WalkAway 系列采用 8 进制计算法分别将 28 个生化反应转换成 8 位生物数码。计算机系统自动将这些生物数码与编码数据库进行对比,获得相似系统鉴定值。快速荧光革兰阳(阴)性板则根据荧光法的鉴定原理,荧光物质均匀地混在培养基中,将菌种接种到鉴定板后,通过检测荧光底物的水解、底物被利用后的 pH 变化、特殊代谢产物的生成和某些代谢产物的生成率来进行菌种鉴定。系统主要由 WalkAway96 仪器、测试板、快速接种系统和数据管理系统四部分组成。此系统的特点是可选择传统和快速测试板(荧光法),快速测试板 2.5 小时可出鉴定报告,传统测试板需要 6~18 小时。此系统的鉴定准确率高,但在肠杆菌科和非发酵革兰阴性杆菌鉴定方面,Phonix 系统略优于此系统。

(四)微生物鉴定系统的局限性

微生物鉴定系统准确性的支柱是强大的数据库及数据库的时效性。由于病原体持续进化及分类学的调整,微生物鉴定系统的数据库需要定时更新。例如,在克罗诺杆菌(阴沟肠杆菌产黄色素变种)未加入仪器数据库前,克罗诺杆菌引起的新生儿脑膜炎在鉴定系统中报告为阴沟肠杆菌。微生物学实验室工作者需要注意制造商声明的仪器准确性受限于数据库的版本。对于大多数商品化的鉴定系统,数据库维护是一个持续性的过程,并且随着主要的分类学变化,由生产商提供软件更新,或每 4 年 1 次,或间隔固定的时间段。一些系统允许在本地工作站做小的改动。

对于少见微生物或具有不典型表型特征的常见微生物,系统常不能给出可靠的鉴定结果。

从临床标本中分离的细菌常常倾向于超出分类学的规则,并且其可能不像商品化系统所期待的那样产生相应的反应。若发现不寻常的生化反应谱,或者出现意外的药敏谱,需要使用其他鉴定手段进行补充实验,或者将分离株送到参考实验室进行分析。

紧密相关菌种的生化反应特征非常相似,仪器的运算法则很难或不可能准确区分这些微生物;然而,在属内不能区分所有种对患者的治疗可能并无影响。例如,一些鉴定系统不能准确鉴定所有新公认的枸橼酸杆菌属的各个种。

微生物学实验室必须注意制造商发布的产品相关信息,以及已发表文献描述的其他实验室使用这些鉴定系统时遇到的潜在问题。同样,使用者也有责任报告所使用系统或产品出现的问题,以便制造商不断改进系统。

(于潇榕)

第六节　显微镜直接镜检技术

一、显微镜分类及基本原理

光学显微镜利用玻璃透视镜使光线偏转和聚焦,并形成放大的物像。光学显微镜的最大分辨率为0.2 μm。明视野、暗视野、相差及荧光显微镜检验是微生物实验室最常使用的显微镜技术。

明视野显微镜通常用于对标本或菌株固定和染色后再观察。单染色和鉴别染色均能提高样品的反差,也可有选择地对细菌的一些特殊结构,如荚膜、芽孢、鞭毛等进行染色观察。通常物镜放大倍数最大至×100,标准目镜是×10,也可配备×15。

相差显微镜能将样品的不同部位折射率和细胞密度之间的微小差异转变成人眼能察觉的光强变化,特别适合对活细胞进行直接观察。

暗视野显微技术是将一个中空的光束在样品上聚焦,只有被样品反射或折射光线才能进入物镜形成物像,使在明亮物像周围形成黑色背景。光学显微镜因使用混合波长的光源,物像景深相对较大,故未聚焦细胞的物像模糊、背景嘈杂、清晰度不够。

荧光显微镜所用汞蒸气弧光灯或其他光源(如 LED 光源),透过滤色片产生特定波长紫外线或蓝紫光,照射用荧光染料标记的微生物,观察在显微镜中形成物像。

电子显微镜包括透射电子显微镜和扫描电子显微镜,透射电子显微镜比光学显微镜分辨率高1 000 倍,有效放大倍数超过×10^5。很多电镜分辨距离都在 0.5 nm 以内两个点,适合研究致病微生物的形态学和精细结构。

聚焦显微镜形成的物像具有非常高的分辨率和清晰度。通过激光束在样品的某一个平面扫描,检测器收集样品上每一点的激发光,可形成一个平面的光学物像。

二、不同显微镜检查技术的应用

(一)不染色标本的显微镜检查

1.湿片检验白细胞和微生物

标本中出现白细胞(WBC)是提示侵袭性感染的指征之一。湿片检验是快速、有效、低成本评价 WBC 和检测微生物的方法,如酵母菌、弯曲菌和阴道滴虫,对门诊患者来说可快速得到结果。湿片检验方法的敏感性通常约在 60%,因检验人员的经验而异。注意,WBC 吞噬菌体现象提示发生感染。

(1)粪便标本的湿片检验:病原微生物侵入肠黏膜引起感染的指征是粪便中出现白细胞,如感染志贺菌、侵袭性大肠埃希菌和耶尔森菌。此外,溃疡性肠炎、克罗恩病(肉芽肿性肠炎)、阿米巴痢疾、难辨梭菌毒素引起的抗菌药物性肠炎等粪便中也会出现白细胞。而产志贺样毒素大肠埃希菌引起的感染与白细胞无关,是这种感染的代表性特征,因此,用抗菌药物治疗并不合适。由于粪便标本中出现白细胞的情况不确定,胃肠炎患者检出白细胞的敏感性是 50%～60%,难辨梭菌性肠炎可低至 14%,粪便标本湿片检查不能作为筛查试验,但可用于评价患者状况的手段之一。对于门诊患者来说,如用培养方法确诊胃肠炎通常需几天时间,因此,以及时、快速评估对患者很有意义,用显微镜对粪便标本镜检,×400放大就可观察到白细胞。

有研究表明,粪便中的白细胞>5个/高倍镜视野的敏感性在63.2%,特异性为84.3%。若粪便中无白细胞但有红细胞,应送培养,一定要做E.coliO157培养或志贺毒素检测。

(2)尿标本湿片检查:在膀胱炎、肾小球肾炎和导尿管相关感染尿标本中可出现白细胞,报告白细胞(脓尿)有利于诊断感染。用细胞计数仪对白细胞计数,对疾病诊断具较高敏感性。尿湿片还可观察到有动力的滴虫,但比阴道湿片或培养方法敏感性低。大于5个WBC/高倍镜视野可考虑膀胱炎,预测导尿管相关感染特异性达90%,菌落计数>10^5 cfu/mL,但敏感率仅37%。用计数仪法检测大于10个WBC/μL,预测婴幼儿膀胱炎敏感性为84%,特异性90%。

(3)阴道标本湿片检验:诊断生殖道感染的指标之一是出现白细胞,包括盆腔感染、宫颈沙眼衣原体感染或淋病奈瑟菌感染。阴道分泌物湿片检查包括白细胞、黏附着细菌的特殊鳞状上皮细胞,即"线索细胞"、酵母菌和阴道滴虫,有利于快速诊断细菌性阴道病、酵母菌性阴道炎和滴虫性阴道炎,检出大量白细胞可能与阴道滴虫感染相关。

细菌性阴道病是一种以阴道微生物菌群产生变化为临床特征的疾病,阴道微生物菌群中的优势菌从乳酸杆菌属变成阴道加德纳菌、普雷沃菌属、动弯杆菌属和人支原体。检出阴道标本中WBC不如检测线索细胞、酵母菌和阴道滴虫比检测WBC更重要。对于检出阴道滴虫的标本,通常可见大量白细胞。出芽的念珠菌或假菌丝与念珠菌性阴道炎相关,线索细胞与细菌性阴道病相关。

2.KOH湿片标本显微镜检查

KOH湿片是不染色标本镜检最常用的方法,可快速观察组织、体液中出现的真菌,如皮肤指甲、活检标本和痰等。

将1滴KOH滴于玻片中央,将研磨后的组织、脓性材料或刮片与KOH混匀,盖上盖玻片,在室温消化10分钟,轻微加热KOH玻片,以消化标本中的蛋白质;轻压盖玻片使组织分散。先在低倍镜下观察,再用×40高倍镜,当出现真菌特征,继续寻找有分枝的假菌丝和横隔、发芽的酵母菌细胞。

3.KOH-DMSO法湿片

二甲基亚砜(dimethyl sulfoxide,DMSO),无色液体,重要的极性非质子溶剂,它可与许多有机溶剂及水互溶,具有极易渗透皮肤的特殊性质。在KOH中加入DMSO(60%DMSO水溶液中加入20 g KOH补水至100 mL),至完全溶解。储存在密封深色容器中,工作液用滴瓶。标本操作同KOH法,但无须加热。

4.KOH-DMSO-Ink法湿片

在KOH-DMSO中加入等量的蓝黑墨水后混匀。蓝色可强化视野背景的反差,特别是皮肤刮屑标本检出糠秕马拉色菌时非常有用。试剂贮存同KOH-DMSO。

5.印度墨汁荚膜染色

印度墨汁荚膜染色是一种负染技术,微生物与印度墨汁或染料苯胺黑混合后在玻片上涂成薄层,由于墨汁的碳颗粒或染料均不能进入细菌或其荚膜,因而细胞周围在蓝黑色的背景中呈现出一个发亮的区域,光环界限清晰,围绕着每个荚膜细胞,其大小取决于荚膜和细胞自身大小。用于观察有荚膜的酵母样真菌,也用于检测肺炎链球菌、肺炎克雷伯杆菌荚膜。

印度墨汁荚膜染色方法:在一片干净的玻片上滴1滴印度墨汁,并在上面滴加1滴生理盐水,再在玻片上加 1 滴 CSF 沉淀,上面加盖玻片,在盖玻片一侧用×40 物镜观察,在墨汁浓淡适合的视野观察。当有出芽的酵母样细胞周围有清晰的光环,提示有荚膜,确保焦距处于清晰状态。注意不能使用污染了细菌或真菌芽孢的墨汁。

阳性结果为在脑脊液离心沉淀中发现带荚膜的酵母菌,提示有新型隐球菌感染,但需对此酵母菌同时进行培养、鉴定或抗原检测试验确认;而阴性结果则看不到光环。勿将白细胞和新型隐球菌相混淆,虽然白细胞可排斥碳颗粒,但白细胞周围的光环模糊、不规则;而新型隐球菌的墨汁染色,可见清晰的光环和出芽细胞,并可见一些内部结构。

注意:①墨汁染色敏感性比抗原检查低,临床疑似时要重复检查。②治疗后菌体减少,荚膜变薄。

6.暗视野显微镜检验技术

暗视野显微镜检可用于鉴定某些特定的病原微生物,如特别活泼的霍乱弧菌的动力观察、有特定形状的梅毒螺旋体等。

(1)暗视野镜检初筛霍乱弧菌:①动力观察:使用暗视野镜检观察动力,筛查霍乱弧菌时,在暗视野显微镜下观察留取 15 分钟内的新鲜腹泻粪便标本,霍乱弧菌运动活泼,呈穿梭状或流星状为动力阳性,可初步可疑是弧菌属细菌。②血清制动试验:分别用霍乱弧菌的 O1 群和 O139 群凝集血清做血清制动试验,如果穿梭状运动消失,则可疑 O1 群或 O139 群霍乱弧菌。③确认霍乱弧菌:经 6 小时碱性胨水培养基增菌后,转种庆大霉素选择培养基,并对生长菌落进行生理生化鉴定,再用 O1 群和 O139 群诊断血清凝集菌落进行确认。如果菌量过少、低温、标本留取时间过长,可引起穿梭样动力假阴性,因此,暗视野显微镜观察动力只是初步筛查试验,最终还需用培养方法确认。

(2)暗视野检查梅毒螺旋体:暗视野显微镜用于观察溃疡处或早期梅毒皮损愈合前的抽吸物,是否有可见动力的梅毒螺旋体,若见菌体细长,两端尖锐,呈弹簧状螺旋,折光率强,并可沿纵轴旋转,伴有轻度前后运动的密螺旋体,结合临床症状,即可初步判断为梅毒螺旋体。

标本采集:在抗菌药物使用前,用无菌生理盐水清洁溃疡表面,用吸水纸吸干;轻轻去除所有硬外皮;用针头或手术刀片轻刮表面直到有分泌物渗出,用无菌生理盐水拭子擦去皮肤表面带血渗出物;轻压溃疡基底部位,用玻片轻轻接触溃疡基底部位的清亮渗出物;若没有渗出物,在溃疡部位加一滴生理盐水,或在溃疡部位基底部插入注射针头抽吸,再用注射器吸一滴生理盐水,将标本滴在玻片上;立即盖上盖玻片,在暗视野显微镜下观察。

暗视野显微镜观察:用×40 物镜观察标本中的螺旋体,将可疑目标置于视野中央,换油镜继续观察;检验完的玻片丢弃在利器盒内,按相关生物安全要求处理。

结果解释:梅毒螺旋体围绕纵轴有旋转运动,也可前后运动,弯曲状,弯曲或扭动旋转,动力很强。如果形态特征和动力都符合梅毒螺旋体,报告"观察到像梅毒螺旋体的密螺旋体。"当未见到密螺旋体,报告"未观察到像梅毒螺旋体的密螺旋体"。

注意:标本一定要立即检测动力(在 20 分钟内),为了更敏感,最多可用 3 个玻片收集标本做暗视野显微镜观察,排除梅毒螺旋体。若不能立即用暗视野显微镜观察,可将空气干燥的玻片送到专业实验室,可用特异的荧光抗体检测密螺旋体,或购买商品化试剂盒检测。

7.相差显微镜检验技术

相差显微镜能将样品的不同部位折射率和细胞密度之间的微小差异转变成人眼能察觉的光强变化,特别适合对活细胞进行直接观察。用于观察细菌组分如肉毒梭菌的内生孢子,广泛用于真核细胞的研究。

（二）染色标本的显微镜检查

1.单染

仅用一种染料进行的染色,操作简单,易于使用。固定后染色,水冲晾干。常用亚甲蓝、结晶紫、石炭酸复红等碱性染料。

（1）甲基蓝:甲基蓝是经典的用于观察白喉棒杆菌的异染颗粒,也用于抗酸染色的复染步骤。

（2）乳酸酚棉蓝:乳酸酚棉蓝用于细胞壁染色,对于一些重要的临床致病性真菌,可用玻片法培养后进行染色,观察生长形态。

2.鉴别染色

临床微生物室最常使用的鉴别染色方法有革兰染色、抗酸染色等,特殊结构染色有芽孢染色、鞭毛染色和荚膜染色等。

（三）革兰染色

1.革兰染色方法

由丹麦医师 Christian Gram 在 1884 年建立的革兰染色已成为细菌学检验中应用最广泛的染色方法。用碱性染料结晶紫对细菌进行初染,再用卢戈碘液进行媒染,以提高染料和细胞间的相互作用;经 95% 乙醇冲洗脱色,再用石炭酸复红或 0.8% 基础复红复染,革兰阳性菌未能脱色仍呈紫色,而革兰阴性菌经脱色和复染变为红色。

基于形态学的基本的细菌鉴定分为:革兰阳性球菌、链球菌、杆菌,革兰阴性球菌、杆菌、弯曲菌、螺杆菌等。革兰染色结果解释包括染色特征、细胞大小、形状和排列。这些特征影响因素有很多,如培养的菌龄、培养基、培养气体环境、染色方法和相关抑制物。因此,Hucher 改良法和 Kopeloff 改良法革兰染色所用时间和染色时间有所不同,适用范围也不同,可根据推荐用途而选用不同的染色方法。

Hucker 改良法的试剂更稳定,对细菌的鉴别性能更好。推荐用于普通细菌学革兰染色。Kopeloff 改良法能更好地观察和区分厌氧菌,可改善用 Hucker 法易过度脱色和染色过淡的情况。推荐用于厌氧菌和阴道分泌物涂片诊断细菌性阴道病。

2.临床标本的革兰染色

（1）一般要求:直接涂片的临床标本主要有伤口、眼部溃疡、无菌体液、组织和特殊的分泌物。应拒收抽吸物、排泄物和痰等用拭子采集的标本。粪便、咽拭子标本和血直接革兰染色涂片的价值很小,因此,不建议对粪便、口腔拭子和尿标本常规进行革兰染色。导管尖标本不做涂片。

（2）不同来源的临床标本革兰染色的处理方法不同。标本涂片应在 Ⅱ 级生物安全柜中进行;涂片所用玻片事先应在 95% 乙醇容器中浸泡(每天更换),使用前用镊子夹着玻片在火焰上过一下,放置片刻再涂片。

常见临床标本革兰染色处理。①无菌部位标本处理:活检组织涂片时在无菌平皿内用手术刀切成小块,用无菌镊子夹住标本块在玻片上涂抹;取适量软组织置于两个玻片之间做推片,使标本薄厚分布均匀,自然风干后固定、染色;无菌体液、脑脊液需用细胞离心机,将细胞与细菌分层甩片,提高染色的敏感性,可减少离心和检查时间,尽早发报告。为了确保诊断的准确性,对于无菌体液,特别是危急值标本如脑脊液标本。应做两张涂片。血培养阳性标本直接涂片革兰染色作为危急值报告,以便尽早提供临床用药调整依据。脓性分泌物涂片时应滴加少量无菌生理盐水,保证标本在玻片上稀薄均匀便于染色和检查。②有正常菌群的标本处理:拭子标本在玻片上小心滚动,避免影响标本中细胞核细菌的排列。若培养和涂片只有一个拭子,则将拭子放入少量盐水或肉汤中涡旋振荡,在试管壁挤压拭子,用悬液接种培养基,用拭子涂片。尿标本涂片勿离心,混匀后用加样器取 10 μL 尿液点至玻片上,不要涂开,使其干燥。固体粪便标本在加盖玻片前先用一滴盐水乳化。③固定:革兰染色结果解释同样可用于临床标本,但还要考虑额外的因素,包括宿主细胞类型和吞噬细胞。标本涂片后经自然干燥,常用热固定,即将玻片在文火上迅速过 3 次。加热固定只可保存细胞的整体结构,而化学固定能保存细胞的内部结构。因此,标本涂片后最好用甲醇固定,可防止红细胞裂解,避免损坏所有宿主细胞,且涂片背景干净。推荐对所有临床标本用甲醛固定,特别是尿标本,防止被水冲掉。

(3)显微镜检查:显微镜检查时,先用低倍镜寻找感染相关细胞,需检查 20～40 个视野;挑选具有感染、化脓的代表性视野,或含鳞状上皮细胞的污染标本的视野,并计算白细胞或鳞状上皮细胞平均数;中性粒细胞缺乏症患者很难找到白细胞,但有可能找到坏死、炎症细胞碎片和黏液的视野。再换油镜观察细菌数量。

当革兰染色结果显示同一形态的细菌既有革兰阳性又有革兰阴性时,有如下可能:涂片薄厚不均匀、脱色不彻底、脱色过度、有菌龄过长的细菌、细胞壁损坏或存在天然革兰染色不确定的特殊细菌。95％乙醇脱色时间为 30 秒;丙酮-乙醇(体积比为 3：7,棕色瓶室温保存,有效期 1 年)脱色时间 1～5 秒,脱色效果一致性好;丙酮(试剂纯)脱色时间最短,对含大量宿主细胞的标本脱色效果好。使用革兰染色仪染色的实验室应按照厂家操作说明书进行,注意条件优化,使涂片染色结果达到满意效果。

当视野为革兰阴性背景下,出现既不是结晶紫颜色,也不是复染颜色的不着色菌体,可能是胞内细菌,提示临床标本中存在真菌或分枝杆菌属细菌。正常无菌部位标本出现某种微生物,提示存在这种微生物引起的感染。

无菌体液、脑脊液需用细胞离心机将细胞与细菌分层甩片,可提高革兰染色的敏感性,减少离心和检查时间,尽早发报告。血培养阳性标本直接涂片革兰染色,发危急值报告,尽早提供临床用药调整依据。当形态判断对细菌鉴定方法的判别非常重要时(如链球菌和革兰阳性杆菌),用液体培养物涂片则更好。

痰和气管吸出物标本涂片的临床意义:痰涂片可通过观察宿主细胞判断标本是否合格,标本中含少量白细胞、每个低倍镜视野大于 10 个鳞状上皮细胞,提示标本被上呼吸道分泌物污染,标本不能用于培养;每个低倍镜视野小于 10 个鳞状上皮细胞,大于 25 个白细胞、存在肺泡巨噬细胞和柱状上皮细胞,则提示是适宜培养的深部痰标本。对于免疫抑制患者或粒细胞缺乏患者,即使未见白细胞,但无鳞状上皮细胞,仍提示可疑感染,可培养。白细胞内发现细菌,提示活动性感染。涂片方法提高了培养方法的特异性及敏感性。

支气管肺泡灌洗液(BAL)涂片的临床意义:对于细胞离心后制作的 BAL 标本涂片革兰染色,检测敏感度为 10^5 个细胞/毫升或 10^4 个细胞/毫升,若每个油镜视野可见 1 个或多个细菌,报告革兰染色形态及白细胞结果,提示此细菌与活动性肺炎相关。

泌尿生殖道拭子或分泌物:宫颈拭子或男性泌尿道脓性分泌物,于白细胞内找到革兰阴性双球菌,表示活动性感染,可诊断淋病。

诊断细菌性阴道病(BV):用无菌拭子从后穹隆部位采集阴道分泌物涂片,用 Kopeloff's 改良革兰染色法及 0.1％基础复红复染。育龄女性和绝经后做雌激素补充治疗的女性阴道分泌物涂片革兰染色评分,分别判断 3 种形态细菌数量(－～4＋)并得到相应分值,将 3 个计分相加得到的分值,越低表示乳酸杆菌的量多,越高说明加德纳菌的量多。

(4)质控:对每个标本接种巧克力平皿,培养 48 小时,在平皿的 3 区和 4 区划线部位确定乳酸杆菌(触酶阴性,平板上呈绿色)与加德纳菌(非溶血,触酶阴性,小革兰染色不定小杆菌)的相对数量;乳酸杆菌呈优势(0~3分),加德纳菌呈优势(7~10分)。勿用选择培养基或鉴别培养基检测两种细菌的相关量。

(5)结果判断:培养乳酸杆菌 3＋~4＋相当于涂片评分 0~3 分;培养加德纳菌 3＋~4＋相当于涂片评分 7~10 分。报告:白细胞和红细胞;线索细胞;酵母菌;通常致病菌的形态,如细胞内 G⁻ 双球菌与奈瑟菌相关。并包括表中 0~3 分报告:"形态类型为正常阴道菌群";4~6 分报告:"混合形态类型为过渡的正常阴道菌群";7~10 分报告:"混合形态类型为细菌性阴道病"。

尿路感染:尿标本革兰染色法特异性好,但敏感性低,经细胞离心机甩片,1 个菌体/油镜视野相当于 10^5 菌落形成单位(cfu/mL)。

用蜡笔在玻片中央画个圈,取混匀、未经离心的 10 μL 尿液点至圈中;不要涂开,空气中自然干燥。

(四)抗酸染色方法

由于分枝杆菌的细胞壁上有大量脂质(分枝菌酸),因此传统的革兰染色不能穿透分枝杆菌的细胞壁。临床标本抗酸染色主要有两类方法,石炭酸复红染色(有 Kinyoun 法和 Ziehl-Neelsen 法)和荧光染色(如金胺 O 或金胺罗丹明)。对培养物进行抗酸染色主要采用石炭酸复红染色,对临床标本推荐用荧光染色,可在低倍物镜下观察结果,提高检验的敏感度和速度,可在相对低的物镜下观察结果。抗酸染色是检测分枝杆菌最快的方法,但其敏感性和特异性较低,不能替代分枝杆菌培养方法。

1.标本处理

因为标本中或培养物中可能存在结核分枝杆菌,所以抗酸染色标本的涂片应在Ⅱ级生物安全柜中进行。

建议对临床标本浓缩后再涂片做抗酸染色,与不浓缩标本相比,可提高检验的敏感度。

临床常规送检抗酸染色标本有痰、支气管灌洗液和肺泡灌洗液、无菌体液和组织。痰是临床最常见送检抗酸染色的标本。呼吸道分泌物中的分枝杆菌在肺内经过夜积累,晨痰中的分枝杆菌含量最多,通常连续 3 天送检抗酸染色标本;支气管灌洗液、肺泡灌洗液和胸腔积液等无菌体液标本需离心浓缩再涂片染色。

可用 5％次氯酸钠处理标本 15 分钟,再将标本加入带螺旋盖的无菌离心管,需使用有安全装置的离心机离心,离心后用沉淀物涂片。涂片剩余标本临时保存在冰箱,以备标本染色失败或结果可疑时再涂片。涂片后的玻片在生物安全柜中风干,并用电加热器固定 65~75 ℃至少 2 小时后再染色。

2.石炭酸复红染色法

Ziehl-Neelsen 抗酸染色方法是初染剂碱性复红和酚的混合液一起加热染色,在涂标本部位覆盖 2 cm×3 cm 的滤纸,滴加石炭酸复红浸染,置电子加热架上加热染色 5 分钟,有助于碱性复红进入细胞,并可防止因加热产生结晶,当染液快干时补充滴加,不要重新加热;用镊子去掉滤纸,水冲玻片;再用 3％酸-乙醇脱色 2 分钟;水冲后玻片尽量少带水;亚甲蓝复染后呈蓝色,酸性乙醇对抗酸性菌不易脱色而保持红色,非抗酸性细菌可被酸性乙醇脱色。抗酸染色方法可用于筛查引起结核病和麻风病的致病性分枝杆菌。由于加热固定和染色不一定能杀死分枝杆菌,操作时应戴手套,玻片的最终处理方法是应投入利器盒并按生物安全要求进行。

Kinyoun 抗酸染色法可用于确认培养物的抗酸性,要求使用新的干净玻片染色。用石炭酸复红浸染玻片,染色 2～5 分钟,水冲洗;用 3％酸-乙醇冲淋玻片,直到没有更多的颜色洗脱下来;水冲洗后去掉玻片上多余的水,用亚甲蓝复染 20～30 秒。水冲洗后晾干,勿用滤纸吸干;用×1 000 油镜观察。

注意抗酸染色阳性时,不一定是结核分枝杆菌,也可能是非结核分枝杆菌。

3.荧光染色法

临床标本抗酸染色推荐用荧光染色方法,初染液用金胺 O 或金胺 O 罗丹明试剂初染 15 分钟;水冲后除多余的水分;用 0.5％酸-乙醇脱色 2 分钟;水冲后去除多余的水分;复染用高锰酸钾或吖啶橙试剂 2 分钟,用高锰酸钾复染时应严格计时,复染时间过长可减弱抗酸菌的荧光。抗酸杆菌呈黄色或橘色,易识别,可增加抗酸杆菌的检出敏感性。

用石炭酸复红染色后用油镜观察的阳性玻片标本,经二甲苯脱油后,可直接进行荧光染色,以确认阳性结果。应保留抗酸染色阳性的涂片 1 年。

4.抗酸染色方法结果观察及报告解释

荧光染色涂片可在×25 或×40 物镜下筛查,Kinyoun(石炭酸复红)染色涂片用×100 物镜观察。分枝杆菌长 1～10 μm,为典型的细杆菌。然而,菌体形态可呈弯曲或曲线形、球杆菌甚至丝状,也可呈珠状或带状。

5.抗酸染色的敏感性及特异性

抗酸染色方法不够敏感,敏感率在 22％～81％,检测限仅在 5 000～10 000 个杆菌/毫升痰,因此,阴性结果不能排除结核病;抗酸染色是非特异性方法,慢生长分枝杆菌(不只是结核分枝杆菌)具持续抗酸性。

6.改良 Hanks 抗酸染色

分枝杆菌以外的微生物也有不同程度的抗酸性,包括诺卡菌、马红球菌、军团菌(L.micdader)、隐球菌属的包囊和环孢菌属。

改良的 Hanks 抗酸染色法用于检测部分抗酸细菌,如诺卡菌属。石炭酸复红与 Kinyoun 试剂相同,脱色剂为 1％ H_2SO_4,复染剂为 2.5％亚甲蓝溶于 95％乙醇中。Kinyoun 石炭酸复红初染 5 分钟,倾掉多余试剂,用 50％乙醇冲洗玻片后,立即用水冲;用 1％ H_2SO_4 脱色,水冲;复染亚甲蓝 1 分钟。抗酸细菌保持石炭酸复红颜色,呈红色,背景是蓝色。部分抗酸细菌还需经生化试验做进一步鉴别。

(五)吖啶橙染色

1.吖啶橙染色原理

吖啶橙是与细菌和其他细胞核酸结合的一种荧光染料,在 UV 灯下,吖啶橙染色的 RNA 和单链 DNA 呈橙色;双链 DNA 显示绿色。当缓冲液 pH 在 3.5～4.0,可将吖啶橙染色的细菌与细胞相区别,细菌和真菌都染成亮橘色,人类上皮细胞核炎症细胞及残渣背景染成淡绿色至黄色。有活性的白细胞染成黄色、橘色或红色,依据产 RNA 的活性水平和数量,活性越高,荧光颜色越深。红细胞无色或呈淡绿色。

2.吖啶橙染色的临床意义

吖啶橙染色可用于帮助检测革兰染色看不到的微生物,常受到大量宿主细胞残渣的干扰。平皿上有菌落生长,但染色未见(如支原体);仪器报告阳性的血培养瓶转种,但涂片革兰染色未见有菌时;肉汤目测浑浊但革兰染色未见有菌时;临床标本(尿、CSF、体液),当可见白细胞但未见微生物或培养物时,医师会对疑难诊断提出额外检查要求。

3.吖啶橙染色步骤

吖啶橙染液应于 15～30 ℃避光保存。由于吖啶橙是致癌剂,可通过皮肤吸收,故染色时应戴手套;涂片方法和革兰染色涂片方法相同,要求涂平薄且均匀,空气中干燥,用纯甲醇试剂覆盖玻片,去除多余甲醇后,空气中干燥;用吖啶橙覆盖玻片染色 2 分钟,去掉多余染色剂并水冲,空气干燥;无须盖玻片,用荧光显微镜×40 物镜和×1 000 油镜观察,寻找区分细菌和真菌形态。

4.吖啶橙染色结果报告

根据所见微生物形态报告染色阴性或阳性结果,重新对照革兰染色结果、对比微生物形态。如果革兰染色中未见,报告"用吖啶橙染色所见培养(或标本)的细菌阳性;革兰染色未见此细菌"。如果从血培养阳性转种培养物涂片,用吖啶橙染色阳性,根据最可能的细菌形态报告。如果直接标本涂片染色阴性,报告"吖啶橙染色未见细菌"。

5.吖啶橙染色结果解释

如果用未浓缩标本,每个油镜视野出现 1 个或多个细菌大约相当于菌落计数在 10^5 cfu/mL 或以上。

(六)芽孢染色

Schaeffer-Fulton 方法中,将有芽孢的细菌涂片,空气中干燥;将玻片在火焰上固定,滴加孔雀绿试剂后加热玻片,有利于染料透入内生孢子;水冲洗去除细胞内残留染料,再用番红复染,最好的结果是在桃红色至红色细胞中出现绿色芽孢。油镜下观察,芽孢的形态报告:圆形或卵圆形,芽孢位置报告:中央、末端或次末端;芽孢大小报告:菌体细胞是否膨大。

(七)鞭毛染色

细菌鞭毛是纤细丝状运动细胞器,直径为 10～30 nm,只能用电子显微镜直接看到。用光学显微镜观察鞭毛必须用媒染剂如单宁酸、明矾钾处理,使鞭毛变粗,再用副品红或碱性复红染色。用于观察鞭毛的有无或分布、非发酵菌分类等。鞭毛的位置有单端鞭毛或双端鞭毛、周生鞭毛,鞭毛数量有单鞭毛、双鞭毛、多鞭毛。

(八)Giemsa 染色

Giemsa 染色法用于检测细胞内结构,用于检验骨髓组织标本和白细胞中的可疑荚膜组织胞质菌。

骨髓片标本涂片要薄,在一个干净玻片的一端点 1 滴标本,用另一张玻片的一端接触标本推片,空气中干燥。在纯甲醇试剂中固定 1 分钟,取出并空气中干燥,用蒸馏水 1:10 稀释的 Giemsa 染液浸染玻片 5 分钟;水冲并空气中自然干燥,勿用滤纸吸干。

标本中坏死细胞可见粉色细胞质,而正常细胞的细胞质呈浅蓝色至淡紫色;吞噬的酵母菌细胞染色从淡蓝至深蓝,且每个都有清楚的光环围绕,在多形核白细胞(polymorphonuclear,PMN)和单核细胞内寻找紫色的有荚膜酵母形态的荚膜组织胞质菌。

(九)免疫荧光染色

嗜肺军团菌可引起军团病,可通过对下呼吸道标本进行免疫荧光染色来检测。此技术使用特异性抗体结合标本中的特异性军团菌抗原,抗原-抗体复合物通过附着的荧光染料可被检测。有两种方法用于免疫荧光染色,直接荧光抗体(direct fluorescent antibody,DFA)和非直接荧光抗体试验(indirect fluorescent antibody test,IFAT),但这些试验对军团菌感染来说预测价值均很低。

镜检是诊断人肺孢子菌(Pneumocystis jiroveci,PCP)的主要工具,因 PCP 在普通的培养基上不生长,理想的标本类型是支气管肺泡灌洗液(bronchoalveolar lavage fluid,BAL)、诱导痰或肺组织。

（朱恒燕）

第四章

细菌检验

第一节 化脓性球菌检验

球菌是细菌中的一大类。对人类有致病性的病原性球菌主要引起化脓性炎症,故又称化脓性球菌。革兰阳性球菌有葡萄球菌属、链球菌属、肠球菌属、肺炎链球菌等;革兰阴性球菌有脑膜炎奈瑟菌、淋病奈瑟菌和卡他莫拉菌等。

一、葡萄球菌属

葡萄球菌属细菌是一群革兰阳性球菌,通常排列成不规则的葡萄串状,故名。其广泛分布于自然界、人的体表及与外界相通的腔道中,多为非致病菌,正常人体皮肤和鼻咽部也可携带致病菌株,其中医务人员带菌率可高达 70% 以上,是医院内交叉感染的重要来源。葡萄球菌属分为32 个种、15 个亚种。

(一)生物学特性

本菌呈球形或略椭圆形,直径 0.5～1.5 μm,革兰阳性,葡萄串状排列。无鞭毛、无芽孢,除少数菌株外,一般不形成荚膜。

需氧或兼性厌氧,营养要求不高,最适生长温度 35 ℃,最适 pH 为 7.4,多数菌株耐盐性强。在普通平板上培养 18～24 小时,形成直径为 2 mm 左右,呈金黄色、白色或柠檬色等不同色素,凸起、表面光滑、湿润、边缘整齐的菌落。血平板上,金黄色葡萄球菌菌落周围有明显的透明溶血环(β 溶血),在肉汤培养基中呈均匀浑浊生长。

葡萄球菌属的表面抗原主要有葡萄球菌 A 蛋白(staphylococcal protein A,SPA)和多糖抗原两种。SPA 是细胞壁上的表面蛋白,具有种、属特异性。SPA 具有抗吞噬作用,可与人类 IgG 的 Fc 段非特异性结合而不影响 Fab 段,故常用含 SPA 的葡萄球菌作为载体,结合特异性抗体后,开展简易、快速的协同凝集试验,用于多种微生物抗原的检测。多糖抗原存在于细胞壁上,是具有型特异性的半抗原。金黄色葡萄球菌所含的多糖抗原为核糖醇磷壁酸,检测机体磷壁酸抗体有助于对金黄色葡萄球菌感染的诊断。

葡萄球菌是抵抗力最强的无芽孢菌,耐干燥、耐盐,在 100～150 g/L 的 NaCl 培养基中能生长,对碱性染料敏感,1:(10 万～20 万)龙胆紫能抑制其生长。近年来由于抗生素的广泛应用,耐药菌株迅速增多,尤其是耐甲氧西林金黄色葡萄球菌已成为医院感染最常见的致病菌。

(二)致病物质与所致疾病

本菌属以金黄色葡萄球菌毒力最强,可产生多种侵袭性酶及毒素,如血浆凝固酶、耐热核酸酶、溶血毒素、杀白细胞素、表皮剥脱毒素、毒性休克综合征毒素-1 等,30%～50%的金黄色葡萄球菌可产生肠毒素,耐热,100 ℃、30 分钟不被破坏。可引起疖、痈、骨髓炎等侵袭性疾病和食物中毒、烫伤样皮肤综合征、毒性休克综合征等毒素性疾病。

凝固酶阴性葡萄球菌近年来已成为医院感染的主要病原菌,以表皮葡萄球菌为代表,可引起人工瓣膜性心内膜炎、尿道、中枢神经系统感染和菌血症等。

(三)微生物学检验

1.标本采集

根据感染部位不同,可采集脓液、创伤分泌物、穿刺液、血液、尿液、痰液、脑脊液、粪便等,采集时应避免病灶周围正常菌群污染。

2.直接显微镜检查

无菌取脓液、痰、渗出物及脑脊液(离心后取沉渣)涂片,革兰染色镜检,本菌属为革兰阳性球菌,葡萄状排列,无芽孢,无荚膜,应及时向临床初步报告"查见革兰阳性葡萄状排列球菌,疑为葡萄球菌",并进一步分离培养和证实。

3.分离培养

血标本应先增菌培养,脓液、尿道分泌物、脑脊液沉淀物直接接种血平板,金黄色葡萄球菌在菌落周围有透明(β)溶血环。尿标本必要时做细菌菌落计数,粪便、呕吐物应接种高盐甘露醇平板,可形成淡黄色菌落。

4.鉴定

葡萄球菌的主要特征:革兰阳性球菌,不规则葡萄串状排列;菌落圆形、凸起、不透明,产生金黄色、白色或柠檬色等脂溶性色素,在含 10%～15%的 NaCl 平板中生长;触酶阳性,金黄色葡萄球菌凝固酶阳性,耐热核酸酶阳性,发酵甘露醇。

(1)血浆凝固酶试验:是鉴定致病性葡萄球菌的重要指标,有玻片法和试管法,前者检测结合型凝固酶,后者检测游离型凝固酶,以 EDTA 抗凝兔血浆为最好。玻片法即刻血浆凝固为阳性;试管法以 37 ℃水浴 3～4 小时凝固为阳性,24 小时不凝固为阴性。

(2)耐热核酸酶试验:用于检测金黄色葡萄球菌产生的耐热核酸酶,是测定葡萄球菌有无致病性的重要指标之一。

(3)磷酸酶试验:将被检菌点种在含有对硝基酚磷酸盐的 pH 为 5.6～6.8 M-H 琼脂上,35 ℃过夜培养,菌落周围出现黄色为阳性。

(4)吡咯烷酮芳基酰胺酶试验:将被检菌 24 小时斜面培养物接种于含吡咯烷酮 β-萘基酰胺(PYR)肉汤中,35 ℃孵育 2 小时,加入 N,N-二甲氧基肉桂醛试剂后 2 分钟内产生桃红色为阳性。

临床上常用商品化鉴定系统如 Vitek2、Vitek AMS-3、API staph 等进行鉴定。

5.肠毒素测定

经典方法是幼猫腹腔注射食物中毒患者的高盐肉汤培养物,4 小时内动物发生呕吐、腹泻、体温升高或死亡者,提示有肠毒素存在的可能。现常用 ELISA 法或分子生物学方法检测肠毒素。

(四)药物敏感性试验

葡萄球菌属细菌药敏试验常规首选抗生素为苯唑西林和青霉素;临床常用药物是阿奇霉素、克林霉素、甲氧苄啶、万古霉素等。通过药敏试验可筛选出耐甲氧西林葡萄球菌(methicillin resistant Staphylococcus,MRS),该菌携带 *mecA* 基因,编码低亲和力青霉素结合蛋白,导致对甲氧西林、所有头孢菌素、碳青霉烯类、青霉素类+青霉素酶抑制剂等抗生素耐药,是医院感染的重要病原菌,多发生于免疫缺陷患者、老弱患者及手术、烧伤后的患者,极易导致感染暴发流行,治疗困难,病死率高。

葡萄球菌是临床上常见的细菌,经涂片染色镜检观察到革兰阳性球菌,菌落形态典型,若触酶试验阳性,应先用凝固酶试验检查,将其分成凝固酶阳性和凝固酶阴性细菌。前者大多为金黄色葡萄球菌,应及时快速鉴定和进行药敏试验,尽快报告临床。后者如果是从输液导管、人工植入组织中分离出的细菌,应视为病原菌,须鉴定到种。若药物敏感性试验为甲氧西林耐药的菌株,则报告该菌株对所有青霉素、头孢菌素、碳青霉烯类、β-内酰胺类和β-内酰胺酶抑制剂类抗生素均耐药,同时对氨基糖苷类、大环内酯类和四环素类抗生素也耐药。

二、链球菌属

链球菌属细菌是化脓性球菌中的常见菌,种类繁多,广泛分布于自然界、人及动物肠道和健康人鼻咽部,大多数不致病。

(一)生物学特性

链球菌革兰染色阳性,球形或椭圆形,直径为 0.50~1.00 μm,链状排列,链的长短与细菌的种类和生长环境有关,在液体培养基中形成的链较固体培养基上的链长。无芽孢,无鞭毛。多数菌株在培养早期(2~4小时)形成透明质酸的荚膜。肺炎链球菌为革兰阳性球菌,直径为0.50~1.25 μm,菌体呈矛头状、成双排列,宽端相对,尖端向外,在脓液、痰液及肺组织病变中亦可呈单个或短链状。无鞭毛、无芽孢,在机体内或含血清的培养基中可形成荚膜。

链球菌营养要求较高,培养基中需加入血液或血清、葡萄糖、氨基酸、维生素等物质。多数菌株兼性厌氧,少数为专性厌氧。最适生长温度为 35 ℃,最适 pH 为 7.4~7.6。在液体培养基中为絮状或颗粒状沉淀生长,易形成长链。在血平板上,经培养 18~24 小时后可形成圆形、凸起、灰白色、表面光滑、边缘整齐的细小菌落,菌落周围可出现 3 种不同类型的溶血环。①甲型(α或草绿色)溶血:菌落周围有 1~2 mm 宽的草绿色溶血环,该类菌又称草绿色链球菌;②乙型(β或透明)溶血:菌落周围有 2~4 mm 宽的透明溶血环,该类菌又称溶血性链球菌;③丙型(γ)溶血:菌落周围无溶血环,该类菌又称不溶血性链球菌。

肺炎链球菌在血平板上形成灰白色、圆形、扁平的细小菌落,若培养时间过长,可因产生自溶酶而形成脐状凹陷,菌落周围有草绿色溶血环。在液体培养基中呈浑浊生长。但培养时间过长,因产生自溶酶而使培养液变澄清,管底沉淀。

链球菌主要有多糖抗原、蛋白质抗原和核蛋白抗原三种。多糖抗原又称 C 抗原,有群特异性,位于细胞壁上。根据 C 抗原的不同,将链球菌分为 A、B、C、D…20 个群,对人致病的90%属 A 群。蛋白质抗原又称表面抗原,位于 C 抗原外层,具有型特异性,有 M、T、R、S 4种。如 A 群链球菌根据 M 抗原不同,可分成约 100 个型;B 群分 4 个型;C 群分 13 个型。M 抗原与致病性有关。核蛋白抗原又称 P 抗原,无特异性,为各种链球菌所共有,并与葡萄球菌有交叉抗原性。

肺炎链球菌根据荚膜多糖抗原的不同,分为 85 个血清型。引起疾病的有 20 多个型。其中菌体多糖抗原可被血清中的 C 反应蛋白(C reactive protein,CRP)沉淀。正常人血清中只含微量 CRP,急性炎症者含量增高,故常以测定 CRP 作为急性炎症诊断的依据。

有荚膜的肺炎链球菌经人工培养后可发生菌落由光滑型向粗糙型(S-R)的变异,同时随着荚膜的消失,毒力亦随之减弱。将 R 型菌落的菌株接种动物或在血清肉汤中培养,则又可恢复 S 型。

(二)致病物质与所致疾病

链球菌可产生多种外毒素和胞外酶,如透明质酸酶、链激酶、链道酶、链球菌溶血素 O 和溶血素 S,M 蛋白、脂磷壁酸等。而荚膜、溶血素、神经氨酸酶是肺炎链球菌重要的致病物质。

A 群链球菌也称化脓性链球菌,致病力强,引起急性呼吸道感染、丹毒、软组织感染、猩红热等,还可致急性肾小球肾炎、风湿热等变态反应性疾病。B 群链球菌又称无乳链球菌,主要引起新生儿败血症和脑膜炎。肺炎链球菌又称肺炎球菌,主要引起大叶性肺炎、支气管炎、中耳炎、菌血症等。草绿色链球菌亦称甲型溶血性链球菌,是人体口腔、消化道、女性生殖道的正常菌群,常不致病,偶可引起亚急性细菌性心内膜炎。

(三)微生物学检验

1.标本采集

采集脓液、鼻咽拭子、痰、脑脊液、血液等标本。风湿热患者取血清做抗链球菌溶血素 O 抗体测定。

2.直接显微镜检查

(1)革兰染色镜检:痰、脓液、脑脊液等直接涂片,染色镜检。见链状排列革兰阳性球菌的形态特征可初报。如发现革兰阳性矛头状双球菌,周围有较宽的透明区,经荚膜染色确认后可初报"找到肺炎链球菌"。

(2)荚膜肿胀试验:用于检查肺炎链球菌。将接种待检菌的小鼠腹腔液,置于玻片上,混入不稀释抗荚膜抗原免疫血清,加少量碱性亚甲蓝染液,覆盖玻片,油镜检查。肺炎链球菌如遇同型免疫血清,则荚膜出现肿胀,为阳性。

3.分离培养

血液、脑脊液标本需肉汤培养基增菌培养,痰液、脓液、咽拭标本可接种于血平板。怀疑肺炎链球菌者,需置于 $5\% \sim 10\%CO_2$ 环境培养。阴道分泌物应置于含多黏菌素(10 μg/mL)和萘啶酸(15 μ/mL)选择性培养肉汤中孵育 18~24 小时,再作分离培养,观察菌落性状和溶血特性。β溶血的 A、C、G 群菌落较大,直径大于 0.5 mm,而米勒链球菌则小于 0.5 mm。B 群链球菌溶血环较 A、C、G 群模糊,某些 B 群链球菌无溶血环。

4.鉴定

链球菌的主要特征:革兰阳性球菌,链状排列,肺炎链球菌呈矛头状,常成双排列,有荚膜;血平板上形成灰白色、圆形凸起的细小菌落,菌株不同可呈现不同的溶血现象;触酶阴性,能分解多种糖类、蛋白质和氨基酸。肺炎链球菌培养 48 小时后菌落呈"脐状"凹陷,有草绿色溶血环,多数菌株分解菊糖,胆盐溶解试验和奥普托欣敏感试验阳性,可区别肺炎链球菌与草绿色链球菌。

(1)β溶血性链球菌。①兰斯菲尔德群特异性抗原鉴定:B 群为无乳链球菌,F 群为米勒链球菌,A、C、G 群抗原不是种特异性抗原,还需根据菌落大小和生化反应进一步鉴定(表 4-1)。②PYR 试验:化脓性链球菌产生吡咯烷酮芳基酰胺酶,可水解吡咯烷酮 β-萘基酰胺,加入试剂后产生桃红色。③杆菌肽敏感试验:将 0.04 U 杆菌肽药敏纸片贴在涂布有待测菌的血平板上,35 ℃孵育过夜后,观察抑菌环以判断是否为敏感;化脓性链球菌为阳性,有别于其他 PYR 阳性

的 β 溶血性细菌(猪链球菌、海豚链球菌)和 A 群小菌落 β 溶血性链球菌(米勒链球菌),此法可作为筛选试验。④V-P 试验:可鉴别 A、C、G 群 β 溶血的大、小两种不同菌落。⑤CAMP 试验:无乳链球菌能产生 CAMP 因子,它可促进金黄色葡萄球菌溶血能力,使其产生显著的协同溶血作用,试验时先将金黄色葡萄球菌(ATCC25923),沿直径划线接种,再沿该线垂直方向接种无乳链球菌,两线不得相接,间隔为 3～4 mm,35 ℃孵育过夜,两种划线交界处出现箭头状溶血,即为阳性反应。本法可作为无乳链球菌的初步鉴定试验。

表 4-1　β 溶血链球菌鉴别

Lancefield 抗原群	菌落大小	菌种	PYR	V-P	CAMP	BGUR
A	大	化脓性链球菌	+	−	−	
A	小	米勒链球菌	−	+	−	
B		无乳链球菌			+	
C	大	马链球菌	−	−	−	+
C	小	米勒链球菌	−	+	−	
F	小	米勒链球菌	−	+	−	
G	大	似马链球菌	−	−	−	+
G	小	米勒链球菌	−	+	−	
未分群	小	米勒链球菌	−	+	−	

(2)非 β 溶血链球菌:包括不溶血和 α 溶血 C、G 群链球菌,其生化特征见表 4-2。

表 4-2　非 β 溶血链球菌鉴别

菌种	Optochin 敏感试验	胆汁溶菌试验	胆汁七叶苷试验
肺炎链球菌	S	+	−
草绿色链球菌	R	−	−
牛链球菌	R	−	+

(3)草绿色链球菌:目前借助常规方法鉴定到种有一定困难,通常将其鉴定到群。根据 16 SrRNA 可分为温和链球菌群、米勒链球菌群、变异链球菌群和唾液链球菌群,各群鉴别特征见表 4-3。

表 4-3　草绿色链球菌鉴别

菌群	V-P	脲酶	精氨酸	七叶苷	甘露醇	山梨醇
温和链球菌群	−	−	−	−	−	−
变异链球菌群	+	−	−	+	+	+
唾液链球菌群	+/−	+/−	−	+	−	−
米勒链球菌群	+	−	+	+/−	+/−	−

5.血清学诊断

抗链球菌溶血素 O 试验常用于风湿热的辅助诊断,活动性风湿热患者的抗体效价一般超过 400 U。

（四）药物敏感性试验

链球菌属细菌药敏试验选择抗生素：A 组为红霉素、青霉素或氨苄西林等；B 组为头孢吡肟、头孢噻肟或头孢曲松等；C 组为氧氟沙星、左氧氟沙星等。

青霉素是抗链球菌的首选药物，值得注意的是耐青霉素的肺炎链球菌和草绿色链球菌，若来源于血和脑脊液，则应检测该菌株对头孢曲松、头孢噻肟和美洛培南的 MIC，以判断敏感、中介或耐药。

无论从何种临床标本中分离出 β 溶血性链球菌及肺炎链球菌，均应及时报告临床。咽部标本中分离出化脓性链球菌应迅速报告临床并及时使用抗生素以减少并发症的发生。C、G 群大菌落的 β 溶血性链球菌是咽喉炎病原体，而米勒链球菌群尽管是正常菌群之一，但只要是在脓肿或伤口中分离出的都应视为致病菌而非污染菌。

三、肠球菌属

肠球菌属是 1984 年新命名的菌属，属于链球菌科，有 19 个种，分成 5 群。临床分离的肠球菌多属于群 2，如粪肠球菌、屎肠球菌。

（一）生物学特性

本菌为革兰阳性球菌，大小为 $(0.6\sim2.0)\mu m\times(0.6\sim2.5)\mu m$，单个、成对或短链状排列，琼脂平板上生长的细菌呈球杆状，液体培养基中呈卵圆形、链状排列。无芽孢，无荚膜，个别菌种有稀疏鞭毛。兼性厌氧，最适生长温度为 35 ℃，大多数菌株在 10 ℃和 45 ℃均能生长。所有菌株在含 6.5% NaCl 肉汤中能生长，在 40%胆汁培养基中能分解七叶苷。当粪肠球菌培养于含血的培养基中，可合成细胞色素或触酶或两者皆有。含 D 群链球菌 D 抗原。

（二）致病物质与所致疾病

肠球菌属是人类肠道中的正常菌群，多见于尿路感染，与尿路器械操作、留置导尿管、尿路生理结构异常有关，是重要的医院感染病原菌，也可见于腹腔和盆腔的创伤感染。近年来不断上升的肠球菌感染率和广泛使用抗生素出现的耐药性有关。肠球菌引起的菌血症常发生于有严重基础疾病的老年人、长期住院接受抗生素治疗的免疫功能低下患者。

（三）微生物学检验

1.标本采集

采集尿液、血液及脓性分泌物等。

2.直接显微镜检查

尿液及脓液等直接涂片革兰染色镜检，血液标本经增菌培养后涂片革兰染色镜检，本菌为单个、成双或短链状排列的卵圆形革兰阳性球菌。

3.分离培养

血液标本先增菌培养，脓汁、尿标本直接接种于血平板。肠球菌在血平板上形成圆形、表面光滑的菌落，α 溶血或不溶血，粪肠球菌的某些株在马血、兔血平板上出现 β 溶血。含杂菌标本接种选择性培养基如叠氮胆汁七叶苷琼脂，肠球菌形成黑色菌落。

4.鉴定

肠球菌的主要特征是：革兰阳性球菌，成对或短链状排列；菌落灰白色、圆形凸起，表面光滑，菌株不同可呈现不同的溶血现象；触酶阴性，多数菌种能水解吡咯烷酮-β-萘基酰胺（PYR），胆汁七叶苷阳性，在含 6.5%NaCl 培养基中生长。临床常见肠球菌的主要鉴定特征见表 4-4。

表 4-4　临床常见肠球菌的主要鉴定特征

菌种	甘露醇	山梨醇	山梨糖	精氨酸	阿拉伯糖	棉子糖	蔗糖	核糖	动力	色素	丙酮酸盐
鸟肠球菌	+	+	+	−	+	−	+	−	−	−	+
假鸟肠球菌	+	+	+	+	+	+	+	+	−	+	+
棉子糖肠球菌	+	+	+	−	+	+	+	+	−	−	+
恶臭肠球菌	+	+	+	−	−	−	+	+	−	−	+
屎肠球菌	+	−	−	+	+	−	+	+	+	−	−
卡氏黄色肠球菌	+	−	−	+	+	−	+	+	+	+	−
孟氏肠球菌	+	−	−	+	+	+	+	+	−	−	−
微黄肠球菌	+	−	−	+	+	+	+	+	+	+	−
鸡肠球菌	+	−	−	+	+	+	+	+	+	−	−
坚韧肠球菌	−	−	−	+	−	−	+	/	−	−	−
海瑞肠球菌	+	+	+	−	−	+	+	/	−	−	+
不称肠球菌	−	−	−	+	−	−	+	+	+	−	−
粪肠球菌(变异株)	−	−	−	−	−	−	−	−	−	−	−
硫黄色肠球菌	−	−	−	−	−	+	+	−	−	−	−

注：+＞90％阳性；−＞90％阴性。

（1）PYR 试验：是一种快速筛选鉴定试验，用于鉴定能产生吡咯烷酮芳基酰胺酶的细菌，如肠球菌、化脓性链球菌、草绿色气球菌和某些凝固酶阴性葡萄球菌等。

（2）胆汁-七叶苷试验：肠球菌能在含有胆盐的培养基中水解七叶苷，生成 6,7-二羟基香豆素，并与培养基中的铁离子反应生成黑色的化合物，但本试验不能区别肠球菌与非肠球菌，需做盐耐受试验进一步鉴定。

（3）盐耐受试验：肠球菌能在含 6.5％NaCl 的心浸液肉汤中生长，本法结合胆汁-七叶苷试验可对肠球菌作出鉴定。

（四）药物敏感性试验

肠球菌药物敏感试验选择药物 A 组为青霉素或氨苄西林，B 组为万古霉素，U 组为环丙沙星、诺氟沙星等。

肠球菌的耐药分为天然耐药和获得性耐药，对一般剂量或中剂量氨基糖苷类耐药和对万古霉素低度耐药常是先天性耐药，耐药基因存在于染色体上。近年来获得性耐药菌株不断增多，表现为对氨基糖苷类高水平耐药和对万古霉素、替考拉宁高度耐药，临床实验室应对肠球菌进行耐药监测试验。临床应特别重视耐万古霉素的肠球菌，联合使用青霉素 G、氨苄西林与氨基糖苷类抗生素是治疗的首选方法。

目前医院内感染肠球菌呈上升趋势，从重症患者分离出的肠球菌应鉴定到种。

四、奈瑟菌属和卡他莫拉菌

《伯杰鉴定细菌学手册》第 9 版中，奈瑟菌属和莫拉菌属均归于奈瑟菌科。奈瑟菌属中的淋病奈瑟菌、脑膜炎奈瑟菌以及莫拉菌属中的卡他莫拉菌是主要的致病菌。干燥奈瑟菌、浅黄奈瑟菌、金黄奈瑟菌、黏膜奈瑟菌等为腐生菌。

(一)生物学特性

奈瑟菌为革兰阴性双球菌,直径 $0.6\sim0.8~\mu m$,呈肾形或咖啡豆形,凹面相对。人工培养后可呈卵圆形或球形,排列不规则,单个、成双或四个相连等。在患者脑脊液、脓液标本中常位于中性粒细胞内。但在慢性淋病患者多分布于细胞外。无芽孢,无鞭毛,新分离株多有荚膜和菌毛。卡他莫拉菌为革兰阴性双球菌,直径 $0.5\sim1.5~\mu m$,形态似奈瑟菌,有时革兰染色不易脱色。

奈瑟菌为需氧菌,营养要求高,需在含有血液、血清等培养基中才能生长。最适生长温度为 $35~℃$,最适 pH 为 $7.4\sim7.6$,$5\%CO_2$ 可促进生长。脑膜炎奈瑟菌在巧克力平板上 $35~℃$ 培养 $18\sim24$ 小时,形成直径 $1\sim2~mm$,圆形凸起、光滑湿润、半透明、边缘整齐的菌落,血平板上不溶血,卵黄双抗培养基上为光滑、湿润、扁平、边缘整齐的较大菌落。淋病奈瑟菌对营养的要求比脑膜炎奈瑟菌更高,只能在巧克力平板和专用选择培养基中生长。初次分离须供给 $5\%CO_2$,$35~℃$ 培养 $24\sim48$ 小时,形成圆形、凸起、灰白色、直径为 $0.5\sim1.0~mm$ 的光滑型菌落。根据菌落大小、色泽等可将淋病奈瑟菌的菌落分为 T1~T5 五种类型,新分离菌株属 T1、T2 型,菌落小,有菌毛。人工传代培养后,菌落可增大或呈扁平菌落,即 T3、T4 和 T5 型。菌落具有自溶性,不易保存。卡他莫拉菌能在普通培养基上生长,在血平板或巧克力平板上生长良好,$35~℃$ 培养 24 小时,形成直径为 $1\sim3~mm$、灰白色、光滑、较干燥、不透明的菌落,菌落可特征性地被接种环像曲棍球盘推球似的在培养基表面整体推移。

根据荚膜多糖抗原的不同,可将脑膜炎奈瑟菌分为 A、B、C、D、X、Y、Z、29 E、W135、H、I、K 和 L 等13个血清群,我国流行的菌株以 A 群为主。根据外膜蛋白抗原的不同,将淋病奈瑟菌分成 A、B、C、D、E、F、G、H、N、R、S、T、U、V、W 和 X 等 16 个血清型。

奈瑟菌属细菌抵抗力低,对冷、热、干燥及消毒剂敏感,淋病奈瑟菌在患者分泌物污染的衣裤、被褥、毛巾及厕所坐垫上,能存活 $18\sim24$ 小时。

(二)致病物质与所致疾病

脑膜炎奈瑟菌寄居于鼻咽部,人群携带率为 $5\%\sim10\%$,流行期间可高达 $20\%\sim90\%$。感染者以 5 岁以下儿童为主,6 个月至 2 岁的婴儿发病率最高。主要致病物质是荚膜、菌毛和内毒素。引起化脓性脑脊髓膜炎。

淋病奈瑟菌的致病物质有外膜蛋白、菌毛、IgA1、蛋白酶、内毒素等。成人通过性交或污染的毛巾、衣裤、被褥等传染,引起性传播疾病淋病,男性可发展为前列腺炎、附睾炎等;女性可致前庭大腺炎、盆腔炎或不育。新生儿通过产道感染可引起淋菌性结膜炎。

卡他莫拉菌是最常见的与人类感染有关的莫拉菌,作为内源性的条件致病菌主要引起与呼吸道有关的感染,如中耳炎、鼻窦炎、肺炎和患有慢性阻塞性肺病的老年患者的下呼吸道感染。

(三)微生物学检验

1.标本采集

(1)脑膜炎奈瑟菌:菌血症期取血液,有出血点或瘀斑者取瘀斑渗出液,出现脑膜刺激症状时取脑脊液。上呼吸道感染、带菌者取鼻咽分泌物等。标本采集后应立即送检,或用预温平板进行床边接种后立即置 $35~℃$ 培养。

(2)淋病奈瑟菌:男性尿道炎急性期患者用无菌棉拭取脓性分泌物,非急性期患者用无菌细小棉拭深入尿道 $2\sim4~cm$,转动拭子后取出。女性患者先用无菌棉拭擦去宫颈口分泌物,再用另一棉拭深入宫颈内 $1~cm$ 处旋转取出分泌物。患结膜炎的新生儿取结膜分泌物。因本菌对体外环境抵抗力极低且易自溶,故采集标本后应立即送至检验室。

(3)卡他莫拉菌:呼吸道感染患者采集合格痰标本或支气管灌洗液。

2.直接显微镜检查

(1)脑膜炎奈瑟菌:脑脊液离心,取沉淀物涂片,或取瘀斑渗出液涂片做革兰染色或亚甲蓝染色镜检。如在中性粒细胞内、外有革兰阴性双球菌,可作出初步诊断。阳性率达80%左右。

(2)淋病奈瑟菌:脓性分泌物涂片,革兰染色镜检。如在中性粒细胞内发现有革兰阴性双球菌时,结合临床症状可初步诊断。男性尿道分泌物阳性检出率可达98%,女性较低,仅50%～70%。

(3)卡他莫拉菌:痰标本涂片革兰染色镜检,见多个中性粒细胞、柱状上皮细胞及大量的革兰阴性双球菌,平端相对,可怀疑本菌感染。

3.分离培养

(1)脑膜炎奈瑟菌:血液或脑脊液标本先经血清肉汤培养基增菌后,再接种巧克力平板,5% CO_2 培养。

(2)淋病奈瑟菌:细菌培养仍是目前世界卫生组织推荐的筛选淋病患者唯一可靠的方法。标本应接种于预温的巧克力平板,5%～10% CO_2 培养。为提高阳性率,常采用含有万古霉素、多黏菌素、制霉菌素等多种抗菌药物的选择性培养基(MTM、ML)。

(3)卡他莫拉菌:痰标本接种普通培养基或巧克力平板,35 ℃培养。

4.鉴定

奈瑟菌的主要特征:革兰阴性球菌,肾形或咖啡豆状,成双排列,凹面相对,常位于中性粒细胞内外;初次分离需要5%～10% CO_2。脑膜炎奈瑟菌在巧克力平板上形成圆形凸起的露珠状菌落;淋病奈瑟菌在巧克力平板上形成圆形凸起、灰白色的菌落。氧化酶和触酶阳性,脑膜炎奈瑟菌分解葡萄糖、麦芽糖,产酸不产气;淋病奈瑟菌只分解葡萄糖,产酸不产气。

卡他莫拉菌为革兰阴性双球菌,在巧克力平板上形成不透明、干燥的菌落。氧化酶和触酶阳性,不分解糖类,还原硝酸盐,DNA 酶阳性。临床常见奈瑟菌及卡他莫拉菌的主要鉴别特征见表4-5。

表 4-5　临床常见奈瑟菌及卡他莫拉菌的主要鉴别特征

| 菌种 | 在巧克力平板上的菌落形态 | 生长试验 | | | 氧化分解产物 | | | | | 酸盐还原试验 | 多糖合成 | DNA酶 |
		MTM ML NYC 培养基	血平板或巧克力平板	营养琼脂 (22℃)	葡萄糖	麦芽糖	乳糖	蔗糖	果糖			
卡他布兰汉菌	浅红棕色,不透明,干燥,1～3 mm	V	+	+	—	—	—	—	—	+	—	+
脑膜炎奈瑟菌	灰褐色,半透明,光滑,1～2 mm	+	—	V	+	+	—	—	—	—	—	—
淋病奈瑟菌	同上,0.5～1.0 mm	+	—	—	+	—	—	—	—	—	—	—
解乳糖奈瑟菌	灰褐→黄,半透明,光滑,1～2 mm	+	V	+	+	+	+	—	—	—	—	—

菌种	在巧克力平板上的菌落形态	生长试验			氧化分解产物					酸盐还原试验	多糖合成	DNA酶
		MTM ML NYC培养基	血平板或巧克力平板(22℃)	营养琼脂	葡萄糖	麦芽糖	乳糖	蔗糖	果糖			
灰色奈瑟菌	同上	V	−	+	−	−	−	−	−	−	−	−
多糖奈瑟菌	同上	V	−	+	+	−	−	−	−	−	−	−
微黄奈瑟菌	绿黄色→不透明,光滑或粗糙,1~3 mm	V	−	+	+	+		V	V	−		V
干燥奈瑟菌	白色,不透明,干燥,1~3 mm	−	+	+	+	+		+	+	−		+
黏液奈瑟菌	绿黄色,光滑,1~3 mm		+	+	+	+		+	+	−		+
浅黄奈瑟菌	黄色,不透明,光滑,1~2 mm		−	+							+	
延长奈瑟菌	灰褐色,半透明,光滑反光,1~2 mm		+	+							+	

革兰阴性双球菌和氧化酶阳性是奈瑟菌属的两个推测性鉴定指标。区分革兰阴性双球菌和革兰阴性球杆菌的方法是将待检菌接种于巧克力平板上,贴10 U的青霉素纸片,35 ℃孵育18~24 小时,挑取纸片边缘生长的菌落,涂片、染色观察,若菌体延长为长索状则为革兰阴性球杆菌,而革兰阴性双球菌则仍保持双球菌形态,某些菌体出现肿胀。

临床上常用商品化鉴定系统如 Vitek2、Vitek AMS-3、Rapid NH 等进行鉴定。检测淋病奈瑟菌目前常采用核酸杂交技术或核酸扩增技术,作为快速诊断和流行病学调查,也可做协同凝集试验、直接免疫炎光试验。

(四)药物敏感性试验

奈瑟菌药敏试验选择药物为青霉素、头孢菌素及环丙沙星等。治疗首选药物为青霉素。近年来,由于淋病奈瑟菌耐药质粒转移,由其介导的耐青霉素酶的淋病奈瑟菌临床上多见,应根据药敏试验结果指导临床合理用药。引起下呼吸道感染的卡他莫拉菌,既往对青霉素敏感,近年来报告耐药菌株日渐增多,尽管卡他莫拉菌常产生 β-内酰胺酶,但临床使用的 β-内酰胺类抗生素如含 β-内酰胺酶抑制剂的 β-内酰胺类抗生素、头孢菌素、大环内酯类抗生素、喹诺酮类抗生素和甲氧苄啶-磺胺甲噁唑治疗其感染仍然是有效的。

淋病的早期正确诊断具有重要的医学和社会学意义,诊断报告必须慎重,对各种实验室诊断试验需掌握其敏感性和特异性的程度,必须综合分析各种试验的结果,最后确证还依赖于分离培养和鉴定。脑膜炎奈瑟菌的快速诊断能为治疗提供时机,故瘀点及脑脊液的涂片染色镜检是快速简便方法。

（乔广梅）

第二节　分枝杆菌属检验

分枝杆菌属是一类细长或略带弯曲、为数众多(包括 54 个种)呈分枝状生长的需氧杆菌。因其繁殖时呈分枝状生长故称分枝杆菌。本属细菌的主要特点是细胞壁含有大量脂类,可占其干重的 60%,这与其染色性、抵抗力、致病性等密切相关。耐受酸和抗乙醇,一般不易着色,若经加温或延长染色时间而着色后,能抵抗 3% 盐酸乙醇的脱色作用,故又称抗酸杆菌。需氧生长,无鞭毛,无芽孢和荚膜。引起的疾病均为慢性,有肉芽肿病变的炎症特点。

分枝杆菌的种类较多,包括结核分枝杆菌、非结核分枝杆菌和麻风分枝杆菌。结核分枝杆菌是一大群分枝杆菌的总称,与人类有关的结核分枝杆菌主要有堪萨斯分枝杆菌、海分枝杆菌、瘰疬分枝杆菌、戈分枝杆菌、鸟分枝杆菌、蟾分枝杆菌、龟分枝杆菌、偶发分枝杆菌和耻垢分枝杆菌等。本属细菌无内外毒素,其致病性与菌体某些成分如索状因子、蜡质 D 及分枝菌酸有关。

一、结核分枝杆菌

结核分枝杆菌简称结核杆菌,是引起人和动物结核病的病原菌。目前已知在我国引起人类结核病的主要有人型和牛型结核分枝杆菌。

(一)临床意义

1.致病性

结核分枝杆菌主要通过呼吸道、消化道和受损伤的皮肤侵入易感机体,引起多种组织器官的结核病,其中以通过呼吸道引起的肺结核最多见。肺外感染可发生在脑、肾、肠及腹膜等处。该菌不产生内毒素和外毒素,也无荚膜和侵袭性酶。

2.科赫现象

结核的特异性免疫是通过结核分枝杆菌感染后所产生,试验证明,将有毒结核分枝杆菌纯培养物初次接种于健康豚鼠,不产生速发型变态反应,而经 10~14 天,局部逐渐形成肿块,继而坏死,溃疡,直至动物死亡。若在 8~12 周之前给动物接种减毒或小量结核分枝杆菌,第二次接种时则局部反应提前,于 2~3 天内发生红肿硬结,后有溃疡但很快趋于痊愈。此现象为科赫在1891 年观察到的,故称为科赫现象。

3.结核菌素试验

利用Ⅳ型变态反应的原理,检测机体是否感染过结核杆菌。

(二)微生物学检验

1.标本采集

根据感染部位的不同,可采集不同标本。结核患者各感染部位的标本中大多都混有其他细菌,为此应采取能抑制污染菌的方法。若做分离培养,必须使用灭菌容器,患者应停药 1~2 天后再采集标本。可采集痰、尿、粪便、胃液、胸腔积液、腹水、脑脊液、关节液、脓液等。

2.检验方法

(1)涂片检查。

直接涂片。①薄涂片:挑取痰或其他处理过的标本约 0.01 mL,涂抹于载玻片上,用萋-尼

(热染法)或冷染法抗酸染色。镜检,报告方法:一,全视野(或 100 个视野)未找到抗酸菌;＋,全视野发现3～9 个;＋＋,全视野发现 10～99 个;＋＋＋,每视野发现 1～9 个;＋＋＋＋,每视野发现10 个以上(全视野发现 1～2 个时报告抗酸菌的个数)。②厚涂片,取标本0.1 mL,涂片,抗酸染色、镜检,报告方法同上。

集菌涂片:主要方法有沉淀集菌法和漂浮集菌法。

荧光显微镜检查法:制片同前。用金胺"O"染色,在荧光显微镜下分枝杆菌可发出荧光。

(2)分离培养:结核分枝杆菌的分离培养对于结核病的诊断、疗效观察及抗结核药物的研究均具有重要意义。培养前针对标本应做适当的前处理,如痰可做 4％H_2SO_4 或 4％NaOH 处理20～30 分钟,除去杂菌再接种于罗氏培养基,37 ℃培养,定时观察,至4～8 周。此方法可准确诊断结核杆菌。

(3)基因快速诊断:简便快速、灵敏度高、特异性强。但需注意实验器材的污染问题,以免出现假阳性。

(4)噬菌体法。

(三)治疗原则

利福平、异烟肼、乙胺丁醇、链霉素为第一线药物。利福平与异烟肼合用可以减少耐药的产生。对于严重感染,可用吡嗪酰胺与利福平及异烟肼联合使用。

二、非结核分枝杆菌

非结核分枝杆菌属中除结核杆菌和麻风杆菌以外,均称为非结核分枝杆菌。因其染色性同样具有抗酸性亦称非结核抗酸菌,其中有 14～17 个非典菌种能使人致病,可侵犯全身脏器和组织,以肺最常见,其临床症状、X 线所见很难与肺结核病区别,而大多数非典菌对主要抗结核药耐药,故该菌的感染和发病已成为流行病学和临床上的主要课题,与发达国家一样,我国近年来发现率也有增高趋势。以第 Ⅲ 群鸟-胞内分枝杆菌复合群和第 Ⅳ 群偶发分枝杆菌及龟分枝杆菌为多。

三、麻风分枝杆菌

麻风分枝杆菌简称麻风杆菌,是麻风病的病原菌。首先于 1937 年从麻风患者组织中发现。麻风分枝杆菌亦为抗酸杆菌,但较结核杆菌短而粗。抗酸染色着色均匀,呈束状或团状排列。为典型的胞内寄生菌,该菌所在的细胞胞质呈泡沫状称麻风细胞。用药后细菌可断裂为颗粒状,链状等,着色不均匀,叫不完整染色菌。革兰阳性无动力、无荚膜和芽孢。

麻风分枝杆菌是麻风的病原菌,麻风是一种慢性传染病,早期主要损害皮肤、黏膜和神经末梢,晚期可侵犯深部组织和器官,此菌尚未人工培养成功,已用犰狳建立良好的动物模型。人类是麻风分枝杆菌的唯一宿主,也是唯一传染源。本病在世界各地均有流行,尤以第三世界较为广泛。

麻风病根据机体的免疫、病理变化和临床表现可将多数患者分为瘤型和结核型两型,另外还有界限类和未定类两类。治疗原则:早发现,早治疗。治疗药物主要有砜类、利福平、氯法齐明及丙硫异烟胺。一般采用二或三种药物联合治疗。

(乔广梅)

第三节 厌氧性细菌检验

一、概述

厌氧性细菌是一大群专性厌氧，必须在无氧环境中才能生长的细菌。主要可分为两大类，一类是革兰染色阳性有芽孢的厌氧芽孢梭菌，另一类是无芽孢的革兰阳性及革兰阴性球菌与杆菌。前一类因有芽孢，抵抗力强，在自然界（水、土等）、动物及人体肠道中广泛存在，并且能长期耐受恶劣的环境条件。一旦在适宜条件下即可出芽繁殖，产生多种外毒素，引起严重疾病。后一类则是人体的正常菌群，可与需氧菌、兼性厌氧菌共同存在于口腔、肠道、上呼吸道、泌尿生殖道等。这类无芽孢厌氧菌的致病性属条件致病性的内源性感染，在长期使用抗生素、激素、免疫抑制剂等发生菌群失调或机体免疫力衰退，或细菌进入非正常寄居部位才可致病。两类细菌都必须作厌氧培养以分离细菌，但细菌学诊断的价值却有所不同。1986年版的《伯杰系统细菌学手册》的分类标准：①革兰染色特性；②形态；③鞭毛；④芽孢；⑤荚膜；⑥代谢产物等。以此为基础将主要厌氧菌归类如下：革兰阳性有芽孢杆菌、革兰阳性无芽孢杆菌、革兰阴性无芽孢杆菌、革兰阳性厌氧球菌、革兰阴性厌氧球菌。

厌氧菌的分类：厌氧性细菌是指在有氧条件下不能生长，在无氧条件下才能生长的一大群细菌。目前已知，与医学有关的无芽孢厌氧菌有40多个菌属，300多个菌种和亚种；而有芽孢的厌氧菌只有梭菌属，包括83个种。

（一）生物学分类

据厌氧菌的生物学性状及代谢产物分析，将主要厌氧菌归类。

（二）据耐氧性分类

（1）专性厌氧菌：是指在降低氧分压的条件下才能生长的细菌。又分为极度厌氧菌（氧分压<0.5%，空气中暴露10分钟致死，如丁酸弧菌）和中度厌氧菌（氧分压为2%~8%，空气中暴露60~90分钟能生存，如大多数人类致病厌氧菌）。

（2）微需氧菌：能在含5%~10%CO_2空气中的固体培养基表面生长的细菌，如弯曲菌属。

（3）耐氧菌：其耐氧程度刚好能在新鲜配制的固体培养基表面生长。一旦生长，暴露数小时仍不死亡，如第三梭菌、溶组织梭菌。

主要厌氧菌的分类见表4-6。

表4-6 主要厌氧菌的生物学分类

种和亚种类	种类数（个）	主要常见菌种
革兰阳性有芽孢杆菌梭菌属	83	破伤风梭菌、肉毒梭菌、艰难梭菌、溶组织梭菌、产气荚膜梭菌等
革兰阳性无芽孢杆菌		
丙酸杆菌属	8	痤疮丙酸杆菌、颗粒丙酸杆菌、贪婪丙酸杆菌、嗜淋巴丙酸杆菌
优杆菌属	34	不解乳优杆菌、迟缓优杆菌、黏性优杆菌、短优杆菌等
乳酸杆菌属	51	本菌属与致病关系不大

种和亚种类	种类数(个)	主要常见菌种
放线菌属	12	衣氏放线菌、奈氏放线菌、溶齿放线菌、化脓放线菌等
蛛网菌属	1	丙酸蛛网菌
双歧杆菌属	24	两歧双歧杆菌、青春双歧杆菌、婴儿双歧杆菌、短双歧杆菌、长双歧杆菌等
革兰阴性无芽孢杆菌		
类杆菌属	18	脆弱类杆菌、多形性杆菌、普通类杆菌
普雷沃菌属	20	产黑色素普雷沃菌、中间普雷沃菌等
紫单胞菌属	12	不解糖紫单胞菌、牙髓紫单胞菌
梭杆菌属	10	具核梭杆菌、坏死梭杆菌、变形梭杆菌、死亡梭杆菌等
纤毛菌属	1	口腔纤毛菌
沃廉菌属	2	产琥珀酸沃廉菌(来自牛瘤胃)和直线沃廉菌(来自人牙龈沟)
月形单胞菌属		生痰月形单胞菌(来自人牙龈沟)和反刍月形单胞菌(来自反刍动物瘤胃)
革兰阳性厌氧球菌		
消化球菌属	1	黑色消化球菌
消化链球菌	9	厌氧消化链球菌、不解糖消化链球菌、吲哚消化链球菌、大消化链球菌、天芥菜春还原消化链球菌、四联消化链球菌
厌氧性链球菌或微需氧链球菌	4	麻疹链球菌、汉孙链球菌、短小链球菌;另外,还有已属于口腔链球菌的中间型链球菌和星群链球菌
瘤胃球菌属	8	
粪球菌属	3	
八叠球菌属	2	
革兰阴性厌氧球菌		
韦荣菌属	7	小韦荣菌属、产碱韦荣菌
氨基酸球菌属	1	发酵氨基酸球菌
巨球菌属	1	埃氏巨球菌

厌氧菌是人体正常菌群的组成部分,在人体内主要聚居于肠道,其数量比需氧菌还多,每克粪中高达 10^{12} 个,其中最多的是类杆菌。

二、厌氧菌感染

(一)厌氧菌在正常人体的分布及感染类型
1.厌氧菌在正常人体的分布

厌氧菌分布广泛,土壤、沼泽、湖泊、海洋、污水、食物以及人和动物体都有它的存在。正常人的肠道、口腔、阴道等处均有大量的厌氧菌寄居,其中肠道中的厌氧菌数量是大肠埃希菌的1 000～10 000 倍。此外,人体皮肤、呼吸道、泌尿道也有厌氧菌分布。正常情况下,寄居于人体的正常菌群与人体保持一种平衡状态,不致病。一旦环境或机体的改变导致了这种平衡的改变,导致厌氧菌的感染。重要的厌氧菌种类及其在正常人体的分布见表 4-7。

表 4-7 重要的厌氧菌种类及其在正常人体内的分布

厌氧菌	皮肤	上呼吸道	口腔	肠道	尿道	阴道
芽孢菌						
革兰阳性杆菌						
梭状芽孢杆菌属	0	0	±	++	±	±
无芽孢菌						
革兰阳性杆菌						
乳杆菌属	0	0	+	++	±	++
双歧杆菌属	0	0	+	++	0	±
优杆菌属	±	±	+	++	0	±
丙酸杆菌属	++	+	±	±	±	±
放线菌属	0	±	++	+	0	0
革兰阴性杆菌						
类杆菌属	0	+	+	++	+	+
梭杆菌属	0	+	++	+	+	+
普雷沃菌属	0	+	++	++	+	+
紫单胞菌属	0	+	++	++	+	+
革兰阳性球菌						
消化球菌属	+	+	++	++	±	++
消化链球菌属	+	+	++	++	+	++
革兰阴性球菌						
韦荣菌属	0	+	+	+	±	+

2.外源性感染

梭状芽孢杆菌属引起的感染,其细菌及芽孢来源于土壤、粪便和其他外界环境。

3.内源性感染

无芽孢厌氧菌大多数是人体正常菌群,属于条件致病菌,在一定条件下可引起感染,一般不在人群中传播。

(二)临床意义

由厌氧菌引起的人类感染在所有的感染性疾病中占有相当大的比例,有些部位的感染如脑脓肿、牙周脓肿和盆腔脓肿等80%以上是由厌氧菌引起的。其中部分为厌氧菌单独感染,大部分系与需氧菌混合感染。

1.厌氧菌感染的危险因素

(1)组织缺氧或氧化还原电势降低,如组织供血障碍、大面积外伤、刺伤。

(2)机体免疫功能下降,如接受免疫抑制剂治疗、抗代谢药物治疗、放射治疗(简称放疗)、化学药物治疗的患者以及糖尿病患者、慢性肝炎患者、老年人、早产儿等均易并发厌氧菌感染。

(3)某些手术及创伤,如开放性骨折、胃肠道手术、生殖道手术以及深部刺伤等易发生厌氧菌感染。

（4）长期应用某些抗菌药物，如氨基糖苷类、头孢菌素类、四环素类等，可诱发厌氧菌感染。

（5）深部需氧菌感染，需氧菌生长可消耗环境中的氧气，为厌氧菌生长提供条件，从而导致厌氧菌合并感染。

2.厌氧菌感染的临床及细胞学指征

（1）感染组织局部产生大量气体，造成组织肿胀和坏死，皮下有捻发感，是产气荚膜梭菌所引起感染的特征。

（2）发生在口腔、肠道、鼻咽腔、阴道等处的感染，易发生厌氧感染。

（3）深部外伤如枪伤后，以及动物咬伤后的继发感染，均可能是厌氧菌感染。

（4）分泌物有恶臭或呈暗血红色，并在紫外光下发出红色荧光，均可能是厌氧菌感染。分泌物或脓肿有硫磺样颗粒，为放线菌感染。

（5）分泌物涂片经革兰染色，镜检发现有细菌，而培养阴性者，或在液体及半固体培养基深部生长的细菌，均可能为厌氧菌感染。

（6）长期应用氨基糖苷类抗生素无效的病例，可能是厌氧菌感染。

（7）胃肠道手术后发生的感染。

三、厌氧菌标本的采集与送检

标本采集与送检必须注意两点：标本绝对不能被正常菌群所污染；应尽量避免接触空气。

（一）采集

用于厌氧菌培养的标本不同于一般的细菌培养，多采用特殊的采集方法，如针筒抽取等，应严格无菌操作，严禁接触空气。不同部位标本采集方法也各有不同特点，具体方法见表4-8。

表 4-8　不同部位标本采集法

标本来源	收集方法
封闭性脓肿	针管抽取
妇女生殖道	后穹隆穿刺抽取
下呼吸道分泌物	肺穿刺术
胸腔	胸腔穿刺术
窦道、子宫腔、深部创伤	用静脉注射的塑料导管穿入感染部位抽吸
组织	无菌外科切开
尿道	膀胱穿刺术

（二）送检方法与处理

采集标本须注意：不被正常菌群污染，并尽量避免接触空气。采集深部组织标本时，需用碘酒消毒皮肤并用注射器抽取，穿刺针头应准确插入病变部位深部，抽取数毫升即可，抽出后可排出一滴标本于乙醇棉球上。若病灶处标本量较少，则可先用注射器吸取 1 mL 还原性溶液或还原性肉汤，然后再抽取标本。

在紧急情况下，可用棉拭子取材，并用适合的培养基转送。厌氧培养最理想的检查材料是组织标本，因厌氧菌在组织中比在渗出物中更易生长。

标本送到实验室后，应在 20～30 分钟处理完毕，至迟不超过 2 小时，以防止标本中兼性厌氧菌过度繁殖而抑制厌氧菌的生长。如不能及时接种，可将标本置室温保存（一般认为，冷藏对某些厌氧菌有害,而且在低温时氧的溶解度较高)。

1.针筒运送

一般用无菌针筒抽取标本后,排尽空气,针头插入无菌橡皮塞,以隔绝空气,立即送检。这种方法多用于液体标本的运送,如血液、脓液、胸腔积液、腹水、关节液等。

2.无菌小瓶运送

一般采用无菌的青霉素小瓶,瓶内加一定量的培养基和少量氧化还原指示剂,用橡皮盖加铝盖固定密封,排除瓶内空气,充以 CO_2 气体。同时先观察瓶内氧化还原指示剂的颜色,以判断瓶内是否为无氧环境,如合格将用无菌注射器将液体标本注入瓶中即可。

3.棉拭子运送

一般不采用棉拭子运送,如果使用该方法,一定使用特制运送培养基,确保无氧环境,确保不被污染,确保快速送检。

4.厌氧罐或厌氧袋运送

将厌氧罐或厌氧袋内装入可有效消耗氧气的物质,确保无氧环境。该方法一般用于运送较大的组织块或床边接种的培养皿等。

四、厌氧菌的分离与鉴定

(一)直接镜检(见表 4-9)

表 4-9　厌氧菌直接镜检初步鉴别

菌名	革兰染色	形态及其他特征
脆弱类杆菌	G⁻b	两端钝圆,着色深,中间色浅且不均匀,且有气泡,长短不一
产黑素普雷沃菌	G⁻b	多形性,长短不一,有浓染和空泡,无鞭毛和芽孢。标本有恶臭,琥珀味,紫外线照射发红色荧光
具核梭杆菌	G⁻b	菌体细长,两头尖,紫色颗粒,菌体长轴成双排列,标本有丁酸味
坏死梭杆菌	G⁻b	高度多形性,长短不一,菌体中部膨胀成圆球形
韦容球菌	G⁻c	极小的革兰阴性球菌
消化链球菌	G⁺c	革兰阳性成链状的小球菌
乳酸杆菌	G⁺b	细长,有时多形性,呈单、双、短链或栅状分布
痤疮丙酸杆菌	G⁺b	排列特殊呈 X、Y、V 或栅状,标本有丙酸气味
双歧杆菌	G⁺b	多形性,有分支呈 Y、V 形或栅状,标本中有醋酸气味
放线菌	G⁺b	分支呈棒状、X、Y、V 或栅状,浓汁中的黄色颗粒,有琥珀酸的气味
破伤风梭菌	G⁺b	细长,梭形或鼓槌状,有芽孢,有周鞭毛
产气荚膜梭菌	G⁺b	粗大杆菌,呈单或双排列,有芽孢,有荚膜
艰难梭菌	G⁺b	粗长杆菌,有芽孢,有鞭毛,近来发现有荚膜

根据形态和染色性,结合标本性状与气味,初步对标本中可能有的细菌做出估计。

(二)分离培养

分离培养主要分初代培养和次代培养两个阶段,其中初代培养相对比较困难,关键的问题就是厌氧环境和培养基的选择。初代培养的一般原则:①先将标本涂片染色直接镜检,指导培养基的选择;②尽量选用在厌氧菌中覆盖面宽的非选择性培养基;③最好多选1～2种覆盖面不同的选择性培养基;④尽量保证培养基新鲜;⑤要考虑到微需氧菌存在的可能。

1.选用适当的培养基接种

应接种固体和液体两种培养基。

(1)培养基的使用:应注意下列各点。①尽量使用新鲜培养基,2～4小时内用完;②应使用预还原培养基,预还原24～48小时更好;③可采用预还原灭菌法制作的培养基(用前于培养基中加入还原剂,如L-半胱氨酸、硫乙醇酸钠、维生素C及葡萄糖等,尽可能使预还原剂处于还原状态);④液体培养基应煮沸10分钟,以驱除溶解氧,并迅速冷却,立即接种;⑤培养厌氧菌的培养基均应营养丰富,并加有还原剂与生长刺激因子(血清、维生素K、氯化血红素、聚山梨酯-80等)。

(2)培养基的选择:初次培养一般都使用选择培养基和非选择培养基。①非选择培养基:本培养基使分离的厌氧菌不被抑制,几乎能培养出所有的厌氧菌,常使用心脑浸液琼脂(BHI)、布氏琼脂(BR)、胰豆胨肝粉琼脂(GAM)、胰胨酵母琼脂(EG)、CDC厌氧血琼脂等;②选择培养基:为有目的选择常见厌氧菌株,以便尽快确定厌氧的种类,常用的有KVIB血平板(即上述非选择培养基中加卡那霉素和万古霉素)、KVLB冻溶血平板(置-20℃,5～10分钟,以利产黑素类杆菌早期产生黑色素)、七叶苷胆汁平板(BBE,用于脆弱类杆菌)、FS培养基(梭杆菌选择培养基)、ES培养基(优杆菌选择培养基)、BS培养基(双歧杆菌选择培养基)、卵黄(EYA)及兔血平板(RBA,用于产气荚膜梭菌)、VS培养基(用于韦荣球菌)、CCFA培养基(艰难梭菌选择培养基)等。

2.接种

每份标本至少接种3个血平板,分别置于有氧、无氧及$5\%～10\%CO_2$环境中培养,以便正确地培养出病原菌,从而判断其为需氧菌、兼性厌氧菌、微需氧菌或厌氧菌中的哪一类。

3.厌氧培养法

(1)厌氧罐培养法:在严密封闭的罐子内,应用物理或化学的方法造成无氧环境进行厌氧培养。常用冷触媒法、抽气换气法、钢末法和黄磷燃烧法。

(2)气袋法:利用气体发生器产生二氧化碳和氢气,后者在触媒的作用下与罐内的氧气结合成水,从而造成无氧环境。

(3)气体喷射法:又称转管法。本法系从培养基的制备到标本的接种直至进行培养的全过程,均在二氧化碳的不断喷射下进行。本法的关键是必须有无氧CO_2。

(4)厌氧手套箱培养法:是迄今厌氧菌培养的最佳仪器之一,该箱由手套操作箱与传递箱两部分组成,前者还附有恒温培养箱,通过厌氧手套箱可进行标本接种、培养和鉴定等全过程。

(5)其他培养法:平板焦性没食子酸法、生物耗氧法、高层琼脂培养法。

4.厌氧状态的指示

亚甲蓝和刃天青。无氧时均呈白色,有氧时亚甲蓝呈蓝色,刃天青呈粉红色。

5.分离培养厌氧菌失败的原因

培养前未直接涂片和染色镜检;标本在空气中放置太久或接种的操作时间过长;未用新鲜配制的培养基;未用选择培养基;培养基未加必要的补充物质;初代培养应用了硫乙醇酸钠;无合适的厌氧罐或厌氧装置漏气;催化剂失活;培养时间不足;厌氧菌的鉴定材料有问题。

6.鉴定试验

可根据厌氧菌的菌体形态、染色反应、菌落性状以及对某些抗生素的敏感性做出初步鉴定。最终鉴定则要进行生化反应及终末代谢产物等项检查。

（1）形态与染色：可为厌氧菌的鉴定提供参考依据。

（2）菌落性状：不同的厌氧菌其菌落形态和性质不同。梭菌的菌落特点是形状不规则的，而无芽孢厌氧菌多呈单个的圆形小菌落。色素、溶血特点以及在紫外线下产生荧光的情况也可以作为厌氧菌鉴定的参考依据。

（3）抗生素敏感性鉴定试验：常用的抗生素有卡那霉素及甲硝唑。卡那霉素可用于梭杆菌属与类杆菌属的区分，甲硝唑用于厌氧菌与非厌氧菌的区分。

（4）生化特性：主要包括多种糖发酵试验、吲哚试验、硝酸盐还原试验、触酶试验、卵磷脂酶试验、脂肪酸酶试验、蛋白溶解试验、明胶液化试验、胆汁肉汤生长试验以及硫化氢试验等。目前有多种商品化的鉴定系统可以使用。

（5）气液相色谱：可以利用该技术来分析厌氧菌的终末代谢产物，已成为鉴定厌氧菌及其分类的比较可靠的方法。

五、常见厌氧菌

（一）破伤风杆菌

1.微生物学检查

破伤风的临床表现典型，根据临床症状即可做出诊断，所以一般不做细菌学检查。①特殊需要时，可从病灶处取标本涂片，革兰染色镜检；②需要培养时，将标本接种疱肉培养基培养；③也可进行动物试验。

2.临床意义

本菌可引起人类破伤风，对人的致病因素主要是它产生的外毒素。细菌不入血，但在感染组织内繁殖并产生毒素，其毒素入血引起相应的临床表现，本菌产生的毒素对中枢神经系统有特殊的亲和力，主要症状为骨骼肌痉挛。

（二）产气荚膜梭菌

1.微生物学检查

（1）直接涂片镜检：在创口深部取材涂片，革兰染色镜检，这是极有价值的快速诊断方法。

（2）分离培养及鉴定：可取坏死组织制成悬液，接种血平板或疱肉培养基中，厌氧培养，取培养物涂片镜检，利用生化反应进行鉴定。

2.临床意义

本菌可产生外毒素及多种侵袭酶类，外毒素以 α 毒素为主，本质为卵磷脂酶；还可产生透明质酸酶、DNA 酶等。本菌主要可引起气性坏疽及食物中毒等，气性坏疽多见于战伤，也可见于工伤造成的大面积开放性骨折及软组织损伤等。患者表现为局部组织剧烈胀痛，局部严重水肿，水汽夹杂，触摸有捻发感，并产生恶臭。病变蔓延迅速，可引起毒血症、休克甚至死亡。某些 A 型菌株产生的肠毒素，可引起食物中毒，患者表现为腹痛、腹泻，1～2 天可自愈。

（三）肉毒梭菌

1.微生物学检查

（1）分离培养与鉴定：在怀疑为婴儿肉毒病的粪便中检出本菌，并证实其是否产生毒素，诊断意义较大。

（2）毒素检测：可取培养滤液或悬液上清注射小鼠腹腔，观察动物出现的中毒症状。

2.临床意义

本菌主要可引起食物中毒,属单纯性毒性中毒,并非细菌感染。临床表现与其他食物中毒不同,胃肠症状很少见,主要表现为某些部位的肌肉麻痹,重者可死于呼吸困难与衰竭。本菌还可以引起婴儿肉毒病,一岁以下婴儿肠道内缺乏拮抗肉毒梭菌的正常菌群,可因食用被肉毒梭菌芽孢污染的食品后,芽孢在盲肠部位定居,繁殖后产生毒素,引起中毒。

(四)艰难梭菌

1.微生物学检查

由于本菌的分离培养困难,所以在临床上一般不采用分离培养病原菌的方法,可通过临床表现及毒素检测来进行诊断。

2.临床意义

本菌可产生 A、B 两种毒素,毒素 A 为肠毒素,可使肠壁出现炎症,细胞浸润,肠壁通透性增加,出血及坏死。毒素 B 为细胞毒素,损害细胞骨架,致细胞固缩坏死,直接损伤肠壁细胞,因而导致腹泻及假膜形成。本菌感染与大量使用抗生素有关,如阿莫西林、头孢菌素和克林霉素等,其中以克林霉素尤为常见。艰难梭菌所致假膜性肠炎,患者表现为发热、粪便呈水样,其中可出现大量白细胞,重症患者的水样便中可出现地图样或斑片状假膜。这些症状一般可在使用有关抗生素一周后突然出现。

六、无芽孢厌氧菌

(一)主要种类及生物学性状

无芽孢厌氧菌共有 23 个属,与人类疾病相关的主要有 10 个属。见表 4-10。

表 4-10　与人类相关的主要无芽孢厌氧菌

革兰阴性		革兰阳性	
杆菌	球菌	杆菌	球菌
类杆菌属	韦荣菌属	丙酸杆菌属	消化链球菌属
普雷沃菌属		双歧杆菌属	
卟啉单胞菌属		真杆菌属	
梭杆菌属		放线菌属	

(1)革兰阴性厌氧杆菌有 8 个属,类杆菌属中的脆弱类杆菌最为重要。形态呈多形性,有荚膜。除类杆菌在培养基上生长迅速外,其余均生长缓慢。

(2)革兰阴性厌氧菌球菌有 3 个属,其中以韦荣菌属最重要。为咽喉部主要厌氧菌,但在临床厌氧菌分离标本中,分离率小于 1%,且为混合感染菌之一。其他革兰阴性球菌极少分离到。

(3)革兰阳性厌氧球菌有 5 个属,其中有临床意义的是消化链球菌属,主要寄居在阴道。本菌属细菌生长缓慢,培养需 5～7 天。

(4)革兰阳性厌氧杆菌有 7 个属,其中以下列 3 个属为主。①丙酸杆菌属:小杆菌,无鞭毛,能在普通培养基上生长,需要 2～5 天,与人类有关的有 3 个种,以痤疮丙酸杆菌最为常见。②双歧杆菌属:呈多形性,有分支,无动力,严格厌氧,耐酸;29 个种中有 10 个种与人类有关,其中只有齿双歧杆菌与龋齿和牙周炎有关;其他种极少从临床标本中分离到。③真杆菌属:单一形态或多形态,动力不定,严格厌氧,生化反应活泼,生长缓慢,常需培养 7 天,最常见的是迟钝真杆菌。

(二)微生物学检查

要从感染灶深部采取标本。最好是切取感染灶组织或活检标本,立即送检。

1.直接涂片镜检

将采集的标本直接涂片染色镜检,观察细菌形态、染色及菌量,为进一步培养以及初步诊断提供依据。

2.分离培养与鉴定

分离培养是鉴定无芽孢厌氧菌感染的关键步骤。标本应立即接种相应的培养基,最常用的培养基是以牛心脑浸液为基础的血平板。置 37 ℃厌氧培养 2～3 天,如无菌生长,继续培养 1 周。如有菌生长则进一步利用有氧和无氧环境分别传代培养,证实为专性厌氧菌后,再经生化反应进行鉴定。

(三)临床意义

无芽孢厌氧菌是一大类寄生于人体的正常菌群,引起的感染均为内源性感染,在一定的致病条件下,可引起多种人类感染。所致疾病如下。

1.败血症

败血症主要由脆弱类杆菌引起,其次为革兰阳性厌氧球菌。

2.中枢神经系统感染

中枢神经系统感染主要由革兰阴性厌氧杆菌引起,常可引起脑脓肿。

3.口腔与牙齿感染

口腔与牙齿感染主要由消化链球菌、产黑素类杆菌等引起。

4.呼吸道感染

呼吸道感染主要由普雷沃菌属、坏死梭杆菌、核梭杆菌、消化链球菌和脆弱类杆菌引起。

5.腹部和会阴部感染

腹部和会阴部感染主要由脆弱类杆菌引起。

6.女性生殖道感染

女性生殖道感染主要由消化链球菌属、普雷沃菌属和卟啉单胞菌等引起。

7.其他

无芽孢厌氧菌尚可引起皮肤和软组织感染、心内膜炎等。

七、厌氧球菌

在临床标本中检出的厌氧菌约有 1/4 为厌氧球菌。其中与临床有关的有革兰阳性黑色消化球菌和消化链球菌属及革兰阴性的韦荣球菌属。

(一)黑色消化球菌临床意义

黑色消化球菌通常寄生在人的体表及与外界相通的腔道中,是人体正常菌群的成员之一。本菌可引起人体各部组织和器官的感染(肺部、腹腔、胸膜、口腔、颅内、阴道、盆腔、皮肤和软组织等)。常与其他细菌混合感染,也可从阑尾炎、膀胱炎、腹膜炎以及产后败血症的血中分离出来。

(二)消化链球菌属临床意义

《伯杰氏系统细菌学手册》把消化链球菌属分成厌氧消化链球菌、不解糖消化链球菌、吲哚消化链球菌、大消化链球菌、微小消化链球菌等共 9 个菌种。本菌在临床标本中以厌氧消化链球菌最常见。消化链球菌可引起人体各部组织和器官的感染,又以混合感染多见。

（三）韦荣球菌属临床意义

韦荣球菌属有小韦荣球菌和产碱韦荣球菌两个种。它们都是口腔、咽部、胃肠道及女性生殖道的正常菌群。大多见于混合感染，致病力不强，小韦荣球菌常见于上呼吸道感染中，而产碱韦荣球菌则多见于肠道感染。

八、厌氧环境的指示

（一）化学法

亚甲蓝指示剂或刃天青指示剂。

（二）微生物法

专性需氧菌。

（张亚茹）

第四节 肠杆菌科检验

一、概述

肠杆菌科是由多个菌属组成，其生物学性状相似，均为革兰阴性杆菌。这些细菌常寄居在人和动物的消化道并随粪便等排泄物排出体外，广泛分布于水和土壤中。大多数肠道杆菌属于正常菌群。当机体免疫力降低或侵入肠道外组织时成为条件致病菌而引起疾病。其中包括常引起腹泻和肠道感染的细菌（埃希菌属、志贺菌属、沙门菌属、耶尔森菌属）和常导致院内感染的细菌（枸橼酸杆菌属、克雷伯菌属、肠杆菌属、多源菌属、沙雷菌属、变形杆菌属、普罗威登菌属和摩根菌属），以及一些在一定条件下偶可引起临床感染的细菌。

（一）分类

肠杆菌科细菌的种类繁多。主要根据细菌的形态、生化反应、抗原性质以及核酸相关性进行分类。根据《伯杰系统细菌学手册》将肠杆菌科的细菌分为 20 个属即埃希菌属、志贺菌属、沙门菌属、枸橼酸杆菌属、克雷伯菌属、肠杆菌属、沙雷菌属、哈夫尼亚菌属、爱德华菌属、普罗威登斯菌属、变形杆菌属、摩根菌属、耶尔森菌属等。

（二）生物学特性

1.形态与染色

肠杆菌科的细菌均为革兰阴性杆菌，其菌体大小为$(1.0\sim6.0)\mu m\times(0.3\sim1.0)\mu m$。多数有周鞭毛，能运动，少数菌属如志贺菌属和克雷伯菌属无鞭毛，无运动能力。均不形成芽孢，少数菌属细菌可形成荚膜。

2.培养和生化反应

需氧或兼性厌氧，营养要求不高，在普通琼脂培养基和麦康凯培养基上均能生长并形成中等大小的菌落，表面光滑，液体培养基中呈浑浊生长。发酵葡萄糖产酸、产气，触酶阳性，除少数菌外，氧化酶阴性。硝酸盐还原为亚硝酸盐，但欧文菌属和耶尔森菌属的某些菌株例外。

3.抗原构造

肠杆菌科细菌的抗原构造复杂。包括菌体(O)抗原,鞭毛(H)抗原和表面抗原(如 Vi 抗原、K 抗原)3 种。O 抗原和 H 抗原是肠杆菌科血清学分群和分型的依据。表面抗原为包绕在 O 抗原外的不耐热的多糖抗原,可阻断 O 抗原与相应抗体之间的反应,加热处理能破坏其阻断作用。

4.变异

包括菌落 S~R 变异和鞭毛 H~O 变异。肠道杆菌易出现变异菌株。表现为耐药性或生化反应性质的改变。肠道杆菌易变异在细菌学诊断、治疗方面具有重要意义。

5.抵抗力不强

加热 60 ℃,30 分钟即被杀死。不耐干燥,对一般化学消毒剂敏感。对低温有耐受力,能耐胆盐。

6.肠杆菌科的初步分类

可根据苯丙氨酸脱氨酶试验和葡萄糖酸盐试验(也可用 V-P 试验)将肠肝菌科初步分为三大类(表 4-11)。

表 4-11 肠杆菌的初步分类

菌属名	苯丙氨酸	葡萄糖酸盐
变形杆菌属	+	−
普罗维登斯菌属	+	−
摩根菌属	+	−
克雷伯菌属	−	+
肠杆菌属	−	+
沙雷菌属	−	+
哈夫尼亚菌属	−	+
埃希菌属	−	−
志贺菌属	−	−
沙门菌属	−	−
枸橼酸菌属	−	−
爱德华菌属	−	−
耶尔森菌属	−	−

(三)致病性

肠杆菌科细菌种类多,可引起多种疾病。

1.伤寒和副伤寒

伤寒和副伤寒由伤寒沙门菌和副伤寒沙门菌引起。

2.食物中毒

食物中毒由部分沙门菌(如丙型副伤寒沙门菌、鼠伤寒沙门菌)或变形杆菌引起。

3.细菌性痢疾

细菌性痢疾由志贺菌引起。

4.其他感染

大肠埃希菌、变形杆菌及克雷伯菌等条件致病菌可引起泌尿生殖道、伤口等部位的感染。

(四)微生物学检验

1.分离培养

将粪便或肛拭标本立即接种在肠道菌选择培养基上或先增菌后再分离;血、尿或脓汁等其他标本原则上不使用选择培养基。分离纯菌后,根据菌落特点,结合革兰染色及氧化酶反应结果做进一步鉴定。

2.鉴定

(1)初步鉴定。原则:①确定肠杆菌科的细菌,应采用葡萄糖氧化-发酵试验及氧化酶试验与弧菌科和非发酵菌加以鉴别;②肠杆菌科细菌的分群,多采用苯丙氨酸脱氨酶和葡萄糖酸盐试验,将肠杆菌科的细菌分为苯丙氨酸脱氨酶阳性、葡萄糖酸盐利用试验阳性和两者均为阴性反应三个类群;③选择生化反应进行属种鉴别。

有很多临床实验室习惯将选择培养基或鉴别培养基上的可疑菌落分别接种克氏双糖铁琼脂(KIA)和尿素-靛基质-动力(MIU)复合培养基管中,并根据其六项反应结果,将细菌初步定属。

(2)最后鉴定。肠杆菌科各属细菌的最后鉴定是根据生化反应的结果定属、种,或再用诊断血清做凝集反应才能做出最后判断。

二、埃希菌属

埃希菌属包括5个种,即大肠埃希菌、蟑螂埃希菌、弗格森埃希菌、赫尔曼埃希菌和伤口埃希菌。临床最常见的是大肠埃希菌。

大肠埃希菌是人类和动物肠道正常菌群。

(一)所致疾病

1.肠道外感染

肠道外感染以泌尿系统感染常见,高位严重尿道感染与特殊血清型大肠埃希菌有关。还有菌血症、胆囊炎、腹腔脓肿。

2.肠道感染

引起肠道感染的大肠埃希菌有下列五个病原群。

(1)肠产毒性大肠埃希菌(ETEC):引起霍乱样肠毒素腹泻(水泻)。

(2)肠致病性大肠埃希菌(EPEC):主要引起婴儿腹泻。

(3)肠侵袭性大肠埃希菌(EIEC):可侵入结肠黏膜上皮,引起志贺样腹泻(黏液脓血便)。

(4)肠出血性大肠埃希菌(EHEC):又称产志贺样毒素(VT)大肠埃希氏菌(SLTEC或UTEC),其中O157:H7可引起出血性大肠炎和溶血性尿毒综合征(HUS)。临床特征为严重的腹痛、痉挛,反复出血性腹泻,伴发热、呕吐等。严重者可发展为急性肾衰竭。

(5)肠黏附性大肠埃希菌(EAggEC):也是新近报道的一种能引起腹泻的大肠埃希菌。

3.CDC 将大肠埃希氏菌 O157:H7 列为常规检测项目

EHEC 的血清型>50 种,最具代表性的是 O157:H7。在北美许多地区,O157:H7 占肠道分离病原菌的第二或第三位,是从血便中分离到的最常见的病原菌,分离率占血便的 40%,6 月、7 月、8 月三个月 O157:H7感染的发生率最高。且 O157 是 4 岁以下儿童急性肾衰竭的主要病原菌,所以 CDC 提出应将大肠埃希氏菌 O157:H7 列为常规检测项目。

(二)微生物学检验

1.标本采集

肠道感染可采集粪便;肠道外感染可根据临床感染情况采集中段尿液、血液、脓汁、胆汁、脑脊液、痰、分泌液等。

2.检验方法及鉴定

(1)涂片与镜检:脓汁及增菌培养物发现单一革兰阴性杆菌,可初步报告染色、形态、性状供临床用药参考。

(2)分离培养:粪便标本可用弱选择鉴别培养基进行分离,脓汁等可用血平板分离,取可疑菌落进行形态观察及生化反应。

(3)鉴定。①初步鉴定:根据菌落特征,涂片染色的菌形及染色反应,取纯培养物进行生化反应,凡符合 KIA:A/A 或 K/A、产气或不产气、H_2S-,MIU:动力＋或－、吲哚＋、脲酶－、甲基红＋、硝酸盐还原＋、VP－、氧化酶－、枸橼酸盐－,可鉴定为大肠埃希菌。②最后鉴定:一般常规检验做到上述初步鉴定即可,必要时可做系列生化反应最后鉴定,其中主要的鉴定试验为:氧化酶阴性、发酵葡萄糖产酸产气或只产酸、发酵乳糖产酸产气或迟缓发酵产酸、不发酵肌醇、IMViC 反应为＋＋－－(占 94.6％)、脲酶阴性、H_2S 阴性、苯丙氨酸脱氨酶阴性、硝酸盐还原阳性、动力多数阳性。③某些大肠埃希菌,尤其是无动力的不发酵乳糖株,应与志贺菌相鉴别,两者的主要鉴别试验可用醋酸钠和葡萄糖铵利用试验及黏质酸盐产酸三种试验,大肠埃希菌均为阳性,而志贺菌均为阴性;肠道内感染还需做血清分型、毒素测定或毒力试验;食物、饮料、水等卫生细菌学检查,主要进行大肠菌群指数检测。④血清学鉴定。

三、志贺菌属

志贺菌属是人类细菌性痢疾最常见的病原菌,通称痢疾杆菌。根据生化反应与血清学试验该属细菌分为痢疾、福氏、鲍氏和宋内志贺菌四群,CDC 分类系统将生化性状相近的 A、B、C 群归为一群,统称为 A、B、C 血清群,将鸟氨酸脱羧酶和 β-半乳糖苷酶均阳性的宋内志贺菌单列出来。我国以福氏和宋内志贺菌引起的菌痢最为常见。

(一)所致疾病

急性菌痢;中毒性菌痢;慢性菌痢。

(二)微生物学检验

1.标本采集

尽可能在发病早期及治疗前采集新鲜粪便,选择脓血便或黏液便,必要时可用肛拭子采集。

2.检验方法及鉴定

(1)分离培养:取粪便(黏液或脓血部分)或肛拭标本接种 GN 肉汤增菌及再进行分离培养。一般同时接种强弱选择性不同的两个平板。强选择鉴别培养基可用沙门菌、志贺菌选择培养基(SS);弱选择培养基可用麦康凯或中国蓝培养基。培养 18～24 小时后选取可疑菌落进行下列鉴定。

(2)鉴定。①初步鉴定:挑选可疑菌落 3～4 个先用志贺菌属多价诊断血清做试探性玻片凝集试验。将试探性凝集试验阳性的菌落至少接种 2～3 支 KIA 和 MIU,经 35 ℃培养 18～24 小时,凡符合 KIA:K/A、产气/＋、H_2S-,MIU:动力－、吲哚＋/－、脲酶－、氧化酶－,并结合试探性玻片凝集试验阳性结果可鉴定为志贺菌属;②最后鉴定:增加甘露醇(＋/－)、蔗糖

（一／＋）（宋内志贺菌迟缓阳性）、柠檬酸盐（－）、苯丙氨酸脱氨酶（－）、ONPG 及鸟氨酸脱羧酶（－）（宋内志贺菌为阳性）；用志贺菌属的诊断血清做群型鉴定。A 群痢疾志贺菌，甘露醇阴性，10 个血清型。B 群福氏志贺菌，有 6 个血清型和 X、Y2 各变型。C 群鲍特志贺菌，15 个血清型。D 群宋内志贺菌，仅有一个血清型，有光滑型（S）和粗糙型（R）两种菌落。

3.与大肠埃希菌的鉴别

（1）无动力，不发酵乳糖，靛基质阴性，赖氨酸阴性。

（2）发酵糖产酸不产气（福氏志贺菌 6 型、鲍氏志贺菌 13 和 14 型、痢疾志贺菌 3 型除外）。

（3）分解黏液酸，在醋酸盐和枸橼酸盐琼脂上产碱。

4.与类志贺邻单胞菌和伤寒沙门菌的鉴别

可用动力和氧化酶试验加以鉴别，志贺菌均为阴性，而类志贺邻单胞菌为阳性。伤寒沙门菌硫化氢和动力阳性，能与沙门菌属因子血清（O 多价 A-F 群或 Vi）凝集而不与志贺菌属因子血清凝集。

（三）临床意义

致病因素为侵袭力、内毒素及外毒素（志贺菌 A 群／Ⅰ型和Ⅱ型产生志贺毒素，其有细胞毒、肠毒素、神经毒）。可引起人类细菌性痢疾，其中可分急性、慢性两种，小儿易引起急性中毒性痢疾。慢性菌痢可人与人传播，污染水和食物可引起暴发流行。

（四）防治原则

预防的主要措施是防止进食被污染的食品、饮料及水，及早发现及早积极治疗携带者。临床治疗要根据体外药敏试验结果选用抗生素及其他抗痢疾药物，保持水和电解质平衡。对于中毒性菌痢患者应采取综合性治疗措施，如升压、抗休克、抗呼吸衰竭等。

四、沙门菌属

（一）致病性

致病因素有侵袭力、内毒素和肠毒素 3 种。临床上可引起胃肠炎、肠热症、菌血症或败血症等。其中肠热症属法定传染病。

（二）微生物学检查

1.标本采集

根据不同疾病采取不同的标本进行分离与培养。肠热症的第一、二周采血液，第二、三周采粪便与尿液。整个病程中骨髓分离细菌阳性率较高。食物中毒采集食物与粪便。

2.检查方法及鉴定

（1）分离培养。①粪便：一般将粪便或肛拭直接接种于 SS 和麦康凯平板上，用两种培养基的目的是为提高标本的阳性检出率；②血液和骨髓：抽取患者血液 5 mL 或骨髓 0.5 mL，立即接种于含 0.5％胆盐肉汤或葡萄糖肉汤 5 mL 试管中进行增菌，48 小时将培养物移到到血平板和肠道鉴别培养基上，若有细菌生长取菌涂片革兰染色并报告结果，对增菌培养物连续培养 7 天，仍无细菌生长时，则报告阴性；③尿液：取尿液 2～3 mL 经四硫黄酸盐肉汤增菌后，再接种于肠道菌选择培养基或血平板上进行分离培养，亦可将尿液离心沉淀物分离培养。

（2）鉴定：沙门菌属的鉴定与志贺菌属相同，须根据生化反应和血清学鉴定两方面进行。①初步鉴定：如为革兰阴性杆菌时作氧化酶试验，阴性时，挑取可疑菌落分别移种于 KIA 和 MIU 上，并做生化反应。以沙门菌多价诊断血清做玻片凝集试验。凡符合 KIA：K/A、产气＋/－、H_2S＋/－,MIU:动力＋、吲哚－、脲酶＋,氧化酶－,触酶＋,硝酸盐还原＋,以沙门菌多价血清作玻片凝集试验阳性,鉴定为沙门菌属;②最后鉴定:沙门菌血清学鉴定主要借助于沙门菌O抗原多价血清与O、H、Vi抗原的单价因子血清。

（3）血清学诊断。肥达试验:用已知的伤寒沙门菌O、H抗原,副伤寒甲、乙H抗原稀释后与被检血清作定量凝集试验,以检测患者血清中抗体的含量,来判断机体是否受沙门菌感染而导致肠热症并判别沙门菌的种类。

(三)防治原则

加强饮食卫生,防止污染食品及水源经口感染,携带者的积极治疗,皮下注射死菌苗或口服减毒活菌苗是预防沙门菌属细菌传染的几个主要措施。

五、变形杆菌属、普罗威登斯菌属及摩根菌属

变形杆菌属包括四个种,即普通变形杆菌、奇异变形杆菌和产黏变形杆菌和潘氏变形杆菌。普罗威登斯菌属有四个种:产碱普罗威登斯菌、斯氏普罗威登斯菌、雷极普罗威登斯菌和潘氏普罗威登斯菌。摩根菌属只有一个种,即摩根菌。

这三个属的细菌为肠道寄居的正常菌群,在一定条件下能引起各种感染,也是医源性感染的重要条件致病菌。

(一)致病性

1.变形杆菌属

普通变形杆菌和奇异变形杆菌引起尿道、创伤、烧伤的感染。普通变形杆菌还可引起多种感染及食物中毒;奇异变形杆菌还可引起婴幼儿肠炎。产黏变形杆菌尚无引起人类感染的报道。本菌属细菌具O抗原及H抗原,普通变形杆菌OX19、OX2、OXk的菌体抗原与某些立克次体有共同抗原,这就是外-斐(Weil-Felix)反应,是用以诊断某些立克次体病的依据。

2.普罗威登斯菌属

本属菌可引起烧伤、创伤与尿道感染。

3.摩根菌属

本属细菌为医源性感染的重要病原菌之一。

(二)微生物学检验

1.标本采集

根据病情采集尿液、脓汁、伤口分泌物及婴儿粪便等。

2.检验方法及鉴定

（1）直接涂片:尿液、脑脊液、胸腹水等离心沉淀后,取沉淀物涂片;脓液和分泌液可直接涂片,行革兰染色后,观察形态及染色性。

（2）分离培养:将各类标本分别接种于血琼脂平板和麦康凯或伊红亚甲蓝(EMB)琼脂平板,孵育35 ℃ 18～24 小时后挑选菌落。为了抑制变形杆菌属菌的迁徙生长,可于血琼脂中加入苯酚或苯乙醇,使其最终浓度为 1 g/L 和 0.25％,这并不影响其他细菌的分离。变形杆菌属在血琼脂上呈迁徙生长,在肠道菌选择培养基上形成不发酵乳糖菌落,在 SS 琼脂上常为有黑色中心的菌落。

（3）鉴定:接种前述生化培养基,并做氧化酶试验,进行此三个属和属、种鉴定。

六、耶尔森菌属

耶尔森菌属包括 7 个种,其中鼠疫耶尔森菌、假结核耶尔森菌和小肠结肠炎耶尔森菌与人类致病有关。

(一)鼠疫耶尔森菌

1.致病性

鼠疫耶尔森菌俗称鼠疫杆菌,是烈性传染病鼠疫的病原菌。鼠疫是自然疫源性传染病,通过直接接触染疫动物或节肢动物叮咬而感染。临床常见腺鼠疫、败血型鼠疫和肺鼠疫。

2.微生物学检验

(1)标本采集:主要采集血液、痰和淋巴结穿刺液。

(2)检验方法及鉴定:鼠疫耶尔森菌为甲类病原菌,传染性极强,故应严格遵守检验操作规程,要求实验室有隔离设施,防鼠、防蚤和严密的个人防护措施;用过的实验器材及物品随时消毒处理。

直接涂片检查:疑似患者、检材或病死鼠的组织材料必须做显微镜检查。①制片:淋巴结、渗出液、骨髓和痰等可直接涂片,血液做成厚滴片,干燥后用蒸馏水裂解红细胞,脏器组织可行切面切片;②固定及染色:待标本干燥后,用甲醇与 95% 乙醇或 95% 乙醇与乙醚各半之混合固定液固定 10 分钟,待干后染色,一般制片两张,分别用于革兰染色和亚甲蓝染色。

分离培养:鼠疫耶尔森菌学检验中分离培养步骤十分重要,分离培养时未污染标本可直接接种血平板,污染标本则需接种选择性培养基,如龙胆紫亚硫酸钠琼脂。经 28～30 ℃培养 24～48 小时后,挑选菌落进行鉴定。

鉴定:根据菌落特征,细菌形态,尤其是 3% 氯化钠琼脂上生长呈多形性形态和肉汤中呈"钟乳石"状发育,KIA 结果利用葡萄糖,不利用乳糖,不产 H_2S,MIU 均为阴性反应,丙氨酸脱氨酶试验呈阴性反应即可初步鉴定。

为做最后鉴定应补充以下试验方法:①噬菌体裂解试验;②动物试验;③免疫学方法。

(二)小肠结肠炎耶尔森菌

1.致病性

本菌为人畜共患菌,动物感染后多无症状,通过消化道传播引起人类肠道感染性疾病。根据感染后定居部位不同,可分为小肠结肠炎、末端回肠炎、胃肠炎、阑尾炎和肠系膜淋巴结炎。除肠道感染外尚可发生败血症、结节性红斑及关节炎等。

2.微生物学检验

(1)标本采集:标本来自被检者粪便、血液、尿液、食物或脏器组织等。

(2)检验方法及鉴定。①分离培养:粪便标本可直接接种于麦康凯、NyE(耶尔森选择性琼脂)或 SS 琼脂,亦可将标本接种于 5 mL、pH 为 7.4,15 mmol/L 磷酸缓冲液(PBS)中,如为食物标本在研碎后加 10 倍量的上述 PBS,置 4 ℃冰箱,分别于 7 天、14 天、21 天取上述含菌 PBS 0.1 mL接种于肠道菌选择琼脂平板,置25 ℃培养 24～48 小时后,挑选可疑小肠结肠炎耶尔森菌菌落进一步鉴定;②鉴定:根据菌落形态,革兰染色的典型形态特点,氧化酶试验阴性,30 ℃以下培养液暗视野观察,其动力呈翻滚状态,KIA 只利用葡萄糖,MIU 试验 22 ℃动力阳性,37 ℃无动力,脲酶试验阳性,即可做出初步鉴定;③血清学鉴定:用小肠结肠炎耶尔森菌 O 因子血清与待检菌作玻片凝集试验。

七、肠杆菌科的其他菌属

除上述主要对人致病的菌属外,肠杆菌科还包括枸橼酸杆菌属、克雷伯菌属、肠杆菌属、沙雷菌属、哈夫尼亚菌属、爱德华菌属和欧文菌属。前四属在临床感染标本中具有较高的分离率。大多属于条件致病菌。

(一)枸橼酸杆菌属

枸橼酸杆菌属包括弗劳地枸橼酸杆菌、异型枸橼酸杆菌和无丙二酸盐枸橼酸杆菌三个种,这些细菌广泛分布在自然界,属正常菌群成员,凡粪便污染的物品,均可检出枸橼酸杆菌。

1.致病性

本菌为条件致病菌,常在一些慢性疾病如白血病、自身免疫性疾病或医疗插管术后的泌尿道、呼吸道中检出,可引起败血症、脑膜炎、骨髓炎、中耳炎和心内膜炎等。

2.微生物学检验

(1)标本采集:根据病情可取尿液、痰、血液或脓汁等。

(2)检验方法及鉴定:各类标本在血平板分离培养后根据菌落特征,结合涂片染色结果及氧化酶、发酵型证实为肠杆菌科的细菌,再相继做属、种鉴定。

属的鉴定:由于在 KIA 的反应结果与沙门菌属、爱德华菌属相似,故应予以进一步鉴别。β-半乳糖苷酶、赖氨酸脱羧酶和枸橼酸盐利用三个试验枸橼酸杆菌属为＋－＋,沙门菌属为－/＋＋＋,爱德华菌属为－＋－。

种的鉴别:根据产生靛基质、硫化氢、丙二酸盐利用。

(二)克雷伯菌属

本属细菌引起的感染日见增多,其中以肺炎克雷伯菌最为多见。肺炎克雷伯菌分为肺炎克雷伯肺炎亚种、肺炎克雷伯菌臭鼻亚种和肺炎克雷伯菌鼻硬节亚种。

1.致病性

肺炎克雷伯菌肺炎亚种引起婴儿肠炎、肺炎、脑膜炎、腹膜炎、外伤感染、败血症和成人医源性尿道感染。

臭鼻亚种引起臭鼻症,鼻硬节亚种引起鼻腔、咽喉和其他呼吸道的硬节病,催娩克雷伯菌可引起呼吸道和泌尿道感染、创伤感染与败血症等。

2.微生物学检验

(1)标本的采集:肠炎患者采集粪便,败血症者采集血液,其他根据病症分别采集尿液、脓汁、痰、脑脊液、胸腔积液及腹水等。

(2)检验方法及鉴定。①涂片染色。有些标本可直接涂片染色镜检,镜下出现带有荚膜的革兰阴性杆菌。②分离培养。将粪便标本接种于肠道选择鉴别培养基,血液标本先经增菌后接种血平板,经37 ℃培养 16～24 小时,取肠道选择鉴别培养基上乳糖发酵的黏性菌落或血琼脂上灰白色大而黏的菌落进行涂片,染色镜检;如有荚膜的革兰阴性菌,氧化酶阴性反应,则移种 KIA、MIU、葡萄糖蛋白胨水和枸橼酸盐培养基初步鉴定。③鉴定。初步鉴定,根据 KIA、MIU,结合甲基红试验、V-P 试验、枸橼酸盐利用及氧化酶结果进行初步鉴定;最后鉴定,属的鉴定:关键是克雷伯菌属动力和鸟氨酸脱羧酶均为阴性反应,种的鉴定:肺炎克雷伯菌吲哚阴性和不能在10 ℃生长,而催娩克雷伯菌吲哚阳性,能在10 ℃生长,不能在 25 ℃生长。④亚种鉴别。肺炎克雷伯菌三个亚种的鉴别关键是 IMViC 试验;肺炎亚种的结果为－－＋＋;臭鼻亚种为－＋－;鼻硬节亚种为－＋－－；臭鼻和鼻硬节克雷伯菌亚种也可用丙二酸盐利用加以区分,前者阴性,后者阳性。

(三)肠杆菌属

肠杆菌属包括阴沟肠杆菌、产气肠杆菌、聚团肠杆菌、日勾维肠杆菌、坂崎肠杆菌、中间型肠杆菌及河生肠杆菌七个种。

1.致病性

本菌属广泛分布于自然界,在土壤、水和日常食品中常见。阴沟、产气、聚团、日勾维等肠杆菌常导致条件致病,引起呼吸道、泌尿生殖道感染,亦可引起菌血症,引起新生儿脑膜炎。

2.微生物学检验

(1)标本采集:根据临床病症可采集血液、尿液、脓汁、脑脊液及其他材料。

(2)检验方法及鉴定。①与大肠埃希菌的鉴别和肠杆菌的属、种鉴定:主要根据 IMViC 反应结果,肠杆菌属多为－－＋＋,而大肠埃希菌是＋＋－－;肠杆菌属的属、种鉴定参照前述生化反应。②与肺炎克雷伯菌的鉴别:产气肠杆菌、阴沟肠杆菌和肺炎克雷伯菌的 IMViC 结果均为－－＋＋,区别是前两者动力阳性,后者动力阴性。

(四)沙雷菌属

沙雷菌属包括黏质沙雷菌、液化沙雷菌、深红沙雷菌、普城沙雷菌、臭味沙雷菌及无花果沙雷菌。本属菌广泛分布于自然界,是水和土壤中常居菌群,也是重要的条件致病菌。

1.致病性

黏质沙雷菌可导致呼吸道与泌尿道感染。液化沙雷菌存在于植物和啮齿类动物的消化道中,是人的条件致病菌,主要引起呼吸道感染。

2.微生物学检验

血液、尿液、痰、脓液等标本的检验程序和方法可参照克雷伯菌。沙雷菌与其他菌属细菌的根本区别是沙雷菌具 DNA 酶和葡萄糖酸盐阳性。

(五)哈夫尼亚菌属、爱德华菌属及少见的肠杆菌科菌属

1.哈夫尼亚菌属

(1)致病性:蜂房哈夫尼亚菌存在于人和动物粪便中,河水和土壤亦有分布,是人类的条件致病菌,偶可致泌尿道、呼吸道感染、小儿化脓性脑膜炎与败血症。

(2)微生物检验:应注意与肠杆菌属及沙雷菌属的区别。哈夫尼亚菌不利用枸橼酸盐,不水解明胶,无 DNA 酶,并能够被哈夫尼亚噬菌体裂解,赖氨酸脱羧酶阳性。

2.爱德华菌属

致病性:多数菌种存在于自然环境中,淡水亦有分布,是鱼类的致病菌,也是人类的一种罕见的条件致病菌。迟缓爱德华菌可导致肠道外感染,作为腹泻病原菌尚未确定。

(于潇榕)

第五章

真 菌 检 验

第一节　皮肤癣菌检验

一、分类

皮肤癣菌是一类嗜角质的丝状真菌,具有无性期和有性期两种形态。大多数从环境和人体分离到的菌株处于无性期。按菌落特征及大分生孢子的形态将皮肤癣菌分为 3 个属,即毛癣菌属、小孢子菌属及表皮癣菌属。有性期属于裸囊菌科、节皮菌属。

(一)毛癣菌属

约有 20 种,其中约 8 个种存在有性期,约 14 个种能感染人和动物。常侵犯皮肤、毛发和甲板。该属大分生孢子狭长,呈棍棒状或腊肠状,壁光滑,分隔多,头较钝。

(二)小孢子菌属

约有 18 个种,其中 9 个种存在有性期,约 13 个种可感染人或动物。可侵犯皮肤和毛发,一般不侵犯甲板,侵犯毛发主要引起发外感染,在发外产生大量孢子,呈镶嵌状或链状排列。该属大分生孢子较多,呈纺锤形或梭形,壁粗糙,壁厚,分隔多。

(三)表皮癣菌属

絮状表皮癣菌是主要的致病种。主要侵犯人的皮肤和甲板,不侵犯毛发。大分生孢子呈杵状或梨形,芭蕉样群生、末端钝圆、分隔少,有厚壁孢子,无小分生孢子。

二、致病性

从生态学角度根据其来源及寄生宿主的不同,皮肤癣菌可分为亲人性、亲动物性和亲土性三类。引起人类皮肤癣菌病主要由亲人性皮肤癣菌引起,后两类偶可感染人类。

亲土性和亲动物性皮肤癣菌感染可以产生炎症性皮损,进展迅速,伴有疼痛和瘙痒。人群之间也可以相互传播。在临床上一般根据感染部位来命名皮肤癣菌病,如头癣、甲癣、手足癣等。通常,小孢子菌不侵犯甲板,表皮癣菌不侵犯毛发。

皮肤癣菌通常引起毛发、皮肤和甲板的感染,临床称为皮肤癣菌病或癣。临床疾病一般按照皮肤癣菌侵犯身体的不同部位而命名,如皮肤癣菌感染头皮及毛发称头癣;感染面部胡须区皮肤、须毛或儿童的眉毛称须癣;感染平滑皮肤称体癣;股癣是发生于腹股沟、会阴部和肛门周围的皮肤癣菌感染,是体癣的特殊类型;发生在手掌和指间的感染称手癣;发生在足跖部及趾间的感染称足癣;由皮肤癣菌引起的甲板和甲床感染称甲癣。

三、标本采集

(一)甲标本

采集标本前常规消毒病甲,以减少培养时的细菌污染,提高阳性率。采用钝刀从甲的变色、萎缩或变脆部位、健甲与病甲的交界处取材,取材标本量要足且有一定深度。建议取材后立刻进行真菌镜检及培养,应尽量剪碎后接种。对于甲沟炎患者,应用75%乙醇清洁局部后采用棉拭子蘸取损害分泌物,每位患者至少应取两个拭子,放入无菌试管中以备镜检和培养。

(二)皮屑标本

采集标本前常规消毒取材区域。钝刀从损害边缘向外刮取或用剪刀剪去疱顶。如果鳞屑量较少或婴幼儿患者,可采用粘着透明胶带或粘着皮肤采样送检,将透明胶带粘着面紧压于损害之上,然后剥下,将粘着面向下贴在透明载玻片上送检。皮屑标本建议取材后立刻进行真菌镜检及培养。

(三)毛发标本

选择适当的毛发,应检测那些无光泽毛发或断发以及在毛囊口附近折断的毛发。用灭菌镊子将毛发从头皮拔除。不应去掉毛根部。如果怀疑头皮隐性感染,可用塑料梳子刷头皮后将其压在琼脂表面进行培养。毛发标本建议取材后立刻进行真菌镜检及培养。

四、实验室检查

(一)染色镜检

皮屑标本用10%KOH液、甲屑用20%KOH液处理后制成涂片;病发置载玻片上,加10% KOH微加温使角质溶解。直接镜检或棉蓝染色后镜检。检查时应遮去强光,先在低倍镜下检查有无菌丝和孢子,然后用高倍镜观察孢子和菌丝的形态、特征、位置、大小和排列等。

皮肤癣菌感染在皮屑、甲屑镜检时可见有隔菌丝或成串孢子,病发可见发内孢子或发外孢子。

(二)分离培养

皮肤癣菌呈丝状型菌落,呈绒毛状、棉毛状、粉末状等,表面光滑、折叠、沟回状;颜色为白、淡黄、棕黄、红色或紫色。在光镜下可见有隔、分支、无色的菌丝,菌丝旁有小分生孢子侧生,多散在,呈半球形、梨形或棒状;不同属大分生孢子有特征,是鉴定的重要依据。菌落观察在25℃ SDA培养基上描述其生长速度,即在25℃培养7天测量菌落直径。①非常快速生长:直径≥9 cm;②快速生长:直径为3~9 cm;③中等速度:直径为1~3 cm;④缓慢速度:直径为0.5~1.0 cm;⑤非常慢速度:直径≤0.5 cm。

毛癣菌属生长速度属于慢到中等,质地光滑到毛状,表面呈白色、黄色、米黄色或红紫色,背面呈苍白色、黄色、褐色或红褐色。镜下见菌丝分隔、透明,分生孢子梗与营养菌丝无区别,小分生孢子呈单细胞、圆形、梨形或棒形,孤立或像葡萄状群生。大分生孢子呈多细胞、圆柱状、棒状或香烟形,壁光滑。有时存在关节型孢子和厚膜孢子。

小孢子菌属生长速度属于慢到快,质地光滑、毛状或羊毛状。表面颜色呈白色、米黄色、黄棕色、黄色或锈色,背面呈苍白色、黄色、红色、褐色或红褐色。镜下可见分隔菌丝,分生孢子梗几乎没有或与营养菌丝无法区别。小分生孢子单细胞,卵圆形到棒形,孤立。大分生孢子梭形,壁薄或厚,有棘状突起,孤立,含 2～25 个细胞。

表皮癣菌生长缓慢,质地膜状变成毡状到粉状,表面呈黄色到土黄色,背面呈羚羊皮色到褐色,中心有不规则皱襞或脑回状沟。转种后容易发生绒毛状变异。镜下见大分生孢子丰富,呈棒形、顶端钝圆、壁薄、光滑、孤立或成群,形成在菌丝侧壁或顶端,2～3 个一组。无小分生孢子。在成熟菌落中形成大量厚壁孢子。

(三)微生物鉴定

将病变处标本接种于沙氏琼脂培养基上,25～30 ℃培养,选取生长 7～14 天的菌落,按照流程进行鉴定。

皮肤癣菌的鉴定主要根据菌落的形态及镜下结构,尤其是大分生孢子的特征,必要时辅以相应的鉴定试验。但皮肤癣菌在接种传代和保藏过程中极易发生变异,甚至有些初代培养的菌株就已发生了变异。另外,有时虽然为同一个种,但不同菌落的形态相差较大。这样给临床菌株的鉴定带来很大影响。

传统的皮肤癣菌鉴定方法:①DTM 选择性培养基,用于皮肤癣菌筛选,绝大多数皮肤癣菌能使 DTM 培养基 1 周内由黄变红,与其他真菌相反;②根据大分生孢子的特征将皮肤癣菌的三个属分开;③根据菌落的大体特征及镜下特征进一步区分到种。另外还有一些补充试验,如米饭培养基试验、毛发穿孔试验、尿素酶试验、玉米吐温琼脂培养基试验、毛癣菌琼脂 1～7 号、BCP-MSG 培养基生长情况及有性型检测的交配试验等。Wood 灯(ultraviolet light,UV 光)对于皮肤癣菌病的鉴别诊断是有益的。皮肤癣菌感染的毛发在 UV 光下可产生荧光,其可用来选择病发镜检或培养。对于临床可疑皮肤癣菌感染的标本,可以接种在含有或不含有放线菌酮(0.5 g/L)的培养基上。在确认阴性结果之前,培养应连续进行 3 周。

(四)药敏试验

CLSI 的 M38-A3 丝状菌药物敏感性检测方案中专门规定了对皮肤癣菌的药物敏感性检测要求,可以作为临床药敏试验的检测方法。但其折点仍未确定。由于皮肤癣菌发生获得性耐药的报道还十分有限,因此临床实验室并不常规推荐对其进行药物敏感性检测,只是当疗效欠佳时才考虑实施。

五、检验结果的解释和应用

临床标本分离到皮肤癣菌一般认为是致病性的,但极少数情况下也存在定植情况,如头癣患者的密切接触者中可以出现头皮及毛发皮肤癣菌分离阳性,但不出现任何临床症状,这种情况应考虑存在潜伏感染,予以治疗。

皮肤癣菌一般不引起血源性感染,但在免疫受损患者可以侵犯真皮和皮下组织,引起肉芽肿性损害,此时深部组织中可以分离出皮肤癣菌。

皮肤癣菌对外用抗真菌药物均敏感,包括咪唑类药物如克霉唑、咪康唑、酮康唑、益康唑、联苯苄唑、异康唑、舍他康唑、卢力康唑;丙烯胺类药物如萘替芬、特比萘芬和布替萘芬;硫代氨基甲酸酯类药物如利拉萘酯;吗啉类药物如阿莫罗芬;其他如环吡酮胺。皮肤癣菌对系统抗真菌药物如氟康唑、伊曲康唑、特比萘芬均敏感。

(张亚茹)

第二节 接合菌检验

一、分类

接合菌种类复杂,其分类及命名也在不断变化。接合菌属于接合菌门、接合菌纲,其下分为毛霉目和虫霉目。近年来,接合菌的命名和分类有了新的进展。在毛霉目已知的 16 科中,有 8 科的 12 属中的 24 种具有致病性;虫霉目分为 2 科 2 属,其中新月霉科耳霉属包括冠状耳霉,蛙粪霉科蛙粪霉属包括林蛙粪霉。

二、致病性

(一)分布与定植

大部分接合菌为世界性分布,可以利用多种物质作为营养源。致病性接合菌均可以在 37 ℃生长,有些接合菌的最高生长温度可以达到 50 ℃。在自然界中可从腐败的水果、蔬菜、食物、土壤和动物的粪便中分离到毛霉目的许多菌种。其中最常见的是根霉属真菌,其孢子囊在空气中广泛分布,可以释放大量孢子,是临床上最常见的病原性接合菌。人类感染主要是通过吸入接合菌孢子所致,鼻窦和肺部是最常受累的部位。空气中大量的孢子也很容易造成环境的污染。空调系统的污染可以造成鼻窦和肺部接合菌病的发生。此外,静脉输液受到污染可以导致播散性感染,纱布和静脉插管的污染可以导致皮肤感染。接合菌不会在人与人之间传播。毛霉目真菌大多数为腐生菌,广泛分布于土壤、动物粪便及其他腐败的有机物上,少数寄生于其他真菌上,极少数寄生于高等植物上,引起植物病害,也能引起人类的接合菌病。虫霉目致病菌在热带及亚热带分布较广,因而其感染在非洲、中南美、印度、东南亚等地的发病率相对较高。

(二)致病性

毛霉病通常由吸入孢子而发病,可导致变态反应,或引起肺部或鼻窦的感染。如果因创伤而接种真菌,可导致角膜、耳、皮肤或皮下组织的感染。若食用被真菌污染的食物,可导致胃肠道的感染。当真菌进入血管,可致管腔闭塞。原发感染可经血行或神经干播散至其他器官,尤其中枢神经系统。免疫功能低下者易感染毛霉病,如糖尿病、HIV 感染、应用大剂量糖皮质激素、血白细胞减少、白血病、营养不良的患者。此外,静脉药物滥用、医用外科材料受污染等也可引起。蛙粪霉病主要好发于儿童和青春期,据报告,半数以上的病例发生于 10 岁以下的儿童,成人病例少见。耳霉病主要见于成年男性,女性及儿童少见。推测虫霉病的传播途径可能是通过微小外伤和昆虫叮咬。

三、实验室检查

(一)标本采集

毛霉目真菌病通常进展快、诊断困难,及时获得临床标本并检测,对于毛霉目真菌病的检测至关重要。从可能感染部位取材,分泌物或者支气管冲洗物离心后沉渣直接采用 10%KOH 溶液涂片并进行真菌培养。组织病理标本或无菌部位获得的标本更有意义。获取标本后及时送真菌实验室,标本不能冷冻。毛霉病患者一般不会出现血培养阳性,血培养阳性无明确临床意义。

(二)染色镜检

显微镜下可以见到菌丝粗大(7~15 μm)、透明,无分隔或者分隔少,壁薄易折叠,分支呈直角。有时看到菌丝的横断面,表现为圆形肿胀细胞样。镜检阳性有诊断意义,镜检阴性,不能除外诊断。

(三)分离培养

1.毛霉目

毛霉目真菌可在许多真菌培养基上快速生长,PDA 及改良的 SDA 培养基是适合的培养基(放线菌酮可抑制其生长,故其培养基不加放线菌酮),25~30 ℃培养 2~4 天后可见典型的絮状而致密的菌落,迅速铺满整个培养皿或试管,形成丰富的气生菌丝体。根据菌种、生长时间不同菌落颜色可呈白色、黄色、灰色外观。显微镜下可有假根、囊托及匍匐菌丝,菌丝粗大、无隔,孢子梗发自菌丝或假根结节,孢子梗顶端可有孢子囊(直径为 50~300 μm)。

2.虫霉目

菌落通常呈波浪状或粉末状,呈放射状条纹,菌落颜色由奶油色变成灰色。其特征是存在初生孢子和次生孢子,在成熟期喷射状释放。

耳霉的菌落透明,呈放射状条纹,最初为波浪样外观,后逐渐变成粉末状,培养皿盖上常覆盖有由无性孢子释放的次级分生孢子,老的培养基可见到绒毛状分生孢子。初生孢子为圆形(40 μm),有明显的乳突。

蛙粪霉在 25~37 ℃生长迅速,培养 2~3 天开始生长,初为白色蜡样菌落,呈放射状条纹,颜色逐渐加深,2~3 周后可形成灰黄色甚至灰黑色,表面可有一层绒毛样菌丝。培养 7~10 天显微镜下可见宽大的无隔菌丝可裂解形成多个独立的单核菌丝体。有性型通过配囊结合形成接合孢子。接合孢子呈厚壁状,遗留鸟嘴样附属物(来自配囊配子)。初生孢子呈圆形,由原始分生孢子肿胀顶端处释放。次生孢子呈梨形,由孢子梗直接释放产生。

(四)微生物鉴定

KOH 制片直接镜检可见直角分支的宽大(6~25 μm)、透明、无分隔或极少分隔的菌丝。

对毛霉目真菌进行鉴定需要根据:①菌落形态;②最高生长温度;③显微镜下观察有无囊托、假根、匍匐菌丝;④孢子囊、孢囊孢子的形态等。常需要分子生物学进一步鉴定至种的水平。

1.毛霉目

(1)毛霉属:菌落生长迅速,颜色由白色变黄色,最终可发灰色。最高生长温度为 32~42 ℃。显微镜下孢子梗发自气生菌丝,分支较少,呈透明状;无假根及匍匐菌丝;孢子囊呈球形,黄色至棕色;囊轴呈圆形,扁平或椭圆形;无囊托;孢囊孢子呈扁球形稍长,壁光滑。

(2)根霉属:50~55 ℃可生长;30 ℃可迅速生长,初为白色,后渐变成棕色或灰色。背面呈白色,菌落黏性。显微镜下孢子梗发自假根,单个或成簇,未分支,呈深棕色;有假根及匍匐菌丝;孢子囊球形,呈灰黑色;囊轴扁球形稍长,呈棕色;有囊托但短;孢囊孢子呈扁球形,伴棱角。

(3)根毛霉属:耐热,50~55 ℃可生长。显微镜下孢子梗壁光滑发自匍匐菌丝,散在或成群分支,呈棕色;有假根及匍匐菌丝,假根壁薄;孢子囊圆形,呈灰棕色至棕黑色;囊轴圆形至梨形,呈灰棕色;无囊托;孢囊孢子呈球形,透明。

(4)囊托霉属:菌落生长迅速,由白色变成灰色外观,42 ℃生长良好。显微镜下孢子梗不分支,孢子囊呈梨形,囊托花瓶状或钟状,囊轴半圆形,孢囊孢子光滑呈圆柱形。

(5)横梗霉属:菌落呈白色、羊毛状,逐渐变成灰色,最高生长温度为46～52 ℃。显微镜下孢子梗发自匍匐菌丝,散在或成群,分支,呈苍白色、灰色;有假根及匍匐枝但不明显;孢子囊圆形至梨形,呈苍白色、灰色;囊轴半圆形或圆顶型伴尖端突起;有囊托,呈明显圆锥形;孢囊孢子圆形至椭圆形,壁光滑。

(6)克银汉霉属:菌落由白色变成深灰色,最适生长温度为45 ℃。显微镜下孢子梗顶端发出分支,末端膨大成顶囊,其上有许多小梗,单孢子的小型孢子囊即形成在小梗上。

2.虫霉目

虫霉目真菌主要有以下两个致病菌种。

(1)冠状耳霉:在PDA培养基上培养,菌落呈扩散性生长,很快可以见到放射性射出的次级菌落。显微镜下观察可见菌丝直径为6～15 μm。分生孢子梗高为60～90 μm,顶端轻微变细。初级孢子直径大约为40 μm,有明显乳头状基底,培养时间延长会出现茸毛样附属物(绒毛孢子)。孢子可以喷射释放,在初级菌落周围形成次级菌落。

(2)蛙粪霉:在PDA培养基上培养,菌落呈腊样,无气生菌丝。菌落中心呈脑回样,周边有放射性深在裂隙。

显微镜下观察可见初级分生孢子梗短,末端肿胀。初级孢子球形,喷射释放形成乳头状结构。次级孢子梨形。孢子可见球形的突出物。

(五)药敏试验

可采用CLSI的M38-A3丝状菌药物敏感性检测方案,检测产孢接合菌的体外药物敏感性。绝大多数毛霉菌对抗真菌药物不够敏感,而且其折点也未确定。大多数抗真菌药物对毛霉目真菌的敏感性较一致,但是存在一定的种属差异性。

四、检验结果的解释和应用

(一)真菌培养结果解释和应用

接合菌为条件致病菌,自然界分布广泛,某些菌可以是实验室污染菌。因此对接合菌分离结果需要慎重解释。一般认为从血液、穿刺液、脓液和肺组织中分离出的接合菌是感染菌,而从痰液中分离出的接合菌则应结合直接镜检进行考虑,涂片细胞学检查为合格的痰标本,且在初始分离培养基上呈优势生长,可认为是有意义的感染菌。

(二)药敏试验结果解释和应用

两性霉素B是治疗毛霉目真菌最有效的抗真菌药物,但体外药敏试验及动物实验提示小克银汉霉对两性霉素B的敏感性较差。

同一类药物对接合菌的MIC也存在多样性。新一代唑类药物中,伏立康唑对毛霉目真菌活性差。毛霉病暴发感染可能与其应用伏立康唑有关。泊沙康唑对毛霉目真菌有抗菌活性。多项体外药敏研究和动物模型均显示泊沙康唑对大多数毛霉目真菌有较低的MIC值。

棘白菌素类药物体外药敏显示对毛霉目真菌的抗菌能力差,且体内试验亦表明当其单独用药时抗菌活性不明显。但最近有研究证明与两性霉素B联合时有潜在的临床应用价值。

目前关于虫霉目真菌体外药敏的资料比较匮乏。虽然碘化钾体外药敏对这些真菌显示无活性,但体内却显示有一定的作用。两性霉素B对虫霉目真菌MIC值较高。伊曲康唑和酮康唑具有较好的体外抗菌活性。除此之外,蛙粪霉较之耳霉对各种抗真菌药更为敏感。

(张亚茹)

第三节 曲霉检验

一、分类

曲霉是一类丝状真菌,自然界中广泛存在。常可以在泥土、植物腐物、空气中等处分离到。曲霉属的有性阶段属于子囊菌门、不整子囊菌纲、散囊菌目、散囊菌科、散囊菌属、裸孢壳属和萨托菌属;其有性期仅发现于部分曲霉。无性阶段属丝孢纲、丝孢目、从梗孢科。目前已知的曲霉属包括185个种。约有20种可引起人类机会性感染。其中烟曲霉是最常见的致病曲霉,其次是黄曲霉和黑曲霉。棒曲霉、灰绿曲霉、构巢曲霉、米曲霉、土曲霉、焦曲霉、杂色曲霉虽然也有报道引起人类致病,但发生率低。

国际曲霉分类专家在对烟曲霉及相关菌种的种系发生研究中更新了其分类和鉴定,并增加了一些新的菌种。为了应对临床实验室鉴定的局限性,提出了"烟曲霉复合体""黄曲霉复合体"和"土曲霉复合体"的概念。

二、致病性

曲霉在自然环境中分布广泛,呈世界范围的分布。在土壤、水、食物和其他自然环境中均能分离到曲霉,而且干燥的曲霉孢子很容易通过空气、昆虫或者鸟类播散。部分曲霉能够产生真菌毒素,人和动物食入后对身体有害。

曲霉引起的人类疾病可分为机会性感染、变态反应性曲霉病及曲霉毒素中毒。免疫受损是曲霉机会性感染的最常见原因。感染可以表现为局限性的曲霉球到严重的侵袭性感染。后者的发生主要与曲霉和宿主之间存在的免疫反应状态相关,与侵袭性曲霉病发病相关的主要危险因素有:中性粒细胞及巨噬细胞数量减少(>3周)或功能异常(慢性肉芽肿病);骨髓造血干细胞及实体器官移植、肿瘤放化学治疗(简称化疗)、慢性阻塞性肺病、ICU 机械通气以及长期使用糖皮质激素、细胞毒药物等免疫功能受损的患者。随着对烟曲霉等致病性曲霉基因组学和蛋白质组学研究的进展,对曲霉致病和耐药相关的一些基因有了进一步了解。同时从宿主角度对于曲霉感染免疫的研究也使其发病机制更加明了。

三、实验室检查

(一)标本采集

采取痰液、支气管灌洗液和其他下呼吸道标本进行真菌镜检和培养,单纯培养阳性也有可能属于定植微生物或者污染。无菌组织中培养阳性是最可靠的曲霉病确诊证据,如手术或活检获得的肺组织。鼻窦组织、其他组织活检标本、皮肤活检标本、心脏瓣膜以及合适的眼部标本都能培养出曲霉菌。尽管有些患者会罹患曲霉心内膜炎,但是曲霉感染的血培养通常是阴性的。

(二)染色镜检

KOH 制片能够快速地观察到菌丝成分以及曲霉菌丝形态学特征。还可通过荧光染色进行观察。典型的曲霉菌丝是透明45°分支分隔的菌丝,直径为 3~6 μm,有平行光滑的细胞壁,有时能见到分隔。侵袭性曲霉病中菌丝在组织中增殖明显,通常呈放射性或平行生长。在肺部空洞定植的曲霉菌丝呈紊乱团块状排列。在慢性感染中,菌丝呈非典型样,明显增粗,直径约为 $12~\mu m$,有时见不到清晰的隔膜。在肺部或者耳道中镜检看到分生孢子头或子囊对于诊断很有意义。

(三)分离培养

在沙氏培养基中,曲霉主要产生无性形态。在标准的察氏培养基、高糖察氏培养基(含 20%~30% 葡萄糖)或 2% 麦芽浸膏培养基上都能够进行菌落和显微特征的观察。一般标准的观察时间为培养 7 天后,如果是观察有性期,则需要更长的时间。有的菌株是嗜高渗的,因此在低浓度的含糖培养基中不易生长。在 25 ℃和 37 ℃培养 7 天后,观察菌落的直径、培养基背面的颜色、质地、光泽度、液滴的渗出和色素的扩散。

(四)微生物鉴定

曲霉生长速度、菌落形态和温度耐受实验等在鉴定菌种方面有重要意义。常用的培养基为察氏琼脂或麦芽浸汁琼脂;耐高渗透压的菌种可用含 20% 或 40% 蔗糖的培养基。一般培养温度为 (27 ± 1) ℃,耐高温的菌种可 37 ℃或 45 ℃。培养时间为 7~14 天,部分可延长,肉眼及在低倍镜下观察菌落。曲霉的鉴定主要是依靠形态学特征,通常以菌落形态和分生孢子头的颜色进行群的划分,然后以分生孢子的形态和颜色、产孢结构的数目、顶囊形态以及有性孢子的形态进行种的鉴定。

1.曲霉的菌落形态

(1)除构巢曲霉和灰绿曲霉外,曲霉属其他种生长速度较快,在察氏琼脂培养基上 25 ℃培养 7 天后,构巢曲霉和灰绿曲霉的直径为 0.5~1.0 cm,而其他曲霉直径能达到 1~9 cm。

(2)曲霉菌落呈绒毛状或粉状,不同菌种表面颜色不同,大多数曲霉的培养基背面无色或淡黄色,但构巢曲霉培养基背面可以呈紫红色、橄榄色,杂色曲霉背面则可呈橘黄色、紫红色。

(3)烟曲霉耐高温,40 ℃的温度中生长良好,曲霉属中只有烟曲霉有此特性,烟曲霉在 20~50 ℃均可生长,鉴于目前烟曲霉分子分类正在变化中,临床实验室对于分离到的形态学特征与烟曲霉相近似的菌株建议统一报告为"烟曲霉复合体",具体菌种应通过温度试验、药物敏感性试验及基因测序结果来进一步鉴定。

2.曲霉的显微镜下特征

曲霉属的每个种有共同的形态特征,每个菌种又有其特殊形态特征。

(1)曲霉的基本形态特征:菌丝透明有分隔;曲霉无性期的产孢结构由分生孢子梗、顶囊、瓶梗等组成;分生孢子梗从足细胞产生,分生孢子梗的顶端是顶囊,顶囊是曲霉属特征性的结构;分生孢子梗的形态和颜色因菌种不同而不同,顶囊的上面呈放射状覆盖着一层花瓶样的柱形细胞,称瓶梗,瓶梗上面产生分生孢子链;有些曲霉的顶囊上覆盖有两层瓶梗细胞,其中直接覆盖在顶囊上的瓶梗细胞称梗基,梗基上面的瓶梗细胞产生分生孢子。

(2)曲霉的特殊结构:主要包括闭囊壳、壳细胞、粉孢子、菌核,这些特征对于鉴定某些曲霉很有意义;闭囊壳破裂后,子囊释放出来,闭囊壳在某些曲霉的有性期产生;壳细胞是一种大的无增殖能力的细胞,与某些曲霉有性期有关;粉孢子是通过裂解其支持细胞产生的一类孢子,其基底常缩短并带有残余的溶解细胞,这些残余物在基底形成环形结构。

(五)药敏试验

曲霉属于产孢丝状真菌,其体外药敏试验方法比较成熟,可采用 CLSI 的 M38-A3 丝状菌药勿敏感性检测方案或 E 试验。与所有丝状真菌相似,曲霉菌对抗真菌药物的折点尚未确定。但至少不同种的曲霉菌对不同抗真菌药物敏感性存在差异。

四、检验结果的解释和应用

(一)真菌培养结果解释和应用

曲霉菌为条件致病菌,自然界分布广泛,某些菌可以是实验室污染菌。因此曲霉菌分离结果需要慎重解释。结合镜检结果判断培养得到的曲霉是否具有临床意义,一般来说以下几种形式认为具有临床意义。

(1)无菌部位或下呼吸道临床标本中发现菌丝。

(2)单一标本中为优势菌或者多次标本分离得到同一菌株。

(3)组织中发现菌丝。

当怀疑肺部真菌感染的时候,最好连续培养三次痰标本。对于从血液中分离出的曲霉菌,一般认为是污染菌,而从痰液中分离出的曲霉菌则应结合直接镜检结果进行考虑,涂片细胞学检查为合格的痰标本,且在初始分离培养基上呈优势生长,可以作为临床诊断的依据。

(二)药敏试验结果解释和应用

曲霉对两性霉素 B、伊曲康唑、伏立康唑、泊沙康唑、特比萘芬、棘白菌素类药物(包括卡泊芬净、米卡芬净和阿尼芬净)敏感。美国感染病学会制定的曲霉病治疗指南中,伏立康唑为首选药物,棘白菌素类药物也可以用于侵袭性曲霉病的治疗。两性霉素 B 和卡泊芬净或伏立康唑和卡泊芬净有联合抗曲霉及其生物膜的作用。近年来有烟曲霉对唑类药物耐药乃至交叉耐药的报道,如耐伊曲康唑的烟曲霉报道增多,而且出现多药物耐药的烟曲霉临床分离株。提示有必要对长期用药者进行药物敏感性的监测。对两性霉素 B 耐药的黄曲霉临床分离株也有报道。土曲霉对两性霉素 B 天然耐药。构巢曲霉对两性霉素 B 也常常耐药。

(张亚茹)

第四节　酵母样真菌检验

一、念珠菌属

(一)分类

念珠菌属于半知菌亚门、芽孢菌纲、隐球酵母目、隐球酵母科。本属菌有 81 个种,其中 11 种对人致病,如白念珠菌、热带念珠菌、克柔念珠菌、光滑念珠菌、近平滑念珠菌、葡萄牙念珠菌、都柏林念珠菌等。

(二)生物学特性

白念珠菌呈圆形或卵圆形,直径为 $3\sim6~\mu m$,革兰染色阳性,但着色不均匀。以出芽方式繁殖,形成的芽生孢子可伸长成芽管,不与母细胞脱离而发育成假菌丝。在病灶中常见长短不一、不分枝的假菌丝。白念珠菌在普通琼脂、血琼脂和沙保弱(sabouraud agar,SDA)培养基生长均良好。需氧,29 ℃或 35 ℃培养2～3 天即可形成表面光滑、灰白色或奶油色的典型酵母样菌落。

在玉米-吐温 80 培养基上可形成假菌丝和厚膜孢子。白念珠菌在含有 0.05％氯化三苯基四氮唑 (triphenyltetra zolium chloride,TZC)的培养基上,29 ℃培养 48 小时,培养基不变色,而其他念珠菌可使培养基变为红色,热带念珠菌最为明显,呈深红色或紫色。将白念珠菌置于动物或人血清中,37 ℃孵育 1～3 小时,白念珠菌可由孢子长出短小的芽管。因其他念珠菌一般不形成芽管,故常以此试验与之鉴别。热带念珠菌菌体卵圆形,可见芽生孢子及假菌丝,菌丝上芽生孢子可产生分支或呈短链状。在 SDA 培养基上形成米色或灰色的酵母样菌落,有时表面有皱褶。克柔念珠菌在 SDA 培养基上生长 48～72 小时后呈柔软、灰黄色,在 CHROMagar 显色培养基上菌落呈粉红色或淡紫色。光滑念珠菌在 SDA 培养基上培养 48～72 小时形成奶油色乳酪样菌落,在 CHROMagar 显色培养基上形成较大、紫红色菌落形态。

(三)致病性

念珠菌几乎可以引起人体任何器官或系统感染,分为浅部和深部感染。白念珠菌是临床常见的致病念珠菌,但是近几年非白念珠菌如近平滑念珠菌、热带念珠菌、光滑念珠菌等引起的感染逐渐增多。

白念珠菌最重要的毒力因素就是对机体上皮细胞的黏附和随后形成的假菌丝以及产生的胞外蛋白酶。可侵犯人体许多部位如皮肤、黏膜、肠道、肺、肾、脑等,严重时可引起全身感染。常见白念珠菌感染:①皮肤念珠菌病,好发于皮肤潮湿、皱褶处;②黏膜念珠菌病,以鹅口疮、口角炎、外阴及阴道炎最多见;③内脏念珠菌病,热带念珠菌可引起皮肤、黏膜和内脏念珠菌病。近平滑念珠菌容易在静脉插管、肠外营养液等中定植,引起导管相关性感染、全身性感染等。

(四)实验室检查

1.标本采集

采集分泌物、尿液、血液或脑脊液等标本。

2.显微镜检查

取标本直接涂片、革兰染色,镜下可见革兰染色阳性、着色不均匀的圆形或卵圆形体以及芽生孢子和假菌丝,是念珠菌感染诊断的重要证据。

3.分离培养

将标本接种在 SDA 上,29 ℃或 35 ℃培养 1～4 天后,培养基表面可出现酵母样菌落。

4.鉴定

念珠菌的共同特征是:芽生孢子、假菌丝和酵母样菌落。鉴定白念珠菌除必须具备以上特征外还应有:体外血清中形成芽管,玉米培养中产生厚膜孢子,在含 TZC 的培养基中生长不使培养基变色。另外,根据念珠菌对糖类的发酵和同化能力的不同可以进行种间鉴别。目前临床用商品化的显色培养基如科玛嘉念珠菌显色培养基可快速鉴定白念珠菌和其他念珠菌。将念珠菌接种于显色培养基上,30 ℃培养 48～72 小时后根据菌落颜色即可鉴别。

5.血清学检测

用特异性抗体血清或单克隆抗体进行玻片凝集试验可以鉴别念珠菌。目前已有成品试剂盒如白念珠菌 IgM、IgG 抗体检测试剂盒(ELISA 法)。

6.核酸检测

通过 PCR 扩增念珠菌特异性 DNA 片段后以分子探针检测,具有良好的敏感性和特异性。

7.生化反应鉴定

目前有试剂盒如 API 20C 可以通过生化反应进行酵母菌的鉴定,能够鉴定常见的酵母菌。

另外,目前有自动化鉴定卡 Vitek YST 可以鉴定临床常见致病菌。

8.药敏试验

目前在临床上常选择的药敏试验方法包括 ATB Fungus 3 等。

(五)检验结果解释和应用

念珠菌几乎可以引起人体任何器官或系统感染,念珠菌病可发生于表皮和局部,也可以发生于深层和具有播散性。白念珠菌是临床常见的致病性念珠菌,广泛分布于自然界,是正常体表、上呼吸道、胃肠道及阴道的定植菌之一,机体免疫力下降时可引起皮肤、黏膜、内脏及中枢感染等。无菌部位分离的念珠菌有较明确的意义。留置静脉插管是引起念珠菌血流感染的常见原因,若累及多个器官则引起播散性感染。痰液中分离的念珠菌多数为定植菌,不能单凭痰念珠菌培养阳性作为抗真菌治疗的指征,因此对于痰培养阳性的患者,应评估危险因素,结合有无临床表现,决定是否抗真菌治疗。念珠菌肺炎的诊断需依据组织学的检查。念珠菌尿与患严重基础疾病、患泌尿系统疾病、使用尿道插管、女性、入住 ICU 病房等相关,以白念珠菌为主,临床上发现念珠菌菌尿后是否治疗、何时治疗及疗程仍不明确,经典诊断依赖于脓尿和尿中念珠菌的高计数,若无症状常不需治疗。白念珠菌是引起免疫低下患者鹅口疮的病原体,有肉眼可见的白膜即可诊断。念珠菌是引起女性阴道炎最常见的病原体之一,若排除其他病原体感染,分泌物增多伴典型的豆腐渣样白色小块,即可诊断念珠菌性阴道炎。粪便中培养出念珠菌一般认为是定植菌。

1.耐药性

不同的念珠菌对不同药物的敏感性存在较大差异。白念珠菌、近平滑念珠菌和热带念珠菌对伏立康唑和氟康唑较敏感,而光滑念珠菌对氟康唑耐药率较高。克柔念珠菌对氟康唑天然耐药,对两性霉素 B 敏感度降低。皱褶念珠菌普遍对多烯类耐药,但对新的三唑类抗真菌药物和卡泊芬净敏感。伏立康唑和棘白菌素类对侵袭性念珠菌分离株的体外抗菌活性仍然很好。白念珠菌、热带念珠菌、光滑念珠菌、克柔念珠菌和乳酒念珠菌对所有棘白菌素类药物敏感性高,而近平滑念珠菌、季也蒙念珠菌、葡萄牙念珠菌和无名念珠菌对棘白菌素类药物敏感性减低。热带念珠菌对唑类的交叉耐药性较其他几种念珠菌要高。葡萄牙念珠菌通常对两性霉素 B 耐药。

2.常用药物

(1)治疗轻至中度念珠菌血流感染时,首选氟康唑或卡泊芬净或米卡芬净,次选两性霉素 B 或伏立康唑。

(2)治疗中度至重度血流感染时,首选卡泊芬净或米卡芬净,次选两性霉素 B、脂质体两性霉素 B、两性霉素 B 脂质复合物或伏立康唑。

(3)治疗念珠菌食管炎时,首选卡泊芬净或米卡芬净,次选伊曲康唑或伏立康唑。

(4)治疗外阴阴道炎时,首选制霉菌素(局部用药)或氟康唑(全身用药),次选伊曲康唑或酮康唑。

(5)治疗泌尿系统感染时,有症状者首选氟康唑,次选两性霉素 B±氟胞嘧啶。

(6)治疗眼内炎时,首选两性霉素 B±氟胞嘧啶或氟康唑,次选两性霉素 B 脂质体、两性霉素 B 脂质复合物或伏立康唑。

(7)治疗感染性心内膜炎时,首选卡泊芬净、两性霉素 B±氟胞嘧啶,次选米卡芬净。

(8)治疗腹膜炎时,首选氟康唑、卡泊芬净或米卡芬净,次选两性霉素 B。

(9)治疗脑膜炎时,首选两性霉素 B 脂质体＋氟胞嘧啶,次选氟康唑。

二、隐球菌属

(一)分类

隐球菌属致病菌属包括 17 个种和 8 个变种,其中对人致病的主要是新型隐球菌。根据新型隐球菌多糖成分和生化方面的差异,将新型隐球菌分为 3 个变种,新型隐球菌新生变种,格特变种和格鲁比变种。已报道可引起人类疾病的还有浅黄隐球菌、浅白隐球菌和罗伦隐球菌等。

(二)生物学特性

新型隐球菌在组织中呈圆形或卵圆形,直径一般为 $4\sim6~\mu m$,菌体外有宽厚荚膜,荚膜比菌体大 $1\sim3$ 倍,折光性强,一般染色法不易着色而难以发现而得名。新型隐球菌在室温或 37 ℃时易在各种培养基上生长,在 SDA 上数天内即可长出菌落,呈乳白色,日久呈黏液状。新型隐球菌按血清学分类可分为 A、B、C、D 及 AD,共五型,此外尚有少量为未确定型。

(三)致病性

新型隐球菌广泛分布于世界各地,且几乎所有的艾滋病患者并发的隐球菌感染都是由该变种引起。格特变种主要分布于热带、亚热带地区,尽管该地区艾滋病发病率非常高,但很少见艾滋病伴发的隐球菌病是由该变种引起。我国有 A、B、D 及 AD 型存在,以 A 型最多见。鸽粪被认为是最重要的传染源,还有马、奶牛、狗、猫、山羊羊、猪等也被报道曾分离出本菌。本菌属外源性感染,经呼吸道侵入人体,由肺经血行播散时可侵犯所有的脏器组织,主要侵犯肺、脑及脑膜,也可侵犯皮肤、骨和关节,但以侵犯中枢神经系统最常见,约占隐球菌感染的 80%。健康人对该菌具有有效的免疫能力。新型隐球菌病好发于细胞免疫功能低下者,如获得性免疫缺陷综合征、恶性肿瘤、糖尿病、器官移植及大剂量使用糖皮质激素者。因此,临床上隐球菌性脑膜炎常发生在系统性红斑狼疮、白血病、淋巴瘤等患者。近 20 年来,隐球菌的发病率不断升高。

(四)实验室检查

1.标本采集

临床常采集的标本为脑脊液、痰液、骨髓等。

2.显微镜检查

用患者脑脊液做墨汁负染色检查,可见透亮菌体,内有一个较大的反光颗粒和数个小的反光颗粒及出芽现象,菌体外有透亮的宽厚荚膜。若脑脊液直接制片未发现菌体,可离心沉淀后重复检查。该方法是诊断隐球菌脑膜炎最简单和快速的方法。常规染色可发现隐球菌,PAS 染色后新型隐球菌呈红色。用氢氧化钾涂片可看见发芽的菌体,不能看见荚膜,需与淋巴细胞、脓细胞等鉴别。支气管肺泡灌洗液墨汁染色偶能发现隐球菌。

3.分离培养

脑脊液标本、外周血等无菌体液标本建议接种添加 10% 羊血的脑心浸液;呼吸道标本、便标本等建议接种 SDA。置 25 ℃和 37 ℃培养,病原性隐球菌均可生长,而非病原性隐球菌在 37 ℃时不生长。培养 $2\sim5$ 天后形成酵母型菌落。

4.鉴定

新型隐球菌主要特征为初代培养菌落墨汁负染色可见到荚膜,比标本直接镜检荚膜窄,经多次传代后荚膜可消失。37 ℃培养生长良好,呈酵母型菌落,脲酶试验阳性,能同化葡萄糖和麦芽糖但不能发酵,同化肌酐。

酚氧化酶试验:酚氧化酶是含铜的末端氧化酶,能催化单酚羟化为二酚,进一步将其氧化成醌,而醌在非酶促条件下自氧化生成黑色素。酚氧化酶是新型隐球菌所特有的酶。依据酚氧化酶试验可将新型隐球菌区别于其他隐球菌。

将新型隐球菌接种于L-多巴枸橼酸铁和咖啡酸培养基中,经培养2～5天后新型隐球菌形成棕黑色菌落,但目前实验室使用较少。

5.血清学检测

利用单克隆抗体,直接或通过乳胶凝集试验、ELISA等免疫学方法检测新型隐球菌荚膜多糖特异性抗原,已成为临床的常规诊断方法,其中以乳胶凝集试验最为常用。隐球菌抗原检测具有辅助诊断和判断预后的价值。该方法检测隐球菌感染的特异性和敏感性能够达到90%以上。巴西副球孢子菌的抗原浓度＞0.1 mg/mL时存在交叉反应,会造成假阳性。也有文献报道毛孢子菌和结核分枝杆菌感染患者可出现假阳性。乳胶凝集法隐球菌抗原高浓度会出现前带效应,造成弱阳性或假阴性结果。根据临床症状高度怀疑隐球菌病,可以将标本稀释后进行检测。乳胶凝集法血清或脑脊液滴度为1：2或1：4的阳性反应结果,怀疑隐球菌感染;滴度≥1：8则认为患有隐球菌病。

6.核酸检测

核酸检测为诊断隐球菌提供了新的有效方法。临床标本可用痰液、支气管吸出物等,核酸检测方法有探针杂交法、PCR扩增法。

7.手工或自动化鉴定

如API 20C、Vitek YST卡、质谱技术等。

8.药敏试验

临床上多采用ATB Fungus 3、Etest条进行新型隐球菌药物敏感性的测定。

(五)检验结果解释和应用

新型隐球菌广泛分布于自然界,在鸽粪中大量存在,也可以存在于人体表、口腔或肠道中。对人类而言,通常是条件致病菌,对于临床上出现中枢感染的症状、体征、脑脊液压力明显升高及糖含量明显下降的患者,应高度怀疑隐球菌脑膜炎的可能,尤其对具有免疫功能低下者、有养鸽或鸽粪接触史者等。2/3以上的隐球菌病病例存在中枢神经系统感染,如隐球菌性脑膜炎、脑膜脑炎、脑脓肿或脑和脊髓的肉芽肿,以脑膜炎最为多见,本病起病常隐匿,表现为慢性或亚急性过程,起病前可有上呼吸道感染或肺部感染史。实验室检查具有重要意义,包括涂片镜检、培养、隐球菌抗原和病理检测等。脑脊液新型隐球菌抗原阳性、墨汁镜检看到荚膜菌体或培养分离出菌体,均为中枢神经系统隐球菌感染的确诊证据。血清新型隐球菌抗原阳性要高度怀疑呼吸系统、中枢神经系统感染可能;肿瘤、系统性红斑狼疮、结节病、风湿因子阳性可导致假阳性,但需排除感染后方考虑假阳性可能。呼吸道分泌物培养阳性,要仔细对呼吸系统状态进行评估,只有充分证据显示没有感染,才能视作定植。

隐球菌对棘白菌素类药物天然耐药。目前,被临床公认的、可用于治疗隐球菌病的药物为两性霉素B、5-氟胞嘧啶和氟康唑。

1.免疫健全宿主

(1)轻症局限性肺隐球菌:治疗药物首选氟康唑,疗程为8周至6个月;次选伊曲康唑,疗程6个月。

(2)中枢神经系统或播散性隐球菌病:治疗药物首选两性霉素B±氟胞嘧啶,2周后改为氟康唑或伊曲康唑,疗程10周;次选两性霉素B±氟胞嘧啶,疗程为6～10周。

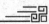

2.免疫抑制宿主

(1)培养阳性、无/轻度症状肺隐球菌病:治疗药物选择氟康唑或伊曲康唑,疗程6～12个月,随后转为二级预防。

(2)中枢神经系统或播散性隐球菌病:治疗药物首选两性霉素B±氟胞嘧啶,2周后改为氟康唑或伊曲康唑,疗程为8周,随后维持;次选两性霉素B±氟胞嘧啶,疗程为6～8周,随后维持;或两性霉素B脂质剂型,疗程为6～10周,随后维持。

(3)中枢神经系统或播散性隐球菌病维持治疗:治疗药物首选氟康唑,次选伊曲康唑。

三、毛孢子菌属

(一)分类

毛孢子菌属分为阿萨希毛孢子菌、白吉利毛孢子菌、皮肤毛孢子菌、倒卵状毛孢子菌、皮瘤毛孢子菌等。

(二)致病性

常见的是侵犯毛发和须部的毛结节菌病,由白吉利毛孢子菌引起。华生等人是首例播散性毛孢子菌感染的报道者,该例患者患有支气管肿瘤且伴有脑转移。此后又有数十例报道,这些病例均系在原发病基础上的继发感染,且绝大多数被感染致死。近来发现大多是由阿萨希毛孢子菌感染引起。可有皮肤感染、肺部感染和播散性感染。

毛孢子菌属可引起毛发、指甲、皮肤以及系统感染,统称毛孢子菌病。临床较常见的有白毛结节和系统性毛孢子菌病。近来发现阿萨希毛孢子菌是皮肤、呼吸道和胃肠道的免疫受损患者和新生儿的条件致病菌。播散性感染和系统性念珠菌病有着同样的传播途径,且病死率高。它可以被常规培养出来,但应与其他的酵母菌相鉴别。

1.毛结节菌病

毛结节菌病多发生于毛发,毛干上附有白色或灰白色针尖大小至小米粒大的结节,中等硬度,易于从毛干上刮下,镜下检查为真菌菌丝和孢子。此外,胡须、腋毛、阴毛等处也可发生结节。

2.系统性毛孢子菌病

系统性毛孢子菌病多继发于原有基础疾病,如恶性肿瘤尤其是血液病、各种原因导致的白细胞减少症等。有时虽无免疫缺陷,但手术后可发病,如心瓣膜置换术、静脉导管、内镜等。可有持续发热,侵犯最多的部位是血液循环和肾,其次是肺、胃肠道、皮肤、肝脾等,导致相关器官的损害。皮损好发于头面部、躯干部、前臂等,常对称分布,多为紫癜性丘疹、结节,中心发生坏死、溃疡、结痂。皮损真菌培养90%为阳性。在中性粒细胞减少的患者,可从皮肤和血液中分离到毛孢子菌。

(三)实验室检查

1.标本采集

临床常采集的标本为血液、脑脊液、骨髓、瓣膜组织、皮肤软组织等。

2.直接显微镜检查

镜下可见关节孢子、真假菌丝、芽生孢子。

3.分离培养

标本接种于SDA,27 ℃培养后菌落呈奶油色,湿润或干燥,有时呈脑回状,表面附有粉末状物。

4.鉴定

糖发酵阴性,重氮蓝 B 阳性,水解尿素。毛孢子菌有芽孢,地霉没有芽生孢子;两者都有关节孢子及有隔菌丝,地霉从关节角部发芽;毛孢子菌属尿素阳性,而地霉菌属尿素阴性。属内鉴别需用 API 20C 进行。

(1)阿萨希毛孢子菌:此菌新近从白吉利毛孢子菌分出来,新版 API 20C 可鉴定出此菌。①菌落特征:中等速度扩展生长,干燥,有时脓液样,表面呈粉状,边缘有宽而深的裂隙;②显微镜检查:出芽细胞,无侧生分生孢子,关节孢子呈桶状,无附着孢。

(2)皮肤毛孢子菌:①菌落特征,SDA 上中等速度扩展生长,培养 10 天后菌落呈奶酪样、圆形、脑回状、闪光,表面无粉状物,老后边缘有裂隙;②显微镜检查,芽生细胞很多,反复接种菌丝增多,关节孢子柱状至椭圆形。

(3)倒卵状毛孢子菌:①菌落特征,菌落限制性生长,白色,有粉状物,中央有皱褶,边缘平坦;②显微镜检查,芽生细胞,无侧生分生孢子,玻片培养可见附着孢。

(4)皮瘤毛孢子菌:①菌落特征,SDA 上室温培养 10 天后菌落呈奶白色、圆形,脑回状较小;②显微镜检查,芽孢、关节孢子及真假菌丝;③核酸检测,rRNA 基因测序发现腐质隐球菌,在 CMA 上生长关节孢子,经过分子生物学鉴定是两个毛孢子菌菌种,一个是真皮毛孢子菌(T.dermatis),一个是 T.debeurmannianum。

(四)检验结果解释和应用

毛孢子菌广泛分布于世界各地,也是皮肤正常菌丛之一。毛孢子菌属可引起毛发、指甲、皮肤以及系统感染,统称为毛孢子菌病。毛孢子菌感染多见于白血病患者;亦可见于免疫功能低下的多发性骨髓瘤、再生障碍性贫血、淋巴瘤、器官移植及获得性免疫缺陷综合征患者;它还可见于非免疫功能低下的白内障摘除术者、人工心脏瓣膜、静脉药瘾、长期腹膜透析及外用激素治疗的患者。

对于毛孢子菌临床实验室一般不需要进行药敏试验,确证为毛孢子菌感染可选择伏立康唑、多烯类抗真菌药物进行治疗,棘白菌素类对其无活性。

四、红酵母属

(一)分类

红酵母属属于撕裂孢子真菌,隐球酵母科,在生理学和形态学上与隐球菌属有许多相似点。广泛存在于自然界中,常见的种为黏红酵母、小红酵母和深红酵母。

(二)致病性

该属细菌通常可从土壤、空气、水中分离到,是潮湿皮肤上的正常定植菌,因此可以从浴室的窗帘、浴缸、牙刷等潮湿的环境中分离到。有时能从阴道脓肿、皮肤及粪便中分离获得。

由红酵母属导致的人类感染非常罕见,虽然也有关于其他种导致人类感染的报道,但只有深红酵母被肯定地认为能感染人类。有报道显示能引起红酵母脓毒症、心内膜炎、脑膜炎和脑室炎、腹膜透析性腹膜炎、中心静脉插管引发的脓毒症、系统性感染。当医院的仪器,如用来清洗支气管镜的毛刷被污染时,可能在院内引起小的暴发流行。红酵母脓毒症是最常见的感染,它主要见于患有癌症、细菌性心内膜炎或其他消耗性疾病,且这些患者正在接受癌症化疗或通过导管留置控制感染症状,其最主要来源是导管污染或静脉高营养。最常见的临床症状是发热,但有些患者可表现为中毒性休克,这些患者的血培养往往呈阳性,一旦感染源(例如滞留的导管)去除,症状应会消失且血培养转阴。

(三)实验室检查

1.标本采集

根据患者临床表现、感染部位，采集标本。标本应于采集后 2 小时内送达实验室，若不能在 2 小时内送达，应于 4 ℃保存。

2.直接镜检

由于红酵母常为污染菌，偶见少数芽生孢子，不好判定，除非有大量酵母菌芽生孢子，结合培养，才能判定。黏红酵母细胞与胶红酵母的主要区别为前者硝酸盐阴性，后者阳性。

3.分离培养

在 SDA 培养基上中等速度生长，菌落呈红色或粉红色，黏红酵母菌落呈珊瑚红到粉红色或橙红色，表面亮而光滑，但有时表面呈网状，多皱褶或呈波波状，质地软，不发酵但能同化某些糖类，如葡萄糖、麦芽糖、蔗糖、木糖和棉子糖等。

(四)检验结果解释和应用

红酵母属属于较湿润部位皮肤的正常定植菌，广泛分布于空气、土壤和海水中，能从人皮肤、肺、尿液和粪便等标本中分离出。较少引起人类感染，有引起脓毒症、脑膜炎、与腹膜透析相关的腹膜炎、与导管相关的脓毒症等。临床分离出该菌株需结合临床症状具体分析。

治疗方面的经验较少，有报道显示对于红酵母属真菌感染可用两性霉素 B±氟胞嘧啶或唑类治疗。

（张亚茹）

第五节　双相真菌检验

一、分类

双相真菌是指一类具有温度依赖性形态转换能力的病原真菌。它们在组织内和在特殊培养基上 37 ℃培养时呈酵母相，而在普通培养基上室温培养时则呈菌丝相。目前国际公认的致病性双相真菌有6种，包括马尔尼菲青霉、孢子丝菌属、组织胞浆菌属、球孢子菌属、副球孢子菌属和芽生菌属。双相真菌有性期大多属于子囊菌门，具体分类将在每个菌种中分别介绍。

二、致病性

孢子丝菌属为自然界腐物寄生菌，广泛存在于柴草、芦苇、花卉、苔藓、草炭、朽木、土壤、沼泽泥水等。孢子丝菌属在世界广泛分布，尤其在热带和亚热带区域。

马尔尼菲青霉在竹鼠体内共生，已从东南亚的四种竹鼠中分离出该菌，但至今尚未确定其自然生活环境，土壤可能是它的主要存在地，本菌极易在甘蔗和竹笋中生长。

荚膜组织胞浆菌为世界性分布，但在北美中部、中美和南美更为多见，在我国南方地区有散在发病，其自然栖息地为富含鸟和蝙蝠粪的土壤中，美国报道多次组织胞浆菌病暴发流行在蝙蝠栖息的地方（如洞穴），尤其在热带地区。

粗球孢子菌在土壤中栖居,一般局限于美国加利福尼亚的圣华金谷地区。雨季的气候有利于土壤中真菌菌丝的增殖,真菌产生大量的关节孢子,随空气中的灰尘传播。

巴西副球孢子菌在酸性土壤中可长期存活,从犰狳中可分离到此菌。多发生于中美洲和南美洲,尤其以巴西常见。

皮炎芽生菌最适于在含有机废物的潮湿土壤或在烂木中生长,但很少能成功地分离到该菌。从北美的中西部到东南部均有病例报道。

双相真菌大多数为自然界腐生菌,是原发性真菌病病原菌。除孢子丝菌病多为皮肤外伤后感染外,其他主要是呼吸道感染,但绝大多数感染无症状,为自限性疾病,少数患者可发展为严重的系统性损害,为原发真菌感染。

(一)孢子丝菌病

孢子丝菌病多在外伤后接触土壤等后,将申克孢子丝菌带入皮内而引起感染,在地方流行区,可因吸入真菌孢子而发生肺部感染。

(二)马尔尼菲青霉病

人和竹鼠可能从一共同环境来源而感染,一般认为通过吸入空气中马尔尼菲青霉孢子而致病,并经血行播散至全身内脏器官。

(三)组织胞浆菌病

许多正常人在吸入少量的荚膜组织胞浆菌孢子后不引起任何症状,仅胸片显示肺部有不活动小病灶或钙质沉积。当吸入大量孢子、免疫受损或患其他疾病时,则产生不同程度的肺部或播散性感染。特别在幼儿中常产生急性暴发性播散性感染,并常迅速导致死亡。

(四)球孢子菌病

粗球孢子菌的关节孢子经呼吸道进入人体后,多数人仅引起短暂而轻度的肺部感染。在免疫抑制或易感人群中,可引起慢性的肺部感染或播散性感染。少数因外伤后接触本菌污染物而发病。

(五)副球孢子菌病

一般是在吸入播散在空气中的孢子后发病,肺部最常受累,随后病原菌随淋巴管扩散到局部的淋巴结。

(六)皮炎芽生菌病

感染发生于吸入散布在空气中的孢子后,肺常为原发感染部位,一些患者感染不累及其他器官而消退,而另一些患者感染可侵及皮肤、骨、前列腺和其他器官。

三、实验室检查

(一)标本采集

采集痰、支气管肺泡灌洗液、气管抽吸物或肺活检材料,肺外感染采集体液(如血、尿、滑液)及组织标本(如皮肤、肝、骨)。组织标本应分成2份,分别行真菌学和组织学检查。

(二)染色镜检

用湿片或组织印片检查(KOH或荧光如钙荧光白染色)。瑞氏、吉姆萨或PAS染色检查在单核细胞或巨噬细胞内的马尔尼菲青霉、荚膜组织胞浆菌。骨髓液及组织切片用HE、PAS、GMS、瑞氏、吉姆萨染色。间接荧光抗体染色为快速、敏感和特异的诊断法。

（三）分离培养

用血琼脂、BHI 琼脂、抑制性真菌琼脂、沙保琼脂或肉汤等培养基，在 30 ℃孵育 4～8 周或更久。对怀疑的菌落可转种后置 37 ℃孵育 7～14 天，使菌丝相变为酵母相。

（四）微生物鉴定

1.孢子丝菌属

长期以来一直认为孢子丝菌病仅由申克孢子丝菌感染所致。近年来，随着分子生物学鉴定方法的发展，发现申克孢子丝菌其实是由一组不同种系构成的复合体，即申克孢子丝菌复合体。目前国内临床分离的孢子丝菌经 DNA 测序证实均为球形孢子丝菌。

（1）直接镜检：常规方法不易发现真菌成分。可疑标本涂片后作革兰染色或 PAS 染色，油镜下可见在多核粒细胞内或大单核细胞内外有革兰阳性的长圆形雪茄烟样或梭形小体，大小为 (1～2) μm×(3～7) μm，只有少数患者可查到菌体。

（2）菌落形态：在 SDA 上 25 ℃培养 3～5 天后可见菌落生长。初为乳白色湿润、光滑、膜样菌落，逐渐变成深褐色至黑色，中央凹陷，周边隆起，有放射状皱褶的绒毛样菌落。多次转种后，菌落颜色可以变淡，甚至白色，但常有一小部分仍保持褐色，表面光滑，气生菌丝少见。在脑心浸液琼脂（BHI）上 37 ℃培养，可见白色或灰白色酵母样菌落。

（3）镜下结构：菌丝相可见细长分支、分隔菌丝，直径 1～2 μm。分生孢子梗由菌丝两侧呈锐角长出，纤细而长，顶端变尖。分生孢子为单细胞性，有两种类型：一种呈无色，球形或梨形，大小为 (2～3) μm×(3～5) μm，3～5 个簇集排列在分生孢子梗顶端如花朵样；另一种呈黑色，球形或圆锥形，较大，合轴排列于菌丝四周，称为套袖状分生孢子。酵母相可见大小不等的球形或卵圆形酵母细胞，以出芽方式繁殖，细长厚壁的芽孢呈梭形或雪茄烟样，附着在较大的球形或卵圆形酵母细胞上。①S.brasiliensis 在 PDA 上 35 ℃培养 21 天后菌落直径≤30 mm，有黑色素分生孢子，合轴分生孢子长 2～6 μm；②S.luriei 在 PDA 上 35 ℃培养 21 天后菌落直径超过 30 mm，缺乏黑色素分生孢子，合轴分生孢子长 4～10 μm；③S.globosa 最高生长温度为 35 ℃，着色分生孢子呈球形，不能同化棉子糖；④申克孢子丝菌最高生长温度为 37 ℃，能同化棉籽糖。

2.马尔尼菲青霉

（1）直接镜检：可疑标本涂片吉姆萨或瑞氏染色，于单核细胞内见到圆形、椭圆形细胞，可见有明显的横隔。

（2）菌落形态：在 SDA 上 25 ℃培养 3～4 天开始生长。菌落有两种形态：一种菌落为淡灰色至红色膜样，周围基质出现红色环，2 周后成熟菌落呈玫瑰红色蜡样，有脑回样皱纹及放射状沟纹，产生白色或灰褐色绒样气中菌丝，背面红色；另一种菌落为白色、淡黄色绒样菌落，产生红色色素渗入基质中，2 周后成熟菌落呈黄间白或黄间红色，或黄绿色绒样，周围基质及背面红色。在 BHI 上 37 ℃培养为酵母相，无色素产生。

（3）镜下结构：菌丝相可见无色透明、分隔菌丝，分生孢子梗光滑而无顶囊，帚状枝双轮生，散在，稍不对称，有 2～7 个散开，不平行的梗基，其上有 2～6 个瓶梗，顶端狭窄，可见单瓶梗，其顶端有单链分生孢子，散乱。分生孢子初为椭圆形，后呈圆形，光滑，可见孢间联体。酵母相可见表面光滑、圆形、椭圆形、长形酵母细胞，裂殖而非芽生，也可见多数短的菌丝成分。

3.荚膜组织胞浆菌

（1）直接镜检：可疑标本 KOH 涂片的结果常为阴性，皆应涂片染色后检查，常用瑞氏、吉姆萨或 PAS 染色后在油镜下检查，菌体常位于巨噬细胞内，直径为 2～4 μm，常呈卵圆形，在较小一端有出芽,细胞周围有一圈未被染色的空晕,提示是本菌的细胞壁。菌体内有一个大的空泡,在大的一端有一弯月形红染的原浆块,芽很细,染色时可以脱落。菌体有时在组织细胞外,多聚集成群。如果 KOH 涂片中见到直径为 $12\sim15\ \mu m$ 的厚壁、圆形、芽生孢子,细胞内可见脂肪小滴,少数可见宽基底出芽,应考虑杜波变种。

(2)菌落形态:在 SDA 上 25 ℃培养生长缓慢,2～3 周可见菌落生长。形成白色棉絮状菌落,然后变黄转至褐色,背面呈黄色或橙黄色。在 BHI 上 37 ℃培养呈酵母相。两个变种菌丝相不易区分。

(3)镜下结构:菌丝相可见透明、分支、分隔菌丝。分生孢子梗呈直角从菌丝长出,大分生孢子呈齿轮状,直径为 $8\sim14\ \mu m$,圆形、壁厚、表面有指状突起,齿轮状大分生孢子是最具有诊断意义的特征性结构。可见少数直径为 $2\sim3\ \mu m$ 的圆形或梨形小分生孢子。酵母相可见卵圆形孢子,有荚膜及芽基较窄的芽生细胞。染色后很像洋葱的横切面,分层清楚。两个变种酵母相可以鉴别,荚膜变种的酵母细胞小,直径为 $2\sim4\ \mu m$,杜波变种的酵母细胞较大,直径为 $12\sim15\ \mu m$。

此外荚膜变种可分解尿素,但不能液化明胶;而杜波变种在 24～96 小时内即可液化明胶,但尿素试验阴性。

4.球孢子菌

(1)直接镜检:可疑标本 KOH 制片可见典型的圆形、厚壁($2\ \mu m$)的球形体,直径为 $30\sim60\ \mu m$,不出芽,内含内孢子,直径为 $2\sim5\ \mu m$。内孢子可以充满小球形体或内生孢子排列在小球形体内壁,中央为一空泡。球形体破裂,内孢子外释。每个内孢子可延长为关节菌丝,关节菌丝断裂为关节孢子,后者发展为小球形体。在肺空洞病例,痰液标本可见到菌丝及小球形体。

(2)菌落形态:在 SDA 上 25 ℃培养,生长快,2～7 天后可见菌落生长。很快由白色菌落转变为黄色棉絮状菌落,表面通常为白色,背面可呈黑褐色至灰色。在 35～37 ℃培养亦呈菌丝相,但生长缓慢稀疏。在采用特殊的液体转换培养基上,37～40 ℃和 20% CO_2 条件下培养,可以产生球形体和内生孢子。

(3)镜下结构:菌落应用 1% 甲醛处理,数小时后再作镜检,以防吸入。菌丝相可见关节菌丝,圆柱状;关节孢子呈柱状,厚壁,大小为 $(2\sim4)\ \mu m\times(3\sim6)\ \mu m$,呈互生状生长;在关节孢子之间有一空细胞,彼此分开,具有特征性。酵母相的结构同直接镜检。

粗球孢子菌和 C.posadasii 两个种形态学一致,只能通过基因分析和在高盐浓度存在时生长率不同(C.posadasii 生长更慢)来区别。

5.巴西副球孢子菌

(1)直接镜检:可疑标本 KOH 涂片,可见一个或多个芽生孢子以细颈与圆形母细胞相连,呈典型的驾驶轮形,大小不等,直径为 $10\sim30\ \mu m$,有时可达 $60\ \mu m$,从母细胞上脱落的芽细胞直径为 $2\sim10\ \mu m$。

(2)菌落形态:在 SDA 上(培养基内不宜加氯霉素或放线菌酮)25 ℃培养,生长缓慢。菌落小,一般直径为 1 cm,为白色或带棕色绒毛样生长,边缘整齐,背面棕黑色菌落不下沉,但表面可以开裂。在 BHI 上 37 ℃培养,为生长缓慢的酵母菌落,表面光滑或有皱褶。

(3)镜下结构:菌丝相除细长分隔菌丝外,有 $3\sim6\ \mu m$ 小分生孢子,陈旧菌落可见厚壁孢子。酵母相的结构同直接镜检。

6.皮炎芽生菌

(1)直接镜检:可疑标本 KOH 涂片可见圆形、厚壁、直径 $8\sim18\ \mu m$ 的单芽孢子,芽颈较粗,孢子呈圆形。

(2)菌落形态:在 SDA 上 25 ℃培养,初为酵母样薄膜生长,后为乳白色菌丝覆盖,背面淡棕色。在 BHI 上 37 ℃培养,可长成奶油色或棕色酵母样菌落,表面有皱褶。

(3)镜下结构:菌丝相可见许多圆形和梨形直径为 $4\sim5\ \mu m$ 的小分生孢子,直接从菌丝或分生孢子柄上长出,陈旧培养可见间生厚壁孢子。酵母相与直接镜检相同,但可见短菌丝或芽管。

(五)药敏试验

可采用 CLSI 的 M38-A3 丝状菌药物敏感性检测方案,来检测双相真菌菌丝相的体外药物敏感性。绝大多数双相真菌的药敏试验折点尚未确定。

四、检验结果的解释和应用

(一)真菌培养结果解释和应用

由于双相真菌很少在人体定植,一般分离自人体标本的双相真菌均有临床意义。特别是从血液、骨髓、穿刺液、脓液和肺组织中分离出的双相真菌一般认为是感染菌,涂片细胞学检查为合格的痰标本,且在初始分离培养基上呈优势生长,可认为是有意义的感染菌。

(二)药敏试验结果解释和应用

1.孢子丝菌

伊曲康唑、泊沙康唑、特比萘芬和两性霉素 B 对孢子丝菌的菌丝相和酵母相均有抗菌活性。特比萘芬对孢子丝菌的菌丝相和酵母相药敏试验的结果一致。伊曲康唑、伏立康唑和两性霉素 B 对孢子丝菌的菌丝相 MIC 值明显高于酵母相,尤其伊曲康唑差别最大,提示对伊曲康唑、伏立康唑及两性霉素 B 最好选择酵母相来进行体外药敏试验,所得结果可能与临床疗效一致性较好。此外,伊曲康唑与米卡芬净、伊曲康唑与特比萘芬的体外联合药敏试验显示具有良好的协同作用。

2.马尔尼菲青霉

对两性霉素 B、伊曲康唑及伏立康唑高度敏感,对氟康唑敏感性较低。米卡芬净对马尔尼菲青霉的菌丝相抑菌活性强,但对孢子相则较弱。

3.组织胞浆菌

对两性霉素 B、伊曲康唑、氟康唑、伏立康唑、泊沙康唑敏感,米卡芬净对组织胞浆菌的菌丝相抑菌活性强,但对孢子相则较弱。

4.球孢子菌

对两性霉素 B、伊曲康唑、氟康唑、伏立康唑、泊沙康唑敏感,米卡芬净对粗球孢子菌的菌丝相抑菌活性强,但对孢子相则较弱。

5.副球孢子菌

对两性霉素 B、伊曲康唑、氟康唑、伏立康唑、泊沙康唑敏感。

6.皮炎芽生菌

对两性霉素 B、伊曲康唑、氟康唑、伏立康唑、泊沙康唑敏感,米卡芬净对皮炎芽生菌的菌丝相抑菌活性强,但对孢子相则较弱。

(张亚茹)

第六章

病 毒 检 验

第一节 SARS 冠状病毒检验

SARS 冠状病毒(SARS-associated coronavirus,SARS-CoV)是严重急性呼吸综合征(severe acute respiratory syndrome,SARS)的病原体。SARS-CoV 属于冠状病毒科的冠状病毒属。该属以往根据血清学分为 3 个组,1 组、2 组为哺乳类动物病毒,3 组为禽类病毒;每组病毒依其宿主范围、抗原相关性及基因组结构进一步分为不同的种。已知的人冠状病毒分别属于第 1 和第 2 组,是普通感冒的病原体。SARS-CoV 与已知的 3 组冠状病毒均无血清学关系,基因组的核酸序列分析也显示它既不同于所有已知的冠状病毒,也不是任何已知冠状病毒的突变体,因此认为 SARS-CoV 构成了冠状病毒属的第 4 组,是一个以前未知的病毒。

一、生物学特性

(一)形态结构

SARS-CoV 的形态类似其他冠状病毒,电镜下病毒颗粒呈不规则形,直径 $60\sim130$ nm。病毒核酸为单股正链 RNA,基因组全长约 29 700 bp,除 RNA 多聚酶外,还编码 NP、S、M、E 等多种结构蛋白。RNA 与核蛋白(NP)结合构成核衣壳,外被包膜。包膜表面有梅花状向外伸出的突起,形如日晕或花冠;包膜中有 E 蛋白,表面有 S 蛋白和 M 蛋白 2 种糖蛋白。S 蛋白是刺突糖蛋白,为病毒的主要抗原,可与细胞表面受体结合,使细胞融合。M 蛋白为跨膜蛋白,参与包膜的形成。在一些亚类中还 HE 糖蛋白(红细胞凝集素酯酶)。

(二)培养特征

SARS-CoV 可在 Vero 细胞及 FRhK-4 等细胞内增殖生长,并引起 CPE。

(三)抵抗力

SARS-CoV 不耐酸、热,但对热的抵抗力较其他冠状病毒强;低温下较稳定,可冻存数年而仍有感染性,56 ℃ 30 分钟可将其灭活。该病毒对脂溶剂和化学消毒剂中的氧化剂敏感,氧乙酸、碘伏、含氯化合物、丙酮、甲醛、75％乙醇等作用 5 分钟可杀死病毒。

二、致病性

SARS-CoV 的主要传播途径有近距离飞沫传播、直接和间接接触等。传染源主要是 SARS

患者;果子狸是 SARS-CoV 的重要宿主,蛇、野猫、鹰和鼠也可能是 SARS 冠状病毒的宿主,其排泄物被认为可能也是传染源,但仍需进一步的研究确定。

SARS 的致病机制尚不清楚。研究发现 SARS 患者体内存在抗肺组织的自身抗体,可能导致肺组织免疫损害。此外,SARS-CoV 可破坏外周血中 $CD4^+$ 和 $CD8^+$ T 细胞,使其数量显著下降,从而导致严重的全身免疫功能缺陷,进而攻击人体的多个靶细胞。SARS 是一种全身损伤性疾病,主要靶器官为肺、免疫器官和小静脉,死亡原因主要是由于肺泡腔内充满大量脱落的肺泡上皮细胞、渗出的炎症细胞、蛋白性渗出物,肺泡腔内广泛性透明膜形成,双肺实变,有效呼吸面积急剧减少,出现呼吸紧迫、免疫功能低下及全身继发性感染。感染病毒后潜伏期一般为 2～10 天,随后患者出现高热,体温超过 38 ℃,白细胞减少,同时伴有头痛、乏力、关节痛、干咳、胸闷等,上呼吸道症状不明显。一般肺部病变进展很快,严重的病例出现呼吸困难、低氧血症,并进一步发生呼吸窘迫、休克、DIC、心律失常,死亡率可达 14% 以上,但多数患者可自愈。

三、微生物学检验

WHO 公布的 SARS 实验室诊断方法包括病毒核酸检测、抗体检测和细胞培养等。病毒的分离细胞培养或样本处理等操作必须在生物安全 3 级(BSL-3)实验室中按照操作规程进行。

(一)标本的采集和防护

由于 SARS-CoV 具有极强的传染性,原则上在接触患者标本时,必须按照规定戴口罩、眼镜,穿防护服,戴手套,并且按照消毒规定处理。主要标本包括呼吸道分泌物、血清或抗凝血标本、粪便标本等。

(二)分子生物学检测

RT-PCR 检测标本中 SARS-CoV RNA 是目前 SARS 最理想的快速诊断方法,WHO 公布了 SARS-CoV 的 PCR 引物,该方法特异性高,但缺乏敏感性。

(三)免疫学检测

一般在发病 12 天后抗体检出率最高,故不能用于早期诊断。目前常用 ELISA、免疫荧光试验(IFA)检测患者血清中 IgM、IgG 抗体。IgG 抗体阳性提示曾经有 SARS-CoV 的感染;急性期和恢复期抗体滴度 4 倍以上增高,或由阴性转为阳性提示为新近感染。

(四)病毒分离培养

通过将含有 SARS-CoV 的标本(包括呼吸道分泌物、血液或粪便)接种在 Vero 等细胞中增殖,将病毒分离后再进行进一步的鉴别。

(于潇榕)

第二节　乙型肝炎病毒检验

一、生物学特性

(一)形态结构

在乙型肝炎病毒(HBV)感染患者的血液中,可见到 3 种不同形态与大小的 HBV 颗粒。

1.大球形颗粒

大球形颗粒又称 Dane 颗粒,是完整的感染性病毒颗粒,呈球形,直径为 42 nm,具有双层衣壳。外衣壳相当于一般病毒的包膜,由脂质双层与蛋白质组成,镶嵌有乙肝病毒表面抗原(HBsAg)和少量前 S 抗原。病毒内衣壳是直径为 27 nm 核心结构,其表面是乙肝病毒核心抗原(HBcAg),核心内部含有 DNA 及 DNA 聚合酶。用酶或去垢剂作用后,可暴露出乙肝病毒 e 抗原(HBeAg)。血液中检出 Dane 颗粒标志着肝内病毒复制活跃。

2.小球形颗粒

小球形颗粒是乙型肝炎患者血清中常见的颗粒,其直径为 22 nm,成分为 HBsAg 和少量前 S 抗原,不含 HBV DNA 和 DNA 聚合酶,无感染性,由组装 Dane 颗粒时产生的过剩病毒衣壳装配而成。

3.管形颗粒

成分与小球形颗粒相同,直径 22 nm,长 100～700 nm,由小球形颗粒连接而成。

(二)基因组

HBV 基因组是不完全闭合环状双链 DNA,长链即负链,完全闭合,具有固定的长度,约含3 200 bp,其 5'端有一短肽;而短链即正链,呈半环状,长度可变,其 5'端有一寡核苷酸帽状结构,可作为合成正链 DNA 的引物。长链和短链的 5'端的黏性末端互补,使 HBV 基因组 DNA形成部分环形结构。在正、负链的5'端的互补区两侧有 11 个核苷酸(5'TTCACCTCTGC3')构成的直接重复序列(DR)DR1 和 DR2,其中 DR1 在负链,DR2 在正链。DR 区在 HBV 复制中起重要作用。

HBV DNA 长链含有 S、C、P 与 X 4 个 ORFs,包含 HBV 的全部遗传信息,且 ORF 相互重叠,无内含子。S 基因区含有 3 个不同的起始密码 S、preS1、preS2 区,分别编码小蛋白(或主蛋白)、PreS1 蛋白、PreS2 蛋白。小蛋白是 HBsAg 的主要成分,小蛋白与 PreS2 蛋白组成中蛋白,中蛋白与 PreS1 蛋白组成大蛋白,中蛋白及大蛋白主要存在于病毒颗粒中,暴露于管形颗粒的表面。C 区可分为 C 基因和 preC 基因,分别编码核心抗原和 e 抗原。P 区基因最长,与 S、C 及X 区均有重叠,编码病毒的 DNA 多聚酶,该酶具有依赖 DNA 的 DNA 多聚酶、依赖 RNA 的DNA 多聚酶、逆转录酶和 RNase H 活性。X 区是最小的 ORF,编码的蛋白称为 X 蛋白(HBxAg),也具有抗原性。

(三)培养特性

HBV 感染宿主具有种属特异性,局限于人、黑猩猩、恒河猴等高级灵长类动物。迄今,黑猩猩仍然是评价 HBV 疫苗预防和药物治疗效果的可靠动物模型。

HBV 的细胞培养系统包括人原代肝细胞、肝癌细胞及 HBV 转染的细胞系,尤其是 HBV 转染系统,对于抗 HBV 药物的筛选、疫苗制备及 HBV 致病机制的研究等具有重要的作用。

(四)抵抗力

HBV 对外界抵抗力相当强,能耐受低温、干燥和紫外线,70％乙醇等一般消毒剂不能灭活。病毒在 30～32 ℃可存活至少 6 个月,在 −20 ℃可存活 15 年。能灭活 HBV 的常用方法包括121 ℃高压灭菌15 分钟,160 ℃干烤 1 小时,100 ℃煮沸 10 分钟,以及 0.5％过氧乙酸、3％漂白粉溶液、5％次氯酸钠和环氧乙烷等的直接处理。

二、致病性

HBV 是乙型病毒性肝炎的病原体。全球 HBV 感染者达 3 亿以上,其中我国占 1 亿左右,每年新感染病例 5 000 万,死亡 100 万。我国流行的 HBV 血清型主要是 adw1 和 adw2,少数为 ayw3;基因型主要为 C 型和 B 型。

HBV 主要经血和血制品、母婴、破损的皮肤黏膜及性接触侵入机体,传染源包括无症状 HBsAg 携带者和患者。乙型病毒性肝炎患者潜伏期、急性期和慢性活动期的血液均有传染性,尤其是无症状 HBsAg 携带者,不易被发现,造成传播的危害性更大。HBV 感染的潜伏期较长 (6~16 周),80%~90%的患者呈隐性感染,少数呈显性感染,其中绝大多数患者在 6 个月内清除病毒而自限,但仍有 5%~10%的感染者成为持续感染或者慢性感染。部分 HBV 持续感染者可衍变为原发性肝癌。

HBV 的传播途径主要有三类。

(一)血液、血制品等传播

HBV 可经输血与血制品、注射、外科及牙科手术、针刺等使污染血液进入人体。医院内污染的器械(如牙科、妇产科器械)亦可导致医院内传播。

(二)接触传播

与有 HBV 传染性患者共用剃须刀、牙刷、漱口杯等均可引起 HBV 感染。通过唾液也可能传播。性行为,尤其男性同性恋也可传播 HBV。但尿液、鼻液和汗液传播的可能性很小。

(三)母婴传播

母婴传播包括母体子宫内感染、围产期感染和产后密切接触感染三种,其中主要是围产期感染,即分娩前后15 天及分娩过程中的感染。HBsAg 携带者母亲传播给胎儿的机会为 5%,通过宫内感染的胎儿存在病毒血症及肝内病毒复制,但不产生抗体。围产期新生儿感染者,由于免疫耐受,85%~90%可能成为无症状 HBsAg 携带者。

三、微生物学检验

(一)标本采集

HBV 病原学检测是诊断乙型病毒性肝炎的金标准。应按照标准操作规范进行标本的采集、运送与处理。免疫学检测标本可采集血清或血浆,肝素抗凝血或严重溶血标本偶尔导致假阳性,应注意避免。标本应于 24 小时内分离血清或血浆,5 天内检测者,存于 2~8 ℃,5 天后检测者应存于-20 ℃或-70 ℃。核酸检测标本应在标本采集后 6 小时内处理,24 小时内检测,否则存放于-70 ℃。血清标本适合用于 PCR,如果采用血浆,其抗凝剂应为枸橼酸盐或者 EDTA,因为肝素可与 DNA 结合,从而干扰 Taq DNA 聚合酶作用,导致 PCR 假阴性。

经过处理的标本或者未分离的血液标本,如果能在 24 小时内送达,则可在室温下运送。HBV 具有高度感染性,在标本的采集和运送时务必加以充分防护。

(二)免疫学检测

由于电子显微镜检查难以在临床常规开展,故 HBV 感染一般不采用该类方法进行。免疫学方法检测 HBV 标志物是临床最常用的 HBV 感染的病原学诊断方法。HBV 具有三个抗原抗体系统,HBsAg 与抗-HBs、HBeAg 与抗-HBe、抗 HBc,由于 HBcAg 在血液中难以测出,故临床进行的免疫学检测不包括 HBcAg,抗 HBc 又分为抗-HBcIgM、抗-HBcIgG。ELISA 是临床应用最广泛的方法,常用夹心法、间接法或竞争法 ELISA。HBV 抗原与抗体的免疫学标志与临床关系较为复杂,必须对几项指标综合分析,方有助于临床诊断。

1.HBsAg 和抗-HBs

HBsAg 是 HBV 感染后第一个出现的血清学标志物，也是诊断乙型肝炎的重要指标之一。HBsAg 阳性见于急性肝炎、慢性肝炎或无症状携带者。急性肝炎恢复后，一般在 1～4 个月内 HBsAg 消失，持续 6 个月以上则认为转为慢性肝炎。无症状 HBsAg 携带者是指肝功能正常者的乙肝患者，虽然肝组织已病变但无临床症状。在急性感染恢复期可检出抗-HBs，一般是在 HBsAg 从血清消失后发生抗-HBs 血清阳转。从 HBsAg 消失到抗-HBs 出现的这段间隔期，称为核心窗口期，此期可以短至数天或长达数月。此时，抗-HBc IgM 是 HBV 感染的唯一的血清学标志物。抗-HBs 是一种中和抗体，是乙肝痊愈的一个重要标志。抗-HBs 对同型病毒的再感染具有保护作用，可持续数年。抗-HBs 出现是 HBsAg 疫苗免疫成功的标志。

2.HBeAg 和抗-HBe

HBeAg 是一种可溶性抗原，是 HBV 复制及血清具有传染性的指标，在潜伏期与 HBsAg 同时或在 HBsAg 出现稍后数天就可在血清中检出。HBeAg 持续存在时间一般不超过10周，如超过则提示感染转为慢性化。抗-HBe 出现于 HBeAg 阴转后，其出现比抗-HBs 晚但消失早。HBeAg 阴转一般表示病毒复制水平降低，传染性下降，病变趋于静止。

3.HBcAg 和抗-HBc

HBcAg 存在 HBV 的核心部分以及受染的肝细胞核内，是 HBV 存在和复制活跃的直接指标。血液中的 HBcAg 量微，不易检测到，但 HBcAg 抗原性强，在 HBV 感染早期即可刺激机体产生抗-HBc，较抗-HBs 的出现早得多，早期以 IgM 为主，随后产生 IgG 型抗体。常以抗-HBc IgM 作为急性 HBV 感染的指标，但慢性乙肝患者也可持续低效价阳性，尤其是病变活动时。急性感染恢复期和慢性持续性感染以 IgG 型抗-HBc 为主，可持续存在数年。抗-HBc 不是保护性抗体，不能中和乙肝病毒。

(三)分子生物学检测

血清中存在 HBV DNA 是诊断 HBV 感染最直接的证据，可用定性的核酸杂交法、定量分支 DNA(bDNA)杂交法、定性 PCR 法、荧光定量 PCR 法检测。核酸杂交技术可直接检测血清中的 HBV DNA。HBV DNA 检测可作为 HBsAg 阴性 HBV 感染者的诊断手段，也有助于 HBV 感染者传染性大小的判断、HBV 基因变异研究以及抗病毒药物临床疗效的评价等。但是 HBV DNA 阳性及其定量检测的拷贝数目多少并不与肝脏病理损害程度呈相关关系，故不能用 HBV DNA 的多少判定病情程度。

（于潇榕）

第三节　肠道病毒检验

一、概述

肠道病毒是一群通过粪-口途径传播，经过消化道感染的病毒；虽然其感染始于肠道，但却很少引起这些部位的疾病。

（一）分类

肠道病毒属于小 RNA 病毒科，该科中与人类疾病有关的还有鼻病毒和甲型肝炎病毒（HAV）。肠道病毒属包括人类肠道病毒 A～D（human enterovirus A～D）、脊髓灰质炎病毒、牛肠道病毒、猪肠道病毒 A～B 和未分类肠道病毒等 8 种。

人类肠道病毒根据交叉中和试验分为 67 个血清型，包括：①脊髓灰质炎病毒 1，2，3 三型；②柯萨奇病毒，分为 A、B 二组，A 组包括 A1～22，A24 共 23 型；B 组包括 B1～6 共 6 型；③埃可病毒，1～9，11～27，29～33，共 31 型；④新型肠道病毒为 1969 年以后分离到的肠道病毒，目前已发现 68～71 共 4 型。

（二）共同特征

肠道病毒主要有以下共同特征。

1.形态结构

肠道病毒呈球形，直径 22～30 nm；衣壳呈二十面体立体对称，无包膜；核酸为单股正链 RNA，具有感染性。

2.培养特点

除柯萨奇 A 组某些血清型外，均可在易感细胞中增殖，迅速产生 CPE。

3.抵抗力

肠道病毒抵抗力强，耐酸、乙醚和去污剂，对高锰酸钾、过氧化氢等氧化剂敏感。

4.感染特点

肠道病毒经过消化道侵入机体，在肠道细胞内增殖，但所致疾病多在肠道外，临床表现多样化，包括中枢神经、心肌损害及皮疹等；感染过程中多形成病毒血症。

（三）微生物学检验原则

人肠道病毒在自然界广泛存在且种类繁多，"一病多原、一原多症"是肠道病毒感染的重要特征，因而应对血清诊断及病原诊断的实验室结果作严格评价，必须结合临床症状及环境因素流行病学分析，以确立病毒与疾病的病原学关系。一般采取的原则：①病毒分离阳性率远高于对照人群；②病程中有特异性抗体变化并排除其他病毒感染；③从病变组织中、标本中分离出病毒或检测到病毒核酸。

根据卫健委制定的《人间传染的病原微生物名录》，柯萨奇病毒、埃可病毒、EV71 型和目前分类未定的其他肠道病毒均属于危害程度第三类的病原微生物。因此，对临床和现场的未知样本检测操作须在生物安全 Ⅱ 级或以上防护级别的实验室进行；操作粪便、脑脊液和血液等临床样本时要在 Ⅱ 级生物安全柜中进行标本的处理、病毒分离和病毒的鉴定、核酸的提取等，灭活后的血清抗体检测与 PCR 检测可在生物安全 1 级实验室进行。

二、脊髓灰质炎病毒

脊髓灰质炎病毒是脊髓灰质炎的病原体，是对人类危害最大的病毒之一。脊髓灰质炎俗称小儿麻痹症，曾在世界范围内广泛流行，是 WHO 推行计划免疫进行控制的重点传染病，目前通过疫苗接种已得到有效控制。

（一）生物学特性

1.形态结构

脊髓灰质炎病毒具有典型肠道病毒的特征。病毒呈球形，直径 27～30 nm。核酸为单股正链 RNA,无包膜,衣壳呈二十面体立体对称,壳粒由 4 种多肽(VP1~4)组成:VP1、VP2 和 VP3 暴露于衣壳表面,带有中和抗原位点,VP1 与病毒吸附宿主细胞有关;VP4 位于衣壳内,在 VP1 与细胞表面受体结合后释放,与病毒基因组脱壳穿入有关。

2.培养特性

仅能在灵长类来源的细胞内增殖,常用的细胞有人胚肾、人胚肺、人羊膜及猴肾细胞、Hela、Vero 等,在易感细胞中增殖后引起 CPE。

3.抗原分型利用中和试验

可将脊髓灰质炎病毒分为Ⅰ、Ⅱ、Ⅲ 3 个血清型,之间无抗原交叉;目前国内外发病与流行以Ⅰ型居多。

4.抵抗力

该病毒抵抗力强,在粪便和污水中可存活数月;酸性环境中稳定,不被胃酸和胆汁灭活;耐乙醚,对高锰酸钾、过氧化氢、漂白粉等氧化剂及紫外线、干燥等敏感。

(二)致病性

人是脊髓灰质炎病毒的唯一天然宿主。该病经粪-口途径传播,病毒经肠道或咽部黏膜侵入局部淋巴组织生长繁殖,7~14 天潜伏期(此时患者多数呈隐性感染)后侵入血流形成第一次病毒血症,病毒随血扩散到肠液、唾液、全身淋巴组织及易感的神经外组织,增殖后再度入血形成第二次病毒血症,少数情况病毒可直接侵入脊髓前角灰质区,并增殖破坏运动神经元,发生神经系统感染,引起严重的症状和后果。

病毒感染后的结局取决于感染病毒株的毒力、数量、机体免疫功能状态等多种因素。90%以上感染为隐性感染;显性感染患者有 3 种临床表现类型。

1.轻型

为顿挫感染,约占 5%,病毒不侵入中枢神经系统,病症似流感,患者只有发热、乏力、头痛、肌痛、咽炎、扁桃腺炎及胃肠炎症状,并可迅速恢复。

2.非麻痹型

1%~2%的感染者病毒侵入中枢神经系统及脑膜,患者具有典型的无菌性脑膜炎症状,有轻度颈项强直及脑膜刺激征。

3.麻痹型

只有 0.1%~2.0%的感染者病毒侵入并破坏中枢神经系统,造成肌群松弛、萎缩,最终发展为松弛性麻痹,极少数患者可因呼吸、循环衰竭而死亡。

(三)微生物学检验

1.标本采集

根据疾病不同时期采集不同的标本可提高病毒的分离率。发病 1 周内采集咽拭子或咽漱液,1 周后可采集粪便,血和脑脊液中病毒的分离率很低。

2.病毒分离培养

将标本处理后接种至人胚肾等易感细胞中,病毒增殖后观察 CPE,并用标准血清和分型血清做中和试验,或采用免疫荧光、ELISA 等技术进行鉴定。

3.免疫学检测

病毒感染机体后,最早在感染后 10~15 天即可检测到 IgM 抗体,持续约30 天,因此在疑似脊髓灰质炎患者血液或脑脊液中查到 IgM 抗体有助于本病的诊断;常用捕捉 ELISA 法,该法简便,可用于早期诊断和分型。此外,如发病早期和恢复期双份血清 IgG 抗体滴度有 4 倍以上增长也可诊断。

4.分子生物学检测

用核酸杂交、RT-PCR 等技术检测病毒核酸可进行快速诊断。

三、柯萨奇病毒和埃可病毒

柯萨奇病毒和埃可病毒的形态结构、生物学性状、致病性及免疫过程等都与脊髓灰质炎病毒类似。埃可病毒由于分离早期与人类致病关系不明确,且对猴等实验动物不致病,故当时命名为"孤儿"病毒,后因其可导致培养细胞发生病变,最终命名为"肠道致细胞病变孤儿病毒",简称 ECHO 病毒。

(一)生物学特性

病毒体呈球形,直径 17～20 nm,核酸为单股正链 RNA,无包膜,衣壳呈二十面体立体对称。柯萨奇病毒根据对乳鼠的致病作用分为 A、B 两组,A 组能引起乳鼠骨骼肌的广泛性肌炎、松弛性麻痹,但很少侵犯中枢神经系统和内脏器官;B 组能引起灶性肌炎,可侵犯中枢神经系统和内脏器官,导致肝炎、脑炎及坏死性脂肪炎等。根据中和试验和交叉保护试验,A 组可现分为 23 个抗原型,B 组分为 6 个抗原型。埃可病毒对乳鼠无致病作用。柯萨奇病毒可在非洲绿猴肾及各种人细胞系细胞中增殖,埃可病毒最适于在猴。肾细胞中生长,部分病毒也能在人羊膜细胞及 HeLa 细胞中生长。两病毒均能导致培养细胞产生 CPE。

(二)致病性

柯萨奇病毒、埃可病毒均通过粪-口途径传播,但也可经呼吸道或眼部黏膜感染。两病毒识别的受体在组织和细胞中分布广泛,包括中枢神经系统、心、肺、胰、黏膜、皮肤及其他系统,因而引起的疾病种类复杂,轻重不一,不同病毒可引起相同的临床综合征,同一病毒也可引起多种不同的疾病,即"一病多原、一原多症"。

(三)微生物学检验

1.病毒分离

培养将标本接种到原代或传代猴肾细胞或人源细胞系,病毒增殖后观察 CPE 情况,收集病毒培养液利用中和试验、补体结合试验、血凝抑制试验等鉴定并分型。

2.免疫学检测

可利用 ELISA 等可检测患者血清中的 IgG 和 IgM 抗体。免疫印迹试验是诊断病毒感染的确证试验。

四、新型肠道病毒

自从世界各地陆续分离出一些抗原不同于已有病毒的肠道病毒新型,原有的以组织培养和乳鼠中增殖的分类方法难以继续应用,此后,国际病毒分类委员会决定,从肠道病毒68型开始新发现的肠道病毒都以数字序号表示,统称为"(新型)肠道病毒型"当时新型肠道病毒有 68～72 型 5 个型别,最近已经命名至 102 型,其中 72 型经鉴定为甲型肝炎病毒,68 型与小儿支气管炎和肺炎有关,70 型和 71 型临床比较常见。

(一)肠道病毒 70 型

肠道病毒 70 型(EV70)的多数生物学性状与其他肠道病毒相似,不同之处在于其感染增殖的原发部位在眼结膜,不具有嗜肠道性,不易在粪便中分离到。此外,病毒增殖所需的最适温度较低,为33 ℃,对乳鼠不致病。

肠道病毒70型可引起急性出血性结膜炎,主要通过污染的毛巾、手及游泳池水等传播,传染性强,常发生暴发流行,人群普遍易感,以成人多见。病毒感染后潜伏期短(24小时左右),发病急,主要表现为急性眼结膜炎,眼睑红肿,结膜充血、流泪,并可有脓性分泌物及结膜下出血,多数在10天内自愈,预后良好,一般无后遗症,少数发生急性腰骶部脊髓神经根炎,可使下肢瘫痪。

在急性出血性结膜炎早期1~3天取患者眼分泌物,接种人源培养细胞或猴肾细胞病毒分离率可达90%以上。利用ELISA检测血清中的抗体,或RT-PCR、核酸分子杂交等检测病毒核酸可进行快速检测。

(二)肠道病毒71型

近年来,肠道病毒71型(EV71)在世界各地包括中国大陆及周边地区的暴发流行越来越多,因此已日益受到研究人员的重视。

1.生物学性状

EV71是一种小RNA病毒,可在原代细胞中增殖,但敏感性差,能引起乳鼠病变。耐热、耐酸,可抵抗70%的乙醇,高温和紫外线照射很快可将其灭活。

2.致病性

肠道病毒71型的感染多发生于夏、秋季,10岁以下儿童多见;主要通过粪-口途径或密切接触传播,人是其目前已知的唯一宿主。病毒在咽和肠道淋巴结增殖后进入血液扩散,进一步在单核-吞噬细胞中增殖,最终侵犯脑膜、脊髓和皮肤等靶器官。感染后多数情况下不引起明显的临床症状,但有时也可导致被感染者出现比较严重的疾病,主要包括手足口病、无菌性脑膜炎和脑炎、疱疹性咽峡炎以及类脊髓灰质炎等疾病,患者大部分预后良好,但也有部分严重者死于并发症。

手足口病(HFMD)是由多种人肠道病毒引起的一种儿童常见传染病,也是我国法定报告管理的丙类传染病,其病原体主要有EV71、柯萨奇病毒A组(A5、A10、A16、A19),以及部分埃可病毒和柯萨奇B组病毒,以柯萨奇病毒A16和EV71最为常见。手足口病为全球性传染病,无明显的地域分布,全年均可发生,一般5~7月为发病高峰,幼儿园、学校等易感人群集中单位可发生暴发。近年来,EV71在东南亚一带流行,引起较多的重症和死亡病例。

人对人肠道病毒普遍易感,不同年龄组均可感染发病,以5岁及以下儿童为主,尤以3岁及以下儿童发病率最高。HFMD传染性极高,患者和隐性感染者均为本病的传染源,隐性感染者难以鉴别和发现。发病前数天,感染者咽部与粪便就可检出病毒,通常以发病后1周内传染性最强。大多数患者症状轻微,可自愈。临床以发热和手、足、口腔等部位的皮疹或疱疹为主要症状;少数患者可出现无菌性脑膜炎、脑炎、急性弛缓性麻痹、神经源性肺水肿和心肌炎等,个别重症患儿病情进展快,可导致死亡,病程约1周。感染EV71后,患者发病1~2周内可自咽部排出病毒,从粪便中排毒可持续至发病后3~5周。疱疹液中含大量病毒,疱疹破溃后病毒排出。

3.微生物学检验

可采集患者的粪便、脑脊液、疱疹液、咽拭子、血清进行病毒分离鉴定或抗原、抗体及核酸的检测。微量板法测定血清中EV71中和抗体的滴度,如急性期与恢复期血清抗体滴度4倍或

4 倍以上增高证明病毒感染。核酸检测可利用人肠道病毒通用引物、EV71 特异性引物分别进行 RT-PCR、Real-time PCR 进行。

（于潇榕）

第四节　疱疹病毒科检验

疱疹病毒科是一组中等大小、有包膜的 DNA 病毒,广泛分布于哺乳动物和鸟类等中,现有 114 个成员,根据其生物学特点可分为 α、β、γ 三个亚科。

疱疹病毒的共同特点如下所示。①形态特点:病毒体呈球形,核衣壳是由 162 个壳粒组成的二十面体立体对称结构,基因组为线性双链 DNA,存在末端重复序列和内部重复序列。核衣壳周围有一层厚薄不等的非对称性披膜。最外层是包膜,有糖蛋白刺突。有包膜的成熟病毒直径 120~300 nm。②培养特点:人疱疹病毒(EB 病毒除外)均能在二倍体细胞核内复制,产生明显的 CPE,核内出现嗜酸性包涵体。病毒可通过细胞间桥直接扩散。感染细胞同邻近未感染的细胞融合成多核巨细胞。③感染特点:病毒可表现为增殖性感染和潜伏性感染。后者病毒不增殖,其基因的表达受到抑制,稳定地存在于细胞核内,刺激因素作用后可转为增殖性感染。有部分病毒还具有整合感染作用,与细胞转化和肿瘤的发生相关。

一、单纯疱疹病毒

(一)生物学特性

单纯疱疹病毒(herpes simplex virus,HSV)呈球形,直径为 120~150 nm,由核心、衣壳、被膜及包膜组成,核心含双股 DNA,包括两个互相连接的长片段(L)和短片段(S),L 和 S 的两端有反向重复序列。衣壳呈二十面体对称,衣壳外一层被膜覆盖,厚薄不匀,最外层为典型的脂质双层包膜,上有突起。包膜表面含 gB、gC、gD、gE、gG、gH 糖蛋白,参与病毒对细胞吸附/穿入(gB、gC、gD、gE)、控制病毒从细胞核膜出芽释放(gH)及诱导细胞融合(gB、gC、gD、gH),并有诱生中和抗体(gD 最强)和细胞毒作用(HSV 糖蛋白均可)。

HSV 有 HSV-1 和 HSV-2 两个血清型,可用型特异性单克隆抗体作 ELISA、DNA 限制性酶切图谱分析及 DNA 杂交试验等方法区分型别。HSV 的抵抗力较弱,易被脂溶剂灭活。

(二)致病性

HSV 感染在人群中非常普遍,人类是其唯一的宿主。患者和健康携带者是传染源,主要通过直接密切接触和性接触传播。病毒可经口腔、呼吸道、生殖道黏膜和破损皮肤等多种途径侵入机体。常见的临床表现是黏膜或皮肤局部集聚的疱疹,也可累及机体其他器官出现严重感染,如疱疹性角膜炎、疱疹性脑炎。

1.原发感染

HSV-1 原发感染多发生在婴幼儿或儿童,常为隐性感染。感染部位主要在口咽部,还可引起唇疱疹、湿疹样疱疹、疱疹性角膜炎、疱疹性脑炎等疾病。青少年原发性 HSV-1 感染常表现为咽炎或扁桃体炎。原发感染后,HSV-1 常在三叉神经节内终身潜伏,并随时可被激活而引起复发性唇疱疹。

HSV-2原发感染为生殖器疱疹,大多发生在青少年以后,伴有发热、全身不适及淋巴结炎。原发感染后,HSV-2在骶神经节或脊髓中潜伏,随时可被激活而引起复发性生殖器疱疹。

2.潜伏感染和复发

HSV原发感染后,少部分病毒可沿神经髓鞘到达三叉神经节(HSV-1)和骶神经节(HSV-2)细胞或周围星形神经胶质细胞内,以潜伏状态持续存在。当机体抵抗力下降后,潜伏的病毒即被激活而增殖,沿神经纤维索下行至感觉神经末梢,到达附近表皮细胞内继续增殖,引起复发性局部疱疹。

3.先天性感染

HSV-2通过胎盘感染,易发生流产、胎儿畸形、智力低下等先天性疾病。新生儿疱疹是在母体分娩时接触HSV-2感染的产道所致(大约占75%),或者出生后获得HSV感染,患儿病死亡率高达50%。

4.HSV-2感染与肿瘤

HSV-2与子宫颈癌发生关系密切,在子宫颈癌患者组织细胞内可以检查出HSV-2抗原和核酸,并且患者体内存在高效价的HSV-2抗体。

HSV原发感染后1周左右血中可出现中和抗体,3～4周达高峰,可持续多年。这些抗体可中和游离病毒,阻止病毒在体内扩散,但不能消灭潜伏感染的病毒和阻止复发。机体抗HSV感染免疫以细胞免疫为主,NK细胞可杀死HSV感染的靶细胞;CTL和各种细胞因子(如干扰素等)在抗HSV感染中也有重要作用。

(三)微生物学检验

1.标本采集和处理

采取皮肤、角膜、生殖器等病变处标本;如疑为疱疹性脑膜炎患者可取脑脊液;播散性HSV感染者的淋巴细胞能直接分离病毒。肝素能干扰病毒的分离培养,故不能用作抗凝剂。以上标本经常规抗菌处理后,应尽快用特殊的病毒运输液送达实验室检查。

2.形态学检查

将宫颈黏膜、皮肤、口腔、角膜等组织细胞涂片后,Wright-Giemsa染色镜检,如发现核内包涵体及多核巨细胞,可考虑HSV感染;将疱疹液进行电镜负染后观察结果。

3.病毒分离培养

病毒分离培养是确诊HSV感染的"金标准"。标本接种人胚肾、人羊膜或兔肾等易感细胞,也可接种于鸡胚绒毛尿囊膜、乳鼠或小白鼠脑内,均可获得较高的分离率。HSV引起的CPE常在2～3天后出现,细胞出现肿胀、变圆、折光性增强和形成融合细胞等病变特征。HSV-1和HSV-2的单克隆抗体、HSV型特异性核酸探针等可用于鉴定和分型。

4.免疫学检测

对临床诊断意义不大。主要原因是:①HSV特异性抗体出现较迟;②HSV感染很普遍,大多数正常人血清中都有HSV抗体;③HSV复发性感染不能导致特异性抗体效价上升。因此,血清学检查仅作为流行病学调查,常用检测方法为ELISA。可将宫颈黏膜、皮肤、口腔、角膜等组织细胞涂片后,用特异性抗体作间接IFA或免疫组化染色检测病毒抗原作为快速诊断之一。

5.分子生物学检测

应用PCR或原位杂交技术检测标本中的HSV-DNA,方法快速、敏感而特异,尤其是脑脊液PCR扩增被认为是诊断疱疹性脑炎的最佳手段。

二、水痘-带状疱疹病毒

(一)生物学特性

水痘-带状疱疹病毒(varicella-zoster virus,VZV)的生物学特性类似于HSV,其基因组为125 kb的双链DNA,具有30多种结构与非结构蛋白,部分与HSV有交叉,其中病毒糖蛋白在病毒吸附、穿入过程中发挥重要作用。VZV能够在人胚组织细胞中缓慢增殖,出现CPE较HSV局限,可形成细胞核内嗜酸性包涵体。该病毒只有一个血清型。

(二)致病性

水痘-带状疱疹病毒可由同一种病毒引起两种不同的病症。在儿童,初次感染引起水痘,而潜伏体内的病毒受到某些刺激后复发引起带状疱疹,多见于成年人和老年人。

水痘是VZV的一种原发性感染,也是儿童的一种常见传染病,传染性强,2~6岁为好发年龄,患者是主要传染源。病毒经呼吸道、口咽黏膜、结膜、皮肤等处侵入机体后,在局部黏膜组织短暂复制,经血液和淋巴液播散至单核-吞噬细胞系统,经增殖后再次进入血液(第二次病毒血症)而播散至全身各器官,特别是皮肤、黏膜组织,导致水痘。水痘的潜伏期14~15天,水痘的出疹突发,红色皮疹或斑疹首先表现在躯干,然后离心性播散到头部和肢体,随后发展为成串水疱、脓疱,最后结痂。病情一般较轻,但偶可并发间质性肺炎和感染后脑炎。在免疫功能不足或无免疫力的新生儿、细胞免疫缺陷、白血病、肾脏疾病及使用皮质激素、抗代谢药物的儿童,水痘是一种严重的、涉及多器官的严重感染。儿童时期患过水痘,病毒可潜伏在脊髓后根神经节或颅神经的感觉神经节等部位,当机体受到某些刺激,如外伤、传染病、发热、受冷、机械压迫、使用免疫抑制剂、X光照射、白血病及肿瘤等细胞免疫功能损害或低下等,均可诱发带状疱疹。复发感染时,活化的病毒经感觉神经纤维轴索下行至皮肤,在其支配皮区繁殖而引起带状疱疹。一般在躯干,呈单侧性,疱疹水疱集中在单一感觉神经支配区,串联成带状,疱液含大量病毒颗粒。患水痘后机体产生特异性体液免疫和细胞免疫,但不能清除潜伏于神经节中的病毒,故不能阻止病毒激活而发生的带状疱疹。

(三)微生物学检验

根据临床症状和皮疹特点即可对水痘和带状疱疹作出诊断,但症状不典型或者特殊病例则需辅以实验诊断。临床标本主要有疱疹病损部位的涂片、皮肤刮取物、水疱液、活检组织和血清。可通过病毒分离、免疫荧光、原位杂交或PCR方法,检测患者组织或体液中VZV或其成分。

三、巨细胞病毒

(一)生物学特性

巨细胞病毒(cytomegalovirus,CMV)具有典型的疱疹病毒形态,完整的病毒颗粒直径在120~200 nm。本病毒对宿主或培养细胞有高度的种属特异性,人巨细胞病毒(HCMV)只能感染人,在人纤维细胞中增生。病毒在细胞培养中增殖缓慢,初次分离培养需30~40天才出现CPE,其特点是细胞肿大变圆,核变大,核内出现周围绕有一轮"空晕"的大型包涵体,形似"猫头鹰眼"状。

(二)致病性

人类CMV感染非常普遍,可感染任何年龄的人群,且人是HCMV的唯一宿主。多数人感染CMV后为潜伏感染,潜伏部位主要在唾液腺、乳腺、肾脏、白细胞和其他腺体,可长期或间隙地排出病毒。通过口腔、生殖道、胎盘、输血或器官移植等多途径传播。随着艾滋病、放射损伤、器官移植和恶性肿瘤等的增多,CMV 感染及其引发的严重疾病日益增加,其临床表现差异很大,可从无症状感染到致命性感染。

1.先天性感染

在先天性病毒感染中最常见,感染母体可通过胎盘传染胎儿,患儿可发生黄疸,肝脾大,血小板减少性紫癜及溶血性贫血,脉络膜视网膜炎和肝炎等,少数严重者造成早产、流产、死产或生后死亡。存活儿童常智力低下,神经肌肉运动障碍,耳聋和脉络视网膜炎等。

2.产期感染

在分娩时胎儿经产道感染,多数症状轻微或无临床症状,偶有轻微呼吸障碍或肝功能损伤。

3.儿童及成人感染

通过吸乳、接吻、性接触、输血等感染,常为亚临床型,有的也能导致嗜异性抗体阴性单核细胞增多症。由于妊娠、接受免疫抑制治疗、器官移植、肿瘤等因素激活潜伏在单核细胞、淋巴细胞中的 CMV 病毒,引起单核细胞增多症、肝炎、间质性肺炎、视网膜炎、脑炎等。

4.细胞转化以及与肿瘤的关系

CMV 和其他疱疹病毒一样,能使细胞转化,具有潜在的致癌作用。CMV 的隐性感染率较高,CMV-DNA 很可能整合于宿主细胞 DNA,因而被认为在某种程度上与恶性肿瘤的发生有关。在某些肿瘤如宫颈癌、结肠癌、前列腺癌、卡波西(Kaposi)肉瘤中 CMV-DNA 检出率高,CMV 抗体滴度亦高于正常人。

机体的细胞免疫功能对 CMV 感染的发生和发展起重要作用,细胞免疫缺陷者,可导致严重、长期的 CMV 感染,并使机体的细胞免疫进一步受到抑制。

(三)微生物学检验

1.标本采集

收集鼻咽拭子、咽喉洗液、中段尿、外周血、脑脊液、羊膜腔液、急性期和恢复期双份血清等。

2.形态学检查

标本经离心后取沉渣涂片,Giemsa 染色镜检,观察巨大细胞及包涵体,可用于辅助诊断,但阳性率不高。

3.病毒分离培养

病毒分离培养是诊断 CMV 感染的有效方法,人胚肺成纤维细胞最常用于 CMV 培养,在培养细胞中病毒生长很慢,需 1～2 周出现 CPE,一般需观察 4 周,如有病变即可诊断。也可采用离心培养法。

4.免疫学检测

(1)抗原检测:采用特异性免疫荧光抗体,直接检测白细胞、活检组织、组织切片、支气管肺泡洗液等临床标本中的 CMV 抗原。在外周血白细胞中测出 CMV 抗原表明有病毒血症,该法敏感、快速、特异。

(2)抗体检测:采用 EIA、IFA 等方法检测 CMV 抗体,以确定急性或活动性 CMV 感染、了解机体的免疫状况及筛选献血员和器官移植供体。IgM 抗体只需检测单份血清,用于活动性CMV 感染的诊断。特异性 IgG 抗体需测双份血清以作临床诊断,同时了解人群感染状况。

5.分子生物学检测

(1)核酸杂交原位杂交能检测甲醛固定和石蜡包埋组织切片中的 CMV 核酸,可直接在感染组织中发现包涵体,并可作为 CMV 感染活动性诊断。

(2)PCR:在一些特殊的 CMV 感染中有着重要的价值,如 CMV 脑炎的 CFS 标本、先天性 CMV 感染患儿的尿液、羊水、脐血标本等。但 PCR 阳性很难区分感染状态,其检出也不一定与病毒血症和临床症状一致。为了减少由潜伏感染而导致的 PCR 假阳性结果,可用定量 PCR 弥补其不足,在分子水平监测 CMV 感染、区分活动性与潜伏感染。

四、EB 病毒

(一)生物学特性

EB 病毒(Epstein-Barr virus,EBV)系疱疹病毒科嗜淋巴病毒属。EBV 抗原分为 2 类:①病毒潜伏感染时表达的抗原,包括 EBV 核抗原(EB nuclear antigen,EBNA)和潜伏感染膜蛋白(latent membrane protein,LMP),这类抗原的存在表明有 EBV 基因组。②病毒增生性感染相关的抗原,包括 EBV 早期抗原(early antigen,EA)和晚期抗原,如 EBV 衣壳抗原(viral capsid antigen,VCA)和 EBV 膜抗原(membrane antigen,MA)。EA 是病毒增生早期诱导的非结构蛋白,EA 标志着病毒增生活跃和感染细胞进入溶解性周期;VCA 是病毒增殖后期合成的结构蛋白,与病毒 DNA 组成核衣壳,最后出芽获得宿主的质膜装配成完整病毒体;MA 是病毒的中和性抗原,能诱导产生中和抗体。EB 病毒具有感染人和某些灵长类动物 B 细胞的专一性,并能使受感染细胞转化,无限传代达到"永生"。

(二)致病性

EB 病毒在人群中广泛感染,95%以上的成人存在该病毒的抗体。幼儿感染后多数无明显症状,或引起轻症咽炎和上呼吸道感染。青春期发生原发感染,约有 50%出现传染性单核细胞增多症。主要通过唾液传播,也可经输血传染。EB 病毒在口咽部上皮细胞内增殖,然后感染 B 淋巴细胞,这些细胞大量进入血液循环而造成全身性感染,并可长期潜伏在人体淋巴组织中,当机体免疫功能低下时,潜伏的病毒活化形成复发感染。由 EBV 感染引起或与 EBV 感染有关疾病主要有三种。

1.传染性单核细胞增多症

传染性单核细胞增多症是一种急性淋巴组织增生性疾病。多系青春期初次感染 EBV 后发病。典型症状为发热、咽炎和颈淋巴结肿大。随着疾病的发展,病毒可播散至其他淋巴结。肝、脾大,肝功能异常,外周血单核细胞增多,并出现异型淋巴细胞。偶尔累及中枢神经系统(如脑炎)。某些先天性免疫缺陷的患儿可呈现致死性传染性单核白细胞增多症。

2.伯基特(Burkitt)淋巴瘤

Burkitt 淋巴瘤多见于 5～12 岁儿童,在中非新几内亚和美洲温热带地区呈地方性流行。好发部位为颜面、腭部。所有患者血清含 EBV 抗体,其中 80%以上滴度高于正常人。在肿瘤组织中发现 EBV 基因组,故认为 EBV 与此病关系密切。

3.鼻咽癌

我国南方及东南亚是鼻咽癌高发区,多发生于 40 岁以上中老年人。HBV 与鼻咽癌关系密切,表现在:①所有病例的癌组织中有 EBV 基因组存在和表达;②患者血清中有高效价 EBV 抗原(主要 HCV 和 EA)的 IgG 和 IgA 抗体;③病例中仅有单一病毒株,提示病毒在肿瘤起始阶段已进入癌细胞。

人体感染 EBV 后能诱生 EBNA 抗体、EA 抗体、VCA 抗体及 MA 抗体。已证明 MA 抗体能中和 EBV。体液免疫能阻止外源性病毒感染，却不能消灭病毒的潜伏感染。一般认为细胞免疫对病毒活化的"监视"和清除转化 B 淋巴细胞起关键作用。

（三）微生物学检验

1.标本采集

采集唾液、咽漱液、外周血细胞和肿瘤组织等标本。

2.病毒分离培养

上述标本接种人脐带血淋巴细胞，根据转化淋巴细胞的效率确定病毒的量。

3.免疫学检测

（1）抗原检测：采用免疫荧光法检测病毒特异性蛋白质抗原（如病毒核蛋白 EBNA 等）。

（2）抗体检测：用免疫荧光法或免疫酶法，检测病毒 VCA-IgA 抗体或 EA-IgA 抗体，滴度 1：（5～10）或滴度持续上升者，对鼻咽癌有辅助诊断意义。传染性单核细胞增多症患者血清中 VCA-IgM 抗体阳性率较高，抗体效价＞1：224 有诊断意义。

4.分子生物学检测

利用核酸杂交和 PCR 或 RT-PCR，可在病变组织内检测病毒核酸和病毒基因转录产物。但核酸杂交法的敏感性低于 PCR 法。

五、其他疱疹病毒

（一）人类疱疹病毒 6 型

人类疱疹病毒 6 型（human herpes virus-6，HHV-6）在人群中的感染十分普遍，60％～90％ 的儿童及成人血清中可查到 HHV-6 抗体，健康带毒者是主要的传染源，经唾液传播。HHV-6 的原发感染多见于 6 个月至 2 岁的婴儿，感染后多无症状，少数可引起幼儿丘疹或婴儿玫瑰疹。常急性发病，先有高热和上呼吸道感染症状，退热后颈部和躯干出现淡红色斑丘疹。

在脊髓移植等免疫功能低下的患者，体内潜伏的 HHV-6 常可被激活而发展为持续的急性感染，并证实与淋巴增殖性疾病、自身免疫病和免疫缺陷患者感染等有关。随着器官移植的发展和艾滋病患者的增多，HHV-6 感染变得日益重要。

病原体检查可采集早期原发感染病儿的唾液和外周血淋巴细胞标本，接种经 PHA 激活的人脐血或外周血淋巴细胞作 HHV-6 病毒分离；也可用原位杂交和 PCR 技术检测受感染细胞中的病毒 DNA。间接免疫荧光法常用于测定病毒 IgM 和 IgG 类抗体，以确定是近期感染还是既往感染。

（二）人类疱疹病毒 7 型

人类疱疹病毒 7 型（human herpes virus-7，HHV-7）与 HHV-6 的同源性很小，是一种普遍存在的人类疱疹病毒，75％健康人唾液可检出此病毒。从婴儿急性、慢性疲劳综合征和肾移植患者的外周血单核细胞中均分离出 HHV-7。绝大多数人都曾隐性感染过 HHV-7，2 岁以上的婴儿 HHV-7 抗体阳性率达 92％。HHV-7 主要潜伏在外周血单个核细胞和唾液腺中，唾液传播是其主要的传播途径。

该病毒的分离培养条件与 HHV-6 相似，特异性 PCR、DNA 分析等试验可用于病毒鉴定。因 CD4 分子是 HHV-7 的受体，抗 CIM 单克隆抗体可抑制 HHV-7 在 CD4$^+$ T 细胞中增殖。由于 HHV-7 与 HIV 的受体皆为 CD4 分子,两者之间的互相拮抗作用,将为 HIV 的研究开辟新的途径。

(三)人类疱疹病毒 8 型

人类疱疹病毒 8 型(human herpes virus-8,HHV-8),1993 年从艾滋病患者伴发的卡波西肉瘤(Kaposi sarcoma,KS)组织中发现。该病毒为双链 DNA(165 kb),主要存在于艾滋病卡波西肉瘤组织和艾滋病患者淋巴瘤组织。HHV-8 与卡波西肉瘤的发生、血管淋巴细胞增生性疾病及一些增生性皮肤疾病的发病有关。

(于潇榕)

第五节　痘病毒检验

痘病毒可以引起人类和多种脊椎动物的自然感染。其中天花病毒和传染性软疣病毒(molluscum contagiosum virus,MCV)仅感染人类,猴痘病毒、牛痘病毒以及其他动物痘病毒也可引起人类感染。

一、生物学特性

痘病毒体积最大,呈砖形或卵形[(300~450)nm×260 nm×170 nm],有包膜,由 30 种以上的结构蛋白组成的蛋白衣壳呈复合对称形式,病毒核心由分子量为 $(85\sim240)\times10^6$ 道尔顿的双股线形 DNA(130~375 kb)组成。痘病毒在感染细胞质内增殖,病毒基因组含有约 185 个开放读码框,可指导合成 200 种以上的病毒蛋白质。成熟的病毒以出芽形式释放。

二、致病性

痘病毒感染主要通过呼吸道分泌物、直接接触等途径进行传播。感染的人或动物为其传染源。人类的痘病毒感染主要包括天花、人类猴痘和传染性软疣。

(一)传染性软疣

传染性软疣是由传染性软疣病毒引起的皮肤疣状物,主要通过皮肤接触传播,儿童多见,人是其唯一的感染宿主。该病毒也可以经过性接触传播,引起生殖器传染性软疣,在男性的阴囊、阴茎、包皮和女性的大阴唇、小阴唇外侧,损害可单发或多发,散在分布。传染性软疣损害为粟粒至黄豆大小的丘疹,圆形,随时间延长损害中央呈脐凹状。颜色为白色或灰白色,并有蜡样光泽。若挑破损害可挤出白色乳酪状物,称为软疣小体。大多数患者无自觉症状,但有少数患者可有轻微瘙痒感,若有继发感染时可有疼痛等症状。软疣可自行消退,不留瘢痕。

(二)人类猴痘

与天花的临床表现相似,最初表现类似"流感"的症状,随后主要表现为高热、局部淋巴结肿大和全身发生水疱和脓疱,结痂后留有瘢痕,并伴有出血倾向,死亡率在 11% 左右。主要是与野生动物直接接触感染猴痘病毒所致。最早见于非洲扎伊尔,近年在美国等地也有感染病例的出现。

三、微生物学检验

（一）标本采集

无菌采集皮肤病损组织（疣体组织、水疱和脓疱液），猴痘患者也可采取血清。

（二）形态学检查

1.涂片染色镜检

传染性软疣病毒检查可通过活组织或皮损刮取组织或挤出的内容物涂片，进行瑞氏-吉姆萨染色后，于镜下找软疣小体。

2.电镜检查

标本置电镜下观察病毒粒子（负染标本）。

3.组织病理检查

传染性软疣患者表皮细胞内出现软疣小体，多数软疣小体内含有胞质内包涵体，小体挤压每个受损细胞内核，使细胞核呈月牙状，位于细胞内边缘。若中心部角质层破裂，排出软疣小体，中心形成火山口状。

（三）病毒培养

猴痘皮损标本接种于鸡胚绒毛尿囊膜、来自猴、兔、牛、豚鼠、小白鼠以及人的原代、继代和传代细胞，也可皮内或脑内接种 10 天龄仔兔和 8～12 天龄小白鼠，猴痘病毒可在其中生长，并产生明显的细胞病变，感染细胞内大多含有许多圆形或椭圆形的小型嗜酸性包涵体。实验动物发生全身性感染、出疹，并大多死亡。

（四）免疫学检测

采用痘病毒抗原酶联免疫检测方法，对猴痘提供早期辅助诊断，采用痘病毒血清抗体酶联免疫检测方法提供中晚期辅助诊断。也可采用荧光抗体法和放射免疫法从感染者血清中检出猴痘病毒抗体，一般仅用于流行病学调查。

（五）分子生物学检测

采用猴痘病毒 PCR 测序方法，20～24 小时即可鉴别样品是否为痘病毒、猴痘病毒、天花病毒及相关其他痘病毒；采用荧光定量实时 PCR 检测技术，可在 4 小时内对猴痘病毒和痘病毒作出早期诊断。

（于潇榕）

第六节　黄病毒科检验

黄病毒科是一大群有包膜的单股正链 RNA 病毒，因大多通过吸血的节肢动物传播曾称为虫媒病毒，又因其病毒体的形态结构、传播方式、感染后引起的临床表现等与披膜病毒科的甲病毒属相似，故曾归为披膜病毒科。近年来研究发现，黄病毒的基因结构、复制式等均与甲病毒明显不同，国际病毒命名委员会曾将其单独分离出来成立了黄病毒科，现科包含黄病毒属、丙型肝炎病毒属和瘟病毒属等 3 个属，在我国该科常见的人类致病病毒有乙型脑炎病毒、登革热病毒、森林脑炎病毒、黄热病毒、西尼罗病毒、丙型肝炎病毒等。

一、流行性乙型脑炎病毒

流行性乙型脑炎病毒简称乙脑病毒,属黄病毒属,是流行性乙型脑炎的病原体。该病毒首先分离于日本,故也称日本脑炎病毒(Japanese encephalitis virus,JEV)。流行性乙型脑炎流行广泛,主要通过蚊虫传播,是严重威胁人畜健康的一种急性传染病,也是我国及亚洲地区夏秋季流行的主要传染病之一。

(一)生物学特性

1.形态结构

乙脑病毒呈球形,直径约 40 nm,核酸为单股正链 RNA,与衣壳蛋白(capsid protein,C 蛋白)构成病毒的核衣壳,呈二十面体立体对称,外披一层薄的包膜。包膜表面有刺突糖蛋白 E,即病毒血凝素,能凝集雏鸡、鸽和鹅的红细胞,具有介导病毒与宿主细胞表面受体结合的功能,还能刺激机体产生特异性的中和抗体,是病毒的主要抗原;包膜内含有膜蛋白 M,主要参与病毒的装配。病毒 RNA 全长10.2 kb,在细胞质内直接起 mRNA 作用,只有一个 ORF,编码结构蛋白 C、M、E 以及非结构蛋白$NS_1 \sim NS_5$。病毒在胞质内复制子代 RNA,在胞浆粗面内质网装配成熟,出芽或细胞溶解方式释放出成熟的子代病毒。

2.培养特性

乳鼠是乙脑病毒的最易感动物,脑内接种后病毒大量增殖,3～5 天后乳鼠的神经系统兴奋性亢进,表现为肢体痉挛、麻痹,最后导致死亡。该病毒可在地鼠肾、幼猪肾等原代细胞及 AP 61、C6/36 蚊传代细胞内增殖,产生明显的 CPE。

3.抵抗力

乙脑病毒对酸、乙醚和氯仿等脂溶剂敏感,不耐热,56 ℃ 30 分钟或 100 ℃ 2 分钟均可灭活病毒;此外,还易被苯酚等多种化学消毒剂灭活。

(二)致病性

乙脑病毒主要在蚊-动物-蚊间循环传播,我国乙脑病毒的传播媒介主要为三节喙库蚊。蚊感染后病毒在其体内复制,终身带毒并可经卵传代,成为传播媒介和贮存宿主。家畜和家禽在流行季节感染乙脑病毒一般为隐性感染,但病毒可在其体内增殖,侵入血流引起短暂的病毒血症,成为病毒的暂时贮存宿主,经蚊叮咬反复传播,成为人类的传染源。人通过被带病毒的蚊子叮咬后感染,但大多数为隐性感染,部分为顿挫感染,仅少数发生脑炎。

当带毒雌蚊叮咬人时,病毒随蚊虫唾液传入人体皮下,先在毛细血管内皮细胞及局部淋巴结等处的细胞中增殖,随后少量病毒进入血流成为第一次病毒血症,患者表现为发热、寒冷、头痛等流感样症状。少数患者体内的病毒随血循环散布到肝、脾等处的细胞中继续增殖,一般不出现或只发生轻微的前驱症状;经 4～7 天潜伏期后,在体内增殖的大量病毒再次侵入血流,形成第二次病毒血症,若不再继续发展,即成为顿挫感染,表现为轻型全身感染,数天后自愈。极少数患者体内的病毒可通过血-脑屏障进入脑组织增殖,引起脑膜及脑组织炎症,神经元细胞变性、坏死,毛细血管栓塞,淋巴细胞浸润,从而损伤脑实质和脑膜,临床表现为高热、意识障碍、抽搐、颅内压升高以及脑膜刺激征等严重的中枢神经系统的症状,死亡率高。病毒感染约 1 周后机体先后产生 IgM 和 IgG 中和抗体,具有保护作用,可阻止病毒血症的发生及病毒的进一步扩散;同时,机体也通过细胞免疫控制感染。乙脑病后或隐性感染都可获得牢固的免疫力,因此,免疫接种可有效地保护易感人群。

(三)微生物学检验

1.病毒分离培养

采集尸体脑组织、患者脑脊液或发病早期的血液、蚊悬液等标本,接种于 Vero 细胞、鸡胚或 C6/36 蚊细胞,病毒增殖后观察 CPE,利用鹅红细胞吸附试验、免疫荧光试验等进行鉴定。

2.免疫学检测

(1)抗原检测可用免疫荧光、ELISA 等技术直接检测脑脊液或血液中的乙脑病毒抗原进行早期诊断。

(2)抗体检测:利用 ELISA 检测患者血清中乙脑病毒特异性 IgM 是目前早期诊断较为理想的方法。此外,也可采用乳胶凝集、间接免疫荧光法补体结合试验、血凝抑制试验、中和试验等检测双份血清中特异性抗病毒 IgG。

3.分子生物学检测

RT-PCR 检测病毒核酸的特异性和敏感性均较为理想,特别适合抗体检测阴性患者的早期快速诊断,近年来在临床实验室中已被广泛采用。

二、森林脑炎病毒

森林脑炎病毒简称森脑病毒,在春夏季节流行于俄罗斯及我国东北森林地带,旧称俄罗斯春夏脑炎病毒。森脑病毒由蜱传播,主要侵犯人和动物的中枢神经系统。

(一)生物学特性

森脑病毒形态结构、培养特性及抵抗力似乙脑病毒。病毒呈球形,直径 $30 \sim 40$ nm,核酸为单股正链 RNA,衣壳呈二十面体立体对称,外有包膜并含有糖蛋白血凝素。森脑病毒有较强的嗜神经性,接种于成年小白鼠腹腔、地鼠或豚鼠脑内易引发脑炎而致死。该病毒能在鸡胚原代和传代细胞中生长并引起 CPE。

(二)致病性

森脑病毒感染动物范围比较广,储存宿主有蜱、蝙蝠、鸟类及某些哺乳动物(刺猬、松鼠、野兔等),这些动物受染后多为轻症感染或隐性感染,其中森林硬蜱的带毒率最高,是森脑病毒的主要传播媒介。当蜱叮咬感染的野生动物后,病毒侵入其体内增殖,在其生活周期的各个阶段(包括幼虫、成虫及卵)都能携带病毒,并经卵传给子代。人对森脑病毒普遍易感,主要通过被带病毒的蜱叮咬而感染,喝被病毒或被蜱污染的生羊奶也可传染,其致病性与乙脑病毒相似。病毒侵入机体在局部淋巴结、肝、脾及单核—吞噬细胞系统增殖,通过血流进入中枢神经系统,经 $8 \sim 14$ 天潜伏期后发病。部分人感染后无临床症状(隐性感染);轻型森脑表现为发热、头痛、不适;重型者病毒损伤中枢神经系统,引起脊髓炎、脑脊髓炎及脑膜脑炎,表现为肌肉麻痹、萎缩、昏迷等症状,死亡率为 $20\% \sim 30\%$,少数痊愈者常有肌肉麻痹、精神异常等后遗症。病愈后皆血中产生中和抗体,获得持久牢固免疫力。

(三)微生物学检验

病毒的分离可采用鸡胚、猪肾等细胞,或直接接种小鼠脑内。血清中的抗体可用中和试验、补体结合试验、血凝抑制试验、ELISA 等进行检测。

三、登革热病毒

登革病毒为黄病毒科的黄病毒属的一个血清亚群,包括 4 个血清型,主要通过伊蚊传播,引起人类登革热(dengue fever,DF)、登革出血热/登革休克综合征(dengue haemorrhagic fever/dengue shock syndrome,DHF/DSS)等多种不同临床类型的传染病。登革病毒的感染广泛流行于全球的热带和亚热带地区,特别是东南亚、太平洋岛国及加勒比海地区,其中以与我国接壤的东南亚国家最为严重。近年来我国的香港、福建、广东、海南、台湾等地均曾发生过一定规模的流行,其感染范围有不断扩大的趋势。

(一)物学特性

登革病毒颗粒与乙型脑炎病毒相似,呈球状,直径 $45\sim55$ nm,核酸为单股正链 RNA,与衣壳蛋白组成核衣壳,呈二十面体立体对称。核衣壳外有由两种糖蛋白组成的包膜,包膜表面有含有糖蛋白 E 刺突,包膜内含有膜蛋白 M,分别具有型和群的特异性,可分为 4 个血清型,部分型间及与其他黄病毒有交叉反应。登革病毒可在多种哺乳动物和昆虫细胞中生长,根据病毒型别、细胞种类及传代次数不同可引起不同程度的 CPE。$1\sim3$ 天龄的小鼠对登革病毒最敏感,脑内接种 1 周后可发病死亡。该病毒对低温抵抗力强,入血清中的病毒贮存于普通冰箱传染性可保持数周;不耐热,50 ℃ 30 分钟或 100 ℃ 2 分钟能使之灭活,不耐酸、乙醚,对紫外线、0.05%甲醛、氯仿、胆汁、高锰酸钾等亦敏感。

(二)致病性

人是登革病毒的主要自然宿主,患者和隐性感染者为主要传染源。登革病毒的靶细胞为具有 Fc 受体的单核-巨噬细胞等。病毒通过伊蚊叮咬进入人体,在单核-巨噬细胞及血管内皮细胞中增殖达到一定数量后进入血循环,引起病毒血症。初次感染后体液中产生的抗登革毒 IgG 抗体可促进再次感染的病毒在上述细胞内复制,并可与登革病毒形成免疫复合物,激活补体系统,增强病毒对细胞的损伤作用,导致血管通透性增加,同时抑制骨髓中的白细胞和血小板系统,导致白细胞、血小板计数减少和出血倾向,此即抗体依赖性增强作用(antibody dependent enhancement,ADE)。此外,还能活化特定 T 细胞亚群(CIM、CD8)产生 TNF、IL、IFN 因素等,导致机体出现免疫病理损伤。典型的登革热是自限性疾病,病情较轻,表现为发热、头痛、腰痛、骨或关节疼痛、皮疹及浅表淋巴结肿大等。登革出血热/登革休克综合征病情较重,开始为典型登革热,随后病情迅速发展,出血加重,伴周围循环衰竭,甚至出现休克,病情凶险,如抢救不及时可在4～6 小时死亡。

(三)微生物学检验

1.病毒分离

培养采集发病早期患者的血清、血浆、白细胞或尸检组织(肝脏、淋巴结等)、蚊虫标本制成悬液,接种乳鼠脑内、伊蚊胸腔或培养细胞内,在出现 CPE 后用中和试验、补体结合试验、间接免疫荧光试验等进行鉴定及分型。

2.免疫学检测

常用免疫荧光、生物素-亲和素等方法检测病毒抗原,也可采用补体结合试验、血凝抑制试验、中和试验、ELISA、蚀斑减少中和实验等检测患者血清中的 IgG 和 IgM。

3.分子生物学检测

核酸杂交、RT-PCR 等可用于病毒的早期快速诊断和分型鉴定。

(四)丙型肝炎病毒

丙型肝炎病毒(hepatitis C virus,HCV)是丙型病毒性肝炎的病原体,也是肠道外传播的非甲非乙型肝炎的主要病原体,常引起肝炎慢性化。HCV 属于黄病毒科丙型肝炎病毒属。根据基因序列的差异可将 HCV 分为 6 个基因型,我国以 1 型和 2 型最多见。

1.生物学特性

(1)形态结构:日本的 Ishida S 等用免疫电镜和光学旋转技术首次观察到 HCV 核心颗粒的超微构造。HCV 呈球形,有包膜,直径 55～65 nm,核心二十面体立体对称;包膜来源于宿主细胞膜,嵌有病毒包膜蛋白;核酸为单股正链 RNA。

(2)基因组:HCV 基因组全长约 9.5 kb,仅有 1 个 ORF,由 9 个基因区组成,其中 NS1 区内存在 E2 基因,各区编码产物及主要特征见表 6-1。HCV 各型之 ORF 长度有所差别,主要由于 E2 及 NS5 基因的插入或缺失突变所致。根据 NS5 区基因序列的同源性可将 HCV 分为 6 个型 11 个亚型。

表 6-1 HCV 各基因区的主要特征与功能

基因区	编码产物	主要特征和功能
5′NCR		对病毒复制及病毒蛋白转译有重要的调节作用,其核苷酸序列最保守,病毒株间差异小,可用于基因诊断
C 区	核心蛋白	核心蛋白具有强的抗原性,可诱发机体产生抗-C 抗体,几乎存在于所有丙型肝炎患者血清中,且持续时间长,有助于 HCV 感染的诊断
E1 区	包膜蛋白 E1	HCV 基因中变异最大的部位,在不同分离株中核苷酸差异达 30%。包膜蛋白抗原性改变而逃避免疫细胞及免疫分子的识别,是 HCV 易引起慢性肝炎的原因之一,也是疫苗研制的主要障碍
E2/NS1 区	包膜蛋白 E2	
NS2 区	解旋酶	具有解旋酶和氨酸蛋白酶酶活性
NS3、NS4 区	蛋白酶	
NS5 区	RNA 聚合酶	具有 RNA 依赖的 RNA 多聚酶活性
3′NCR		可能与病毒复制有关

(3)培养特性:HCV 的细胞培养迄今仍很困难,黑猩猩是研究 HCV 感染的动物模型,其感染过程、急性期的表现、宿主的免疫应答等与人类 HCV 感染十分相似。

(4)抵抗力:较弱,对酸、热不稳定,对二三氯甲烷、乙醚等敏感,紫外线、甲醛、次氯酸、煮沸水等理化因素均可使其感染性丧失,60 ℃ 30 小时可完全灭活血液或血制品中的 HCV。

2.致病性

HCV 感染呈世界分布,全球至少有 2 亿感染者,其传播途径多样,包括血液传播、性接触传播、母婴传播和家庭内接触传播,但约近半数 HCV 感染者传播途径不明;目前 HCV 占输血后肝炎的 80%～90%。HCV 的致病机制与病毒的直接作用和免疫病理损伤有关。研究表明,丙型肝炎患者血清 HCV-RNA 的含量与血清丙氨酸转移酶(ALT)的水平呈正相关,提示 HCV 的复制与肝细胞损伤有关。HCV 引起的临床感染病情轻重不一,可表现为急性肝炎、慢性肝炎或无症状携带者等,且极易慢性化,而慢性丙型肝炎与原发性肝癌关系十分密切。HCV 感染后不能诱导机体产生有效的免疫保护反应。

3.微生物学检验

HCV 在宿主外周血中的含量及病毒抗原的含量非常低,常规方法很难直接检测。目前临床诊断 HCV 感染的方法有两大类:免疫学方法检测抗-HCV 及 PCR 法检测 HCV RNA。

（1）标本采集：HCV 抗体检测可采用血清或血浆；HCV RNA 的检测和定量分析，多采用血清，有时也采用血浆；血浆可采用 EDTA、枸橼酸葡萄糖、枸橼酸盐等抗凝剂。

（2）免疫学检测：丙型肝炎患者血清中 HCV 抗原水平很低，常规免疫学检测方法难以获得阳性结果，至今未用于临床。用 ELISA 检测血中抗 HCV 简单、快速、可靠，可用于丙型肝炎的诊断、献血员的筛选和流行病学调查，但目前尚有一定的假阳性率。因此，HCV ELISA 阳性反应者，特别是一些不具明显危险因素者，需用条带免疫法（strip immunoassay，SIA）等确证试验来排除假阳性反应。

（3）分子生物学检测：目前采用的主要方法有 RT-PCR、套式 RT-PCR 和 Real-timePCR 等。HCV-RNA 是 HCV 感染的直接证据，其检测有助于诊断急性 HCV 感染、ALT 正常 HCV 感染、抗 HCV 阴性 HCV 感染，尤其是在感染早期体内 HCV 特异性抗体产生之前的诊断等方面具有特殊的价值，此外还常用于评价抗 HCV 药物的病毒学疗效。

四、庚型肝炎病毒

庚型肝炎病毒（hepatitis G virus，HGV）属于黄病毒科的丙型肝炎病毒属，基因结构与 HCV 相似，为单股正链 RNA 病毒，全基因长约 9.5 kb，仅有一个 ORF，编码一个长约 2 900 aa 的蛋白前体，经病毒和宿主细胞蛋白酶水解后形成不同的结构蛋白和非结构蛋白。根据不同地区 HGV 分离株间核苷酸差异情况可将 HGV 分为 5 种基因型，其中Ⅰ型多在西非人群中多见，Ⅲ型在亚洲人群中多见。

庚型肝炎呈世界性分布，传染源多为患者，主要经输血等非肠道途径传播，也存在母婴传播、家庭内传播及静脉注射吸毒和医源性传播等。HGV 的致病机制现在尚不清楚，其单独感染时临床症状不明显，一般不损害肝细胞；但其常与 HBV 或 HCV 合并感染，故有学者推测其为一种辅助病毒。

HGV 感染的诊断以 RT-PCR 和 ELISA 检测为主。RT-PCR 采用 5′NCR、NS3 区和 E2 区的套式引物扩增待测标本的目的基因片段，是目前检测 HGV 感染常用和有效有方法。由于 E2 抗体的出现与 HGV RNA 的消失相关，ELISA 检测血清中该抗体 HGV 感染恢复的标志。

（于潇榕）

第七节　副黏病毒科检验

副黏病毒科的许多生物学性状与正黏病毒科相似，如均为负链 RNA 病毒、有包膜、核衣壳呈螺旋对称等，但也有不同之处。常见的副黏病毒科的病毒包括副流感病毒、呼吸道合胞病毒、腮腺炎病毒、麻疹病毒等。

一、麻疹病毒

麻疹病毒（measles virus，MV）属于副黏病毒科麻疹病毒属，只有 1 个血清型，是麻疹的病原体。麻疹是一种常见的儿童急性传染病，自应用疫苗接种后其发病率大幅度降低，但仍是发展中国家儿童死亡的主要原因之一。

(一)生物学特性

病毒呈球形或丝状,直径约 120～250 nm,螺旋对称,有包膜。病毒核心为不分节段的单股负链 RNA,有 6 个结构基因,依次编码核蛋白(NP)、磷酸化蛋白(phosphopeotein,P)、基质蛋白(MP)、融合蛋白(fusion protein,F)、血凝素(HA)和 RNA 依赖 RNA 聚合酶,其中 HA 和 F 蛋白是包膜表面的刺突。HA 只凝集猴红细胞,并能与细胞表面的 CD46 受体结合诱导病毒吸附;F 蛋白又称血溶素(HL),具有溶血活性,可使细胞发生融合形成多核巨细胞。麻疹病毒 SSPE 突变株的 M 蛋白和 F 蛋白基因发生突变,影响了病毒的装配、出芽和释放,故极少产生游离的病毒,也称"缺陷型麻疹病毒",但与细胞结合能力增强。

麻疹病毒可在 HeLa、Vero 等多种原代细胞或传代细胞中增殖,引起细胞融合形成多核巨细胞,胞浆和胞内出现嗜酸性包涵体等细胞病变。病毒抵抗力弱,56 ℃ 30 分钟可被灭活,对脂溶剂、一般消毒剂、日光及紫外线等敏感。

(二)致病性

人是麻疹病毒的唯一自然宿主。麻疹好发于冬春季节,人群对麻疹普遍易感,我国 6 个月至 5 岁的儿童发病率最高。病毒主要通过飞沫直接传播,也可经接触污染的玩具、用具等传播。麻疹传染性极强,与患者接触后几乎全部发病。病毒侵入后潜伏期 10～14 天。黏附分子 CD46 是麻疹病毒识别的受体,凡表面有该分子的组织细胞(人体内除红细胞以外的大多数组织细胞)均可被麻疹病毒感染。病毒首先在呼吸道上皮细胞和淋巴组织内增殖,然后进入血液形成第一次病毒血症,扩散至全身淋巴组织和单核吞噬细胞系统,大量增殖后再次入血,形成第二次病毒血症,扩散到眼结膜、口腔和呼吸道黏膜、小血管、皮肤等部位并引起病变,临床表现为发热、畏光、流涕、咳嗽等结膜炎、鼻炎和上呼吸道卡他症状,此时患者的传染性最强。发病 2 天后口腔两颊内出现中央灰白色、周围有红晕的柯氏斑,有助于临床早期诊断;之后 1～3 天,按颈部、躯干、四肢的顺序皮肤先后出现特征性的红色斑丘疹,此即出疹期,病情最为严重;一般 24 小时内皮疹出齐,4 天后开始消退,有色素沉着,同时体温开始下降,症状减退。年幼体弱的患儿易继发细菌性肺炎,是导致死亡的主要原因。

除典型的麻疹症状外,免疫功能正常、未接种疫苗的少数患儿会出现急性麻疹后脑炎,导致死亡或存活后有轻重不等的后遗症;而细胞免疫功能缺陷的患儿多见麻疹包涵体脑炎。此外,大约百万分之一的麻疹患儿在恢复后会发生慢发病毒感染,经过 2～14 年潜伏期后出现中枢神经系统的并发症,即亚急性硬化性全脑炎(subacute sclerosing panencephalitis,SSPE),表现为大脑功能渐进性衰退,1～2 年死亡。麻疹病后人体可获得牢固的免疫力。

(三)微生物学检验

根据典型的麻疹临床症状即可确诊,对于轻型及其他不典型麻疹需进行实验室检验。

1.形态学检查

取患者发病初期的分泌物、脱落细胞等制成涂片,HE 染色观察有无细胞融合、多核巨细胞、细胞核或胞质内有无嗜酸性包涵体。

2.病毒分离培养

采集患者发病早期的咽漱液、咽拭子或血液标本,接种 HeLa、Vero 等细胞,经过7～10 天观察有无典型的 CPE,采用免疫荧光、ELISA、核酸杂交等方法鉴定。

3.免疫学检查

用 ELISA、免疫荧光、中和试验、补体结合试验等检测患者血清中的特异性 IgM 或双份血清中的 IgG;也可用荧光标记的抗体染色检查病毒的抗原。

4.分子生物学检测

提取标本中的病毒 RNA 后 RT-PCR 或核酸杂交检测可进行辅助诊断。

二、呼吸道合胞病毒

呼吸道合胞病毒(respiratory syncytial virus,RSV)简称合胞病毒,属副黏病毒科肺病毒属,因其在组织细胞培养中能导致细胞融合病变而得名。RSV 在世界各地均有流行,是引起婴幼儿下呼吸道感染的重要病原体。

(一)生物学特性

病毒呈球形,较流感病毒大,直径 120~200 nm。RSV 核酸为不分节段的单股负链 RNA;包膜上有 F 蛋白和 G 蛋白 2 种糖蛋白刺突,F 蛋白能引起病毒包膜与宿主及培养细胞之间的细胞膜的融合,G 蛋白具有对宿主细胞的吸附作用。二者均为保护性免疫应答的作用位点,但都无 NA 和 HA 的活性,也无溶血素活性。RSV 可在 HeLa、Hep-2 等多种原代细胞或传代细胞中缓慢增殖并引起明显 CPE,其特点是形成含有多个胞核的融合细胞及胞内嗜酸性包涵体。猩猩、狒狒、大鼠、小鼠、雪貂等多种动物对 RSV 敏感,但感染后多无症状。RSV 抵抗力弱,不耐酸、热和胆汁,在 pH 为 3 的环境中或 55 ℃ 5 分钟可被灭活。

(二)致病性

RSV 主要通过飞沫传播,也可通过接触污染物传播;病毒传染性强,主要流行期在冬季和早春。RSV 感染的潜伏期一般为 4~5 天,感染后先在鼻咽上皮细胞内增殖,然后扩散至下呼吸道,很少引起病毒血症。其致病可能是通过 I 型超敏反应引起的免疫损伤所致。各年龄段人群对 RSV 都易感,但症状各不相同。婴幼儿(尤其是 2~6 个月的婴儿)对 RSV 非常敏感,常引起较为严重的呼吸道疾病,如细支气管炎、肺炎等,患儿常出现呼吸暂停,气管或细支气管坏死物与黏液、纤维蛋白等结集在一起,极易阻塞患儿的呼吸道,严重者造成死亡;成人多表现为普通感冒;老年人则可导致慢性支气管炎急性发作。

(三)微生物学检验

由于多种呼吸道病毒感染后引起的临床症状很相似,因此 RSV 的感染需依靠微生物学实验室检验才能确诊。最可靠的方法是在发病早期采集呼吸道分泌物进行病毒的分离培养,如观察到多核巨细胞或融合细胞可作出初步诊断。由于副流感病毒也可引起细胞融合,故应与进行区别:RSV 增殖慢,无红细胞吸附现象,副流感病毒增殖快,有红细胞吸附现象;但最后鉴定依靠免疫荧光试验、中和试验或补体结合试验等。其他快速方法有免疫荧光试验、ELISA、放射免疫技术等直接检测病毒抗原,RT-PCR 检测病毒核酸,以及检测血清中的 IgM、IgA 等。

三、腮腺炎病毒

腮腺炎病毒属副黏病毒科副黏病毒亚科的德国麻疹病毒属,是流行性腮腺炎的病原体。该病毒在世界范围内分布,只有一个血清型。

(一)生物学特性

病毒呈球形,直径 100~200 nm,单股负链 RNA,衣壳螺旋对称,包膜上有 HN 和 F 蛋白。腮腺炎病毒能在鸡胚羊膜腔中增殖,也可在猴肾、HeLa、Vero 等细胞中增殖,并使细胞融合,出现多核巨细胞。该病毒对乙醚、氯仿等脂溶剂以及紫外线、热等敏感。

（二）致病性

人是腮腺炎病毒唯一宿主，主要通过飞沫传播，好发于冬春季，5～14岁儿童最易感染。病毒感染后潜伏期一般2～3周，先在鼻腔、上呼吸道上皮细胞和面部局部淋巴结内增殖，随后入血引起病毒血症，并扩散到唾液腺引起腮腺炎，表现为一侧或双侧腮腺肿大疼痛、发热、乏力等；病毒也可扩散到胰腺、睾丸、卵巢、肾脏和中枢神经系统等引起相应炎症。腮腺炎病后可获得牢固的免疫力。

（三）微生物学检验

临床上根据症状等很容易作出诊断，但对不典型病例需依靠实验室检查。可采集唾液、尿液、脑脊液等接种鸡胚或培养细胞，观察是否出现细胞融合及多核巨细胞等典型CPE以判断结果。此外，也可检测血清中的IgM、IgG，或用RT-PCR检测病毒核酸。

四、副流感病毒

副流感病毒（parainfluenza virus，PIV）根据抗原构造不同分为5个血清型，分别属于副黏病毒科呼吸道病毒属和德国麻疹病毒属。

（一）生物学特性

副流感病毒呈球形，较流感病毒大，直径125～250 nm；核酸为不分节段的单股负链RNA，核蛋白呈螺旋对称；包膜上嵌有2种刺突：一种是血凝素/神经氨酸酶（hemagglutinin neuraminidase，HN），兼有NA和HA的作用；另一种是F蛋白，具有使细胞融合和红细胞溶解作用。副流感病毒可在鸡胚及多种原代或传代细胞中培养，如猴肾或狗肾细胞等。豚鼠、地鼠、雪貂等对病毒敏感，通过鼻腔接种可引起感染。副流感病毒抵抗力弱，不耐酸、热，在pH为3的环境中1小时即可灭活，4℃2～4小时后失去感染力，故一般保存在－70℃以下。

（二）致病性

除人类外，许多动物也携带副流感病毒。该病毒主要通过飞沫或密切接触传播，感染后首先在鼻咽部和呼吸道上皮细胞内增殖，然后在细胞之间扩散，很少引起病毒血症。病毒可导致各年龄人群的感染，但以5岁以下小儿最多见，是引起小儿急性呼吸道感染的常见病因。感染的副流感病毒以1～3型最为多见，主要疾病包括小儿哮喘、肺炎、细支气管炎等，2%～3%可出现严重的哮吼（急性喉支气管炎）。

（三）微生物学检验

1.病毒分离培养

标本包括鼻咽分泌物和咽漱液等，发病早期采集阳性率最高。副流感病毒生长缓慢，培养早期CPE不明显，可采用豚鼠红细胞吸附试验来确定病毒的存在。分离到的病毒可用红细胞吸附抑制试验、血凝抑制试验、中和试验或补体结合试验进行鉴定。

2.免疫学检测

（1）抗原检测：常用间接免疫荧光法，阳性标本可进一步用各型的单克隆抗体进行分型鉴定。此外，也可采用ELISA、放射免疫、电镜直接检测病毒抗原。

（2）抗体检测：可收集患者早期和急性期的双份血清进行回顾性诊断，此外，检测单份血清中特异性的IgM可用于早期诊断。

（于潇榕）

第八节 逆转录病毒检验

逆转录病毒科是一大组含有逆转录酶的 RNA 病毒。根据其致病性,ICTV 将其分为 2 个亚共科 7 个属,对人类致病的主要有正反转录病毒亚科中慢病毒属的人类免疫缺陷病毒(human immunodeficiency virus,HIV)和 8 逆转录病毒属的人类嗜 T 细胞病毒(HTLV)。

逆转录病毒的主要特征有以下几种。①病毒呈球形:有包膜,表面有刺突。②病毒基因组由 2 条相同的单正链 RNA 组成,病毒体含有逆转录酶和整合酶。③病毒 RNA 复制经过一个逆转录过程成为双链 DNA,然后整合到宿主细胞染色体 DNA 中,成为前病毒。④具有 gag、pol 和 env 3 个结构基因和多个调节基因。⑤宿主细胞受体决定病毒的组织嗜性,成熟的子代病毒以出芽的方式从宿主细胞中释放。

一、人类免疫缺陷病毒

人免疫缺陷病毒是人类获得性免疫缺陷综合征(acquired immunodeficiency syndrome,AIDS,也称艾滋病)的病原体。法国科学家西诺西和蒙塔尼首先从艾滋病患者体内分离出 HIV,二人也因此获得诺贝尔生理学或医学奖。AIDS 是严重危害人类健康的传染病,主要通过性接触、输血、注射、垂直感染等方式传播,病毒感染以损伤宿主机体的免疫系统为主要特征,已成为全球最重要的公共卫生问题之一。人免疫缺陷病毒包括 HIV-1 和 HIV-2 两个型,HIV-1 是引起全球艾滋病流行的主要病原体,HIV-2 仅局限于西部非洲,且毒力较弱。

(一)生物学特性

1.形态结构

病毒颗粒呈球形,直径 $100 \sim 120$ nm,核心为棒状或截头圆锥状。病毒体外层为脂蛋白包膜,其中嵌有 gp120 和 gp41 两种特异的糖蛋白,前者为包膜表面刺突,后者为跨膜蛋白。病毒内部为二十面体对称的核衣壳,病毒核心含有 RNA、逆转录酶和核衣壳蛋白。

2.基因组

HIV 基因组是由两条相同的单股正链 RNA 在 5′端通过氢键结合而形成的二聚体,基因组全长约9.7 kb。在其 5′端有一帽结构(m^7G5PPP^5。GmpNp),3′端有 polyA 尾。HIV 基因组中间为 gag、pol、env 3 个结构基因及 tat、rev、nef、vif 等 6 个调节基因,两端为长末端重复序列(long terminal repeat,LTR),含有起始子、增强子、TATA 序列,对病毒基因组转录的调控起关键作用。

HIV 的 3 个结构基因编码病毒的结构蛋白和酶。gag 基因翻译时先形成前体蛋白 p55,然后在蛋白酶的作用下裂解成衣壳蛋白(p7、p24)和内膜蛋白(p17)等。Pol 基因编码病毒复制所需的酶类,包括逆转录酶(p66/p51)、蛋白水解酶(p10)和整合酶(p32)。env 基因编码糖蛋白前体 gp160,然后在蛋白酶作用下分解为 gp120 和 gp41 两种包膜糖蛋白。6 个调节基因的编码产物控制着 HIV 基因的复制与表达,在致病过程中发挥重要作用,其中 Tat 蛋白是 HIV 复制所必需的反式激活转录因子,Rev 蛋白可调节并启动病毒 mRNA 进入细胞质,也是病毒复制必需的。

3.病毒的变异

HIV 显著特点是具有高度变异性，HIV 的逆转录酶无校正功能、错配性高是导致 HIV 基因频繁变异的重要因素。HIV 的各基因间的变异程度不一，多集中在 env 基因和 nef 基因，尤以 env 基因最易发生突变，导致其编码的包膜糖蛋白 gp120 抗原性发生变异，这是病毒逃避宿生免疫反应的主要机制，也给疫苗的研制带来困难。

4.培养特性

HIV 感染的宿主范围和细胞范围较窄，在体外仅感染表面有 CD4 受体的 T 细胞、巨噬细胞，故实验室常用新分离的正常人的或患者自身的 T 细胞培养病毒；HIV 亦可在某些 T 细胞株（如 H9、CEM）中增殖；感染后细胞出现不同程度的病变，培养液中可检测到逆转录酶活性，培养细胞中可检测到病毒抗原。HIV-1 和 HIV-2 都有严格的宿主范围，黑猩猩和恒河猴是 HIV 感染的动物模型，但感染过程及症状与人不同。

5.抵抗力

HIV 对理化因素的抵抗力较弱，0.1％漂白粉、70％乙醇、0.3％H_2O_2 或 0.5％来苏等对病毒均有灭活作用。56 ℃ 30 分钟可被灭活，但在室温病毒活性可保持 7 天。

(二)致病性

艾滋病是由 HIV 引起的以侵犯 $CD4^+$ 细胞为主造成细胞免疫功能缺损并继发体液免疫功能缺损为基本特征的传染病。

1.传染源与传播途径

艾滋病的传染源是 HIV 无症状携带者和艾滋病患者。HIV 主要存在于血液、精液和阴道分泌物中，传播途径如下。

(1)性传播，是最为常见的传播途径。

(2)血液传播：包括输入被 HIV 污染的血液或血制品，使用被 HIV 污染的注射用具、手术器械等。

(3)母婴传播：包括经胎盘、产道或哺乳等方式传播。

2.致病机制

HIV 主要感染 $CD4^+T$ 淋巴细胞和单核-巨噬细胞，引起机体免疫系统的进行性损伤。HIV 对 $CD4^+T$ 细胞的损伤机制比较复杂。

(1)病毒复制后期，由于病毒包膜糖蛋白插入细胞膜或病毒的出芽释放，导致细胞膜通透性增加而损伤 $CD4^+T$ 细胞。

(2)HIV 增殖时可产生大量未整合的病毒 cDNA，干扰细胞的正常生物合成。

(3)受染 T 细胞表面的 gp120 与非感染细胞表面 CD4 分子结合，介导细胞融合而产生大量多核巨细胞，使 $CD4^+T$ 细胞溶解死亡。

(4)受染细胞膜上表达的包膜糖蛋白抗原，通过激活特异性 CTL，介导细胞毒作用或与特异性抗体结合，介导 ADCC 作用而破坏 $CD4^+T$ 细胞。

(5)HIV 的 gp120 与细胞膜上的 MHC-Ⅱ类分子有一同源区，抗 gp120 抗体能与这类 T 细胞发生交叉反应，即病毒诱导的自身免疫使 T 细胞造成免疫病理损害或功能障碍。

单核细胞和巨噬细胞可以抵抗 HIV 的溶细胞作用，一旦感染后可长期携带 HIV，并随细胞游走而将病毒携带到肺、脑等组织器官中，而感染的单核-巨噬细胞则丧失吞噬和诱发免疫应答的能力。HIV 感染后机体 B 细胞功能常出现异常，表现为多克隆活化，出现高丙种球蛋白血症，循环血中免疫复合物及自身抗体含量增高;此外,HIV 感染还可致神经细胞、小神经胶质细胞和星形细胞等的损害或功能异常。

3.临床表现

HIV 感染后潜伏期较长,大约 10 年才发病。典型 AIDS 分为 4 个时期。

(1)急性感染期:HIV 感染人体后在 $CD4^+T$ 细胞和单核-巨噬细胞中大量增殖和扩散,引起病毒血症;感染者出现发热、咽炎、淋巴结肿大、皮肤斑丘疹和黏膜溃疡等自限性症状和体征,此时其血液循环中的 $CD4^+T$ 细胞数减少并出现 HIV 病毒抗原;约 70% 以上的感染者数周后转入无症状感染期。

(2)无症状感染期:此期长达 6 个月~10 年,感染者一般不表现临床症状,外周血中 HIV 含量很低,但体内淋巴样组织中的 HIV 仍处于活跃增殖状态,并不断小量释放入血循环中,血中 HIV 抗体检测显示阳性。

(3)艾滋病相关综合征(AIDS-related complex,ARC):随感染时间延长,机体受到各种因素的激发,病毒大量增殖,$CD4^+T$ 细胞数不断减少,免疫系统的损伤进行性加重,慢性感染迅速发展,开始出现低热、盗汗、全身倦怠、体重下降、腹泻等前驱症状,随后全身淋巴结肿大,口腔及阴道感染,反复出现疱疹或软疣,不明原因的骨髓衰竭伴贫血、白细胞及血小板数量减少。

(4)艾滋病:出现中枢神经系统等多器官多系统损害,合并各种条件致病菌、寄生虫及其他病毒感染,或并发肿瘤(如 Kaposi 肉瘤)。患者血中能稳定检出高水平的 HIV,$CD4^+$ 细胞计数低于 200 个/μL、$CD4/CD8<1$、HIV 抗体阳性。5 年死亡率约为 90%,多发生于临床症状出现后 2 年内。

4.机体对 HIV 感染的免疫应答

机体感染 HIV 后可产生抗 gp120 等多种抗体,但中和活性较低,主要在急性感染期降低血清中的病毒抗原量,但不能控制病情的发展。HIV 感染也可刺激机体产生细胞免疫应答,ADCC、CTL 及 NK 细胞的杀伤反应等,但同样也不能清除有 HIV 感染的细胞,这与病毒能逃逸免疫作用有关。HIV 逃逸机制如下。

(1)HIV 损伤 $CD4^+T$ 细胞使免疫系统功能低下甚至丧失。

(2)病毒基因整合于宿主细胞染色体中,细胞不表达或少表达病毒结构蛋白,使宿主长期呈"无抗原"状态。

(3)病毒包膜糖蛋白的一些区段的高变性导致不断出现新抗原而逃逸免疫系统的识别。

(4)HIV 损害各种免疫细胞并诱导其凋亡。

(三)微生物学检验

HIV 感染的实验室检测主要用于 AIDS 的诊断、指导抗病毒药物的治疗,以及筛查和确认 HIV 感染者。根据 HIV 感染的不同时期应选择不同的检测手段:原发感染 2 周任何方法均无法检测到病毒,2 周后出现病毒血症时可检测病毒抗原或病毒逆转录酶活性,感染 6~8 周直到艾滋病病毒出现前可检测病毒的抗体,艾滋病期可检测血清中 HIV 抗原。

1.病毒分离培养

一般分离患者的外周血单核细胞,与正常人的单核细胞进行共培养。HIV 生长缓慢,经 1~2 周出现不同程度的细胞病变,最明显的是出现融合的多核巨细胞,此时可检测培养液中逆转录酶的活性或 p24 抗原。

2.免疫学检测

（1）抗体检测一般在感染后 3 个月内出现抗体。核心蛋白 p24 及其前体 p55 的抗体在血清中出现最早，随后出现抗包膜糖蛋白 gp120/160 抗体，这些抗体被认为是初期感染的最稳定的指标。抗糖蛋白 gp41 的抗体常在抗 p24 抗体出现后数周出现，在临床症状明显的 AIDS 患者中，抗糖蛋白 gp41 的抗体似乎比抗 p24 的抗体更为常见。

HIV 感染的血清学检测分为初筛和确证两类。实际检测工作中，对我国普通公民初筛试验结果阴性即可排除 HIV 感染的可能性；如初筛实验阳性，需做重复实验，并做确证实验，确证实验阳性的标本方可报告为 HIV 抗体阳性。初筛试验常采用酶免疫测定法（EIA 法）、免疫荧光法（IFA）和凝集试验，确证试验则采用免疫印迹试验（Western blot，WB）或放射免疫沉淀试验。

（2）抗原检测：常用间接 ELISA 法进行检测 p24 抗原，其阳性低于 HIV 抗体检测，但由于 HIV 抗体通常在感染后 4～8 周甚至更久才出现，因此在急性感染期检测血浆中 p24 抗原可用于早期诊断。p24 抗原出现于抗体产生之前，抗体出现后转阴，但在 HIV 感染的后期再度上升；在无症状的 HIV 感染者中，p24 抗原阳性者发展为艾滋病的可能性高于阴性者 3 倍。此外，p24 抗原还常用于细胞培养中的 HIV 检测、抗 HIV 药物疗效的检测及 HIV 感染者病情发展的动态观察。

3.分子生物学检测

采用原位杂交、RT-PCR 检测血浆中的 HIV-RNA 对 HIV 诊断有重要意义；RT-PCR 检测感染者体内的游离病毒 RNA 拷贝数（病毒载量）可用于监测病情进展、评价抗病毒治疗的效果。此外，也可用 PCR 直接检测外周血单核细胞中的前病毒 DNA，用于血清抗体出现前的急性期的诊断。

二、人类嗜 T 细胞病毒

人类嗜 T 细胞病毒（human T-cell lymphotropic virus HTLV）也称人类 T 细胞白血病病毒，是 20 世纪 80 年代发现的第一个人类逆转录病毒；当时把从 T 淋巴细胞白血病和毛细胞白血病患者外周血淋巴细胞中分离出的该病毒分别称为 HTLV-Ⅰ型和Ⅱ型；国际病毒分类学委员会（ICTV）现将人类嗜 T 细胞病毒和猴嗜 T 细胞病毒（simian T-lymphotropic virus，STLV）合并为灵长类嗜 T 细胞病毒（primate T-lymphotropic virus，PTLV），包括 HTLV-Ⅰ型～Ⅲ型和 STLV-Ⅰ型～Ⅲ型。

（一）生物学特性

HTLV 呈球形，直径约 100 nm，病毒包膜表面的刺突为糖蛋白 gp120，能与细胞表面 CD4 分子结合，与病毒的感染、侵入细胞有关；衣壳含 p18，p24 两种结构蛋白；病毒核心为 RNA 及逆转录酶。HTLV 基因组的两端为 LTR，中间从 5′端至 3′端依次排列 gag、pol、env 等 3 个结构基因和 tax、rex 2 个调节基因，结构基因的功能与 HIV 基本一致；tax 基因编码一种反式激活因子，可激活 LTR 增加病毒基因的转录，并能激活细胞的 IL-2 基因和 IL-2 受体基因，使其异常表达而促进细胞大量增长。Fex 基因编码的两种蛋白对病毒的结构蛋白和调节蛋白的表达有调节作用。HTLV-Ⅰ与 HTLV-Ⅱ基因组的同源性几近 50%。

（二）致病性

HTLV-Ⅰ和Ⅱ仅感染 CD4$^+$T 淋巴细胞并在其中生长，使受染的 T 细胞发生转化，最后发展为 T 淋巴细胞白血病。HTLV-Ⅰ和 HTLV-Ⅱ主要经输血、注射或性接触等传播，也可通过胎盘、产道或哺乳等途径垂直传播。HTLV-Ⅰ导致的成人T淋巴细胞白血病/淋巴瘤(adult T-cell leukemia,ATL),在加勒比海地区、南美、日本西南部及非洲等地区呈地方性流行,我国部分沿海地区也偶见。其感染通常无症状,受染者发展为成人T淋巴细胞白血病的概率为1/20,主要表现为白细胞增高、全身淋巴结及肝、脾大、皮肤损伤等。此外,HTLV-Ⅰ还可引起热带痉挛性下肢轻瘫及B细胞淋巴瘤。HTLV-Ⅱ可引起多毛细胞白血病,在注射药物使用者等某些人群感染率较高。

HTLV-Ⅰ和HTLV-Ⅱ引起细胞恶变的机制还不完全清楚,与其他RNA肿瘤病毒不同,其基因组均不含已知的病毒或细胞癌基因,也不能激活宿主细胞的癌基因。目前认为,病毒在复制过程中通过 tax 基因产物的反式激活作用,使 $CD4^+$ T 细胞的 IL-2 基因及其受体基因异常表达,导致感染病毒的 T 细胞大量增生,但并不引起细胞破坏;由于 HTLV 前病毒 DNA 在 T 细胞染色体上的整合并无特定细胞基网的限制,可以整合于不同的细胞 DNA 上,并使细胞转化成不同的克隆,当这些细胞继续增殖时,某一克隆中个别细胞的 DNA 如发生突变,突变细胞就会演变成白血病细胞,随后由其不断增殖形成 T 细胞白血病的细胞克隆。

(三)微生物学检验

HTLV 的实验室诊断主要依靠病毒特异性抗体的检测,即采用 ELISA、间接免疫荧光法检测患者血清中 env p21 抗体进行初筛,然后用 Western Blot 确证。病毒的分离与鉴定较少用,可采集患者新鲜外周血分离淋巴细胞,经 PHA 处理后加入含有 IL-2 的营养液继续培养后,电镜观察细胞中病毒颗粒,并检查细胞培养上清液的逆转录酶活性,最后用免疫血清或单克隆抗体进行病毒鉴定。此外,还可用 PCR 或 RT-PCR 检测血浆或外周血中的病毒 RNA 或前病毒 DNA。

(于潇榕)

第九节　出血热病毒检验

出血热不是一种疾病的名称,而是一组疾病或综合征的统称。这些疾病以发热、皮肤和黏膜出现瘀点或瘀斑、不同脏器的损害和出血,以及低血压和休克等为特征。引起出血热的病毒种类较多,分属于不同病毒科,目前在我国已发现的有汉坦病毒、克里米亚-刚果出血热病毒。

一、汉坦病毒

汉坦病毒又称肾综合征出血热(hemorrhagic fever with renal syndrome,HFRS)病毒,是流行性出血热的病原体,首先从韩国首尔汉坦河疫区的黑线姬鼠分离出。汉坦病毒属于布尼亚病毒科的汉坦病毒属,根据抗原性及基因结构的不同分为 6 个型,其中汉坦病毒、多布拉伐-贝尔格莱德病毒、汉城病毒和普马拉病毒是肾综合征出血热的病原体,辛诺柏病毒是汉坦病毒肺综合征(hantavirus pulmonary syndrome,HPS)的病原体。我国是目前世界上 HFRS 疫情严重的国家,患者数占世界报道病例数的 90% 以上。

（一）生物学特性

1.形态结构

汉坦病毒呈多形态，以圆球形、卵圆形多见，直径 75～210 nm，双层包膜，核酸为单负链 RNA，有大（L）、中（M）、小（S）3 个片段，S 片段编码衣壳蛋白（NP），其免疫原性强，可刺激机体产生体液免疫和细胞免疫；M 片段编码包膜糖蛋白（G1 和 G2），镶嵌于包膜表面，均有中和抗原和血凝素抗原决定簇；L 片段编码 RNA 多聚酶（L），在病毒复制中起重要作用。病毒在 pH 5.6～6.4 时可凝集鹅红细胞。

2.培养特性

常用人肺传代细胞（A 549）、非洲绿猴肾细胞（Vero-E6）、人胚肺二倍体细胞以及地鼠肾细胞，但增殖速度慢，一般不引起明显的 CPE，需用免疫荧光法测定病毒抗原来证实；显微镜下可见病毒在感染细胞质内形成的包涵体，由病毒核壳蛋白构成，并含病毒 RNA。该病毒的易感动物较多，如黑线姬鼠、长爪沙鼠、大鼠、乳小鼠和金地鼠等，试验感染后除乳鼠外无明显症状，在肺、肾等组织中可检出大量病毒。

3.病毒型别

根据抗原性及基因结构的不同，采用血清学方法、RT-PCR 和酶切分析法可将汉坦病毒分为 6 型，我国主要是黑线姬鼠型和初褐家鼠型。

4.抵抗力

汉坦病毒抵抗力弱，对热、酸及乙醚、氯仿等脂溶剂敏感，一般消毒剂就能将其灭活，紫外线照射、60 ℃ 1 小时也可以灭活病毒。

（二）致病性

HFRS 是一种多宿主性的自然疫源性疾病，其主要宿主和传染源为啮齿类动物，主要包括姬鼠属、家鼠属、田鼠属、自足鼠属、林坪鼠等，在我国主要是黑线姬鼠和褐家鼠。HFRS 的发生和流行具有明显的季节性，这与动物的分布及活动密切相关。人对汉坦病毒普遍敏感。动物宿主通过尿、粪等排泄物和唾液等分泌物及其气溶胶而传播；人或动物经皮肤伤口、呼吸道和消化道感染。病毒感染后，一方面可直接造成所感染细胞和器官结构与功能的损害；另一方面可激发机体的免疫应答，进而导致免疫病理损伤。某些型别的汉坦病毒感染后引起肾综合征出血热，突出表现为高热、出血，肾脏损害和免疫功能紊乱；另有部分型别的汉坦病毒感染后引起以双侧肺弥漫性浸润、间质水肿并迅速发展为呼吸窘迫、衰竭为特征的汉坦病毒肺综合征，病死率高。人类感染后于发热第 2 天就可测出 IgM 抗体，7～10 天达高峰；3～4 天可检出 IgG 抗体，10～14 天达高峰，并持续多年；病后获得稳定而持久的免疫力。

（三）微生物学检验

1.病毒分离培养

多种传代、原代及二倍体细胞对汉坦病毒敏感。采集患者急性期血液或疫区鼠肺标本，通常接种于非洲绿猴肾细胞（Vero-E6）、人胚肺二倍体细胞等细胞中培养。病毒在细胞内增殖一般不引起可见的 CPE，需用免疫荧光、ELSIA 等方法检测病毒抗原以确认。

2.免疫学检测

可采用 ELISA、免疫荧光法测定汉坦病毒抗原和抗体。目前常用捕获 ELISA 法（MacELISA）、胶体金法测定血清中的 IgM 抗体，具有早期诊断价值，而且用重组抗原检测抗体可进行血清学分型；如果检测 IgG 抗体，则需检测双份血清。用单克隆抗体可检查早期患者血液白细胞中病毒抗原。

3.分子生物学检测

用套式 RT-PCR 检测感染早期血标本中病毒的核酸具有较高敏感性及特异性,且可用于分型。

二、克里米亚-刚果出血热病毒

克里米亚-刚果出血热病毒也称克里米亚-新疆出血热病毒。1965 年,我国新疆部分地区发生了一种以发热伴严重出血为特征的出血热疫情,后将从患者样本和疫区的硬蜱中分离出的一种出血热病毒称为新疆出血热病毒,后经证实该病毒与已知的克里米亚-刚果出血热病毒相同,因此,新疆出血热实际上是克里米亚-刚果出血热病毒在新疆地区的流行。

克里米亚-刚果出血热病毒属布尼亚病毒科的内罗病毒属,其形态结构、培养特性等生物学特征与汉坦病毒相似。病毒呈球形,直径 90～120 nm,单正链 RNA,二十面体立体对称衣壳,有包膜,表面有血凝素。

克里米亚-刚果出血热是一种自然疫源性疾病,主要分布在有硬蜱活动的荒漠和牧场,宿主是子午沙鼠、塔里木鼠、长耳跳鼠等野生啮齿动物和牛、羊、马、骆驼等家畜。硬蜱(特别是亚洲璃眼蜱)既是该病毒的传播媒介,也是储存宿主。克里米亚-刚果出血热病毒的感染有明显的季节性,每年 4～5 月为流行高峰,与蜱在自然界的消长情况及牧区活动的繁忙季节相符合。人被带毒硬蜱叮咬感染后潜伏期 7 天左右,起病急,有发热、头痛、困倦乏力、呕吐等症状,患者早期面部、胸部皮肤潮红,继而在口腔黏膜及其他部位皮肤有出血点,严重患者有鼻血、呕血、血尿、蛋白尿甚至休克等。病后 6 天血清中可出现中和抗体,14 天达高峰,并可维持 5 年以上;补体结合抗体至第 2 周才出现,且上升缓慢,滴度也低。病后免疫力持久。

通常用 ELISA、免疫荧光法检测中和抗体、补体结合抗体及血凝抑制抗体等。乳鼠对此病毒高度易感,可用于病毒分离和传代,采集急性期患者的血清或血液进行颅内接种,阳性率可达 90% 以上。

(于潇榕)

第十节　狂犬病病毒检验

狂犬病病毒属于弹状病毒科的狂犬病病毒属,是人和动物狂犬病的病原,主要在动物中传播,人因被带病毒的动物咬伤或破损的皮肤黏膜接触含病毒的材料而感染。狂犬病是由动物传播的 100% 致死性的传染病,目前在全球范围广泛存在,估计每年造成约 55 000 人死亡。世界卫生组织、世界动物卫生组织等将每年的 9 月 28 日定为"世界狂犬病日"。中国是全球第二大狂犬病国家,近年来每年有超过 3 000 人死于狂犬病,疫情形势日益严峻,我国传染病防治法将其列为乙类传染病。

一、生物学特性

(一)形态结构

狂犬病病毒形态类似子弹状,一端圆尖,另一端平坦或稍凹,长 100～300 nm,直径为 75 nm。病毒颗粒内部是螺旋对称的核衣壳,由病毒 RNA、核蛋白(N 蛋白)多聚酶 L 及蛋白 P 组成;核衣壳外包裹着由脂质双层包膜,包膜内层有基质蛋白(M 蛋白),表面有呈六角形突起的糖蛋白(G 蛋白)刺突。

(二)基因组

病毒基因组为单负链 RNA,长约 12 kb,编码 5 种结构蛋白,从 3′端到 5′端依次为编码核蛋白 N、磷蛋白 P、包膜基质蛋白 M、糖蛋白 G、RNA 依赖性的 RNA 聚合酶 L 蛋白的基因。病毒 RNA 与核蛋白 N 紧密结合形成核糖核蛋白(RNP),可保护病毒核酸不被核酸酶降解,同时也为病毒基因的复制、转录提供结构基础;N 蛋白还具有病毒属的特异性,能够以 RNP 的形式诱导机体产生保护性细胞免疫。L 蛋白和其辅助因子蛋白 P(旧称 M1 蛋白)是病毒基因转录、复制所必需的活性蛋白。包膜外的刺突糖蛋白 G 为三聚体,具有亲嗜神经细胞的特性,可识别易感细胞膜上特定的病毒受体,与病毒的血凝性、感染性和毒力有关;此外,G 蛋白还有型特异性的抗原决定簇,并可诱导机体产生中和抗体。

(三)分类

近年来将狂犬病及狂犬病相关病毒分为 6 个血清型。血清Ⅰ型是典型病毒标准株,其余 5 型为狂犬病相关病毒。根据感染性强弱,狂犬病病毒还可分为野毒株和固定毒株。将从自然感染的人或动物体内直接分离的病毒称为野毒株或街毒株,将野毒株接种于动物,其潜伏期长,致病力强。野毒株在家兔脑内连续传代后对家兔感的潜伏期逐渐缩短,50 代后从最初的 2～4 周逐渐缩短为 4～6 天,再继续传代则潜伏期不再缩短,这种狂犬病病毒叫固定毒株。野毒株脑内接种的潜伏期长,能在唾液腺中繁殖,各种途径感染后均可致病;固定毒株潜伏期短,在唾液腺中不能繁殖,脑内接种可引起动物瘫痪,脑外注射不发病。因固定毒株致病力减弱,但保留了抗原性,能产生保护性抗体,故可用于制备狂犬病疫苗。

(四)培养特性

狂犬病病毒可在鸡胚细胞、地鼠肾细胞、犬肾细胞、人二倍体细胞等多种细胞中增殖。该病毒有较强的嗜神经组织性,在患病动物或人的中枢神经细胞(主要是大脑海马体的锥体细胞)中增殖时,可以胞浆内形成一个或数个、圆形或卵圆形、直径 20～30 nm 的嗜酸性包涵体,即内基小体,为狂犬病病毒感染所特有的,具有诊断价值。

(五)抵抗力

狂犬病病毒抵抗力不强。对紫外线、日光、干燥及热等敏感,100 ℃ 2 分钟或 56℃ 30 分钟即被灭活,但脑组织中的病毒在室温或 4 ℃以下可保持感染性 1～2 周,冷冻干燥可存活数年。强酸、强碱、甲醛、乙醇、碘酒、氧化剂、肥皂水、去污剂等也可灭活病毒。

二、致病性

狂犬病病毒能引起多种家畜和野生动物的自然感染,如犬、猫、猪、牛、羊、狼、狐狸、松鼠等。人对该病毒普遍易感,主要通过患病或带毒动物的咬伤、抓伤和密切接触感染。在发展中国家传染源主要是患病或带病毒的犬,其次是猫和狼,而在发达国家则以野生动物为主,如狐狸、吸血蝙蝠、臭鼬、浣熊等。

狂犬病病毒属于嗜神经病毒,通过伤口或与黏膜表面直接接触进入体内,但不能穿过没有损伤的皮肤。病毒侵入后或是在非神经组织内复制,或是直接进入周围神经,并通过逆向轴浆流动到达中枢神经系统(CNS)。根据侵入的病毒量和侵入部位,潜伏期2周到6年不等(平均2～3个月);一般侵入部位越靠近中枢神经系统,潜伏期就可能越短。病毒在局部小量增殖后,沿传入神经向心扩展到脊髓前背根部神经,经脊髓入脑,主要侵犯脑干、小脑的神经细胞,在神经节与中枢大量繁殖并引起损伤,随后再沿传出神经向全身扩散,到达唾液腺、泪腺、眼角膜、鼻黏膜、心肌、肺和肝等处。患者因迷走神经核、舌咽神经核、舌下神经核受损,引起呼吸肌、舌咽肌痉挛,出现呼吸和吞咽困难;因刺激交感神经,引起唾液大量分泌和大汗;因延髓、脊髓受损导致瘫痪,最终因脑实质损伤患者出现呼吸、循环衰竭而死亡。狂犬病现在无有效的治疗方法,一旦发病,死亡率接近100%,是目前已知的传染病中病死率最高的。

狂犬病主要临床表现都与病毒引起的脑脊髓脊神经根炎有关,典型的临床经过分为前驱期、兴奋期及麻痹期3期。前驱期症状有低热、乏力、恶心、头疼等一般症状,特征性的表现是原伤口部位有麻木、疼痛、发痒、蚁走感等异样感觉。兴奋期患者神经兴奋性增高,狂躁不安、肌张力增加,多神志清楚;恐水是本病重要特点,患者饮水、见水、闻水声,甚至听到"水"字均可致咽喉肌痉挛,故又称恐水病;此外,风、光、声、触动等轻微刺激均可诱发痉挛;患者吞咽困难,无法饮水、进食,异常恐惧,心率增快,血压升高,大汗、大量流涎。麻痹期痉挛停止,出现各种瘫痪、昏迷,很快因呼吸、循环衰竭而死亡。

狂犬病暴露者是指被可疑动物咬伤、抓伤、舔舐皮肤或黏膜的所有人员。暴露后应视情节尽早开始预防措施,包括立即用水、肥皂、碘酊或乙醇等彻底清洗伤口至少15分钟;用狂犬病病毒灭活疫苗进行全程免疫(一般免疫后7～10天产生中和抗体,但免疫力只能维持1年左右);如果咬伤严重,则应联合使用抗狂犬患者免疫球蛋白进行被动免疫。

三、微生物学检验

人被犬或其他动物咬伤后,应检查动物是否患狂犬病。一般不宜立即杀死可疑动物,应将其捕获、隔离观察,若7～10天动物不发病,一般认为动物未患狂犬病或咬人时唾液中无狂犬病病毒;若7～10天内发病,即将其杀死,采集标本检测病毒。所有潜在感染的材料均应在BSL-2或BSL-3实验室进行,动物试验应在BSL-3实验室中进行。

(一)形态检测

显微镜直接检查死亡患者或病犬脑组织内基小体即可确诊。

(二)病毒分离培养

取患者唾液样本、泪液、脑脊液或其他生物体液样本进行细胞培养,通过检测病毒抗原做出诊断。也可将标本处理后接种新生乳鼠脑内,若其在6～10天中出现痉挛、麻痹等症状,在动物脑组织中镜检找到内基小体可确诊。此法因需时较长,不能为临床提供早期诊断,故应用受限。

(三)免疫学检测

1.抗原检查

免疫荧光法、免疫酶法或斑点免疫结合法(DIA)检测患者唾液或鼻咽洗液涂片、角膜印片、皮肤切片(含毛束)或脑组织涂片中的病毒抗原。

2.抗体检测

可用中和试验、补体结合试验、血凝抑制试验、免疫荧光技术、ELISA 等方法检测抗体,其中中和试验是以灭活的病毒抗原检测狂犬病病毒中和抗体(主要是 G 蛋白抗体),重复性好、特异、稳定,多用于评价狂犬病疫苗的免疫效果。

(四)分子生物学检测

狂犬病病毒 RNA 可在唾液、脑脊液、泪液、皮肤活检样本和尿等样本中检出。由于病毒排出的间歇性,应对液体样本(如唾液和尿)进行连续检测。现多用 RT-PCR 法检测标本中狂犬病病毒 RNA 中核衣壳(N)序列。

(于潇榕)

第七章

其他微生物检验

第一节 衣原体检验

衣原体是一群体积较小，能通过细菌滤器，细胞内专性寄生，并有独特发育周期的原核细胞型微生物。由于它具有一些与细菌类似的生物学特性，现归属于广义的细菌范畴。

衣原体寄生于人类、哺乳类及鸟类，仅少数致病。能引起人类致病的有沙眼衣原体、肺炎衣原体及鹦鹉热衣原体三个种。

一、临床意义

人类衣原体病主要包括以下。

(一)沙眼

由沙眼衣原体沙眼生物亚种引起，主要通过眼-眼或眼-手-眼的途径进行直接或间接接触传播。

(二)包涵体结膜炎

由沙眼衣原体沙眼生物亚种引起，包括婴儿及成人两类。

(三)泌尿生殖道感染

在经性接触传播引起的非淋菌性泌尿生殖道感染中，沙眼衣原体沙眼生物亚种是主要的病原。衣原体感染是男性尿道炎最常见的病因之一。在女性可引起尿道炎、宫颈炎、阴道炎、盆腔炎，也可与妇女不孕症有关。

(四)性病淋巴肉芽肿

由沙眼衣原体性病淋巴肉芽肿生物亚种所致，主要经性接触传播，主要侵犯淋巴组织，女性以累及会阴、肛门、直肠及盆腔淋巴结多见，男性以累及腹股沟淋巴结为常见，发生化脓性炎症和慢性肉芽肿，有些可形成瘘管。

(五)呼吸道感染

鹦鹉热由鹦鹉热衣原体引起，主要由感染该衣原体的鸟类等动物的粪便污染环境，以气溶胶形式传给人。使人发生上呼吸道感染、肺炎和毒血症。典型临床表现为非典型肺炎。

肺炎衣原体引起青少年急性呼吸道感染，以肺炎为主。该衣原体也可引起慢性感染。

二、微生物学检验

沙眼急性期可在结膜病灶做刮片,性病淋巴肉芽肿患者可取腹股沟淋巴结脓液或生殖道上皮细胞刮片进行涂片。鹦鹉热衣原体采取患者血液、痰或咽喉分泌物。肺炎衣原体采集痰液、鼻咽拭子分泌物。

(一)直接显微镜检查

用吉姆萨染色或用甲醛固定后,用碘液染色镜检,寻找上皮细胞内的包涵体。包涵体即指在易感细胞内含增殖的始体和子代原体的空泡。根据包涵体的形态、在细胞内的位置及染色性等特性,对鉴别衣原体有意义。

用直接法荧光抗体染色检测上皮细胞内的衣原体抗原。

(二)核酸检测

核酸探针、PCR。

(三)分离培养衣原体

将检查标本用链霉素处理后接种于鸡胚卵黄囊或传代细胞(Mc Coy 和 He La229 株细胞)分离培养。用小鼠腹腔、颅内或滴鼻接种,可以分离鉴定衣原体。

(四)检测抗体

用补体结合试验、微量免疫荧光法、酶免法检测抗体。

（张亚茹）

第二节　支原体检验

支原体是一类无细胞壁、呈高度多形态性,能通过除菌滤器,在人工培养基上能生长繁殖的最小原核型微生物。

支原体种类繁多,分布广泛。支原体科分为支原体和脲原体两个属。在支原体属中,对人有致病性的主要为肺炎支原体、人型支原体、生殖道支原体;而脲原体属中,对人致病的有解脲脲原体。

一、致病性

肺炎支原体主要通过呼吸道传播,是人类原发性非典型性肺炎的主要病原体之一。

解脲脲原体主要通过性行为传播,是非淋菌性尿道炎的主要病原体之一。若上行感染,还可引起男性和女性的其他泌尿生殖道炎症。在新生儿,特别是早产儿,解脲脲原体和人型支原体可引起呼吸道感染和中枢神经系统感染。

二、支原体的微生物学检验

由于支原体无固定形态,染色结果不易与标本中的组织碎片等杂物区别,故取患者标本直接染色镜检对各种支原体的诊断意义不大。微生物学检验方法主要靠分离培养与血清学检查。

(一)肺炎支原体

采集咽分泌物、痰、支气管分泌物、胸腔积液等。

1.分离与鉴定

这是确诊支原体感染的可靠方法之一。初次分离生长缓慢,通常先将标本接种于液体培养基中增菌,1周后培养基指示剂颜色改变,液体清晰,可转种于固体平板培养基,在5%CO_2环境中培养,初次分离肺炎支原体需1～2周才长菌落,菌落常不出现"荷包蛋"样,需经数次传代后,菌落开始典型。

支原体在固体培养基上长出典型菌落,以此可初步诊断,再进一步进行生化反应和血清学鉴定。生化反应如:①葡萄糖、精氨酸、尿素分解试验;②氯化三苯基四氮唑(TTC)还原试验;③生长抑制试验(GIT)和代谢抑制试验(MIT);④红细胞吸附试验。

2.血清学试验

(1)特异性血清学试验:可用补体结合试验、间接血细胞凝集试验、ELISA技术等,检测患者血清中的特异性抗体。

(2)非特异性血清学试验:①冷凝集试验。②MG链球菌凝集试验。(链球菌MG株与支原体有类似成分)

3.PCR试验快速检测

(二)解脲脲原体

合理采集相应标本,如尿液、前列腺液、精液、阴道分泌物等。

取标本少许接种于含酚红、尿素及血清的液体培养基内,最好在95%N_2和5%CO_2环境中,37℃孵育,1～2天即可出现生长现象。取培养物少许(约0.2 mL)转种在相应的固体培养基上,培养48小时。

如出现典型菌落,则进行形态观察及生化试验,进行初步鉴定。再进一步利用特异性血清做MIT和GIT试验进行最终鉴定。

可以利用PCR方法鉴定解脲脲原体,其特点是快速、敏感、稳定、可靠。

解脲脲原体的血清学诊断意义不大。

(张亚茹)

第三节 立克次体检验

以16S RNA基因序列为依据,对引起人类疾病的立克次体进行新的分类,可分为5个属,分别为立克次体属、柯克斯体属、东方体属、埃立克体属和巴尔通体属。立克次体属又分为2个生物群,即斑疹伤寒群和斑点热群,斑疹伤寒群又含普氏立克次体和莫氏立克次体。

一、生物学特性

立克次体的共同特点是:①大小介于细菌与病毒之间,光镜下呈多形性,主要为微小的杆状或球杆状,革兰阴性。②除少数外,全是专性活细胞内寄生。③菌体内同时含有DNA和RNA两类核酸物质。④以二分裂方式进行繁殖。

立克次体在电子显微镜下可见细胞壁和细胞膜。细胞壁结构包含双层磷脂组成的外膜、肽聚糖及由蛋白质、脂类和多糖组成的其他层次，不含磷壁酸，与革兰阴性菌的细胞壁相似；胞质内有核糖体和核质，无核膜与核仁。常用的染色方法有 Giemsa、Macchiavello 和 Gimenez 染色。

除罗沙利马体可在没有活细胞的人工培养基上生长繁殖外，立克次体必须寄生在活细胞体内，不能在无细胞的培养基上生长，因为酶系统不完善，不能独立地进行新陈代谢，必须借助宿主细胞的中间代谢物质转成其本身所需要的物质和能量。常用的培养方法有动物接种、鸡胚卵囊内接种及组织细胞培养等。细胞培养通常需要 3～4 天，一般对细胞的选择并不严格，可以在鸡胚、哺乳动物和节肢动物等多种类型的细胞中生长。

在立克次体的细胞壁上有群和特异性抗原（脂多糖蛋白的复合物），用凝集反应和补体结合反应可以测定。某些立克次体还具有耐热耐碱的多糖类抗原（又称 X 抗原），与部分变形杆菌菌株有共同抗原，可发生交叉反应，因此可利用这些变形杆菌代替有关立克次体做凝集反应，以检查人或动物血清中的相应抗体，这种交叉凝集反应称为外-斐反应。

二、致病物质与所致疾病

立克次体大多是人畜共患病原体，引起人类发热和出疹性疾病。大多以节肢动物为传播媒介或储存宿主。

(一)斑疹伤寒

立克次体普氏立克次体是流行性斑疹伤寒的病原体，它常以人虱为媒介在人群中进行传播，往往引起大流行。它能使患者发生立克次体血症，引起高热、剧烈头痛和全身斑丘疹，故所致疾病称斑疹伤寒。人感染普氏立克次体后，经 2 周左右的潜伏期，骤然发病，主要症状为高热、头痛、皮疹，有的伴有神经系统、心血管系统等症状和其他实质器官的损害。莫氏立克次体以蚤为媒介，引发地方性的鼠型斑疹伤寒。

(二)伯氏柯克斯体

引发 Q 热。传染源为受染的牛、羊等家畜，传播媒介是蜱。受染动物的排泄物污染环境后，人类通过直接接触、消化道或呼吸道途径感染。Q 热除斑疹伤寒的临床表现外，肝炎及肺炎是其临床特征。

(三)恙虫病立克次体

恙虫热立克次体属于东方体属，是恙虫病的病原体，在恙螨和许多动物中广泛存在，具有典型的自然疫源性。人、家畜和兔、猴等野生动物被含恙虫热立克次体的恙螨叮咬后感染。恙虫热立克次体侵入人体后，随着血流播散，在血管内皮细胞即单核吞噬细胞系统中繁殖，经 10～14 天潜伏期，突发高热、淋巴结肿大和皮疹，尚有神经系统的中毒症状（如头痛、头晕、抽搐、昏迷等）、循环系统中毒症状（心肌炎、血压下降等）和其他器官（肝、肺、脾）损害的症状。

三、微生物学检验

(一)标本采集

1.患者血液标本

立克次体病的发热期均有立克次体血症存在，因此血液为最常用的分离标本。在发病初期或急性期较易检出立克次体。因此，患者于病程第一周内，尽量争取在使用抗生素前采血，立即在患者床侧接种动物或培养基。倘在发病 1 周后采血，最好使血液凝固，留血清供血清学诊断，再将血块制成20％～50％悬液接种,以避免血清中可能存在的抗体或抗生素。作血清学诊断时,则需在病程早期及恢复期分别采集血液标本,作双份血清试验。

2.活检或尸检材料

肺、肝、脾、淋巴结、心瓣膜赘生物等标本,除制作印片供直接检查及一部分固定做病理检验外,分别研磨加稀释液制成10％～20％悬液,低速离心后取上清接种。若考虑标本可能有细菌污染,可加青霉素500～1 000 U/mL,室温作用半小时。

(二)直接检查

1.免疫学直接检测

皮肤活检标本的冷冻切片或甲醛固定、石蜡包埋、切片,使用荧光标记的抗立克次体单克隆或多克隆抗体,DFA法染色切片。

2.PCR

编码17 000脂蛋白基因是所有致病性立克次体种的共同靶基因,其扩增的DNA片段长度为231 bp。此外,枸橼酸合成酶、16 S rRNA或OmpA基因也是常用的靶基因。

(三)分离培养

立克次体的分离培养需要在BSL 3级实验室进行。仅极少数特殊实验室能够进行立克次体培养分离。传统的接种豚鼠、小鼠和鸡胚卵黄囊等方法已被细胞培养取代。细胞系包括Vero、L929和MRC-5等。方法为离心培养法。肝素抗凝血浆标本立克次体培养的阳性率最高。

(四)鉴定

使用抗立克次体群、种特异性单克隆抗体,IFA荧光染色法鉴定,具有较高的特异性。

(五)血清学诊断

大多数临床实验室依靠血清学进行立克次体感染的诊断。IFA为血清学金标准,其他血清学方法有胶乳凝集法、EIA、免疫印迹法。变形杆菌菌株(OX₂、OX₁₉、OX_k)抗原与立克次体存在交叉抗原,将其用于检测立克次体抗体的血清凝集试验,称为外-斐反应。外-斐反应是立克次体感染诊断使用最广泛的血清学试验,但其敏感性和特异性均较差。因此,如有条件,应当使用更为准确和敏感的IFA方法。

四、药物敏感性试验

氯霉素、四环素、多西环素(强力霉素)等对各种立克次体病均有相当疗效。由于这些抗生素仅能抑制立克次体的繁殖,而不能将其全部杀灭,因而某些立克次体病用药后的复发可见增多,但不同株间可有明显差别。

(张亚茹)

第八章

红细胞检验

第一节　红细胞形态学检验

不同病因作用于红细胞发育成熟过程不同阶段,可致红细胞发生相应病理变化及形态学改变(大小、形状、染色及结构)。红细胞形态学检查结合 RBC、Hb 和 Hct 及其他参数综合分析,可为贫血等疾病诊断和鉴别诊断提供进一步检查线索。

一、检验原理

外周血涂片经瑞特-吉姆萨染色后,不同形态红细胞可显示各自形态学特点。选择红细胞分布均匀、染色良好、排列紧密但不重叠的区域,在显微镜下观察红细胞形态。

二、操作步骤

(1)低倍镜观察:观察血涂片细胞分布和染色情况,找到红细胞分布均匀、染色效果好、排列紧密,但不重叠区域(一般在血涂片体尾交界处),转油镜观察。

(2)油镜观察:仔细观察红细胞形态(大小、形状、染色及结构)是否异常,同时浏览全片是否存在其他异常细胞或寄生虫。

三、方法评价

显微镜检查可直观识别红细胞形态,发现红细胞形态病理变化,目前仍无仪器可完全取代,也是仪器校准和检测复核方法。

四、质量管理

(一)血涂片制备及染色

应保证血涂片制备和染色效果良好。操作引起的常见红细胞形态异常的人为因素如下。

1.涂片不当

涂片不当可形成棘形红细胞、皱缩红细胞、红细胞缗钱状聚集。

2.玻片有油脂

玻片有油脂可见口形红细胞。

3.EDTA抗凝剂浓度过高或血液长时间放置

EDTA抗凝剂浓度过高或血液长时间放置可形成锯齿状红细胞。

4.涂片干燥过慢或固定液混有少许水分

涂片干燥过慢或固定液混有少许水分可形成面包圈形、口形、靶形红细胞。

5.涂片末端附近

涂片末端附近可形成与长轴方向一致假椭圆形红细胞。

6.染色不当

染色不当可形成嗜多色性红细胞。

(二)检验人员

检验人员必须有能力、有资格能识别血液细胞形态。

(三)油镜观察

油镜观察应注意浏览全片,尤其是血涂片边缘,观察是否存在其他异常细胞。

五、临床应用

(一)参考范围

正常成熟红细胞形态呈双凹圆盘状,大小均一,平均直径 $7.2~\mu m(6.7\sim7.7~\mu m)$;瑞特-吉姆萨染色为淡粉红色,呈正色素性;向心性淡染,中央 $1/3$ 为生理性淡染区;胞质内无异常结构;无核;可见少量变形或破碎红细胞。

(二)临床意义

正常形态红细胞(图 8-1):除了见于健康人,也可见于急性失血性贫血、部分再生障碍性贫血。

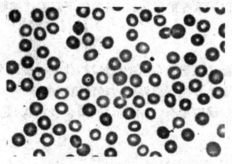

图 8-1 正常红细胞形态(瑞特-吉姆萨染色)

形态异常红细胞:如发现数量较多形态异常红细胞,在排除人为因素后,提示为病理改变。红细胞形态异常可分为大小、形状、染色(血红蛋白)、结构和排列等五大类。

1.红细胞大小异常

(1)小红细胞:指直径<6 μm 红细胞,出现较多染色浅、淡染区扩大的小红细胞(图 8-2),提示血红蛋白合成障碍。见于缺铁性贫血、珠蛋白生成障碍性贫血。遗传性球形红细胞增多症的小红细胞内血红蛋白充盈度良好,甚至深染,中心淡染区消失。长期慢性感染性贫血为单纯小细胞性,即红细胞体积偏小,无淡染区扩大(小细胞正色素红细胞)。

(2)大红细胞:指直径大于 10 μm 红细胞(图 8-3),呈圆形(圆形大红细胞)或卵圆形(卵圆形大红细胞)。见于叶酸、维生素 B_{12} 缺乏所致巨幼细胞贫血,为幼红细胞内 DNA 合成不足,不能按时分裂,脱核后形成大成熟的红细胞。也可见于溶血性贫血和骨髓增生异常综合征等。

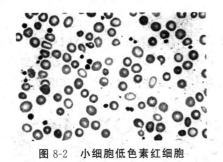

图 8-2 小细胞低色素红细胞

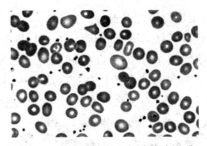

图 8-3 大红细胞和红细胞大小不均

(3)巨红细胞:指直径＞15 μm 红细胞(图 8-4)。见于 MA、MDS 血细胞发育不良时,后者甚至可见直径＞20 μm 超巨红细胞。

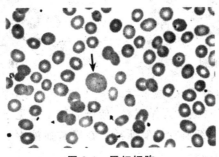

图 8-4 巨红细胞

(4)红细胞大小不均:指同一血涂片上红细胞之间直径相差 1 倍以上,由红细胞体积分布宽度(RDW)反映。见于贫血,MA 时尤为明显,与骨髓造血功能紊乱或造血监控功能减弱有关。

2.红细胞形状异常

(1)球形红细胞:红细胞直径＜6 μm,厚度＞2.6 μm,小球形,着色深,无中心淡染区,直径与厚度之比(正常为 3.4：1)可减少至 2.4：1 或更小(图 8-5),与红细胞膜结构异常致膜部分丢失有关,此类红细胞易于破坏或溶解。见于遗传性球形红细胞增多症(常大于 20%)、自身免疫性溶血性贫血和新生儿溶血病等。

(2)椭圆形红细胞:也称卵圆形红细胞,红细胞呈椭圆形、杆形或卵圆形,长度可大于宽度3 倍,可达5：1(图 8-6),形成与膜基因异常致细胞膜骨架蛋白异常有关,且只有成熟后才呈椭圆形,因此,仅在外周血见到,正常人外周血约占 1%。见于遗传性椭圆形红细胞增多症(常大于25%,甚至达 75%)和巨幼细胞贫血(可达 25%)。

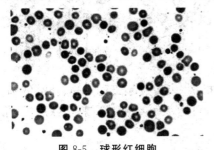

图 8-5 球形红细胞

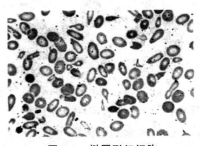

图 8-6 椭圆形红细胞

(3)泪滴形红细胞:红细胞泪滴样或梨状(图 8-7),可能因细胞内含 Heinz 小体或包涵体,或红细胞膜某一点被粘连而拉长,或制片不当所致。正常人偶见。见于骨髓纤维化、溶血性贫血和珠蛋白生成障碍性贫血等。

(4)口形红细胞:红细胞中心苍白区呈张口形(图 8-8),因膜异常使 Na^+ 通透性增加,细胞膜变硬,细胞脆性增加,生存时间缩短。正常人偶见(小于 4%)。见于遗传性口形红细胞增多症(常大于 10%)、小儿消化系统疾病所致的贫血、急性酒精中毒、某些溶血性贫血和肝病等。也可见于涂片不当,如血涂片干燥缓慢、玻片有油脂等。

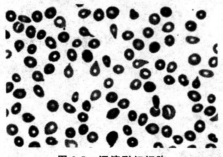
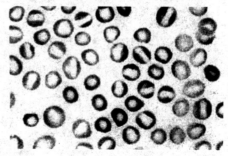

图 8-7　泪滴形红细胞　　　　　　　　　　　　图 8-8　口形红细胞

(5)镰状红细胞:红细胞呈镰刀状、线条状或呈"L""S""V"形等(图 8-9),可能为缺氧使红细胞内 HbS 溶解度降低,形成长形或尖形结晶体,使胞膜变形。见于镰状红细胞病。血涂片中出现可能是脾、骨髓或其他脏器毛细血管缺氧所致。在新鲜血液内加入还原剂,如偏亚硫酸钠,然后制作涂片有利于镰状红细胞检查。

(6)靶形红细胞:比正常红细胞稍大且薄,中心染色较深,外围苍白,边缘又深染,呈靶状(图 8-10)。有的红细胞边缘深染区向中央延伸或相连成半岛状或柄状,形成不典型靶形红细胞。可能与红细胞内血红蛋白组合、结构变异及含量不足、分布不均有关,其生存时间仅为正常红细胞的 1/2 或更短。见于珠蛋白生成障碍性贫血(常大于 20%)、严重缺铁性贫血、某些血红蛋白病、肝病、阻塞性黄疸和脾切除后,也可见于血涂片制作后未及时干燥固定、EDTA 抗凝过量等。

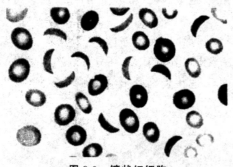
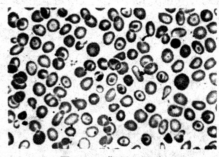

图 8-9　镰状红细胞　　　　　　　　　　　　图 8-10　靶形红细胞

(7)棘形红细胞:红细胞表面有多个不规则针状或指状突起,突起长宽不一、外端钝圆、间距不等(图 8-11)。见于遗传性或获得性无 β-脂蛋白血症(可达 70%~80%)、脾切除后、酒精中毒性肝病、神经性厌食和甲状腺功能减退症等。

(8)刺红细胞:也称锯齿形红细胞,红细胞表面呈钝锯齿状,突起排列均匀、大小一致、外端较尖(图 8-12)。见于制片不当、高渗和红细胞内低钾等,也可见于尿毒症、丙酮酸激酶缺乏症、胃癌和出血性溃疡。

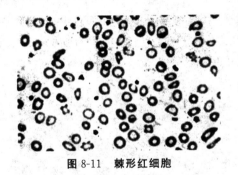

图 8-11　棘形红细胞

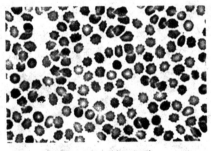

图 8-12　刺红细胞

(9)裂红细胞:也称为红细胞碎片或破碎红细胞。指红细胞大小不一,外形不规则,可呈盔形、三角形、扭转形(图 8-13),为红细胞通过管腔狭小的微血管所致。正常人血片中小于 2%。见于弥散性血管内凝血、创伤性心源性溶血性贫血、肾功能不全、微血管病性溶血性贫血、血栓性血小板减少性紫癜、严重烧伤和肾移植排斥时。

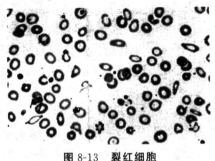

图 8-13　裂红细胞

(10)红细胞形态不整:指红细胞形态发生无规律变化,出现各种不规则的形状,如豆状、梨形、蝌蚪状、麦粒状和棍棒形等(图 8-14),可能与化学因素(如磷脂酰胆碱、胆固醇和丙氨酸)或物理因素有关。见于某些感染、严重贫血,尤其是 MA。

3.红细胞染色异常

(1)低色素性:红细胞生理性中心淡染区扩大,染色淡薄,为正细胞低色素红细胞或小细胞低色素红细胞,甚至仅细胞周边着色为环形红细胞(图 8-15),提示红细胞血红蛋白含量明显减少。见于缺铁性贫血、珠蛋白生成障碍性贫血、铁粒幼细胞性贫血和某些血红蛋白病等。

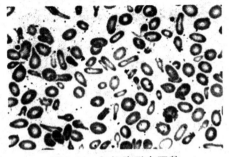

图 8-14　红细胞形态不整

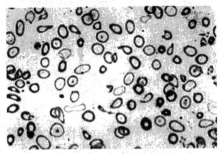

图 8-15　低色素性红细胞

(2)高色素性:红细胞生理性中心淡染区消失,整个细胞染成红色,胞体大(图 8-16),提示红细胞血红蛋白含量增高,故 MCH 增高,见于 MA 和遗传性球形红细胞增多症。球形红细胞因厚度增加,也可呈高色素,其胞体小,故 MCH 不增高。

(3)嗜多色性:红细胞淡灰蓝色或灰红色,胞体偏大,属尚未完全成熟红细胞(图 8-17),因胞质内尚存少量嗜碱性物质 RNA,又有血红蛋白,故嗜多色性。正常人血片中为 $0.5\%\sim1.5\%$。见于骨髓红细胞造血功能活跃时,如溶血性贫血和急性失血。

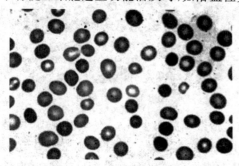

图 8-16　高色素性红细胞

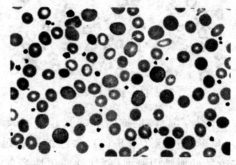

图 8-17　嗜多色性红细胞

(4)双相形红细胞:又称双形性红细胞。指同一血涂片上红细胞着色不一,出现 2 种或 2 种以上染色不一致红细胞,如同时出现小细胞低色素、正细胞正色素或大细胞高色素红细胞等,为血红蛋白充盈度偏离较大所致。见于铁粒幼细胞性贫血、输血后、营养性贫血、骨髓增生异常综合征。可通过血红蛋白分布宽度(hemoglobin distribution width,HDW)反映出来。

4.红细胞内出现异常结构

(1)嗜碱点彩红细胞:简称点彩红细胞(图 8-18),指在瑞特-吉姆萨染色条件下,红细胞胞质内出现大小形态不一、数量不等蓝色颗粒(变性核糖核酸)。形成原因:①重金属损伤细胞膜使嗜碱性物质凝集;②嗜碱性物质变性;③某些原因致血红蛋白合成过程中原卟啉与亚铁结合受阻。正常人甚少见(约 1/10 000)。见于铅中毒,为筛检指标;常作为慢性重金属中毒指标;也可见于贫血,表示骨髓造血功能旺盛。

(2)豪焦小体:又称染色质小体(图 8-19)。指红细胞胞质内含有 1 个或多个直径为 $1\sim2~\mu m$ 暗紫红色圆形小体,可能为核碎裂或溶解后残余部分。见于脾切除后、无脾症、脾萎缩、脾功能低下、红白血病和某些贫血,尤其是 MA。

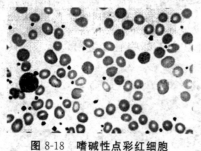

图 8-18　嗜碱性点彩红细胞

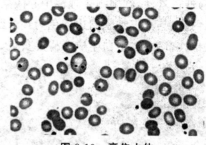

图 8-19　豪焦小体

(3)卡伯特环:指红细胞胞质中含紫红色细线圈状结构,环形或"8"字形(图 8-20)。可能为以下物质:①核膜残余物,表示核分裂异常;②纺锤体残余物;③胞质中脂蛋白变性,多出现在嗜多色性或嗜碱性点彩红细胞中,常伴豪焦小体。见于白血病、MA、铅中毒和脾切除后。

(4)帕彭海姆小体:指红细胞内铁颗粒,在瑞特-吉姆萨染色下呈蓝黑色颗粒,直径$<1~\mu m$。见于脾切除后和骨髓铁负荷过度等。

(5)寄生虫:感染疟原虫、微丝蚴、巴贝球虫和锥虫时,红细胞胞质内可见相应病原体(图 8-21)。

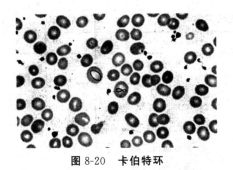

图 8-20 卡伯特环

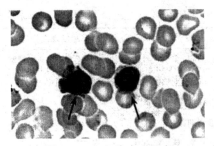

图 8-21 红细胞内疟原虫

5.红细胞排列异常

(1)缗钱状红细胞:当血浆中纤维蛋白原、球蛋白含量增高时,红细胞表面负电荷减低,红细胞间排斥力削弱,红细胞互相连接呈缗钱状(图 8-22)。见于多发性骨髓瘤等。

(2)红细胞凝集:红细胞出现聚集或凝集现象(图 8-23)。见于冷凝集素综合征和自身免疫性溶血性贫血等。

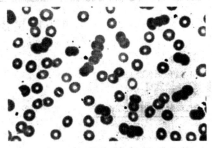

图 8-22 缗钱状红细胞

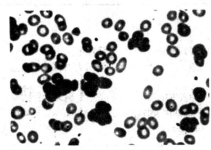

图 8-23 红细胞凝集

6.有核红细胞

有核红细胞指血涂片中出现有核红细胞(图 8-24)。正常时,出生 1 周内新生儿外周血可见少量有核红细胞。如成年人出现,为病理现象,见于溶血性贫血(因骨髓红系代偿性增生和提前释放所致)、造血系统恶性肿瘤(如急、慢性白血病)或骨髓转移癌(因骨髓大量异常细胞排挤释放增多所致)、骨髓纤维化(因髓外造血所致)和脾切除后(因滤血监视功能丧失所致)。血涂片检查有助于发现和诊断疾病(表 8-1)。

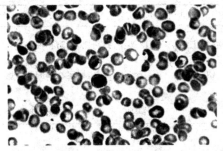

图 8-24 有核红细胞

表 8-1 血涂片检查有助于发现和诊断的疾病

血涂片发现	疾病
球形红细胞、多色素红细胞、红细胞凝集、吞噬红细胞增多	免疫性溶血性贫血
球形红细胞、多色素红细胞	遗传性球形红细胞增多症
椭圆形红细胞	遗传性椭圆形红细胞增多症
卵圆形红细胞	遗传性卵圆形红细胞增多症
靶形红细胞、球形红细胞	血红蛋白 C 病
镰状红细胞	血红蛋白 S 病
靶形红细胞、镰状红细胞	血红蛋白 SC 病
小红细胞、靶形红细胞、泪滴状红细胞、嗜碱点彩红细胞、其他异形红细胞	轻型珠蛋白生成障碍性贫血(地中海贫血)
小红细胞、靶形红细胞、嗜碱点彩红细胞、泪滴状红细胞、其他异形红细胞	重型珠蛋白生成障碍性贫血(地中海贫血)
小红细胞、低色素红细胞、无嗜碱点彩红细胞	缺铁性贫血
嗜碱点彩红细胞	铅中毒
大红细胞、卵圆形大红细胞、中性粒细胞分叶过多	叶酸或 B_{12} 缺乏症

(陈良洪)

第二节　红细胞计数检测

红细胞计数是测定单位容积血液中红细胞数量,是血液一般检验基本项目之一。检验方法有显微镜计数法和血液分析仪法,本节介绍显微镜计数法。

一、检测原理

采用红细胞稀释液将血液稀释后,充入改良牛鲍计数板,在高倍镜下计数中间大方格内四角及中央共 5 个中方格内红细胞数,再换算成单位体积血液中红细胞数。

红细胞计数常用稀释液有 3 种,其组成及作用见表 8-2。

表 8-2 红细胞稀释液组成及作用

稀释液	组成	作用	备注
Hayem 液	氯化钠,硫酸钠,氯化汞	维持等渗,提高比重,防止细胞粘连,防腐	高球蛋白血症时,易造成蛋白质沉淀而使红细胞凝集
甲醛枸橼酸钠盐水	氯化钠,枸橼酸钠,甲醛	维持等渗,抗凝,固定红细胞和防腐	
枸橼酸钠盐水	31.3 g/L 枸橼酸钠		遇自身凝集素高者,可使凝集的红细胞分散

二、操作步骤

显微镜计数法。①准备稀释液:在试管中加入红细胞稀释液;②采血和加血:准确采集末梢血或吸取新鲜静脉抗凝血加至稀释液中,立即混匀;③充池:准备计数板、充分混匀红细胞悬液、充池、室温静置一定时间待细胞下沉;④计数:高倍镜下计数中间大方格内四角及中央中方格内红细胞总数;⑤计算:换算成单位体积血液中红细胞数。

三、方法评价

显微镜红细胞计数法是传统方法,设备简单、试剂易得、费用低廉,适用于基层医疗单位和分散检测;缺点是操作费时,受器材质量、细胞分布及检验人员水平等因素影响,不易质量控制,精密度低于仪器法,不适用于临床大批量标本筛查。在严格规范操作条件下,显微镜红细胞计数是参考方法,用于血液分析仪的校准、质量控制和异常检测结果复核。

四、质量管理

(一)检验前管理

(1)器材:必须清洁、干燥。真空采血系统、血细胞计数板、专用盖玻片、微量吸管及玻璃刻度吸管等规格应符合要求或经过校正。

(2)生理因素:红细胞计数一天内变化为4%,同一天上午7时最高,日间变化为5.8%,月间变化为5.0%。

(3)患者体位及状态:直立体位换成坐位15分钟后采血,较仰卧位15分钟后采血高5%~15%;剧烈运动后立即采血可使红细胞计数值增高10%。

(4)采血:应规范、顺利、准确,否则应重新采血。毛细血管血采集部位不得有水肿、发绀、冻疮或炎症;采血应迅速,以免血液出现小凝块致细胞减少或分布不均;针刺深度应适当(2~3 mm);不能过度挤压,以免混入组织液。静脉采血时静脉压迫应小于1分钟,超过2分钟可使细胞计数值平均增高10%。

(5)抗凝剂:采用EDTA-K$_2$作为抗凝剂,其浓度为3.7~5.4 μmol/mL血或1.5~2.2 mg/mL血,血和抗凝剂量及比例应准确并充分混匀。标本应在采集后4小时内检测完毕。

(6)红细胞稀释液:应等渗、新鲜、无杂质微粒(应过滤),吸取量应准确。

(7)WHO规定,如标本储存在冰箱内,检测前必须平衡至室温,并至少用手颠倒混匀20次。

(8)为避免稀释溶血和液体挥发浓缩,血液稀释后应在1小时内计数完毕。

(二)检验中管理

1.操作因素

(1)计数板使用:WHO推荐以"推式"法加盖玻片,以保证充液体积高度为0.10 mm。

(2)充池:充池前应充分混匀细胞悬液,可适当用力振荡,但应防止气泡产生及剧烈振荡破坏红细胞;必须一次性充满计数室(以充满但不超过计数室台面与盖玻片之间的矩形边缘为宜),不能断续充液、满溢、不足或产生气泡,充池后不能移动或触碰盖玻片。

(3)计数域:血细胞在充入计数室后呈随机分布或Poisson分布,由此造成计数误差称为计数域误差,是每次充池后血细胞在计数室内分布不可能完全相同所致,属于偶然误差。扩大血细胞计数范围或数量可缩小这种误差。根据下述公式推断,欲将红细胞计数误差(CV)控制在5%以内,至少需要计数400个红细胞。

(4)计数:应逐格计数,按一定方向进行,对压线细胞应遵循"数上不数下、数左不数右"原则。

(5)红细胞在计数池中如分布不均,每个中方格之间相差超过20个,应重新充池计数。在参考范围内,2次红细胞计数相差不得>5%。

$$CV = \frac{s}{m} \times 100\% = \frac{1}{\sqrt{m}} \times 100\%$$

式中,s:标准差,m:红细胞多次计数的均值。

2.标本因素

(1)白细胞数量:WBC在参考范围时,仅为红细胞的1/1 000～1/ 500,对红细胞数量影响可忽略,但WBC>100×10⁹/L时,应校正计数结果:实际RBC=计数RBC-WBC;或在高倍镜下计数时,不计白细胞(白细胞体积较成熟红细胞大,中央无凹陷,可隐约见到细胞核,无草黄色折光)。

(2)有核红细胞或网织红细胞:增生性贫血时,有核红细胞增多或网织红细胞提前大量释放时,可干扰红细胞计数。

(3)冷凝集素:可使红细胞凝集,造成红细胞计数假性减低。

3.室内质量控制(IQC)及室间质量评价(EQA)

血细胞显微镜计数法尚缺乏公认或成熟质量评价与考核方法,是根据误差理论设计的评价方法。

(1)双份计数标准差评价法:采用至少10个标本,每个均作双份计数,由每个标本双份计数之差计算标准差,差值如未超出2倍差值标准差范围,则认为结果可靠。

(2)国际通用评价法:可参考美国1988年临床实验室改进修正案(CLIA88)能力验证计划的允许总误差进行评价,通过计算靶值偏倚情况进行血细胞计数质量评价:质量标准=靶值±允许总误差。允许总误差可以是百分数、固定值、组标准差(s)倍数。红细胞计数允许误差标准是计数结果在靶值±6%以内。

五、临床应用

(一)红细胞增多

(1)严重呕吐、腹泻、大面积烧伤及晚期消化道肿瘤患者。多为脱水血浓缩使血液中的有形成分相对地增多所致。

(2)心肺疾病:先天性心脏病、慢性肺脏疾病及慢性一氧化碳中毒等。因缺氧必须借助大量红细胞来维持供氧需要。

(3)干细胞疾病:真性红细胞增多症。

(二)红细胞减少

(1)急性或慢性失血。

(2)红细胞遭受物理、化学或生物因素破坏。

(3)缺乏造血因素、造血障碍和造血组织损伤。

(4)各种原因的血管内或血管外溶血。

(陈良洪)

第三节　网织红细胞计数检测

网织红细胞是介于晚幼红细胞和成熟红细胞之间的尚未完全成熟的红细胞,因胞质中残留一定量的嗜碱性物质核糖核酸(RNA),经新亚甲蓝或煌焦油蓝等碱性染料活体染色后,RNA 凝聚呈蓝黑色或蓝紫色颗粒,颗粒多时可连成线状或网状结构(图 8-25)。RET 在骨髓停留一段时间后释放入血,整个成熟时间约 48 小时。RET 较成熟红细胞大,直径为 8.0～9.5 μm。随着红细胞发育成熟,RNA 逐渐减少至消失;RET 网状结构越多,表示细胞越幼稚。ICSH 据此将其分为 Ⅰ～Ⅳ型(表 8-3)。

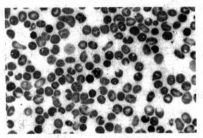

图 8-25　网织红细胞

表 8-3　网织红细胞分型及特征

分型	形态特征	正常存在部位
Ⅰ型(丝球型)	RNA 呈线团样几乎充满红细胞	仅存在骨髓中
Ⅱ型(网型或花冠型)	RNA 呈松散的线团样或网状	大量存在骨髓中,外周血很难见
Ⅲ型(破网型)	网状结构少,呈断线状或不规则枝状连接或排列	主要存在骨髓中,外周血可见少量
Ⅳ型(颗粒型或点粒型)	RNA 呈分散的颗粒状或短丝状	主要存在外周血中

一、检测原理

RET 检测方法有显微镜法、流式细胞术法和血液分析仪法。

(一)显微镜法

活体染料的碱性基团(带正电荷)可与网织红细胞嗜碱性物质 RNA 的磷酸基(带负电荷)结合,使 RNA 间负电荷减少而发生凝缩,形成蓝色颗粒状、线状甚至网状结构。在油镜下计数一定量红细胞中 RET 数,换算成百分率。如同时做 RBC 计数,则可计算出 RET 绝对值。

显微镜法 RET 活体染色染料有灿烂煌焦油蓝(brilliant cresyl blue,又称灿烂甲酚蓝)、新亚甲蓝(new methylene blue,又称新次甲基蓝)和中性红等,其评价见表 8-4。

表 8-4　显微镜法 RET 活体染色染料评价

染料	评价
煌焦油蓝	普遍应用,溶解度低,易形成沉渣附着于红细胞表面,影响计数;易受 Heinz 小体和 HbH 包涵体干扰
新亚甲蓝	对 RNA 着色强且稳定,Hb 几乎不着色,利于计数。WHO 推荐使用
中性红	浓度低、背景清晰,网织颗粒鲜明,不受 Heinz 小体和 HbH 包涵体干扰

(二)流式细胞术(flow cytometry,FCM)法

RET 内 RNA 与碱性荧光染料(如派洛宁 Y、吖啶橙、噻唑橙等)结合后,用流式细胞仪或专用自动网织红细胞计数仪进行荧光细胞(RET)计数,同时报告 RET 绝对值。仪器还可根据荧光强度(RNA 含量)将 RET 分为强荧光强度(HFR)、中荧光强度(MFR)和弱荧光强度(LFR),

计算出 RET 成熟指数(reticulocyte maturation index,RMI)。

$$RMI\% = \frac{HFR + MFR}{LFR} \times 100$$

二、操作步骤

显微镜法(试管法)。①加染液:在试管内加入染液数滴。②加血染色:加入新鲜全血数滴,立即混匀,室温放置一定时间(CLSI 推荐 3~10 分钟)。③制备涂片:取混匀染色血滴制成薄片,自然干燥。④观察:低倍镜下观察并选择红细胞分布均匀、染色效果好的部位。⑤计数:常规法,油镜下计数至少 1 000 红细胞数量中 RET 数;Miller 窥盘法,将 Miller 窥盘置于目镜内,分别计数窥盘小方格(A 区)内成熟红细胞数和大格内(B 区)RET 数。⑥计算算式如下。

$$常规法:RET\% = \frac{计数 1\ 000 个成熟红细胞中网织红细胞数}{1\ 000} \times 100$$

$$Miller 窥盘法:RET\% = \frac{大方格内网织红细胞数}{小方格内红细胞数 \times 9} \times 100$$

$$RET 绝对值(个/L) = \frac{红细胞数}{L} \times RET(\%)$$

三、方法评价

网织红细胞计数的方法评价见表 8-5。

表 8-5　网织红细胞计数方法评价

方法	优点	缺点
显微镜法	操作简便、成本低、形态直观。试管法重复性较好、易复查,为参考方法。建议淘汰玻片法	影响因素多、重复性差、操作烦琐
流式细胞术法	灵敏度、精密度高,适合批量检测	仪器贵、成本高,成熟红细胞易被污染而影响结果
血液分析仪法	灵敏度、精密度高,易标准化,参数多,适合批量检测	影响因素多,有核红细胞、镰状红细胞、巨大血小板、寄生虫等可致结果假性增高

四、质量管理

(一)检验前管理

1.染液

煌焦油蓝染液最佳浓度为 1%,在 100 mL 染液中加入 0.4 g 柠檬酸三钠,效果更好。应储存于棕色瓶,临用前过滤。WHO 推荐使用含 1.6% 草酸钾的 0.5% 新亚甲蓝染液。

2.标本因素

因 RET 在体外可继续成熟使数量逐渐减少,因此,标本采集后应及时处理。

3.器材和标本采集等要求

同红细胞计数。

(二)检验中管理

1.操作因素

(1)染色时间:室温低于 25 ℃时应适当延长染色时间或放置 37 ℃温箱内染色 8~10 分钟。

标本染色后应及时检测,避免染料吸附增多致 RET 计数增高。

(2)染液与血液比例以 1:1 为宜,严重贫血者可适当增加血液量。

(3)使用 Miller 窥盘(ICSH 推荐):以缩小分布误差、提高计数精密度、准确度和速度。

(4)计数 RBC 数量:为控制 CV 为 10%,ICSH 建议根据 RET 数量确定所应计数 RBC 数量(表 8-6)。

表 8-6 ICSH:RET 计数 CV=10%时需镜检计数 RBC 数量

RET(%)	计数 Miller 窥盘小方格内 RBC 数量	相当于缩视野法计数 RBC 数量
1~2	1 000	9 000
3~5	500	4 500
6~10	200	1 800
11~20	100	900

(5)CLSI 规定计数时应遵循"边缘原则",即数上不数下、数左不数右。如忽视此原则对同一样本计数时,常规法计数结果可比窥盘法高 30%。

2.标本因素

(1)ICSH 和 NCCLS 规定:以新亚甲蓝染液染色后,胞质内凡含有 2 个以上网织颗粒的无核红细胞计为 RET。

(2)注意与非特异干扰物鉴别:RET 为点状或网状结构,分布不均;HbH 包涵体为圆形小体,均匀散布在整个红细胞中,一般在孵育 10~60 分钟后出现;Howell-Jolly 小体为规则、淡蓝色小体;Heinz 小体为不规则突起状、淡蓝色小体。

3.质控物

目前,多采用富含 RET 抗凝脐带血制备的质控品,通过定期考核检验人员对 RET 辨认水平进行 RET 手工法质量控制,但此法无法考核染色、制片等环节。CLSI 推荐 CPD 抗凝全血用于 RET 自动检测的质量控制物。

五、临床应用

(一)参考范围

参考范围见表 8-7。

表 8-7 网织红细胞参考范围

方法	人群	相对值(%)	绝对值(×10⁹/L)	LFR(%)	MFR(%)	HFR(%)
手工法	成年人、儿童	0.5~1.5	24~84			
	新生儿	3.0~6.0				
FCM	成年人	0.7±0.5	43.6±19.0	78.8±6.6	18.7±5.1	2.3±1.9

(二)临床意义

外周血网织红细胞检测是反映骨髓红系造血功能的重要指标。临床应用主要如下。

1.评价骨髓增生能力与判断贫血类型

(1)增高:表示骨髓红细胞造血功能旺盛,见于各种增生性贫血,尤其是溶血性贫血,RET 可达 6%~8%或 8%以上,急性溶血时可达 20%~50%或 50%以上;红系无效造血时,骨髓红系增生活跃,外周血 RET 则正常或轻度增高。

(2)减低:见于各种再生障碍性贫血、单纯红细胞再生障碍性贫血等。RET<1%或绝对值<15×10⁹/L 为急性再生障碍性贫血的诊断指标。

通常,骨髓释放入外周血 RET 主要为Ⅳ型,在血液中 24 小时后成为成熟红细胞。增生性贫血时,幼稚 RET 提早进入外周血,需 2~3 天后才成熟,即在血液停留时间延长,使 RET 计数结果高于实际水平,不能客观反映骨髓实际造血能力。因 RET 计数结果与贫血严重程度(Hct 水平)和 RET 成熟时间有关,采用网织红细胞生成指数(reticulocyte production index,RPI)可校正 RET 计数结果。

$$RPI = \frac{患者 Hct}{正常 Hct(0.45)} \times \frac{患者 RET(\%)}{RET 成熟时间(d)}$$

Hct/RET 成熟时间(d)关系为:(0.39~0.45)/1,(0.34~0.38)/1.5,(0.24~0.33)/2.0,(0.15~0.23)/2.5 和<0.15/3.0。正常人 RPI 为 1;RPI<1 提示贫血为骨髓增生低下或红系成熟障碍所致;RPI>3 提示贫血为溶血或失血,骨髓代偿能力良好。

2.观察贫血疗效

缺铁性贫血或巨幼细胞贫血分别给予铁剂、维生素 B₁₂ 或叶酸治疗,2~3 天后 RET 开始增高,7~10 天达最高(10%左右),表明治疗有效,骨髓造血功能良好。反之,表明治疗无效,提示骨髓造血功能障碍。EPO 治疗后 RET 也可增高达 2 倍之多,8~10 天后恢复正常。

3.放疗、化疗监测

放疗和化疗后造血恢复时,可见 RET 迅速、短暂增高。检测幼稚 RET 变化是监测骨髓恢复较敏感的指标,出现骨髓抑制时,HFR 和 MFR 首先降低,然后出现 RET 降低。停止放疗、化疗,如骨髓开始恢复造血功能,上述指标依次上升,可同时采用 RMI 监测,以适时调整治疗方案,避免造成骨髓严重抑制。

4.骨髓移植后监测骨髓造血功能恢复

骨髓移植后第 21 天,如 RET>15×10⁹/L,常表示无移植并发症。如 RET<15×10⁹/L 伴中性粒细胞和血小板增高,提示骨髓移植失败可能,此可作为反映骨髓移植功能良好指标,且不受感染影响。

(陈良洪)

第四节　红细胞沉降率检测

红细胞沉降率(erythrocyte sedimentation rate,ESR)简称血沉,是指在一定条件下,离体抗凝血在静置过程中,红细胞自然下沉的速率。红细胞膜表面唾液酸带负电荷,可在红细胞表面形成 zeta 电位,彼此相互排斥,形成 25 nm 间距,因此,具有一定悬浮流动性,下沉缓慢。红细胞下沉过程分为 3 个时段。①红细胞缗钱状聚集期:约需 10 分钟;②红细胞快速沉降期:约 40 分钟;③红细胞堆积期:约需 10 分钟。此期红细胞下降缓慢,逐渐紧密堆积于容器底部。

一、检测原理

(一)魏氏法

将枸橼酸钠抗凝血置于特制刻度血沉管内,垂直立于室温中,因红细胞比重大于血浆,在离体抗凝血中能克服血浆阻力下沉。1 小时时读取红细胞上层血浆的高度值(mm/h),即代表红细胞沉降率。

(二)自动血沉仪法

根据红细胞下沉过程中血浆浊度的改变,采用光电比浊、红外线扫描或摄影法动态检测红细胞下沉各个时段红细胞与血浆界面处血浆的透光度。微电脑显示并自动打印血沉结果以及红细胞下沉高度(H)与对应时间(t)的 H-t 曲线。

二、操作步骤

(一)魏氏法

1.采血

采集 1：4 枸橼酸钠抗凝静脉血。

2.吸血

用魏氏血沉管吸取充分混匀的抗凝血。

3.直立血沉管

将血沉管垂直立于血沉架,室温静置。

4.读数

1 小时时准确读取红细胞下沉后上层血浆的高度值(mm/h),即为 ESR。

(二)自动血沉仪法

目前临床广泛应用的自动血沉仪主要有两种类型。

1.温氏法血沉仪

采用温氏法塑料血沉管测定 1：4 枸橼酸钠抗凝静脉血。仪器每 45 秒扫描 1 次,30 分钟后报告温氏法和换算后的魏氏法两种结果;并打印 H-t 曲线。

2.魏氏法血沉仪

1：4 枸橼酸钠抗凝静脉血放入测定室后,仪器自动定时摄像或用红外线扫描。将红细胞下沉过程中血浆浊度变化进行数字转换,1 小时后根据成像情况及数字改变计算血浆段高度,经数据处理报告魏氏法血沉结果(mm/h)。

三、方法评价

(一)魏氏法

魏氏法为传统手工法,也是 ICSH 推荐的参考方法。ICSH、CLSI 以及 WHO 均有血沉检测标准化文件。ICSH 和 CLSI H2-A4 方法,均以魏氏法为基础,对血沉测定参考方法或标准化方法制定操作规程,对血沉管规格、抗凝剂使用、血液标本制备和检测方法等重新做了严格规定。魏氏法操作简便,只反映血沉终点变化,耗时、易造成污染、缺乏特异性,一次性血沉测定器材成本高、质量难以保证。温氏法则按 Hct 测定方法要求采血,通过血沉方程 K 值计算,克服了贫血对结果影响,多用于血液流变学检查。

（二）自动血沉仪法

操作简单,可动态检测血沉全过程,且自动、微量、快速、重复性好、不受环境温度影响,适于急诊患者。温氏法血沉仪测试时将血沉管倾斜,势必造成人为误差。CLSI建议血沉仪法可采用EDTA抗凝血,即可与血液分析仪共用1份抗凝血标本,并采用密闭式采血系统,但尚未广泛应用。

四、质量管理

（一）检验前

1.生理因素

患者检查前应控制饮食,避免一过性高脂血症使ESR加快。

2.药物影响

输注葡萄糖、白明胶和聚乙烯吡咯烷酮等,2天内不宜做ESR检验。

3.标本因素

静脉采血应在30秒内完成,不得有凝血、溶血、气泡,不能混入消毒液;枸橼酸钠(0.109 mmol/L,AR级)应新鲜配制(4 ℃保存1周),与血液之比为1:4,混匀充分;标本室温下放置小于4小时,4 ℃保存小于12小时,测定前应置室温平衡至少15分钟(CLSI建议)。

4.器材

应清洁干燥。魏氏血沉管应符合ICSH规定标准,即:管长(300.0±1.5) mm;两端相通,端口平滑;表面自上而下刻有规范的0～200 mm刻度,最小分度值为1 mm(误差≤0.02 mm);管内径为(2.55±0.15) mm,内径均匀误差≤0.05 mm。

（二）检验中

1.操作因素

(1)吸血:吸血量应准确,避免产生气泡。

(2)血沉管装置:严格垂直(CLSI规定倾斜不能超过2°)、平稳放置,并防止血液外漏。如血沉管倾斜,血浆沿一侧管壁上升,红细胞则沿另一侧管壁下沉,受到血浆逆阻力减小,下沉加快(倾斜3°,ESR可增加30%)。

(3)测定温度:要求为18～25 ℃,室温过高应查血沉温度表校正结果,室温低于18 ℃应放置20 ℃恒温箱内测定。

(4)测定环境:血沉架应避免直接光照、移动和振动。

(5)测定时间:严格控制在(60±1)分钟读数。

(6)质控方法:ICSH规定ESR测定参考方法的质控标本为EDTA抗凝静脉血,Hct≤0.35,血沉值在15～105 mm/h,测定前至少颠倒混匀12次(CLSI推荐),按"常规工作方法"同时进行测定。用参考方法测定其95%置信区间应控制在误差小于±0.5 mm/h。

2.标本因素

(1)血浆因素:与血浆蛋白质成分及比例有关,使血沉加快的主要因素是带正电荷大分子蛋白质,其削弱红细胞表面所带负电荷,使红细胞发生缗钱状聚集,红细胞总表面积减少,受到血浆逆阻力减小,且成团红细胞质量超过了血浆阻力,因而下沉。带负电荷小分子蛋白质作用则相反。

(2)红细胞因素:包括红细胞数量、大小、厚度和形态等。总之,血浆因素对血沉影响较大,红细胞因素影响较小。影响血沉的因素见表8-8。

表 8-8　影响血沉测定结果血浆和红细胞因素

内在因素	影响因素
血浆	
ESR 增快	①纤维蛋白原(作用最强),异常克隆性免疫球蛋白、γ、α、β 球蛋白和急性时相反应蛋白(α1-AT、α$_2$-M、Fg)等;②胆固醇和甘油三酯等;③某些病毒、细菌、代谢产物、药物(输注葡萄糖、白明胶、聚乙烯吡咯烷酮等)和抗原抗体复合物
ESR 减慢	清蛋白、磷脂酰胆碱和糖蛋白等
红细胞	
数量减少	表面积减少,血浆阻力减小,ESR 增快
数量增多	表面积增多,血浆阻力增大,ESR 减慢
形态异常	①球形、镰状红细胞增多或大小不均,不易形成缗钱状,表面积增大,ESR 减慢;②靶形红细胞增多,红细胞直径大、薄,易形成缗钱状,表面积减小,ESR 增快

(三)检验后

因血沉变化大多数由血浆蛋白质变化所致,这种变化对血沉影响持续。因此,复查血沉的时间至少应间隔 1 周。

五、临床应用

(一)参考范围

魏氏法:成年男性<15 mm/h,成年女性<20 mm/h。

(二)临床意义

ESR 用于疾病诊断缺乏特异性,也不能作为健康人群筛检指标,但用于某些疾病活动情况监测、疗效判断和鉴别诊断具有一定参考价值。

1.生理性加快

(1)年龄与性别:新生儿因纤维蛋白原含量低而红细胞数量较高,血沉较慢(≤2 mm/h)。12 岁以下儿童因生理性贫血血沉稍快,但无性别差异。成年人,尤其 50 岁后,纤维蛋白原含量逐渐升高,血沉增快,且女性高于男性(女性平均 5 年递增 2.8 mm/h,男性递增0.85 mm/h)。

(2)女性月经期:子宫内膜损伤及出血,纤维蛋白原增加,血沉较平时略快。

(3)妊娠与分娩:妊娠期 3 个月直至分娩 3 周后,因贫血、纤维蛋白原增加、胎盘剥离和产伤等影响,血沉加快。

2.病理性加快

病理性血沉加快临床意义见表 8-9。因白细胞直接受细菌毒素、组织分解产物等影响,其变化出现早,对急性炎症诊断及疗效观察更有临床价值。血沉多继发于急性时相反应蛋白增多的影响,出现相对较晚,故 ESR 用于慢性炎症观察,如结核病、风湿病活动性动态观察或疗效判断更有价值。

3.血沉减慢

血沉减慢一般无临床意义。见于低纤维蛋白原血症、充血性心力衰竭、真性红细胞增多症和红细胞形态异常(如红细胞球形、镰状和异形)。

表 8-9　病理性血沉加快临床意义

疾病	临床意义
感染及炎症	急性炎症,血液中急性时相反应蛋白(α_1-AT、α_2-M、CRP、Tf、Fg 等)增高所致,为最常见原因。慢性炎症(结核病、风湿病、结缔组织炎症等)活动期增高,病情好转时减慢,非活动期正常,ESR 监测可动态观察病情
组织损伤	严重创伤和大手术、心肌梗死(为发病早期特征之一),与组织损伤所产生蛋白质分解产物增多和心肌梗死后3~4 天急性时相反应蛋白增多有关
恶性肿瘤	与 α_2-巨球蛋白、纤维蛋白原、肿瘤组织坏死、感染和贫血有关
自身免疫性疾病	与热休克蛋白增多有关。ESR 与 CRP、RF 和 ANA 测定具有相似灵敏度
高球蛋白血症	与免疫球蛋白增多有关,如多发性骨髓瘤、肝硬化、巨球蛋白血症、系统性红斑狼疮、慢性肾炎等
高脂血症	与甘油三酯、胆固醇增多有关,如动脉粥样硬化、糖尿病和黏液水肿等
贫血	与红细胞减少受血浆阻力减小有关

(陈良洪)

第五节　红细胞平均指数检测

红细胞平均指数(值)包括平均红细胞体积、平均红细胞血红蛋白含量、平均红细胞血红蛋白浓度3 项指标,是依据 RBC、Hb、Hct 三个参数间接计算出来的,能较深入地反映红细胞内在特征,为贫血鉴别诊断提供更多线索。

一、检测原理

对同一抗凝血标本同时进行 RBC、Hb 和 Hct 测定,再按下列公式计算 3 种红细胞平均指数。

(一)平均红细胞体积

平均红细胞体积是指红细胞群体中单个红细胞体积的平均值。单位:飞升(fL,1 fL=10^{-15} L)。

$$MCV = \frac{Hct}{RBC} \times 10^{15} \text{ (fL)}$$

(二)平均红细胞血红蛋白含量

平均红细胞血红蛋白含量是指红细胞群体中单个红细胞血红蛋白含量的平均值。单位:皮克(pg,1 pg=10^{-12} g)。

$$MCH = \frac{Hb}{RBC} \times 10^{12} \text{ (pg)}$$

(三)平均红细胞血红蛋白浓度

平均红细胞血红蛋白浓度是指红细胞群体中单个(全部)红细胞血红蛋白含量的平均值。单位:g/L。

$$MCHC = \frac{Hb}{Hct}(g/L)$$

二、方法评价

手工法红细胞平均指数测定不需特殊仪器,但计算费时,又易出错。

三、质量管理

红细胞平均指数是根据 RBC、Hb、Hct 结果演算而来,其准确性受此三个参数的影响,因此,必须采用同一抗凝血标本同时测定 RBC、Hb 和 Hct。此外,红细胞平均值只表示红细胞总体平均值,"正常"并不意味着红细胞无改变,如溶血性贫血、白血病性贫血属正细胞性贫血,但红细胞可有明显大小不均和异形,须观察血涂片才能得出较为准确的诊断。

四、临床应用

(一)参考范围

MCV、MCH、MCHC 参考范围见表 8-10。

表 8-10　MCV、MCH、MCHC 参考范围

人群	MCV(fL)	MCH(pg)	MCHC(g/L)
成年人	80～100	26～34	320～360
1～3 岁	79～104	25～32	280～350
新生儿	86～120	27～36	250～370

(二)临床意义

依据 MCV、MCH、MCHC 3 项指标有助于贫血观察,对贫血的形态学分类有鉴别作用(表 8-11)。如缺铁性贫血和珠蛋白生成障碍性贫血都表现为小细胞低色素性贫血,但前者在血涂片上可见红细胞明显大小不均。如缺铁性贫血合并巨幼细胞贫血表现为小红细胞和大红细胞明显增多,但 MCV、MCH 正常。

表 8-11　MCV、MCH、MCHC 在贫血分类中的意义

指数	临床应用		
	正常	增高	减低
MCV	大部分贫血:如慢性炎症、慢性肝肾疾病、内分泌疾病、消化不良、吸收不良、恶性肿瘤所致贫血、急性失血和溶血性贫血、部分再生障碍性贫血	巨幼细胞贫血、吸烟、肝硬化、酒精中毒;同时出现小红细胞和大红细胞疾病,如缺铁性贫血合并巨幼细胞贫血,免疫性溶血性贫血、微血管病性溶血性贫血	铁、铜、维生素 B_6 缺乏性贫血,铁缺乏最常见
MCH	同上	叶酸、维生素 B_{12} 缺乏等所致大细胞性贫血	铁、铜、维生素 B_6 缺乏性贫血
MCHC	同上,大多数都正常	遗传性球形红细胞增多症、高滴度冷凝集素	铁、铜、维生素 B_6 缺乏性贫血,Hb 假性降低或 Hct 假性增高

（齐　波）

第六节 血细胞比容检验

血细胞比容又称红细胞压积,是在规定条件下离心沉淀压紧红细胞在全血中所占体积比值。

一、检验原理

(一)微量法

一定量抗凝血液,经一定速度和时间离心沉淀后,计算压紧红细胞体积占全血容积的比例,即为血细胞比容。

(二)温氏法(Wintrobe 法)

温氏法与微量法同属离心沉淀法,微量法用高速离心,温氏法则为常量、中速离心。

(三)电阻抗法

电阻抗法为专用微量血细胞比容测定仪。根据血细胞相对于血浆为不良导体的特性,先用仪器测定标准红细胞含量的全血电阻抗值,再以参考方法测定其 Hct,计算出 Hct 与电阻抗值之间的数量关系(校正值),再利用待测标本测定电阻抗值间接算出标本 Hct。

(四)其他方法

放射性核素法、比重计法、折射仪法和黏度计法等。

二、操作步骤

微量法。①采血:常规采集静脉 EDTA-K$_2$ 抗凝血;②吸血:用虹吸法将血液吸入专用毛细管;③封口:将毛细管吸血端垂直插入密封胶封口;④离心:毛细管置于离心机,以一定相对离心力(relative centrifugal force,RCF)离心数分钟;⑤读数:取出毛细管,置于专用读数板中读数,或用刻度尺测量红细胞柱(以还原红细胞层表层的红细胞高度为准)、全血柱长度,计算两者比值即为血细胞比容。如Hct>0.5 时,须再离心 5 分钟。

三、方法评价

临床常用 Hct 检测方法评价见表 8-12。

表 8-12 常用 Hct 检测方法评价

方法	优点	缺点
微量法	快速(5 分钟)、标本用量小、结果准确、重复性好,可批量检测。WHO 推荐参考方法	血浆残留少,需微量血液离心机
微量法(计算法)	ICSH(2003)推荐为候选参考方法,可常规用于 Hct 测定校准,Hct=(离心 Hct−1.011 9)/0.973 6	需用参考方法测定全血 Hb 和压积红细胞 Hb 浓度。Hct=全血 Hb/压积红细胞 Hb
温氏法	操作简单,无须特殊仪器,广泛应用	不能完全排除残留血浆,需单独采血,用血量大
血液分析仪法	简便、快速、精密度高,无须单独采血	需定期校正仪器
放射性核素法	准确性最高,曾被 ICSH 推荐为参考方法	操作烦琐,不适用于临床批量标本常规检测

四、质量管理

(一)检验前管理

(1)器材:应清洁干燥。CLSI规定专用毛细管规格应符合要求[长为(75 ± 0.5)mm,内径为(1.155 ± 0.085)mm,管壁厚度为0.20 mm,允许误差为$0.18\sim0.23$ mm,刻度清晰]。密封端口底必须平滑、整齐。离心机离心半径应>8.0 cm,能在30秒内加速到最大转速,在转动圆周边RCF为10 000$\sim$15 000 g时,转动5分钟,转盘温度不超过45 ℃。

(2)采血:空腹采血,以肝素或EDTA-K_2干粉抗凝,以免影响红细胞形态和改变血容量。采血应顺利,静脉压迫时间超过2分钟可致血液淤积和浓缩,最好不使用压脉带。应防止组织液渗入、溶血或血液凝固。

(3)CLSI规定标本应储存在(22 ± 4)℃,并在6小时内检测。

(二)检验中管理

1.操作因素

(1)注血:抗凝血在注入离心管前应反复轻微振荡,使Hb与氧充分接触;注入时应防止气泡产生。吸入血量在管长2/3处为宜;用优质橡皮泥封固(烧融封固法会破坏红细胞),确保密封。

(2)离心速度和时间:CLSI和WHO建议微量法RCF为10 000$\sim$15 000 g,RCF(g)=1.118×有效离心半径(cm)×$(r/min)^2$。

(3)放置毛细管的沟槽应平坦,胶垫应富有弹性。一旦发生血液漏出,应清洁离心盘后重新测定。

(4)结果读取与分析:应将毛细管底部红细胞基底层与标准读数板基线(0刻度线)重合,读取自还原红细胞层以下红细胞高度。同一标本2次测定结果之差不可>0.015。

2.标本因素

(1)红细胞增多(症)、红细胞形态异常时(如小红细胞、椭圆形红细胞或镰状红细胞)可致血浆残留量增加,Hct假性增高,WHO建议这类标本离心时间应至少延长3分钟。

(2)溶血和红细胞自身凝集可使Hct假性降低。

(三)检验后管理

如离心后上层血浆有黄疸或溶血现象应予以报告,以便临床分析。必要时可参考RBC、Hb测定结果,以核对Hct测定值的可靠性。

五、临床应用

(一)参考范围

微量法:成年男性0.380$\sim$0.508,成年女性0.335$\sim$0.450。

(二)临床意义

(1)Hct增高或降低:其临床意义见表8-13。Hct与RBC、MCV和血浆量有关。红细胞数量增多、血浆量降低或两者兼有可致Hct增高;反之Hct降低。

(2)作为临床补液量参考:各种原因致机体脱水,Hct均增高,补液时应监测Hct,当Hct恢复正常时表示血容量得到纠正。

表 8-13　Hct 测定临床意义

Hct	原因
增高	血浆量减少:液体摄入不足、大量出汗、严重腹泻或呕吐、多尿、大面积烧伤
	红细胞增多:真性红细胞增多症、缺氧、肿瘤、EPO 增多
降低	血浆量增多:竞技运动员、妊娠、原发性醛固酮增多症、补液过多
	红细胞减少:各种原因的贫血、出血

(3)用于贫血的形态学分类:计算红细胞平均体积和红细胞平均血红蛋白浓度。

(4)作为真性红细胞增多症的诊断指标:当 Hct>0.7,RBC 为 $(7\sim10)\times10^{12}$/L 和 Hb>180 g/L时即可诊断。

(5)作为血液流变学指标:增高表明红细胞数量偏高,全血黏度增加。严重者表现为高黏滞综合征,易致微循环障碍、组织缺氧,故可辅助监测血栓前状态。

RBC、Hb、Hct 每个参数均可作为贫血或红细胞增多的初筛指标,由于临床产生贫血的原因不同,其红细胞数量、大小和形态改变各有特征,因此,必须联合检测和综合分析,才可获得更有价值的临床信息。

（陈良洪）

第七节　血红蛋白检测

血红蛋白(hemoglobin,Hb)为成熟红细胞主要成分,在人体中幼、晚幼红细胞和网织红细胞中合成,由血红素和珠蛋白组成结合蛋白质,相对分子质量为 64 458。每个 Hb 分子含有4 条珠蛋白肽链,每条肽链结合 1 个亚铁血红素,形成具有四级空间结构四聚体。亚铁血红素无种属特异性,由 Fe^{2+} 和原卟啉组成。Fe^{2+} 位于原卟啉中心,有 6 个配位键,其中 4 个分别与原卟啉分子中 4 个吡咯 N 原子结合,第 5 个与珠蛋白肽链的 F 肽段第 8 个氨基酸(组氨酸)的咪唑基结合,第 6 个配位键能可逆地与 O_2 和 CO_2 结合。当某些强氧化剂将血红蛋白 Fe^{2+} 氧化成 Fe^{3+} 时,则失去携氧能力。珠蛋白具有种属特异性,其合成与氨基酸排列受独立的基因编码控制。每个珠蛋白分子由 2 条 α 类链与 2 条非 α 类链组成,非 α 类链包括 β、γ、δ、ε 等。人类不同时期血红蛋白的种类、肽链组成和比例不同(表 8-14)。

表 8-14　不同时期血红蛋白种类、肽链组成和比例

时期	种类	肽链	比例
胚胎时期	血红蛋白 Gower-1(Hb Gower-1)	$\xi_2\varepsilon_2$	
	血红蛋白 Gower-2(Hb Gower-2)	$\alpha_2\xi_2$	
	血红蛋白 Portland(Hb Portland)	$\xi_2\gamma_2$	
胎儿时期	胎儿血红蛋白(HbF)	$\alpha_2\gamma_2$	新生儿>70%,1岁后<2%
成人时期	血红蛋白 A(HbA)	$\alpha_2\beta_2$	90%以上
	血红蛋白 A2(HbA2)	$\alpha_2\delta_2$	2%~3%
	胎儿血红蛋白(HbF)	$\alpha_2\gamma_2$	<2%

血红蛋白在红细胞中以多种状态存在。生理条件下,99%Hb铁呈Fe^{2+}状态,称为还原血红蛋白;Fe^{2+}状态的Hb可与O_2结合,称为氧合血红蛋白;如果Fe^{2+}被氧化成Fe^{3+},称为高铁血红蛋白。如第6个配位键被CO占据,则形成碳氧血红蛋白,其比O_2的结合力高240倍;如被硫占据(在含苯肼和硫化氢的环境中)则形成硫化血红蛋白,这些统称为血红蛋白衍生物。

Hb测定方法有多种,现多采用比色法,常用方法有氰化高铁血红蛋白测定法、十二烷基硫酸钠血红蛋白测定法、叠氮高铁血红蛋白测定法、碱羟高铁血红素测定法和溴代十六烷基三甲胺(CTAB)血红蛋白测定法等。HiCN测定法为目前最常用Hb测定方法,1966年,国际血液学标准化委员会推荐其作为Hb测定标准方法。1978年,国际临床化学联合会和国际病理学会联合发表的国际性文件中重申了HiCN法。HiCN法也是WHO和ICSH推荐的Hb测定参考方法。本节重点介绍HiCN测定法。

一、检测原理

HiCN法是在HiCN转化液中,红细胞被溶血剂破坏后,高铁氰化钾可将各种血红蛋白(SHb除外)氧化为高铁血红蛋白(Hi),Hi与氰化钾中CN-结合生成棕红色氰化高铁血红蛋白(HiCN)。HiCN最大吸收峰为540 nm。在特定条件下,毫摩尔吸收系数为44 L/(mmol·cm),根据测得吸光度,利用毫摩尔吸收系数计算或根据HiCN参考液制作标准曲线,即可求得待测标本血红蛋白浓度。

HiCN转化液有多种,较为经典的有都氏液和文-齐液。WHO和我国卫生行业标准WS/T341-2011《血红蛋白测定参考方法》推荐使用文-齐液。血红蛋白转化液成分与作用见表8-15。

表8-15 血红蛋白转化液成分与作用

稀释液	试剂成分	作用
都氏液	$K_3Fe(CN)_6$、KCN	形成HiCN
	$NaHCO_3$	碱性,防止高球蛋白致标本浑浊
文-齐液	$K_3Fe(CN)_6$、KCN	形成HiCN
	非离子型表面活性剂	溶解红细胞、游离Hb,防止标本浑浊
	KH_2PO_4(无水)	维持pH在7.2 ± 0.2,防止高球蛋白致标本浑浊

二、操作步骤

(一)直接测定法

(1)加转化液:在试管内加入HiCN转化液。

(2)采血与转化:取全血加入试管底部,与转化液充分混匀,静置一定时间。

(3)测定吸光度:用符合WHO标准的分光光度计,波长540 nm、光径1.000 cm,以HiCN试剂调零,测定标本吸光度。

(4)计算:换算成单位体积血液内血红蛋白浓度。

(二)参考液比色测定法

如无符合WHO标准分光光度计,则采用此法。

(1)按直接测定法(1)~(3)步骤测定标本吸光度。

(2)制作 HiCN 参考液标准曲线:将 HiCN 参考液倍比稀释成多种浓度的 Hb 液,按标本测定条件分别测定吸光度,绘制标准曲线。通过标准曲线查出待测标本 Hb 浓度。

三、方法评价

血红蛋白测定方法评价见表 8-16。

表 8-16 血红蛋白测定方法评价

方法	优点	缺点
HiCN	操作简便、快速,除 SHb 外均可被转化,显色稳定;试剂及参考品易保存,便于质量控制;已知吸收系数,为参考方法。测定波长 540 nm	KCN 有剧毒;高白细胞和高球蛋白可致浑浊;HbCO 转化慢
SDS-Hb	试剂无公害,操作简便,呈色稳定,准确度和精密度高,为次选方法。测定波长 538 nm	SDS-Hb 消光系数未确定,标准曲线制备或仪器校正依赖 HiCN 法;SDS 质量差异性大;SDS 溶血性强,破坏白细胞,不适于溶血后同时计数 WBC
HiN₃	显色快且稳定,准确度和精密度较高,试剂毒性低(为 HiCN 法的 1/7)。测定波长 542 nm	HbCO 转化慢;试剂有毒
AHD₅₇₅	试剂简单无毒,显色稳定。准确度和精密度较高。以氯化血红素为标准品,不依赖 HiCN 法。测定波长 575 nm	测定波长 575 nm,不便于自动化分析;采用氯化血红素作标准品纯度达不到标准
CTAB	溶血性强,但不破坏白细胞	精密度和准确度较上法略低

四、质量管理

(一)检验前管理

1.器材

(1)分光光度计校准:分光光度计波长、吸光度、灵敏度、稳定性、线性和准确度均应校正。波长:误差<±1 nm;杂光影响仪器线性、灵敏度和准确性,应采用镨钕滤光片校正:杂光水平控制在1.5%以下;HiCN 参考品法:$A_{\lambda540\,nm}/A_{\lambda504\,nm}=1.590\sim1.630$。

(2)比色杯光径 1.000 cm,允许误差为≤±0.5%,用 HiCN 试剂作空白,波长为 710~800 nm,吸光度应 HiCN<0.002。

(3)微量吸管及玻璃刻度吸管规格应符合要求或经校正。

(4)制作标准曲线或标定 K 值:每更换 1 次转化液或仪器使用一段时间后应重新制作标准曲线或标定 K 值。

2.试剂

(1)HiCN 转化液:应使用非去离子蒸馏水配制,pH 为 7.0~7.4,滤纸过滤后 $A_{10\,mm}^{\lambda540nm}<0.001$;用有塞棕色硼硅玻璃瓶避光储存于 4~10 ℃,储存在塑料瓶可致 CN-丢失,冰冻保存可因结冰致高铁氰化钾还原失效;变绿或浑浊不能使用;Hb(除 SHb 和 HbCO 外)应在 5 分钟内完全转化;配制试剂应严格按照剧毒品管理程序操作。

(2)HiCN 参考液(标准液):纯度应符合 ICSH 规定的扫描图形,即在 450~750 nm 波长范围,吸收光谱应符合波峰在 540 nm、波谷在 504 nm、$A_{\lambda540\,nm}/A_{\lambda504\,nm}$ 为 1.590~1.630 和 $A_{\lambda750\,nm}\leq0.003$;无菌试验(普通和厌氧培养)阴性;精密度 CV≤0.5%;准确度:以 WHO 和 HiCN

参考品为标准,测定值与标示值之差$\leqslant \pm 0.5\%$;稳定性:3年内不变质、测定值不变;棕色瓶分装,每支不少于10 mL;在有效期内$A_{\lambda 540 \text{ nm}}/A_{\lambda 504 \text{ nm}}$为1.590～1.630。

(3)HiCN工作参考液:测定值与标定值之差$\leqslant \pm 1\%$。其他要求同参考液。

(4)溶血液:以参考液为标准,随机抽取10支测定,其精密度(CV)小于1‰;准确度测定值与标示值误差$\leqslant \pm 1\%$;稳定1年以上,每支不少于0.5 mL,包装密封好;其纯度标准达到HiCN工作参考液。

3.其他

标本采集等要求同红细胞计数。临床实验室标准委员会(CLSI)推荐采用EDTA抗凝静脉血。

(二)检验中管理

1.标本因素

(1)血浆中脂质或蛋白质(异常球蛋白)含量增高、WBC$>20\times 10^9/\text{L}$、PLT$>700\times 10^9/\text{L}$、HbCO增高,因浊度增加引起血红蛋白假性增高。因白细胞过多引起的浑浊,可离心后取上清液比色;如为球蛋白异常增高所致,可向转化液中加入少许固体NaCl(约为0.25 g)或K_2CO_3(约为0.1 g),混匀后可使溶液澄清。

(2)HbCO转化为HiCN的速度较慢,可达数小时,加大试剂中$K_3Fe(CN)_6$的用量($\times 5$),转化时间可为5分钟,且不影响检测结果。

2.其他

(1)转化液稀释倍数应准确。

(2)红细胞应充分溶解。

(3)应定期检查标准曲线和换算常数K。

3.IQC及EQA

(1)国际通用评价方法:血红蛋白允许总误差是靶值$\pm 7\%$。

(2)质量控制物:枸橼酸-枸橼酸钠-葡萄糖(acid citrate dextrose,ACD)抗凝全血质控物可用于多项血细胞参数的质量控制;醛化半固定红细胞可用于红细胞和血红蛋白质量控制;溶血液、冻干全血可用于单项血红蛋白质量控制。其中,定值溶血液适用于手工法血红蛋白质量控制。

(三)检验后管理

1.标本因素

某些因素可影响检测结果,如大量失血早期,主要是全身血容量减少,而血液浓度改变很少,红细胞和血红蛋白检测结果很难反映贫血存在。如各种原因所致脱水或水潴留,影响血浆容量,造成血液浓缩或稀释,红细胞和血红蛋白检测结果增加或减少,影响临床判断。

2.废液处理

检测完毕后,将废液集中于广口瓶中,以水1:1稀释废液,再向每升稀释废液中加入35 mL次氯酸钠溶液(或40 mL84消毒液),混匀后敞开容器口放置15小时以上才能进一步处理。HiCN废液不能与酸性溶液混合,因氰化钾遇酸可产生剧毒的氢氰酸气体。

五、临床应用

(一)参考范围

红细胞及血红蛋白参考范围见表8-17。

表 8-17　红细胞及血红蛋白参考范围

人群	RBC($\times 10^{12}$/L)	Hb(g/L)
成年男性	4.09~5.74	131~172
成年女性	3.68~5.13	113~151
新生儿	5.2~6.4	180~190
婴儿	4.0~4.3	110~12
儿童	4.0~4.5	120~140
老年男性(>70 岁)		94~122
老年女性(>70 岁)		87~112

(二)临床意义

血红蛋白测定与红细胞计数临床意义相似,但某些贫血两者减少程度可不一致;红细胞计数可判断红细胞减少症和红细胞增多症,判断贫血程度时血红蛋白测定优于红细胞计数。因此,两者同时测定更具临床应用价值。

1.生理变化

(1)生理性增高:见于机体缺氧状态,如高原生活、剧烈体力活动等;肾上腺素增高,如冲动、兴奋和恐惧等情绪波动;长期重度吸烟;雄激素增高(如成年男性高于女性);日内上午 7 时最高;静脉压迫时间>2 分钟增高 10%;毛细血管血比静脉血高 10%~15%;应用毛果芸香碱、钴、肾上腺素、糖皮质激素药物等,红细胞一过性增高。

(2)生理性减低:见于生理性贫血,如 6 个月到 2 岁婴幼儿为造血原料相对不足所致,老年人为造血功能减退所致,孕妇为血容量增加、血液稀释所致;长期饮酒约减少 5%。生理因素影响与同年龄、性别人群的参考范围相比,一般波动在±20%以内。

2.病理性变化

(1)病理性增高:成年男性 RBC>6.0×10^{12}/L,Hb>170 g/L;成年女性 RBC>6.5×10^{12}/L,Hb>160 g/L为红细胞和血红蛋白增高。①相对增高:见于呕吐、高热、腹泻、多尿、多汗、水摄入严重不足和大面积烧伤等因素造成暂时性血液浓缩。②继发性增高:见于缺氧所致 EPO 代偿性增高疾病,如慢性心肺疾病、异常血红蛋白病和肾上腺皮质功能亢进等;病理性 EPO 增高疾病,如肾癌、肝细胞癌、卵巢癌、子宫肌瘤和肾积水等。③原发性增高:见于真性红细胞增多症和良性家族性红细胞增多症等。

(2)病理性减低:各种病理因素所致红细胞、血红蛋白、血细胞比容低于参考范围下限,称为贫血。贫血诊断标准见(表 8-18)。根据病因和发病机制贫血可分为三大类(表 8-19)。此外,某些药物可致红细胞数量减少引起药物性贫血。

表 8-18　贫血诊断标准(海平面条件)

	Hb(g/L)	Hct	RBC($\times 10^{12}$/L)
成年男性	120	0.40	4.0
成年女性	110(孕妇低于 100)	0.35	3.5
出生 10 天以内新生儿	145		
1 月以上婴儿	90		

	Hb(g/L)	Hct	RBC($\times 10^{12}$/L)
4月以上婴儿	100		
6个月至6岁儿童	110		
6~14岁儿童	120		

表 8-19　根据病因及发病机制贫血分类

病因及发病机制	常见疾病
红细胞生成减少	
骨髓造血功能障碍	
干细胞增殖分化障碍	再生障碍性贫血,单纯红细胞再生障碍性贫血,急性造血功能停滞,骨髓增生异常综合征等
骨髓被异常组织侵害	骨髓病性贫血,如白血病、多发性骨髓瘤、骨髓纤维化、骨髓转移癌等
骨髓造血功能低下	继发性贫血,如肾病、肝病、慢性感染性疾病、内分泌疾病等
造血物质缺乏或利用障碍	
铁缺乏或铁利用障碍	缺铁性贫血,铁粒幼细胞性贫血等
维生素 B_{12} 或叶酸缺乏	巨幼细胞贫血等
红细胞破坏过多	
红细胞内在缺陷	
红细胞膜异常	遗传性球形、椭圆形、口形红细胞增多症,PNH
红细胞酶异常	葡萄糖-6-磷酸脱氢酶缺乏症,丙酮酸激酶缺乏症等
血红蛋白异常	珠蛋白生成障碍性贫血,异常血红蛋白病,不稳定血红蛋白病
红细胞外在异常	
免疫溶血因素	自身免疫性,新生儿同种免疫性,药物诱发,血型不合输血等
理化感染等因素	微血管病性溶斑性贫血,化学物质、药物、物理、生物因素所致溶血
其他	脾功能亢进
红细胞丢失增加	
急性失血	大手术,严重外伤,脾破裂,异位妊娠破裂等
慢性失血	月经量多,寄生虫感染(钩虫病),痔疮等

　　红细胞计数和血红蛋白测定的医学决定水平为:当 RBC$>6.8\times10^{12}$ 应采取治疗措施;RBC$<3.5\times10^{12}$/L为诊断贫血界限。临床上,常以血红蛋白量判断贫血程度,Hb<120 g/L(女性 Hb<110 g/L)为轻度贫血;Hb<90 g/L为中度贫血;Hb<60 g/L 为重度贫血;Hb<30 g/L为极重度贫血;当 RBC$<1.5\times10^{12}$/L,Hb<45 g/L时,应考虑输血。

（陈良洪）

第九章

白细胞检验

第一节 白细胞形态学检验

一、检验原理

血涂片经染色后,在普通光学显微镜下做白细胞形态学观察和分析。常用的染色方法有瑞氏染色法、吉姆萨染色法、May-Grünwald 法、Jenner 法、Leishman 染色法等。

二、方法学评价

(一)显微镜分析法

对血液细胞形态的识别,特别是异常形态,推荐采用人工方法。

(二)血液分析仪法

不能直接提供血细胞质量(形态)改变的确切信息,需进一步用显微镜分析法进行核实。

三、临床意义

(一)正常白细胞形态

瑞氏染色正常白细胞的细胞大小、核和质的特征见表 9-1。

表 9-1 外周血 5 种白细胞形态特征

细胞类型	大小(μm)	外形	细胞核		细胞质	
			核形	染色质	着色	颗粒
中性杆状核粒细胞	10～15	圆形	弯曲呈腊肠样,两端钝圆	深紫红色,粗糙	淡橘红色	量多,细小,均匀布满胞质,浅紫红色
中性分叶核粒细胞	10～15	圆形	分为 2～5 叶,以 3 叶为多	深紫红色,粗糙	淡橘红色	量多,细小,均匀布满胞质,浅紫红色
嗜酸性粒细胞	11～16	圆形	分为 2 叶,呈眼镜样	深紫红色,粗糙	淡橘红色	量多粗大,圆而均匀,充满胞质,鲜橘红色

续表

细胞类型	大小(μm)	外形	细胞核		细胞质	
			核形	染色质	着色	颗粒
嗜碱性粒细胞	10～12	圆形	核结构不清,分叶不明显	粗而不均	淡橘红色	量少,大小和分布不均,常覆盖核上,蓝黑色
淋巴细胞	6～15	圆形或椭圆形	圆形或椭圆形,着边	深紫红色,粗块状	透明淡蓝色	小淋巴细胞一般无颗粒,大淋巴细胞可有少量粗大不均匀、深紫红色颗粒
单核细胞	10～20	圆形或不规则形	不规则形,肾形,马蹄形,或扭曲折叠	淡紫红色,细致疏松呈网状	淡灰蓝色	量多,细小,灰尘样紫红色颗粒弥散分布于胞质中

(二)异常白细胞形态

1.中性粒细胞

(1)毒性变化:在严重传染病、化脓性感染、中毒、恶性肿瘤、大面积烧伤等情况下,中性粒细胞有下列形态改变。大小不均(中性粒细胞大小相差悬殊)、中毒颗粒(比正常中性颗粒粗大、大小不等、分布不均匀、染色较深、呈黑色或紫黑色)、空泡(单个或多个,大小不等)、Döhle 体(是中性粒细胞胞质因毒性变而保留的嗜碱性区域,呈圆形、梨形或云雾状,界限不清,染成灰蓝色,直径 1～2 μm,亦可见于单核细胞)、退行性变(胞体肿大、结构模糊、边缘不清晰、核固缩、核肿胀、核溶解等)。上述变化反映细胞损伤的程度,可以单独出现,也可同时出现。

毒性指数:计算中毒颗粒所占中性粒细胞(100 个或 200 个)的百分率。1 为极度,0.75 为重度,0.5 为中度,<0.25 为轻度。

(2)巨多分叶核中性粒细胞:细胞体积较大,直径 16～25 μm,核分叶常在 5 叶以上,甚至在 10 叶以上,核染色质疏松。见于巨幼细胞贫血、抗代谢药物治疗后。

(3)棒状小体(Auer 小体):细胞质中出现呈紫红色细杆状物质,长 1～6 μm,一条或数条,见于急性白血病,尤其是颗粒增多型早幼粒细胞白血病(M3 型),可见数条到数十条呈束棒状小体。急性单核细胞白血病可见一条细长的棒状小体,而急性淋巴细胞白血病则不出现棒状小体。

(4)Pelger-Hüet 畸形:细胞核为杆状或分 2 叶,呈肾形或哑铃形,染色质聚集成块或条索网状。为常染色体显性遗传性异常,也可继发于某些严重感染、白血病、骨髓增生异常综合征、肿瘤转移、某些药物(如秋水仙胺、磺基二甲基异噁唑)治疗后。

(5)Chediak-Higashi 畸形:细胞质内含有数个至数十个包涵体,直径为 2～5 μm,呈紫蓝、紫红色。见于 Chediak-Higashi 综合征,为常染色体隐性遗传。

(6)Alder-Reilly 畸形:细胞质内含有巨大的、深染的、嗜天青颗粒,染深紫色,见于脂肪软骨营养不良、遗传性黏多糖代谢障碍,为常染色体隐性遗传。

(7)May-Hegglin 畸形:细胞质内含有淡蓝色包涵体。为常染色体显性遗传。

2.淋巴细胞

(1)异型淋巴细胞:在淋巴细胞性白血病、病毒感染(如传染性单核细胞增多症、病毒性肺炎、病毒性肝炎、传染性淋巴细胞增多症、流行性腮腺炎、水痘、巨细胞病毒感染)、百日咳、布鲁菌病、梅毒、弓形虫感染、药物反应等情况下,淋巴细胞增生,出现某些形态学变化,称为异型淋巴细胞。

分为 3 型。

Ⅰ型(空泡型,浆细胞型):胞体比正常淋巴细胞稍大,多为圆形、椭圆形、不规则形。核圆形、肾形、分叶状,常偏位。染色质粗糙,呈粗网状或小块状,排列不规则。胞质丰富,染深蓝色,含空泡或呈泡沫状。

Ⅱ型(不规则型,单核细胞型):胞体较大,外形常不规则,可有多个伪足。核形状及结构与Ⅰ型相同或更不规则,染色质较粗糙致密。胞质丰富,染淡蓝或灰蓝色,有透明感,边缘处着色较深,一般无空泡,可有少数嗜天青颗粒。

Ⅲ型(幼稚型):胞体较大,核圆形、卵圆形。染色质细致呈网状排列,可见1~2个核仁。胞质深蓝色,可有少数空泡。

(2)放射线损伤后淋巴细胞形态变化:淋巴细胞受电离辐射后出现形态学改变:核固缩、核破碎、双核、卫星核淋巴细胞(胞质中主核旁出现小核)。

(3)淋巴细胞性白血病时形态学变化:在急、慢性淋巴细胞白血病,出现各阶段原幼细胞,并有形态学变化。

3.浆细胞

正常浆细胞直径 8~9 μm,胞核圆、偏位,染色质粗块状,呈车轮状或龟背状排列;胞质灰蓝色、紫浆色,有泡沫状空泡,无颗粒。如外周血出现浆细胞,见于传染性单核细胞增多症、流行性出血热、弓形体病、梅毒、结核病等。异常形态浆细胞有以下 3 种。

(1)Mott 细胞:浆细胞内充满大小不等、直径 2~3 μm 蓝紫色球体,呈桑葚样。见于反应性浆细胞增多症、疟疾、黑热病、多发性骨髓瘤。

(2)火焰状浆细胞:浆细胞体积大,胞质红染,边缘呈火焰状。见于 IgA 型骨髓瘤。

(3)Russell 小体:浆细胞内有数目不等、大小不一、直径 2~3 μm 红色小圆球。见于多发性骨髓瘤、伤寒、疟疾、黑热病等。

(贾红梅)

第二节　单核细胞计数检测

单核细胞占白细胞总数的 3%~8%,骨髓多能造血干细胞分化为髓系干细胞和粒-单系祖细胞之后进而发育为原单核细胞、幼单核细胞及单核细胞,后者逐渐可释放至外周血中。循环血内的单核细胞并非终末细胞,它在血中的停留只是暂时的,3~6 天后进入组织或体腔内,可转变为幼噬细胞,再成熟为巨细胞。因此单核细胞与组织中的巨噬细胞构成单核巨噬细胞系统,而发挥防御功能。

一、原理

单核细胞具有强烈的非特异性酯酶活性,在酸性条件下,可将稀释液中 α-醋酸萘酯水解,产生 α-萘酚,并与六偶氮副品红结合成稳定的红色化合物,沉积于单核细胞内,可与其他白细胞区别。因此将血液稀释一定倍数,然后滴入计数盘,计数一定范围内单核细胞数,即可直接求得每升血液中单核细胞数。

二、参考值

参考值为$(0.196\pm0.129)\times10^9/L$。

三、临床意义

(一)单核细胞增多

1.生理性增多

正常儿童外周血中的单核细胞较成人稍多,平均为9%,出生后2周的婴儿可呈生理性单核细胞增多,可达15%或更多。

2.病理性增多

单核-巨噬细胞系统的防御作用是通过以下3个环节来完成的。

(1)对某些病原体如EB病毒、结核杆菌、麻风杆菌、沙门菌、布鲁斯菌、疟原虫和弓形体等,均有吞噬和杀灭的作用。

(2)能清除损伤或已死亡的细胞,在炎症组织中迅速出现多数中性粒细胞与单核细胞,前三天中性粒细胞占优势,以后或更晚则以单核细胞为主,由于单核细胞和巨噬吞噬残余的细菌和已凋亡的粒细胞,使炎症得以净化。

(3)处理抗原,在免疫反应的某些阶段协助淋巴细胞发挥其免疫作用等。

临床上单核细胞增多常见于:①某些感染,如亚急性感染性心内膜炎、疟疾、黑热病等;急性感染的恢复期可见单核细胞增多;在活动性肺结核如严重的浸润性的粒性结核时,可致血中单核细胞明显增多,甚至呈单核细胞类白血病反应,白细胞数常达$20\times10^9/L$以上,分类时单核细胞可达30%以上,以成熟型为主,但亦可见少数连续剧单核细胞。②某些血液病,粒细胞缺乏症的恢复期,常见单核细胞一过性增多,恶性组织细胞病、淋巴瘤时可见幼单核细胞增多,成熟型亦见增多。骨髓增生异常综合征时除贫血、白细胞数减少之外,白细胞分类时常见核细胞数增多。

(二)单核细胞减少

单核细胞减少的意义不大。

(贾红梅)

第三节 淋巴细胞计数检测

成人淋巴细胞约占白细胞的1/4,为人体主要免疫活性细胞。淋巴细胞来源于多能干细胞,在骨髓、脾、淋巴结和其他淋巴组织生成中发育成熟者称为B淋巴细胞,在血液中占淋巴细胞的20%～30%。B细胞寿命较短,一般仅3～5天,经抗原激素活后分化为浆细胞,产生特异性抗体,参与体液免疫。在胸腺、脾、淋巴结和其他组织,依赖胸腺素发育成熟者称为T淋巴细胞,在血液中占淋巴细胞的60%～70%。寿命较长,可达数月,甚至数年。T细胞经抗原体致敏后,可产生多种免疫活性物质,参与细胞免疫。此外还有少数NK细胞(杀伤细胞)、N细胞(裸细胞)、D细胞双标志细胞。但在普通光学显微镜下,淋巴细胞各亚群形态相同,不能区别。观察淋巴细胞的数量变化,有助于了解机体的免疫功能状态。直接半数比间接推算的结果更为可靠。

一、原理

用淋巴细胞稀释液血液稀释一定倍数,同时破坏红细胞并将白细胞胞质染淡红色,使核与胞质清晰可辨。结合淋巴细胞形态特点,在中倍和低倍镜下容易识别。稀释后滴入计数盘中,计数一定范围内淋巴细胞数,即可直接求得每升血液中淋巴细胞数。

二、参考值

(1)成人:$(1.684\pm0.404)\times10^9/L$。

(2)学龄前儿童:$(3.527\pm0.727)\times10^9/L$。

(贾红梅)

第四节 嗜酸性粒细胞计数检测

嗜酸性粒细胞起源于骨髓内 CFU-S。经过单向嗜酸性祖细胞(CFU-EO)阶段,在有关生成素诱导下逐步分化,成熟为嗜酸性粒细胞,在正常人外周血中少见,仅为 $0.5\%\sim5.0\%$。

嗜酸性粒细胞有微弱的吞噬作用,但基本上无杀菌力,它的主要作用是抑制嗜碱性粒细胞和肥大细胞合成与释放其活性物质,吞噬其释出颗粒,并分泌组胺酶破坏组胺,从而起到限制变态反应的作用。此外,实验证明它还参加与对蠕虫的免疫反应。嗜酸性粒细胞的趋化因子至少有六大来源:①从肥大细胞或嗜碱性粒细胞而来的组胺;②由补体而来的 C3a、C5a、C567,其中以 C5a 最为重要;③从致敏淋巴细胞而来的嗜酸性粒细胞趋化因子;④从寄生虫而来的嗜酸性粒细胞趋化因子;⑤从某些细菌而来的嗜酸性粒细胞趋化因子(如乙型溶血性链球菌等);⑥从肿瘤细胞而来的嗜酸性粒细胞趋化因子。以上因素均可引起的嗜酸性粒细胞增多。由于嗜酸性粒细胞在外周血中百分率很低,故经白细胞总数和嗜酸性粒细胞百分率换算而来的绝对值误差较大,因此,在临床上需在了解嗜酸性粒细胞的变化时,应采用直接计数法。

一、原理

用嗜酸性粒细胞稀释液将血液稀释一定倍数,同时破坏红细胞和大部分其他白细胞,并将嗜酸性粒细胞着色,然后滴入细胞计数盘中,计数一定范围内嗜酸性粒细胞数,即可求得每升血液中嗜酸性粒细胞数。嗜酸性粒细胞稀释液种类繁多,但作用大同小异。分为保护嗜酸性粒细胞而破坏其他细胞的物质和着染嗜酸性粒细胞的物质(如溴甲酚紫、伊红、石楠红等),可根据本实验室的条件选择配制。

二、参考值

嗜酸性粒细胞参考值为$(0.05\sim0.50)\times10^9/L$。

三、临床意义

(一)生理变化

在劳动、寒冷、饥饿、精神刺激等情况下,交感神经兴奋,通过下丘脑刺激垂体前叶,产生促肾上腺皮质激素(ACTH)使肾上腺皮质产生肾上腺皮质激素。肾上腺皮质激素可阻止骨髓释放嗜酸性粒细胞,并促使血中嗜酸性粒细胞向组织浸润,从而导致外周血中嗜酸性粒细胞减少。因此正常人嗜酸性粒细胞白天较低,夜间较高。上午波动较大,下午比较恒定。

(二)嗜酸性粒细胞增多

嗜酸性粒细胞增多可见于以下疾病。

1.过敏性疾病

如在支气管哮喘、血管神经性水肿、食物过敏、血清病时均可见血中嗜酸性粒细胞增多。肠寄生虫抗原与肠壁内结合 IgE 的肥大细胞接触时,使后者脱颗粒而稀放组胺,导致嗜酸性粒细胞增多。在某些钩虫病患者,其血中嗜酸性粒细胞明显增多,白细胞总数高达数万,分类中 90% 以上为嗜酸性粒细胞,而呈嗜酸性粒细胞型类白血病反应,但其嗜酸性粒细胞均属成熟型,随驱虫及感染消除而血常规逐渐恢复正常。

2.某些传染病

一般急性传染病时,血中嗜酸性粒细胞均减少,唯猩红热时反而增高,现已知这可能因该病病原菌(乙型溶血性链球菌)所产生的酶能活化补体成分,继而引起嗜酸性粒细胞增多所致。

3.慢性粒细胞性白血病

此时嗜酸性粒细胞常可高达 10% 以上,并可见有幼稚型。罕见的嗜酸性粒细胞性白血病时其白血病性嗜酸粒细胞可达 90% 以上,以幼稚型居多,且其嗜酸性颗粒大小不均,着色不一,分布紊乱,并见空泡等形态学改变。某些恶性肿瘤,特别是淋巴系统恶性疾病,如霍奇金病及某些上皮系肿瘤如肺癌时,均可见嗜酸性粒细胞增多,一般在 10% 左右。

(三)嗜酸性粒细胞减少

嗜酸性粒细胞减少常见于伤寒、副伤寒、手术后严重组织损伤以及应用肾上腺皮质激素或促肾上腺皮质激素后。

(四)嗜酸性粒细胞计数的其他应用

1.观察急性传染病的预后

肾上腺皮质有促进抗感染的能力,因此当急性感染(如伤寒)时,肾上腺皮质激素分泌增加,嗜酸性粒细胞随之减少,恢复期嗜酸性粒细胞又逐渐增多。若临床症状严重,而嗜酸性粒细胞不减少,说明肾上腺皮质功能衰竭;如嗜酸性粒细胞持续下降,甚至完全消失,说明病情严恶反之,嗜酸性粒细胞重新出现,甚至暂时增多,则为恢复的表现。

2.观察手术和烧伤患者的预后

手术后 4 小时嗜酸性粒细胞显著减少,甚至消失,24～48 小时后逐渐增多,增多速度与病情变化基本一致。大面积烧伤患者,数小时后嗜酸性粒细胞完全消失,且持续时间较长,若大手术或面积烧伤后,患者嗜酸性粒细胞不下降或下降很少,均表明预后不良。

3.测定肾上腺皮质功能

ACTH 可使肾上腺皮质产生肾上腺皮质激素,造成嗜酸性粒细胞减少。嗜酸性粒细胞直接计数后,随即肌内注射或静脉滴注 ACTH 25 mg,直接刺激肾上腺皮质,或注射 0.1% 肾上腺素

0.5 mL,刺激垂体前叶分泌 ACTH,间接刺激肾上腺皮质。肌内注射后 4 小时或静脉滴注开始后 8 小时,再用嗜酸性粒细胞计数。结果判断:①在正常情况下,注射 ACTH 或肾上腺素后,嗜酸性粒细胞比注射前应减少 50％以上;②肾上腺皮质功能正常,而垂体前叶功能不良者,则直接刺激时下降 50％以上,间接刺激时不下降或下降很少;③垂体功能亢进时,直接和间接刺激均可下降 80％～100％;④垂体前叶功能正常,而肾上腺皮质功能不良者则直接间接刺激下降均不到 50％。艾迪生病,一般下降不到 20％,平均仅下降 4％。

(贾红梅)

第五节 嗜碱性粒细胞计数检测

嗜碱性粒细胞胞质中含有大小不等的嗜碱性颗粒,这些颗粒中含有丰富的组胺、肝素,后者可以抗血凝和使血脂分散,而组胺则可改变毛细血管的通透性,它反应快而作用时间短,故又称快反应物质。颗粒中还含有缓慢作用物质,它可以改变血管和通透性,并使平滑肌收缩,特别是使支气管的平滑肌收缩而引起的哮喘。近年来已证实嗜碱性粒细胞参与特殊的免疫反应,即第三者型变态反应。

一、方法学评价

嗜碱性粒细胞数量很少,通常仅占白细胞的 1/300～1/200。在一般白细胞分类计数中很难见到。自 Moore 首次报告直接计数法以后对嗜碱性粒细胞在外周血变化的临床意义才逐渐了解。目前常用方法有两种,即甲苯胺蓝和中性红法。

此两种方法操作步骤完全相同,即分别用甲苯胺蓝稀释液或中性红稀释液将血液稀释一定倍数,同时破坏红细胞并使嗜碱性粒细胞分别染成紫红色或红色。然后滴入细胞计数盘,计数一定范围内嗜碱性粒细胞数,即可直接求得每升血液中嗜碱性粒细胞数。

二、参考值

嗜碱性粒细胞参考值为 $(0.02～0.05) \times 10^9$/L。

三、临床意义

(一)增多

嗜碱性粒细胞增多常见于慢性粒细胞性白血病、真性红细胞增多症、黏液性水肿、溃疡性结肠炎、变态反应、甲状腺功能减退等。

(二)减少

嗜碱性粒细胞减少常见于速发型变态反应(荨麻疹、过敏性休克等)、促肾上腺皮质激素及糖皮质激素过量、应激反应(心肌梗死、严重感染、出血等)、甲状腺功能亢进症、库欣综合征等。

在临床上嗜碱性粒细胞计数,常用于慢性粒细胞白血病与类白血病反应的鉴别和观察变态反应。

(贾红梅)

第十章

凝血检验

第一节 血小板检验

血小板由骨髓巨核细胞膜延伸而裂解生成并释放入血,健康成人以每天$40\times10^9/L$的速度更新,寿命为$7\sim11$天,浓度水平为$(125\sim350)\times10^9/L$。血小板主要参与人体止血、炎症和免疫反应等多种生理病理过程,其生成受到血小板生成素、生长因子、炎性因子等因素调控,衰老的血小板主要在脾脏和肝脏网状内皮系统被破坏。在一期止血过程中,血小板通过其表面糖蛋白Ⅰb/Ⅸ/Ⅴ(GPⅠb/Ⅸ/Ⅴ)复合物与血管性血友病因子(von willebrand factor,vWF)结合,介导高剪切力下血小板黏附到受损的血管内皮下结构;而GPⅡb/Ⅲa则通过与纤维蛋白原或vWF结合实现血小板聚集,同时血小板还通过脱颗粒释放胞内促凝物质放大活化效应。血小板质量和数量的异常均可导致出血性或血栓性疾病,因此血小板数量和功能的检测对临床出血性疾病诊断以及评估临床抗血小板治疗的效果具有重要的临床价值。然而由于血小板相关检测复杂且费时费力,到目前为止仍没有统一的检测标准及结果解释。

血小板数减少是临床常见的出血性疾病的病因,根据减少的机制可分为血小板生成不足和血小板破坏增加两类。血小板计数是目前最常采用且最简单的检测方法,主要采用自动化血细胞计数仪,对于难以解释的血小板减少症患者应采用显微镜直接计数法,并进行外周血涂片观察血小板形态及大小,以排除操作不当或先天性血小板病引起的血小板数减少。为明确血小板数减少的病因,通过骨髓检查明确血小板生成减少性疾病及排除血小板破坏增加性疾病;网织血小板比例测定可辅助诊断血小板破坏增加引起的血小板减少;血小板相关抗体及血小板特异性抗体的检测对免疫性血小板减少症的诊断有重要的辅助价值。

出血时间(Duke法)是最早采用的评价血小板功能的方法,该法简单易行,但试验结果易受到操作者主观影响及受试者状况的影响且具有创伤性,已不推荐使用。目前在临床及研究领域中应用最多的检测方法是比浊法检测血小板聚集功能,这是血小板聚集功能分析的"金标准",但由于耗时、技术要求较高等缺点限制了其在临床的广泛应用,主要在经验丰富的实验室开展。后来,全血检测血小板功能法(电阻抗法)能简单且快速地用于血小板功能筛查,但并没有被广泛应用。采用全血检测的PFA-100能模拟人体内的高剪切力状态并具有需血量小等优点,在血小板功能的筛查方面已得到了认可。流式细胞仪用于检测血小板膜糖蛋白质量缺陷具有无可比拟的优势。血小板释放功能检测最常用的指标是三磷酸腺苷,亦可采用酶标法检测血小板内其他内容物。

一、血小板计数

血小板计数是指计量单位体积血液中血小板的数量。正常情况下,循环血液中血小板的数量相对稳定。但在某些生理或病理情况下,血小板计数可增多或减少,因此血小板计数是反映血小板生成与消耗(破坏)之间平衡的试验。由于血小板体积小,容易发生黏附、聚集和变性破坏,常对计数的准确性产生影响,目前血小板计数的主要方法包括:血细胞分析仪法和目视显微镜计数法。

(一)试验方法

血细胞分析仪可直接检测血小板数目并提供血小板直方图来反应血小板体积大小的分布情况。仪器法检测血小板数目具有高精密度的优势,但不能完全将血小板与其他体积类似的物质(如细胞碎片或杂质)区别开来,尤其血小板直方图异常时仍需采用显微镜计数加以校正,因此显微镜计数(特别是相差显微镜)仍然是公认的参考方法。

(二)参考区间

仪器法中国汉族人群成人 Plt 的参考区间为$(125\sim350)\times10^9/L$。由于 Plt 结果受到地域、人群、年龄、标本类型和检测方法等多方面因素的影响,各实验室引用参考区间时应进行验证,必要时建立本实验室的参考区间。

(三)临床意义

1.生理变异

健康人的血小板数量比较稳定,在一天之间没有大的波动,亦无性别与年龄的明显差别。应激状态下,血小板数量可短暂增高。

2.血小板计数减少

常见于血小板破坏过多,如免疫性血小板减少症、脾功能亢进及体外循环等;血小板消耗过多如弥散性血管内凝血、血栓性血小板减少性紫癜、溶血性尿毒症综合征、败血症及粟粒性结核等;血小板生成障碍,如白血病、再生障碍性贫血、溶血性贫血、骨髓增生异常综合征、骨髓纤维化等;亦可见于遗传性血小板减少症,如湿疹血小板减少伴免疫缺陷综合征、MYH9 相关性血小板减少症、灰色血小板综合征、巨血小板综合征、地中海血小板减少症、植物固醇血症及先天性无巨核细胞血小板减少症等。

3.血小板计数显著增多

血小板计数显著增多主要见于骨髓增殖能力增强,如原发性血小板增多症、真性红细胞增多症、慢性粒细胞白血病以及肿瘤骨髓转移(有溶骨性变化时)等。在脾切除术后,血小板计数也能呈现一过性增多。反应性血小板增多症,常见于急慢性炎症、缺铁性贫血、癌症、缺氧及创伤后,尤其儿童急性感染后常见。原发病经治疗情况改善后,血小板数量会很快下降至正常水平。

(四)结果分析及影响因素

1.采血方面的影响

必须一针见血,标本采集后与抗凝剂迅速混匀。末梢血采集时针刺深度至少 2 毫米,使血液自然流出,不要过度挤压。

2.放置时间的影响

静脉血在放置 24 小时后,血小板多发生黏附聚集并形成较大聚集团块,可造成血细胞分析仪计数误差,数量假性降低,因此应尽量缩短运输和储存的时间。

3.血小板形态异常

血小板体积过大或过小均会影响检测结果。形态异常可使血小板直方图有不规则峰型出现,体积分布低而宽,部分图形尾巴上翘,此时应采用显微镜直接计数法检测。

4.EDTA 诱导的血小板减少现象

乙二胺四乙酸(EDTA)可使一些血标本中的血小板发生聚集,造成"假性血小板减少"现象,可采用血涂片观察并使用其他抗凝剂(枸橼酸钠)进行鉴别。

5.其他干扰因素

某些溶血性疾病时发生血管内溶血,血液标本中出现红细胞碎片,这些碎片易被血细胞分析仪误识别为血小板。慢性粒细胞性白血病经过治疗后,血液中出现大量白细胞碎片,可干扰血小板计数。严重缺铁性贫血患者,如血小板平均体积<60 fL 时,一些完整的小型红细胞体积可<30 fL,也会影响血小板计数的准确性。

二、网织血小板检测

网织血小板是从骨髓中释放入血的新生血小板,与成熟血小板相比,网织血小板体积更大,RNA 含量多,蛋白质合成能力强。随着血小板的成熟,胞浆内 mRNA 逐渐消失,体积逐渐变小。网织血小板计数可以比较精确地反映骨髓内血小板生成情况。目前主要通过流式细胞仪和血细胞分析仪两种方法进行测定。

(一)试验原理与方法

网织血小板中含有丰富的 RNA,荧光染料噻唑橙具有透过活细胞膜特异性结合 DNA/RNA 的特性,当其与 DNA 或 RNA 结合后,发射荧光的能力可增大 3 000 倍。采用荧光标记的血小板膜糖蛋白单克隆抗体标记血小板,通过流式细胞仪检测 TO 阳性血小板的百分率和荧光强度。荧光强度可反映血小板内部的 RNA 含量,即网织血小板成熟情况。

全自动血细胞分析仪检测网织血小板是在流式分析的基础上,通过设门构建网织红细胞和网织血小板的检测通道,并利用分析软件对网织血小板进行识别和计量,从而得到网织血小板的比例和绝对值,并在散点图上标以不同颜色以便区分。

(二)参考区间

采用血细胞全自动分析仪 Sysmex XE-2100 建立的网织血小板计数的参考区间如下。①网织血小板百分比:男性为 $1.07\%\sim6.90\%$,女性为 $0.58\%\sim6.00\%$;②网织血小板绝对值:男性为 $(2.60\sim13.00)\times10^9$/L,女性为 $(1.55\sim11.85)\times10^9$/L。不同检测系统间存在差异,建议每个实验室制定自己的健康人参考区间或对制造商提供的参考区间进行充分验证。采用流式细胞术检测,因影响因素较多,每个实验室需建立各自的参考区间。

(三)临床意义

网织血小板计数增高见于免疫性血小板减少症、血栓性血小板减少性紫癜和溶血性尿毒症综合征等血小板破坏与消耗增加类的疾病;网织血小板计数降低见于再生障碍性贫血、骨髓增生异常综合征和白血病等血小板生成减少类疾病。

1.鉴别血小板减少症

在血小板破坏增多或生成不足所致的疾病中,网织血小板的比例会有显著变化,并可与其他血小板生成不足性疾病(如脾功能亢进等)相鉴别。研究发现 ITP 患者血小板破坏增加,骨髓生成血小板加快,外周血中新生血小板增多,使网织血小板比例升高,而在有些患者中可高达

50%～60%，在临床上可作为ITP诊断的重要指标。脾功能亢进虽有血小板减少，但网织血小板比例接近正常。

2.反映骨髓抑制后血小板生成能力的恢复

再生障碍性贫血、白血病及肿瘤浸润等患者由于骨髓增殖受抑制，血小板总数减少，而网织血小板比例基本正常。化疗后，在血小板计数上升前4～5天，网织血小板比例即开始明显增高。因此网织血小板比血小板计数能更敏感地反映血小板再生情况。

3.原发性血小板增多症

PT未并发血栓形成时，网织血小板比例与健康人水平相当；PT并发血栓形成时，网织血小板比例显著高于健康人，可能是与网织血小板对凝血酶原受体激动肽等多种活化诱导剂的刺激有较强反应性有关。

（四）结果分析及影响因素

标本放置时间不宜过长，应尽量使用新鲜标本进行检测。利用流式细胞仪进行检测时，在孵育过程中，网织血小板随TO浓度的增加和（或）孵育时间的增加呈非饱和性增加，其原因可能与TO的亲脂性有关，各个实验室应该建立自己的标准操作流程及参考区间，以达到对临床的辅助诊断目的。

三、血小板形态学检查

（一）试验原理与方法

血小板的形态与功能密切相关，通过血小板形态检查，有助于对疾病进行鉴别以及发病机制的研究。血液分析仪作为一种筛查手段，当细胞数量、比例、分布参数或直方图等发生异常或为临床疑似血液系统疾病时，有必要进行血涂片检查。在某些病理情况下，分析软件不能拟合血小板分布状态时，亦须通过血涂片和人工显微镜血小板计数以明确诊断。

正常血小板体积小，呈圆、椭圆或不规则形，直径1.5～3.0 μm，胞质呈灰蓝或粉红色，内含较多紫红色颗粒，中心有颗粒区，周围透明的胞质称透明区，无细胞核。血小板可散在，亦可呈聚集状态，聚集的血小板数量不等。在血涂片中血小板由于被激活，使颗粒易集中在胞体中央并可见伪足伸出，活化的血小板则呈不规则形，表面有大量星芒状突起，彼此间常发生黏附和聚集。

（二）临床意义

1.大小的变化

病理情况下，血小板可出现明显体积变化，大血小板直径可大于3.3 μm，主要见于MYH9相关性血小板减少症、灰色血小板综合征、巨血小板综合征、地中海血小板减少症、植物固醇血症。在ITP、慢性粒细胞白血病及某些反应性骨髓增生旺盛的疾病可偶见畸形且偏大的血小板。小血小板常见于Wiskott-Aldich综合征。

2.形态的变化

正常人外周血中的血小板多为成熟型，也可见少量形态不规则或畸形血小板，但所占比值一般较低。当骨髓巨核细胞增生旺盛时，尤其是重症ITP或慢性粒细胞白血病时，可以见到大量蓝色的、巨大的血小板。巨血小板综合征患者的血小板计数常轻度减少，伴巨大血小板，直径可达8 μm，其嗜天青颗粒集中在血小板中央，形成假核状或淋巴细胞样，为本病的形态学特征。急性ITP患者血小板形态大致正常，慢性患者可见异形、巨大血小板等改变。血栓性血小板减少性紫癜患者血小板计数减少，亦可见大血小板，并可见较多的红细胞碎片，呈盔形、新月形、小球形等。植物固醇血症患者血小板计数常轻度减少,同时伴偏大至巨大血小板,血小板内容物被周边一圈空泡包围,且口型及靶型红细胞也多见。灰色血小板综合征患者可见血小板内颗粒缺乏、呈苍白状。

3.血小板分布情况

功能正常的血小板在外周血涂片上可聚集成小团或成簇。原发性血小板增多症,血小板聚集成团甚至占满整个油镜视野,其中可见小型、大型、巨型及畸形血小板,偶见巨核细胞碎片。再生障碍性贫血时,涂片中血小板数量明显减少。EDTA诱导的血小板数减少可见 EDTA 抗凝静脉血涂片中血小板聚集成团,而指尖血涂片血小板分布正常。血小板无力症患者血涂片中的血小板形态与数量未见异常,但血小板散在分布,几乎见不到聚集的血小板。

四、血小板功能检测

体外血小板功能检测包括血小板黏附功能、血小板聚集功能、血小板释放功能试验等。在抗凝血标本中加入血小板聚集诱导剂,如胶原、二磷酸腺苷等,模拟体内环境以间接判断体内血小板功能状态。由于试验结果受到取血、操作、设备、试剂等多种因素影响,各项血小板功能试验结果在室内和室间均存在较大差异,国内尚未建立完善的标准操作规范。因而在解释试验结果时需注意排除相关干扰因素,各实验室需建立自己的操作流程和参考区间。多种整体反应血小板功能状态的试验方法已逐步应用于临床,在出血性疾病筛查和抗血小板治疗监测中得到推广。

(一)血小板聚集试验

血小板聚集试验是被广泛应用的血小板功能检测方法,有比浊法、阻抗法(全血法)、光散射法等,目前仍以比浊法最常用。血小板聚集诱导剂主要包括 ADP、胶原、花生四烯酸和瑞斯托霉素。虽然比浊法简便易行且应用更广泛,但易受患者采血前状态、血液采集过程、富血小板血浆制备过程、检测和分析过程等多种因素的影响,至今仍未标准化。

1.试验原理与方法

(1)试验原理:PRP 在连续搅拌条件下,加入血小板聚集诱导剂,诱导剂与血小板膜上相应的受体结合,使血小板活化并导致血小板发生聚集,PRP 悬液的浊度减低、透光度增加。光电系统将光浊度的变化转换为电讯号的变化,在记录仪上予以记录,根据描记曲线计算出血小板聚集的速率。由于在血小板聚集过程中需要血小板膜糖蛋白、纤维蛋白原与 Ca^{2+} 的参与,因而血小板聚集率可反映血小板数量和功能状态、血浆纤维蛋白原含量和 vWF 水平等。

(2)检测方法如下。

标本采集:从肘静脉顺利取血 4.5 mL,注入含 0.5 mL 枸橼酸钠(0.129 mol/L)的硅化或塑料试管中。

标本处理及检测:①以 200 g 离心 10 分钟,取出上层血浆即为 PRP,将剩余血液以 1 500 g 离心 15 分钟,上层较为透明的液体即为乏血小板血浆。②将 PRP 及 PPP 分别加入两支比浊管内,以 PPP 管调零,并加搅拌磁棒(1 000 转/分),在 37 ℃预热3分钟。③将小于 1/10 体积的诱导剂加入 PRP 中,同时开始搅拌(1 000 转/分),记录至少5分钟聚集波型。④测量最大聚集距 PRP 基线的高度(h_1)及 PPP 基线之间的高度(h_0),通过公式 MAR $= h_1/h_0 \times 100\%$ 获得最大血小板聚集率。

诱导剂的选择:不同的诱导剂检测不同种类的血小板异常,初始检测时不必使用全部的诱导剂,可应用常规诱导剂在标准剂量下检测血小板聚集情况,有异常时再进一步检测。一般情况下,如果低浓度的诱导剂不聚集,再进行高浓度的诱导剂检测;而对于怀疑 2B 型或血小板型血管性血友病的患者在常规 1.2 mg/mL 瑞斯托霉素聚集正常时,需进行低浓度(0.5~0.7 mg/mL)瑞斯托霉素检测;如果花生四烯酸聚集降低,需采用血栓素 A_2 的稳类似物 U46619 来区分阿司匹林样缺陷还是血栓烷受体缺陷。

2.参考区间

使用不同种类、不同浓度的血小板聚集诱导剂,最大血小板聚集率的参考区间有显著差别,多在50%~100%,各实验室需建立自己的健康人参考区间。

3.临床意义

(1)血小板聚集率减低:见于血小板无力症、巨大血小板综合征、贮藏池病、低(无)纤维蛋白原血症、尿毒症、肝硬化、维生素 B_{12} 缺乏症和服用血小板抑制药等。

(2)血小板聚集率增高:见于高凝状态和血栓性疾病,如急性心肌梗死、心绞痛、糖尿病、脑血管疾病、深静脉血栓形成、先天性心脏病、高 β 脂蛋白血症、抗原-抗体复合物反应、人工瓣膜、口服避孕药和吸烟等。

4.结果分析及影响因素

血小板聚集试验最易受到采血及制备过程等多种因素的影响,在结果分析时需注意排除各种影响因素,必要时重新采集标本重复测定。

(1)药物的影响:阿司匹林、氯吡格雷、替罗非班、替格瑞洛、双嘧达莫、肝素和部分口服抗凝剂均可抑制血小板聚集。各种药物间的机制、半衰期均存在差异,因此监测时间也不同,如 100 mg阿司匹林作用可持续 1 周,停药 7 天以上,血小板聚集试验才可能恢复至正常水平。

(2)标本采集的影响:采血过程应顺利,避免反复穿刺而将组织液混入血液或混入气泡。前 3~4 mL 血液不能用于聚集实验,采集血标本应放入塑料试管或硅化的玻璃管中避免血小板活化。标本应在室温下静置 15 分钟,且采血后 4 小时内完成试验,时间过长会降低血小板的聚集强度和速度。采血后,标本应放在 15~25 ℃室温下为宜,低温会致使血小板激活。

(3)标本 pH 的影响:血浆标本 pH 处于 6.8~8.5 时可获得最佳聚集效果。

(4)标本制备的影响:PRP 在制备过程中不应采用带制动的离心机,对于巨大血小板患者可采用自然沉降法获取 PRP。PRP 中如混有红细胞或标本溶血以及血脂过高等因素均可降低透光度,影响血小板聚集率,应在报告中注明。血小板数量过低亦可影响血小板聚集,应在报告中注明。

(5)诱导剂影响:诱导剂应妥善保存,ADP 配制成溶液后宜在 −20 ℃冰箱贮藏,一般半年内不会降低活性;肾上腺素的存储和使用过程应避光。

(二)血小板三磷酸腺苷释放功能检测

1.试验原理与方法

(1)试验原理:血小板中多数腺嘌呤核苷酸储存在致密颗粒中,其中 ATP 的储存率为 40%,ADP 的储存率为 60%。血小板受诱导剂刺激活化时,致密颗粒中 ATP、ADP 被释放至细胞外,诱导剂刺激后血小板细胞外液中 ATP 含量变化可反映血小板的释放功能。荧光素-荧光素酶和 ATP 同时存在情况下会发射荧光,光强度与 ATP 浓度平行。血小板释放反应中产生的 ADP 在磷酸烯醇丙酮酸作用下转变为 ATP,通过荧光强度的测定可计算出血小板释放的 ATP 和 ADP 总量。

(2)检测方法:以 Chrono-log 血小板聚集仪为例,利用荧光法与血小板聚集同步测定。①标本采集与处理:以 0.129 mol/L 枸橼酸钠抗凝全血制备 PRP。②绘制标准曲线:在调零后,反应杯中加入不同浓度的 ATP 标准品,检测并将测定结果绘制成反应曲线。③样本检测:在基底液调零后,加入相应的诱导剂(如 ADP),进行检测并保存检测结果,软件记录释放曲线,根据峰值与 ATP 标准品曲线计算 ATP 释放量。

2.参考区间

每个实验室需建立各自的参考区间,以 ADP(浓度为 3.6 μmol/L)作为诱导剂时,ATP 释放量为$(1.8 \pm 0.8)\mu$mol/10^{11}个血小板。

3.临床意义

常规检测时,需同时测定正常人血小板 ATP 释放量作为参照。血小板 ATP 释放量减少见于骨髓增生异常综合征、ITP、多发性骨髓瘤、霍奇金病以及服用抗血小板药物。贮存池病时,ATP 释放减少,血小板聚集二相波消失,为贮存池病最为突出的特征。

4.结果分析及影响因素

采血及制备 PRP 的过程是否规范化、对照样本的选择、环境因素刺激血小板活化等均可干扰检测结果。

(三)血小板功能分析仪

PFA-100 型血小板功能分析仪可用于快速和准确评估血小板功能。该检测仪可模拟体内初期止血过程,敏感反映高剪切力下血小板的止血功能,既可用于检测与血小板黏附、聚集、血小板栓子形成相关的初期止血障碍疾病(如 vWD 和血小板病的筛选),也可用于评估抗血小板药物疗效(如抗血小板药物治疗监测和外科手术前初期止血功能的评价)。而对于凝血因子缺乏性疾病如血友病 A、血友病 B 及无纤维蛋白原血症,PFA-100 测定结果正常。该试验用血量少,耗时短(3~5 分钟),可代替出血时间测定作为筛选试验。由于仍属于功能筛选试验,且 PFA-100 的仪器与配套试剂较贵,该试验提供的信息有限。

1.试验原理与方法

(1)试验原理:该装置使抗凝全血按一定速率通过涂有胶原和肾上腺素或 ADP 的小孔,使血小板暴露在剪切力及相关诱导剂环境下,血小板发生聚集逐步填充并堵塞小孔,血流停止。中央小孔完全被血小板栓子阻塞所需要的时间即为闭合时间(closure time,CT)。

(2)检测方法:取枸橼酸钠抗凝血 0.8 mL 加到装有一次性试管的槽内(要求采集 4 小时内的血样),预温至 37 ℃,然后利用真空吸力使血样通过直径200 μm 的不锈钢毛细管和直径为 150 μm 的硝酸纤维膜微孔,膜上包被胶原蛋白和肾上腺素或 ADP。在 5 000~6 000/秒的高切变和诱导剂的作用下,血小板产生聚集,形成栓子,阻碍血流。检测堵塞微孔所需的时间。

2.临床意义

(1)血小板数目及 vWF 含量的异常:CT 与血小板数目呈负相关,当血小板数<50×10^9/L 时,CT 通常延长,当血小板数<10×10^9/L 时,CT 明显延长甚至不闭合。CT 与血浆 vWF 的水平呈负相关,O 型血人群由于血中 vWF 含量较其他血型低,因此 CT 延长 10%~20%。

(2)血小板质量异常:胶原/肾上腺素(C/EPI)和胶原/二磷酸腺苷(C/ADP)诱导的 CT 均延长,除血小板减少的因素外,遗传性血小板病(如血小板无力症、Bernard-Soulier 综合征、灰色血小板综合征)、血管性血友病也是常见原因。C/EPI 的 CT 延长也见于其他遗传性血小板病(如WAS、MYH9 相关疾病)。

(3)抗血小板药物的影响:拮抗血小板膜糖蛋白 a Ⅱ bβ3 类药物,如阿昔单抗、依替巴肽、替罗非班,该类药物应用后 C/EPI 和 C/ADP 的 CT 明显延长,与血小板无力症相似。阿昔单抗停药 12 小时后,依替巴肽停药 4~6 小时后,CT 方可恢复正常。应用抑制 COX-1 活性类的非甾体抗炎药(阿司匹林等),95% 的健康人应用后 C/EPI 的 CT 延长,而 C/ADP 的 CT 无变化。而冠脉及外周动脉病变的患者服药后,只有 20%~50% 患者表现为 C/EPI 的 CT 延长。阿司匹林停药 6 天后,CT 才能恢复正常,布洛芬停药 24 小时即可恢复正常。

(4)监测 DDAVP 的疗效:1 型 vWD 患者应用 DDAVP 治疗后可明显缩短 C/ADP 和 C/EPI 的 CT,且随血浆 vWF 水平的升高而缩短,因此可用于监测 1 型 vWD 患者对 DDAVP 的反应。

(5)其他:CT 反映血小板及其他参与止血过程的成分的整体功能状态,因此当测定结果高于参考区间时,需要行进一步实验室检查以明确原因,同时结合病史、用药史、临床表现和其他实验室检查。

3.结果分析及影响因素

分析前多种因素会影响检测结果,应注意控制和排除,如多种药物可影响血小板功能,因此应询问患者用药史;食物中脂肪或脂肪酸可能抑制血小板功能,检测前提醒患者清淡饮食;标本溶血会降低血细胞比容,释放 ADP,影响闭合时间。检测过程中的注意事项:血沉较快的患者可能会发生血细胞分层,需充分混匀抗凝全血或需多次重复;在检测过程中应注意是否有微血栓和气泡混入,微血栓和气泡会对检测结果产生影响。

五、血小板膜糖蛋白检测

血小板膜糖蛋白分为质膜糖蛋白和颗粒膜糖蛋白,前者主要包括 GPⅠb/Ⅸ/Ⅴ、GPⅡb/Ⅲa、GPⅠa/Ⅱa 等,后者主要包括 CD62p 和 CD63。CD62p 又称 P-选择素或 GMP140,仅表达于未活化的血小板颗粒膜上;血小板活化后,CD62p 分子在质膜呈高表达。CD63 在静止血小板仅分布于溶酶体膜,血小板活化后随颗粒脱落而表达在血小板膜表面。因此 CD62P 和 CD63 在质膜上高表达被视为血小板活化的分子标志物。过去常采用放射免疫法及 SDS-聚丙烯酰胺凝胶电泳法测定,费时费力。目前多使用流式细胞术测定血小板膜糖蛋白表达情况,操作简单方便,对诊断遗传性血小板病有较高价值。

(一)试验原理与方法

1.试验原理

采用荧光素标记的抗血小板膜糖蛋白特异性单克隆抗体作为探针,与血小板膜糖蛋白特异性结合,结合的量与血小板膜糖蛋白含量呈正比。

2.检测方法

(1)采集 EDTA 或枸橼酸钠抗凝的全血,准备荧光素标记的血小板 CD62p、CD63、CD42、CD41 和 CD61 等待测指标的抗体。

(2)加样步骤:①向样本管 1 中依次加入 10 μL 荧光素标记的抗体(具体见抗体说明)、100 μL 磷酸盐缓冲液(phosphate buffer solution,PBS)和 5 μL 待测全血;②向样本管 2 中依次加入 10 μL 荧光素标记的抗体、100 μL PBS 和 5 μL 正常人全血;③向对照管中依次加入 10 μL 荧光素标记的同型对照抗体、100 μL PBS 和 5 μL 待测全血。④轻轻混匀,室温避光孵育 15 分钟。

(3)加入 1 mL PBS(含 1.0% 多聚甲醛)终止反应,用流式细胞仪进行分析。

(4)根据前向角散射(FS-LOG)与侧向角散射(SS-LOG)圈定血小板。以对照管设定阳性阈值,测定 5 000~10 000 个血小板的荧光阳性百分率及平均荧光强度。

(二)参考区间

设定健康人标本平行对照,不同检测体系血小板荧光表达率及 MFI 不同,每个实验室需建立各自的标准。

(三)临床意义

1.血小板功能缺陷

GP Ib 缺乏,见于巨大血小板综合征;GP IIb/IIIa 缺乏,见于血小板无力症;活化后 CD62p 表达减低或缺乏,见于血小板贮存池缺陷病。

2.血栓前或血栓性疾病

CD62p、CD63 表达增加是血小板活化的特异性标志。急性冠脉综合征、急性脑卒中、糖尿病、高血压、外周动脉血管病均可见血小板活化显著增加。

(四)结果分析及影响因素

血液标本采集与样本处理过程中可能导致血小板的体外激活,引起糖蛋白表达增高,出现假阳性结果。

六、血小板自身抗体检测

血小板自身抗体是机体免疫系统所产生的针对血小板膜糖蛋白 GP Ib/IX、GP IIb、GP IIIa 和 GP Ia/IIa 等抗原的自身抗体,这些抗体与血小板膜上的相应抗原结合后使血小板被单核巨噬系统大量破坏,表现为血小板数量减少和皮肤黏膜出血。目前血小板自身抗体检测主要包括血小板相关抗体检测及血小板特异性自身抗体检测,前者敏感性可达 90%,但特异性较差,不能区分真正的抗血小板抗体与血小板表面非特异性吸附的抗体。血小板抗原单克隆抗体固相化法(MAIPA 法)与改良抗原捕获 ELISA 法可特异性检测抗血小板自身抗体,但其灵敏度较低,操作复杂烦琐,限制了其在临床的普及应用。

(一)血小板相关抗体检测

1.试验原理与方法

(1)试验原理:血小板相关抗体大多数为 IgG,荧光素标记的抗人 IgG 能够与血小板相关抗体特异性结合,血小板表面 IgG 越多,结合的荧光标记抗体越多,通过检测荧光强度能够定量检测血小板相关抗体。

(2)检测方法如下。①血小板样本的制备:取正常人 EDTA 抗凝静脉血离心 5 分钟,取 PRP,用血小板洗涤液 TEN 洗涤 3 次,调整血小板浓度至 1×10^8/mL 备用。取待测血浆 50 μL,加入洗涤血小板50 μL,室温孵育 60 分钟,用 TEN 洗涤 3 次。②血小板相关抗体标记测定:向上述制备的样本中加入10 μL FITC 标记的羊抗人 IgG 工作液,在室温下避光孵育 15 分钟,加入 800 μL PBS 进行流式检测。选择波长 488 nm 氩离子激发光,以 FSC-SSC 调整前向角和侧向角电压,选出血小板群。调整仪器处于正常状态,以荧光强度反映血小板表面 IgG 含量,测定荧光标记阳性血小板的百分率。

2.参考区间

不同实验室应建立各自血小板表面 IgG 百分率及荧光强度的参考区间。

3.临床意义

(1)血小板相关抗体增加见于各种原因的免疫性血小板减少症,对疾病的诊断、疗效及预后有一定价值。本法虽较敏感,但特异性差,对区分原发性或继发性免疫性血小板减少症无意义。

（2）血小板生成减少的患者（如再生障碍性贫血）该指标不增高。皮质类固醇可影响结果，在停药 2 周后检测更具有准确性。

（二）血小板特异性自身抗体检测（MAIPA 法）

1.试验原理与方法

（1）试验原理：洗涤过的正常人血小板与患者血浆孵育，患者自身抗体与正常人血小板糖蛋白结合。裂解血小板，将上清液加入预先包被抗鼠 IgG 和被捕获的相应特异性抗体的高吸附板上，用过氧化物酶标记的抗人 IgG 检测结合在糖蛋白上的自身抗体，用显色剂显色。

（2）检测方法如下。①试验用酶标板制备：用碳酸盐缓冲液稀释羊抗鼠 IgG，包被酶标板每孔 100 μL，4 ℃过夜。次日用含 2％牛血清蛋白的 PBS 封闭，4 ℃过夜。第三天取出甩干后放置冰箱，待用。将不同的鼠源抗血小板膜糖蛋白单克隆抗体分别加入上述已准备的酶标板中，每孔 50 μL，置于 37 ℃条件下孵育 60 分钟，用洗涤液（含 0.01 mol/L Tween-20 的 PBS）洗板 3 次。②标本检测：收集 O 型正常人洗涤血小板，调整血小板浓度为 1×10^9/mL，每管加入约 1×10^8 个血小板及 110 μL ITP 患者血浆，混匀后，置于室温条件下孵育 60 分钟。用含 0.5％乙二胺四乙酸钙二钠（EDTA-Na$_2$）的 PBS 洗涤血小板 3 次，加入血小板裂解液每管 110 μL，震荡混匀，置于 4 ℃条件下孵育 30 分钟。10 000 转/分，离心 30 分钟，取上清稀释，加入已制备酶标板中，置于 37 ℃条件下孵育 60 分钟，用洗涤液洗板 3 次。每孔加入辣根过氧化物酶标记的抗人酶标二抗 100 μL，置于 37 ℃条件下孵育 60 分钟后，用洗涤液洗涤 6 次。加入四甲基联苯胺显色，用 3 mol/L H$_2$SO$_4$ 终止，在 490 nm 波长条件下测定吸光度。

2.参考区间

每次检测需设立 4 例健康人血浆作为正常对照，并计算其检测结果（OD 值）的均值和标准差，以均值＋3 倍标准差为参考区间上限，OD 值大于上限者为阳性。

3.临床意义

（1）TP 辅助诊断：正常人抗血小板自身抗体检测阴性，ITP 患者常呈阳性，且为针对单个或多个血小板膜糖蛋白自身抗体阳性。该方法虽特异性较高，但敏感性不足，是诊断 ITP 的主要参考指标。

（2）ITP 患者的疗效与预后判断：如 ITP 患者抗 GP Ⅰb/Ⅸ 自身抗体阳性，则疗效相对较差或易复发。发病半年内抗血小板自身抗体不能转阴者，多数易转为慢性 ITP。

（3）血小板同种抗体的辅助诊断：血小板同种抗原 PLA、Yuk 及 Bak 系统均位于 GP Ⅱb/Ⅲa 上，故此法亦适用于血小板同种抗体的检测，是诊断新生儿同种免疫性血小板减少症与输血后紫癜的主要指标。

（乔广梅）

第二节　抗凝蛋白检测

对抗凝蛋白研究的历史比凝血因子更为悠久，早在 20 世纪初，研究者们就已经开始了对凝血酶生成抑制的观察，直至目前，关于抗凝蛋白及其作用机制仍在不断深入探索之中。在各种病生理因素的影响下，抗凝血系统通过多种抗凝途径实现对凝血因子的灭活和抑制，以有效防止血栓形成。当抗凝血系统出现先天性或获得性抗凝蛋白缺陷时,可导致血栓风险或静、动脉血栓形成。抗凝血系统的组成成分包括抗凝血酶、蛋白 C、蛋白 S、蛋白 C 抑制物、凝血酶调节蛋白、组织因子途径抑制物、内皮细胞蛋白 C 受体、蛋白 Z 和依赖蛋白 Z 的蛋白酶抑制剂、肝素和肝素辅因子 Ⅱ、α_1-抗胰蛋白酶、α_2-巨球蛋白、C_1 酯酶抑制物和蛋白酶连接素 Ⅰ 等。近年来,抗凝血系统在抗炎、抗凋亡、细胞保护和免疫调节等领域的研究逐步深入,对抗凝蛋白的认知已经从基础的病理生理机制逐渐拓展至新型药物的研发,因此预期未来相关的实验室检测将在多种慢性疾病的病情监测和疗效评估中产生积极意义。

一、抗凝血酶检测

AT 是血浆中重要的生理性抗凝蛋白质,主要由肝脏合成,在血管内皮细胞、巨核细胞以及其他脏器(如心、脑、脾、肺、肾和肠)也可少量生成。AT 不但是凝血酶的主要抑制物,还可以中和凝血途径中的其他丝氨酸蛋白酶,如凝血因子 Ⅸa、Ⅹa、Ⅺa 和 Ⅻa 等。AT 的抗凝机制是其活性位点被丝氨酸蛋白酶裂解,使 AT 构象发生改变并与丝氨酸蛋白酶以共价结合形式形成不可逆的 1∶1 复合物。肝素可与 AT 的赖氨酸残基结合,改变其蛋白质构象,使其更易与凝血因子结合。肝素-抗凝血酶复合物对 FⅦa 有缓慢的抑制作用,而对 FⅦa-Ca^{2+}-TF 复合物的抑制速度则显著加快。

(一)检测指征

AT 检测主要用于获得性或遗传性缺陷的诊断、早期 DIC 的监测、静脉血栓高风险人群的筛查、抗凝血酶替代疗法的监测、肝素类药物和磺达肝癸钠等耐药原因的确认、感染性和变应性炎症的病情监测。

(二)试验原理与方法

AT 检测应采用 0.105 mol/L 枸橼酸钠抗凝的血浆标本,血清标本在血凝块形成的过程中可使 AT 降低约 30%。

1.抗凝血酶活性检测(AT:A,发色底物法)

(1)方法 1:在待检血浆中加入过量的凝血酶,凝血酶与血浆中的 AT 形成 1∶1 的复合物,剩余的凝血酶(或 FⅩa)作用于发色底物显色肽 S2238,裂解出显色基团对硝基苯胺,显色程度与剩余凝血酶的量呈正相关,而与血浆 AT:A 呈负相关。

(2)方法 2:在有过量肝素的条件下,将 FⅩa 试剂与待测血浆混合孵育。剩余 FⅩa 作用于发色底物,裂解出显色基团 pNA,在 405 nm 波长下检测,显色程度与血浆 AT:A 呈负相关。

2.抗凝血酶抗原含量检测(AT:Ag,ELISA 法)

将抗 AT 抗体包被在固相板上,标本中的 AT 与固相的抗 AT 抗体特异性结合,再加入酶标记的抗 AT 抗体,形成抗体-抗原-酶标记抗体复合物,加入显色基质后,根据显色深浅判断标本中 AT 的含量,显色强度与标本中的 AT 含量呈正相关。

(三)参考区间

健康人 AT:A 参考区间在不同检测系统间存在差异,多为 80%~128%。新生儿和小于 1 岁的幼儿的 AT:A 低于成人,16 岁前可略高于成人。近年来国内的相关研究显示,AT:A 在女性人群随年龄增长而逐步增加,在 50 岁后男性人群明显下降。目前临床上主要的检测系统均提供健康人群参考区间,但由于人体止凝血功能受到地域、人群、年龄和饮食结构等多方面因素的影响,因此建议每个实验室制定自己的健康人参考区间或对制造商提供的参考区间进行充分验证。

（四）临床意义

1.遗传性抗凝血酶缺乏症

Lane 等将遗传性抗凝血酶缺乏症分为两个类型,其中 I 型特征为 AT 抗原含量(AT:Ag)和 AT 蛋白功能平行下降,II 型特征为 AT:Ag 正常,但 AT 蛋白功能异常。根据蛋白功能异常的不同特点,II 型缺乏症又进一步分为 RS、HBS 和 PE 等三个亚型。

遗传性 AT 缺陷患者常在手术、创伤、感染、妊娠期或产褥期发生或反复发生静脉血栓。临床表现主要为静脉血栓形成,部位多在下肢深部静脉,其次为髂静脉、肠系膜静脉,其中约有半数患者发生肺栓塞,少数患者发生缺血性脑卒中,偶见其他类型动脉血栓(如腹主动脉血栓)。明确诊断需要进行实验室检测,一般在尚未进行抗凝、溶栓治疗或在抗凝治疗停止后半个月检查适宜。

2.获得性抗凝血酶缺乏症

(1)合成减少:由于肝脏是合成 AT 的主要器官,因此肝硬化、重症肝炎、肝癌晚期、急性肝衰竭及营养不良时,抗凝血酶活性与含量均减低,其异常程度通常与疾病严重程度相关,可在伴有或不伴有其他风险因素的情况下诱发静、动脉血栓形成。

(2)消耗性减少:高凝状态和血栓性疾病时,凝血系统的过度活化可大量消耗血浆中的 AT,常见于脓毒症、弥散性血管内凝血、急性静脉血栓形成、恶性肿瘤、普外科手术和骨科大手术后、重度子痫前期、产后和口服避孕药时。脓毒症合并 DIC 患者的血浆中 AT:A 持续处于低水平提示不良预后,AT:A 越低,病死率越高。采用抗凝血酶替代治疗,可缓解患者 AT 持续下降的状态,也能降低脓毒症和中毒性休克患者的病死率,但同时出血风险会有不同程度的增加。

(3)丢失过多:肾病综合征时,由于 AT 的分子量较小,易从尿液中随清蛋白流失,患者尿中清蛋白排出量越大,血浆中 AT 丢失越多,故可成为促进肾静脉和深静脉血栓形成的重要风险。渗出性胃肠疾病、高血压所致慢性肾功能不全、大面积烧伤和多发性创伤失血等原因也会造成血浆中 AT 经由不同途径的大量丢失,进而导致严重的高凝状态或血栓形成。

(4)生理性减低:在出生后的最初几日,AT:A 会出现生理性下降,约为正常水平的 30%。早产儿肝脏合成 AT 能力不足,降低更为显著。

(5)药物引发的减少:门冬酰胺酶、肝素类药物和磺达肝癸钠、口服避孕药和雌激素、部分抗肿瘤药物(如环磷酰胺、甲氨蝶呤、丝裂霉素、贝伐单抗、沙利度胺和来那度胺)等均可因不同机制降低血浆 AT:A 水平。

(6)肝素耐药:肝素是 AT 的辅因子,可提高 AT 灭活凝血酶速率 1 000～2 000 倍,当体内 AT:A 降低时,中等剂量肝素治疗的效果将受到明显影响,并且 APTT 的监测效果也会随之变差。因此在普通肝素抗凝治疗过程中出现疑似"肝素抵抗"现象时应进行 AT:A 的检测。当 AT:A>80%,肝素可发挥正常的抗凝功能,APTT 可实现有效监测;当血浆 AT:A 为 50%～60% 时,肝素抗凝效果减低,APTT 与肝素用量之间的相关性显著降低;AT:A<30% 时,肝素无法发挥抗凝效果,APTT 与肝素用量之间几乎无相关性。此外,由于低分子肝素、磺达肝癸钠选择性结合于 AT,增强 AT 对凝血因子 Xa 的灭活作用,因此其抗凝效果也会受到 AT 缺陷的影响。

3.AT:A 增高

在变应性哮喘、血友病 A、血友病 B、胆汁淤积和使用黄体酮类药物时,可见 AT:A 增高。

(五)结果分析及影响因素

1.AT 缺陷与止凝血失衡

AT：A 处于 50％～70％的水平，就可以引起凝血-抗凝血平衡一定程度的失调，血栓形成风险增加。由于 AT 的消耗比生成更快，所以 AT 的消耗性减低或凝血酶-抗凝血酶复合物浓度的增高是凝血异常活化的标志。更重要的是，AT 缺陷不仅导致血栓风险增加，还可对病程发展产生重要影响。

2.AT 与 DIC

DIC 多继发于脓毒症、创伤或产科并发症，常出现 AT 显著减低或快速进行性下降的现象，其机制包括抗凝血酶消耗过度、被弹性蛋白酶水解、合成减少、血管壁漏出和肾脏丢失等。在 DIC 时，AT：A 持续处于低水平提示病情未得到有效控制。由于 AT：A 水平与脓毒症患者病死率明显相关，因此被认为是预测脓毒症患者临床结局的独立评价指标。此外，大面积烧伤患者血浆 AT：A 显著减低是提示 28 天内死亡风险增加的重要指标。

3.AT 检测的影响因素

AT：A 检测可受到获得性因素的影响，如某些生理性因素或急性炎症(感染性炎症或变应性炎症)等，出现一过性减低或增高。因此不应仅凭一次检测结果作为 AT 缺陷的诊断依据。在静脉血栓事件的急性期，血浆 AT：A 可因消耗出现短暂降低，此时的检测结果不宜作为鉴别遗传性 AT 缺陷的依据。肝素类药物抗凝治疗可能会干扰 AT：A 的检测结果，建议停用肝素类药物至少 24 小时后进行检测。

二、蛋白 C 检测

Stenflo 从牛血浆中分离出了一种维生素 K 依赖的蛋白质，由于属于离子交换层析中的第三洗脱峰，故称为蛋白 C。PC 是一种由肝脏合成的血浆糖蛋白，以双链无活性的酶原形式存在于血浆中。在 Ca^{2+} 存在的情况下，凝血酶-凝血酶调节蛋白复合物在微血管和小血管的内皮细胞表面，将重链氨基末端裂解一段小肽，使 PC 快速激活。在大血管的内皮细胞表面，内皮细胞蛋白 C 受体在 Ca^{2+} 和 Gla 区的参与下，使 PC 的活化得到加强。由于 EPCR 主要在大血管表面高水平表达，而在毛细血管上低表达甚至缺如，因此大血管中 PC 的活化更大程度上与 EPCR 有关。活化蛋白 C 具有 3 种主要抗血栓功能，包括对 FⅤa 和 FⅧa 产生水解作用，通过灭活血小板表面 FⅤa 进而抑制 FⅩa 的凝血酶原活化作用，刺激组织型纤溶酶原激活物的释放以及中和纤溶酶原活化抑制物。PC 缺陷合并其他血栓风险因素时，可使静脉血栓栓塞风险明显增加。此外，APC 还被认为具有独立于抗凝血机制的细胞保护和抗炎功能。临床上，血浆 PC 活性降低可见于多种慢性疾病中(如 2 型糖尿病、动脉粥样硬化、心肌梗死、慢性肠道炎性疾病、慢性肾病和尿毒症等)，目前许多研究正在探索基因重组 APC 对慢性疾病进行治疗，由于前期研究中 APC 引发的出血风险较高，因此如何将 APC 的抗凝特性与细胞保护功能进行剥离已经成为亟待解决的问题。

(一)检测指征

PC 检测主要用于获得性或遗传性缺陷的诊断、静脉血栓高风险人群的筛查、口服香豆素类抗凝剂引起的皮肤坏死原因确认、雌激素替代治疗和口服避孕药时血栓风险的监测、PC 替代治疗的监测、感染性和变应性炎症的监测。

（二）试验原理与方法

1.蛋白 C 活性检测（PC:A）

（1）发色底物法：从蝮蛇毒液中提取的 Protac 为 PC 特异性的激活剂。将血浆与激活剂进行混合孵育，激活后的 PC（APC）作用于特异性发色底物 Chromozym-PCA，释放出对硝基苯胺（pNA）而显色，405 nm 波长下进行动态检测，颜色深浅与 PC:A 呈线性正相关。

（2）凝固法：为基于 APTT 的试验方法，主要是测定 PC 对 FⅤa 和 FⅧa 的灭活能力。由于 FⅤ和 FⅧ的激活可被 APC 抑制，因此 PC 的抗凝活性能使 APTT 延长。为避免干扰，标本需要稀释并与缺乏 PC 的血浆混合，加入 APTT 试剂后，再加入一种来源自铜头蝮蛇毒素的提取酶进行孵育以激活 PC，测定凝固时间，从抗凝时间标准曲线上读取结果。

2.蛋白 C 抗原含量检测（PC:Ag）

（1）ELISA 法：将抗 PC 抗体包被在固相板上，标本中的 PC 与固相的抗 PC 抗体特异性结合，再加入酶标记的抗 PC 抗体，形成抗体-抗原-酶标记抗体复合物，加入显色基质后，显色强度与标本中的 PC:Ag 呈正相关。

（2）免疫火箭电泳法：将待检血浆在含有抗人 PC 抗体的琼脂糖凝胶中电泳，血浆中的 PC 抗原与相应的抗体形成特异性的火箭电泳样免疫沉淀峰，该峰与血浆中 PC:Ag 浓度成正比。

（三）参考区间

健康人 PC:A 参考区间在不同检测系统间存在差异，多为 70%～140%。新生儿和小于 1 岁幼儿的 PC:A 低于成人，青少年阶段达到成人水平。近年来国内的相关研究显示，女性血浆 PC:A 低于男性，在不同性别人群均随年龄增长而增加，在 50 岁后男性人群呈下降趋势。目前临床上主要的检测系统均提供健康人群参考区间，但由于人体止凝血功能受到地域、人群、年龄和饮食结构等多方面因素的影响，因此建议每个实验室制定自己的健康人参考区间或对制造商提供的参考区间进行充分验证。

（四）临床意义

1.遗传性蛋白 C 缺乏症

根据 PC 的功能和水平的异常特征，遗传性蛋白 C 缺乏症可分为两个类型，其中Ⅰ型的特征为血浆 PC 活性与含量平行下降；Ⅱ型特征为 PC:Ag 正常，但 PC:A 异常。根据不同活性检测方法，Ⅱ型缺乏症又进一步分为Ⅱa 和Ⅱb 两个亚型。

遗传性蛋白 C 缺乏症与静脉血栓发生和再发生密切相关。遗传性蛋白 C 缺陷合并其他血栓风险诱因（如恶性肿瘤、大手术、妊娠晚期、口服避孕药、肝病、炎性肠病或甲状腺功能亢进等）或年龄增加时，患者血栓形成风险显著增加。

2.获得性蛋白 C 缺乏症

各类型肝脏疾病时，PC 合成减少。DIC 时由于微循环中凝血活性增强以及血管内皮损伤，PC:A 显著降低。由脓毒症或肿瘤引起的急性呼吸窘迫综合征时，PC 活性和浓度降低。口服华法林可引起不同程度的 PC 缺陷，导致患者发生皮肤坏死。

3.PC:A 增高

PC:A 增高可见于变应性哮喘以及慢性疾病时的代偿性增加。

（五）结果分析及影响因素

1.PC 的其他生物功能

除抗凝机制外，APC 还具有抗炎、抗凋亡和稳定内皮屏障的作用。近年来的研究显示，PC

系统的功能状态与变应性哮喘病生理发展过程相关。轻度变应性哮喘患者支气管肺泡表面的APC 水平在支气管过敏发作 4 小时后显著低于健康对照组。在气道表面 APC 减低的同时,哮喘患者血浆中 PC 的活性反而显著增高,该现象被推测可能是机体的代偿反应,有助于减轻患者气道的变应性炎症。国内近期的研究发现,不同病情阶段哮喘患者血浆中的 PC 活性普遍增高,其变化趋势与疾病控制水平相关。

2.PC 检测的影响因素

PC:A 检测可受到获得性因素的影响,如某些生理性因素或急性炎症(感染性炎症或变应性炎症)等,出现一过性减低或增高。因此不应仅凭一次检测结果作为 PC 缺陷的诊断依据。在静脉血栓事件的急性期,血浆 PC:A 可因消耗出现短暂降低,此时的检测结果不宜作为鉴别遗传性PC 缺陷的依据。口服华法林抗凝治疗可导致血浆 PC 活性水平降低,如需要了解患者 PC:A 的真实水平,应在停药至少 2 周后进行检测。

三、蛋白 S 检测

蛋白 S(protein S,PS)是 1977 年在美国西雅图被研究人员发现并成功分离的,故以该城市名称的第一个字母"S"命名。PS 是由肝细胞和血管内皮细胞合成的依赖维生素 K 的蛋白质,是PC 的辅因子。男性血浆含量较女性高 10%～15%。PS 是经过一系列转译修饰后的复杂蛋白质分子,抗凝血功能是其生物学作用的核心。PS 本身不能灭活 FⅤa 和 FⅧa,但可加速 APC 对FⅤa 和 FⅧa 的灭活作用。PS 也可以与 FⅤa 和 FⅩa 可逆性结合,从而直接抑制凝血酶原激活物的活性。在凝血因子Ⅴa 的三个剪切位点(Arg306、Arg506 和 Arg679)中,APC 对 Arg306 的作用更依赖于蛋白 S 的存在。在血浆中,60% 的 PS 与 C_4 结合蛋白(C_4bp)结合并失去了 APC 辅因子活性,其余 40% 为游离型蛋白 S(free protein S,FPS),具备 APC 辅因子功能。蛋白 S 缺陷与静脉血栓栓塞密切相关,在亚洲人群中,遗传性 PS 缺陷是发病率较高的易栓症类型。除抗凝血功能外,PS 还参与损伤应答过程的调节,包括凋亡细胞吞噬的调节、细胞保护和激活先天免疫。由于 PS 兼具抗凝和抗炎两种功能,目前正被作为独立于 APC 抗凝机制的新型药物进行深入研发,且颇具临床应用前景。

(一)检测指征

PS 检测主要用于获得性或遗传性缺陷的检测、口服香豆素类抗凝剂引起的皮肤坏死原因的确认、雌激素替代治疗和口服避孕药时血栓风险的监测。

(二)试验原理与方法

1.蛋白 S 活性检测(PS:A,凝固法)

采用血浆中 FPS 增强外源性 APC 抗凝作用的原理,通过延长 APTT、PT 或 Russell 蝰蛇毒时间反映 FPS 的功能活性。标本需稀释并与缺乏 PS 的血浆混合。测定加入凝血激活物和APC 后的血浆凝固时间。

2.蛋白 S 抗原含量检测(PS:Ag,免疫火箭电泳法)

血浆中总 PS 包括 FPS 和与 C_4bp 结合的 PS(C_4bp-PS)。在待检血浆中加入一定量的聚乙二醇 6000,将 C_4bp-PS 沉淀下来,上清液中含 FPS。免疫火箭电泳法在琼脂糖凝胶板上可同时检测总 PS 和 FPS。

3.游离型蛋白 S 抗原含量检测(FPS:Ag,乳胶免疫分析)

FPS:Ag 的测定基于对两种乳胶试剂聚集所产生的浑浊度进行分析。其中一种是 C_4bp 包被的乳胶试剂，在 Ca^{2+} 存在的条件下，与待检血浆中的 FPS 有高度的亲和反应；与 C_4bp 包被乳胶试剂结合的 FPS 再次与包被了直接抗人 FPS 单克隆抗体的乳胶试剂发生聚集，聚集程度与样本中的 FPS：Ag 直接相关。

(三)参考区间

健康人参考区间在不同检测系统间存在差异，性别和年龄对 PS 有显著影响。女性的总 PS 和 FPS 水平低于男性，女性 PS：A 多为 60%～140%，男性多为 75%～150%；女性 FPS：Ag 多为 95.0%±15.4%，男性多为 111.0%±19.4%。近年来国内的相关研究显示，血浆 PS：A 在 50 岁前的人群中随年龄变化不明显；50 岁后男性呈下降趋势，女性呈上升趋势，男女性之间 PS：A 水平逐步接近。因此在制定参考区间时应注意年龄和性别差异。建议每个实验室制定自己的健康人参考区间或对制造商提供的参考区间进行充分验证。

(四)临床意义

1.遗传性蛋白 S 缺乏症

遗传性蛋白 S 缺乏症的病因是由 FPS 含量和活性降低所致。根据血浆中总 PS 含量、FPS 含量和活性的不同异常特征，本症可分为三个类型(表 10-1)。

表 10-1　遗传性蛋白 S 缺乏症分型(Bertina 分型)

类型	PS 抗原含量		FPS 活性
	总 PS	FPS	
I	↓	↓	↓
II	正常	正常	↓
III	正常	↓	↓

遗传性蛋白 S 缺乏症可导致静脉血栓发生，在＜40 岁的年轻患者群中，也常见动脉血栓形成，如心肌梗死、脑梗死和肠系膜动脉血栓等，严重缺陷患者可同时并发多部位动、静脉血栓。

2.获得性蛋白 S 缺乏症

(1)合成减少：肝脏疾病、肠梗阻可引起 PS 降低。

(2)消耗性减少：DIC 时 PS 可降低或正常。急性呼吸窘迫综合征时 FPS 降低。消耗性 PS 缺陷亦可见于自身免疫性疾病或 HIV 感染。

(3)丢失过多：PS 缺陷还被发现与肾病综合征相关，与 C_4bp 结合的 PS 不能从肾小球滤过，而 FPS 可从尿中大量丢失，导致血浆中具有活化功能的 PS 水平显著降低，使肾病综合征患者血栓风险显著增加。

(4)生理性减低：新生儿的 PS 处于低水平。在妊娠期，血浆 PS：A 和 FPS：Ag 降低，妊娠晚期时甚至接近遗传性 PS 缺陷患者的水平。

(5)药物引发的减少由于 PS 也是维生素 K 依赖性蛋白质，所以口服双香豆素类抗凝药物时，可见 PS 不同程度的降低。应用雌激素可使 PS 释放减少；口服避孕药可引起 PS 活性显著降低；绝经前妇女有生理性降低。

(五)结果分析及影响因素

1.PS 与 C_4bp

PS 与 C_4bp 相互间作用具有非常高的亲和力，FPS 相当于 PS 超过 $C_4bp\beta$ 的剩余摩尔浓度，PS 与 C_4bp 结合后将丧失作为 APC 辅因子的活性，因此建议对特定患者 PS 的分析，应同时进行 FPS：Ag 的检测。

2.PS 与哮喘

病情未控制的变应性哮喘患者的 PS：A 增高，其病理机制与患者气道的变应性炎症相关，与血浆抗凝血功能无关。

3.PS 检测的影响因素

PS：A 和 FPS：Ag 测定可受到获得性因素的影响，如某些生理性因素或急性炎症（感染性炎症或变应性炎症）等，出现一过性减低或增高。因此不应仅凭一次检测结果作为 PS 缺陷的诊断依据。在静脉血栓事件的急性期，血浆 PS：A 和 FPS：Ag 可因消耗出现短暂降低，此时的检测结果不宜作为鉴别遗传性 PS 缺陷的依据。口服华法林抗凝治疗可导致血浆 PS：A 水平降低，如需要检测患者 PS：A，应在停药至少 2 周后进行。血小板可引起 PS：A 假性降低，因此检测时应采用乏血小板血浆。此外，体内雌激素水平可对 PS：A 产生影响。

四、组织因子途径抑制物检测

组织因子途径抑制物是体内控制凝血启动阶段的一种天然抗凝蛋白质，它对组织因子途径（即外源性凝血途径）具有特异性抑制作用，由于血浆中大部分 TFPI 存在于脂蛋白组分中，故早期曾称为外源途径抑制物或脂蛋白相关的凝血抑制物。TFPI 主要由血管内皮细胞合成，平滑肌细胞和巨核细胞亦可少量合成。大多数的 TFPI（50%～80%）结合在内皮细胞表面，在肝素化后释放入血液循环中。TFPI 在血浆中有两种形式，其中 80% 为脂蛋白结合 TFPI，20% 为游离 TFPI，只有游离 TFPI 与抗凝活性相关。TFPI 也被发现存在于血小板（占总 TFPI 的 5%～10%），在血小板活化过程中释放。成熟的 TFPI 有氨基末端酸性区域、3 个 Kunitz 结构域以及一个羧基末端碱性区域。TFPI 通过截短形式的 Kunitz1 和 3 结构域与 F Ⅹ a、F Ⅶ a 和 TF 在 Ca^{2+} 的参与下形成四联复合物以抑制外源性凝血途径的活性。尽管 F Ⅹ a 不是必需的，但如无 F Ⅹ a 的参与，TFPI 对 F Ⅶ a-TF 的抑制则需要更大的浓度。此外 TFPI 可直接抑制 F Ⅹ a，对凝血酶原酶复合物中的 F Ⅹ a 作用更强。

（一）检测指征

TFPI 检测主要用于大手术或创伤后的血栓风险评估、妊娠晚期血栓风险评估、先兆子痫病情监测、脓毒症合并 DIC 风险监测和预后评估。

（二）试验原理与方法

1.TFPI 活性检测（发色底物法）

血浆标本与定量 TF-F Ⅶ a 和 F Ⅹ a 进行孵育，剩余 TF-F Ⅶ a-F Ⅹ a 作用于高特异性的发色底物，裂解出发色基团对硝基苯胺（pNA），在 405 nm 波长下进行吸光度测定，并与 TFPI 活性标准曲线比较。

2.总 TFPI 抗原检测（ELISA）

将抗人 TFPI 单克隆抗体作为捕获抗体包被于微孔内壁，将血浆标本和过氧化物酶标记的抗总 TFPI 单克隆抗体加入包被的微孔中。被测血浆中总 TFPI 在被包被于微孔的单克隆抗体捕获的同时，也与标记过氧化物酶的单克隆抗体结合，在一步反应中形成夹心复合物。过氧化物酶与底物邻苯二胺结合，在规定时间内显示过氧化尿素的存在。用强酸终止反应，产生的颜色强度与血浆标本中总 TFPI 浓度呈正相关。

3.游离 TFPI 抗原检测(ELISA)

将抗人 TFPI 单克隆抗体作为捕获抗体包被于微孔内壁,将血浆标本和过氧化物酶标记的抗游离 TFPI 单克隆抗体加入包被的微孔中。被测血浆中游离 TFPI 在被包被微孔的单克隆抗体捕获的同时,也与标记过氧化物酶的单克隆抗体结合,在一步反应中形成夹心复合物。过氧化物酶与底物邻苯二胺结合,在规定时间内显示过氧化尿素的存在。用强酸终止反应,产生的颜色强度与血浆标本中游离 TFPI 浓度呈正相关。

4.TFPI 截短形式抗原检测

将稀释的血浆标本加入包被有捕获抗体(抗 Kunitz 1 结构域单克隆抗体)的微孔中进行孵育,加入抗 Kunitz 1 或 Kunitz 3 结构域多克隆抗体,与各种形式的 TFPI 进行反应。以辣根过氧化物酶标记抗体催化底物四甲基联苯胺反应,溶液最初呈蓝色,加入 0.5 mol/L 硫酸增加灵敏度,反应液最终呈黄色。在450 nm波长下进行吸光度测定,根据全长形式 TFPI 标准曲线求得标本中 TFPI 浓度。

(三)参考区间

男性血浆 TFPI 水平高于女性,游离 TFPI 的差异更为显著。在正常血浆中,截短形式 TFPI 约为总 TFPI 的 40%。女性总 TFPI 为(76.0±25.0)ng/mL,男性为(86.0±31.6)ng/mL,平均为(81.2±30.4)ng/mL。女性游离 TFPI 为(8.0±3.8)ng/mL;男性为(11.4±4.2)ng/mL;平均为(10.0±4.8)ng/mL。年龄增加对血浆 TFPI 含量有影响(水平增高),因此老年人群需制定相应的参考区间和医学决定水平。由于 TFPI 水平受到地域、人群、年龄、代谢和饮食结构等多方面因素的影响,因此建议每个实验室制定自己的健康人参考区间或对制造商提供的参考区间进行充分验证。

(四)临床意义

遗传性的 TFPI 缺陷可导致血栓风险增加。创伤、手术或脓毒症合并 DIC 时,血浆 TFPI 含量减低,但其水平的突发性上升与病死率增加相关。慢性肾衰竭时,血浆 TFPI 水平增高。恶性实体肿瘤患者应用普通肝素或低分子肝素后,血浆 TPFI 含量与活性增高。

(五)结果分析及影响因素

TFPI 是血液凝固初始阶段重要的天然抗凝蛋白,而 PS 可作为 TFPI 的辅酶,使 TFPI 介导的 F Ⅹ a 抑制率提高 10 倍;此外由于 PS 与带负电荷的磷脂有高亲和力,可增加 TFPI 与活化血小板表面的亲和力,提高 TFPI 的局部浓度,因此有助于将形成的血栓凝块局限于血管损伤部位。TFPI 水平与总胆固醇和 LDL 胆固醇水平密切相关,近 80% 的 TFPI 与 LDL 呈结合状态。他汀类药物已被发现可以降低高脂血症和冠状动脉疾病患者总 TFPI 水平(并不降低游离TFPI),但总体数据显示,这种影响是相对轻微的。

(乔广梅)

第三节　纤维蛋白溶解功能检测

纤维蛋白溶解系统简称纤溶系统,是指纤溶酶原(plasminogen,PLG)在纤溶酶原激活物(plasminogen activator,PA)作用下转变为纤溶酶(plasmin,PL),进而降解纤维蛋白(原)及其他蛋白的系统,也是维持人体正常生理功能的保护性系统。纤溶活性亢进易发生出血,减低则可导致血栓形成。因此,了解纤溶系统的调节机制对相关疾病诊疗与研究具有重要的临床意义和科研价值。

一、纤溶酶原检测

纤溶酶原是一种存在于血浆中的单链糖蛋白,在肝脏合成。PLG 的主要功能是在各种纤溶酶原激活剂的激活下,在精氨酸、缬氨酸处裂解形成具有活性的纤溶酶,纤溶酶的底物是纤维蛋白原及纤维蛋白。降解后形成纤维蛋白(原)降解产物(fibrinogen/fibrin degragation products,FDP),FDP 中具有交联的 D 碎片二聚体的部分称为 D-二聚体。

纤溶酶的主要功能:降解纤维蛋白和纤维蛋白原、水解多种凝血因子(Ⅱ、Ⅴ、Ⅶ、Ⅷ、Ⅹ 和 Ⅺ)以及水解补体等。

(一)检测指征

纤溶酶原检测主要用于疑似原发纤溶或继发纤溶亢进(如有出血表现和(或)FDP、D-二聚体、Fbg 减低)的鉴别和诊断。

(二)试验原理与方法

1.纤溶酶原活性检测(PLG:A,发色底物法)

纤溶酶原在过量的链激酶作用下转变为纤溶酶,纤溶酶作用于发色底物 S2251 的酰胺键,使发色底物释放出对硝基苯胺(paranitroaniline,pNA)而显色,在 405 nm 波长处有吸收峰,显色深浅与 PLG:A 呈正相关,以百分比(%)报告活性。

2.纤溶酶原抗原检测(PLG:Ag,ELISA 法)

根据双抗体夹心原理,将纯化的 PLG 单克隆抗体包被在固相载体上,然后加含有抗原的标本。标本中的 PLG 抗原与固相载体上的抗体形成复合物。此复合物与辣根过氧化物酶标记的 PLG 单克隆抗体发生反应,形成双抗体夹心免疫复合物,其中辣根过氧化物酶可使邻苯二胺底物液呈棕色反应,在 492 nm 波长处测得吸光度值,其颜色深浅与标本中的 PLG 含量呈正比关系,以 mg/L 报告抗原含量。

(三)参考区间

不同检测系统参考区间有差异,纤溶酶原活性的参考区间通常为 $75\%\sim140\%$(发色底物法),纤溶酶原抗原含量的参考区间通常为 $180\sim250$ mg/L(ELISA)。

(四)临床意义

1.纤溶酶原抗原或活性降低

纤溶酶原抗原或活性降低可见于纤溶酶原过度消耗或缺乏,包括以下疾病。

(1)原发性纤溶疾病:如先天性纤溶酶原缺乏症。

(2)继发性纤溶疾病:如弥散性血管内凝血(DIC)、前置胎盘、胎盘早剥、羊水栓塞、恶性肿瘤、白血病、肝硬化、重症肝炎、门静脉高压和肝叶切除手术等。

2.纤溶酶原升高

纤溶酶原升高见于纤溶激活能力不足,如血栓前状态和血栓性疾病。

(五)结果分析及影响因素

抗原检测方法是利用 PLG 抗血清进行检测,可能包括了不具有纤溶活性的富组氨酸糖蛋白结合位,因此与功能活性检测结果比较可能会高估纤溶酶原水平。当两者出现差异时,可进一步借助交叉免疫电泳进行纤溶酶原变异分析。

二、组织型纤溶酶原激活物检测

组织型纤溶酶原激活物是一种糖蛋白,属于丝氨酸蛋白酶类,是人体纤溶系统的生理性激动剂,在纤溶和凝血的平衡调节中发挥关键性作用。近年来,随着血栓性疾病发病率的上升,基因重组的 rt-PA 作为一种新型的血栓溶解药物在溶栓治疗中的价值日益凸显,临床需求量也逐年增加。目前关于溶栓药物的各项研究正成为热点,其中又以对 t-PA 及其突变体、嵌合体的研究最多。

(一)检测指征

组织型纤溶酶原激活物检测主要用于鉴别可能存在的纤溶活性异常(增强或减低)和检测溶栓治疗效果。

(二)试验原理与方法

1.t-PA 活性检测(t-PA:A,发色底物法)

(1)方法 1:血浆优球蛋白部分含有 t-PA 和全部凝血因子(但不含 PAI)。加入过量的纤溶酶原与纤维蛋白的共价物,样品中 t-PA 易吸附于纤维蛋白,并将纤溶酶原转化为纤溶酶,后者使发色底物显色,血浆 t-PA 与显色深浅成正相关。以 U/mL 报告活性。

(2)方法 2:在 t-PA 及加速剂作用下,纤溶酶原转化为纤溶酶,后者使发色底物 S-2390 释放出发色基团 pNA,pNA 显色的深浅与纤溶酶原和 t-PA 成正相关。以 U/mL 报告活性。

2.t-PA 抗原检测(t-PA:Ag,ELISA 法)

根据双抗体夹心原理,将纯化的 t-PA 单克隆抗体包被在固相载体上,然后加含有抗原的标本。标本中的 t-PA 抗原与固相载体上的抗体形成复合物。此复合物与辣根过氧化物酶标记的 t-PA 单克隆抗体发生反应,形成双抗体夹心免疫复合物,其中辣根过氧化物酶可使邻苯二胺底物液呈棕色反应,在 492 nm 波长处测得吸光度值,其颜色深浅与标本中的 t-PA 含量呈正比关系。以 ng/mL 报告抗原含量。

(三)参考区间

不同检测系统参考区间有差异,t-PA:A 的参考区间通常为 0.3~2.6 U/mL(发色底物法),t-PA:Ag 的参考区间通常为 1~12 ng/mL。

(四)临床意义

1.获得性因素

(1)t-PA:A 增高表明纤溶活性亢进,见于原发性纤溶亢进(如某些泌尿生殖系统外科术后)及继发性纤溶症(如急性早幼粒细胞白血病、DIC 后期)等。t-PA:A 减低表明纤溶活性减弱,见于高凝状态和血栓性疾病(如 DIC 早期、冠状动脉粥样硬化性心脏病、缺血性卒中)。

(2)肝细胞坏死常伴有纤溶活性的异常,血浆 t-PA:A 可因由于肝脏清除障碍导致水平增高。

(3)t-PA:Ag 随年龄、剧烈运动和应激反应而增高。

(4)静脉留置针致 t-PA:Ag 增加。

(5)高血脂、肥胖症和口服避孕药时,t-PA:Ag 减低。

2.先天性因素

(1)先天性 t-PA:A 增强已有报道,为常染色体隐性遗传,可无出血表现,或手术及拔牙后出血。

(2)遗传性 t-PA:A 缺乏为常染色体显性遗传。患者可表现为多发性静脉血栓形成。

(五)结果分析及影响因素

(1)血浆中肝素浓度超过 1.5 U/mL 对本试验有影响。

(2)采血时最好不用止血带,加压后会引起 t-PA:A 过度释放入血。

(3)为了避免 PAI 的影响,根据试剂说明书的要求,必要时对样本进行酸化处理。

三、纤溶酶原激活物抑制物-1 检测

纤溶酶原激活物抑制物-1 是丝氨酸蛋白酶抑制家族成员,是一种分子量为 52 kDa 的单链糖蛋白。生理情况下,PAI-1 是循环血液中 t-PA 和其他纤溶酶原激活物的主要抑制剂。PAI-1 主要是由内皮细胞产生,脂肪组织也可合成。PAI-1 水平升高显示与动脉粥样硬化的风险因素相关。在胰岛素抵抗患者中,由于脂肪组织产生 PAI-1,可观察到血浆 PAI-1 水平升高。此外,胰岛素和前胰岛素均可促进 PAI-1 的合成与表达,代谢综合征和 2 型糖尿病患者有 PAI-1 水平增高的倾向,而减肥和降低甘油三酯和(或)胆固醇水平也可降低血浆 PAI-1 的水平。

(一)检测指征

纤溶酶原激活物抑制物-1 检测主要用于评估可能存在的纤溶活性异常、代谢性疾病、高凝状态或血栓风险。

(二)试验原理与方法

1.PAI-1 活性检测(PAI-1:A,发色底物法)

将定量 t-PA 加入待测血浆中,与血浆中 PAI-1 作用,形成无活性的复合物。剩余的 t-PA 作用于纤溶酶原,使其转化为纤溶酶,后者水解产色底物 S2251,释放出发色基团 pNA,pNA 在波长 405 nm 处有强吸收峰,颜色深浅与 t-PA 活性呈正相关,而间接与 PAI-1 呈负相关。以 U/mL 报告活性。

2.PAI-1 抗原检测(PAI-1:Ag,ELISA 法)

根据双抗体夹心原理,将纯化的 PAI-1 单克隆抗体包被在固相载体上,然后加含有抗原的标本。标本中的 PAI-1 抗原与固相载体上的抗体形成复合物。此复合物与酶标记的抗体形成双抗体夹心免疫复合物,复合物的标记酶与特异性产色底物作用呈显色反应,在 492 nm 波长处测得吸光度值,其颜色深浅与标本中的 PAI-1 含量呈正比关系。以 ng/mL 报告抗原含量。

(三)参考区间

不同检测系统参考区间有差异,PAI-1:A 的参考区间通常为 0.1~1.0 U/mL(发色底物法),PAI-1:Ag 的参考区间通常为 4~34 ng/mL(ELISA)。

(四)临床意义

PAI-1 活性增高多见于高凝状态和血栓性疾病,PAI-1 活性降低多见于原发性或继发性纤溶症,但单独检测 PAI-1:A 和(或)PAI-1:Ag 的临床意义有局限性,应与 t-PA 同时检测,通过观察 PAI-1 与 t-PA 之间的比例可以了解体内纤溶系统调节的状态和能力。

(五)结果分析及影响因素

采血过程最好不使用止血带,因为血管阻塞引发的血流淤滞可刺激内皮细胞对 PAI 的释放,影响检测结果。

四、凝血酶激活的纤溶抑制物检测

凝血酶激活的纤溶抑制物是近年来发现的一种新的凝血和纤溶调控因子,具有下调纤溶系

统功能的作用,活化的 TAFI 能通过使纤溶酶失去与纤维蛋白的作用位点,发挥纤溶抑制作用,从而促进血栓形成。1995 年,Bajzar 等发现凝血酶的抗纤溶作用源于激活了一种酶原,这种酶原在凝血和纤溶之间起调节作用,称之为"凝血酶激活的纤溶抑制物"。TAFI 是肝脏合成的单链糖蛋白,与血浆羧肽酶原 B、羧肽酶原 U、羧肽酶原 R 为同一类物质,属于金属锌羧基肽酶家族。最近发现血小板 α 颗粒中也存在 TAFI,表明 TAFI 不仅在肝脏合成,也可能在巨核细胞中合成。

(一)检测指征

凝血酶激活的纤溶抑制物检测主要用于监测纤溶系统异常。

(二)试验原理与方法

1.TAFI 活性检测(TAFI:A,发色底物法)

患者血浆与特异性 TAFI 的发色底物作用,显色强度与 TAFI 浓度相关。以百分比(%)报告活性。

2.TAFI 抗原检测(TAFI:Ag,ELISA 法)

采用双抗体夹心 ELISA 法进行检测,以鼠抗人 TAFI 单克隆抗体包被酶标板,加入标准品或样品后,加入辣根过氧化物酶标记的抗人 TAFI 抗体,充分作用后加入邻苯二胺使之显色,颜色深浅与样本 TAFI 含量成正比。以 $\mu g/mL$ 报告抗原含量。

(三)参考区间

血浆浓度报道不一,各报道差别较大,为 $4 \sim 15 \ \mu g/mL$,或是 $41\% \sim 259\%$,或是 $73 \sim 275 \ nmol/L$。

(四)临床意义

(1)TAFI:Ag 和 TAFI:A 增高,会降低纤溶活性,增加血栓形成的风险。TAFI:Ag 和 TAFI:A 减低,导致纤溶活性增强,容易导致出血性风险。

(2)下肢深静脉血栓形成患者的 TAFI:Ag 水平升高,纤溶活性减低。

(3)冠状动脉粥样硬化性心脏病患者 TAFI:Ag 和 TAFI:A 均高于对照组,表明患者纤溶活性减低。

(4)DIC 患者 TAFI:Ag 和 TAFI:A 明显低于对照组时表明纤溶活性明显增高。

(5)TAFI 水平升高还可见于感染、炎症及凝血因子减少(如血友病 A、血友病 B 和 FⅪ 缺乏症)。

(6)急性早幼粒细胞性白血病患者血浆 TAFI 的抗原水平正常,但 TAFI 的活性减低。

(五)结果分析及影响因素

抽血后标本应及时检测,避免凝血酶活化,另外抗凝治疗使结果减低。

五、优球蛋白溶解时间检测

在各类型纤溶系统试验中,能够判断总纤溶活性的实验较少,优球蛋白溶解时间不是监测具体某个纤溶因子的浓度,而是通过纤维蛋白溶解功能监测判断总纤溶活性。

(一)检测指征

优球蛋白溶解时间检测主要用于止凝血情况复杂时,对总体纤维蛋白溶解活性进行评估。

(二)试验原理与方法

血浆优球蛋白组分中含纤维蛋白原、纤溶酶原和纤溶酶原激活剂等,可在酸化(醋酸)条件下沉淀析出,离心去除纤溶抑制物,并用缓冲液重悬,加入凝血酶使优球蛋白组分中的纤维蛋白原转化为纤维蛋白而凝固,同时形成的纤维蛋白辅助其中的纤溶酶原激活剂以激活纤溶酶原,促进凝块的快速溶解。

报告凝块完全溶解的时间。若凝块在 1 小时内未完全溶解,可报告为"≥60 分钟",也可报告具体时间。阳性质控品的结果应≤35 分钟,正常人血浆结果应≥60 分钟。

(三)参考区间

血浆优球蛋白溶解时间参考区间通常为 88~336 分钟。

(四)临床意义

ELT 缩短(<60 分钟)提示纤溶活性增强,见于原发性和继发性纤溶亢进。ELT 延长,提示纤溶活性减低,见于血栓前状态和(或)血栓性疾病,对于高凝状态有一定的提示价值,但由于敏感性和特异性均不高,因此在临床上较少应用。

(五)结果分析及影响因素

使用不同的缓冲体系,检测结果有所不同,各实验室应建立自己的参考区间。当血浆纤维蛋白原<0.8 g/L 时,优球蛋白凝块较小,ELT 假性缩短,因此待测血浆应使用正常血浆倍比稀释后再进行检测。纤维蛋白原浓度>6.0 g/L 时,优球蛋白凝块较大,ELT 假性延长。血浆中血小板因具有一定抗纤溶活性而对检测结果有一定影响,因此在吸取血浆时要注意吸样尖不要太靠近红细胞层上端的白色絮状带。当患者的纤溶酶原含量过低时,ELT 明显延长,其纤溶活性亦很难检测。因子 XIII 缺乏时,优球蛋白凝块不稳定,ELT 假性缩短。妊娠期纤溶活性增强,ELT 缩短。

六、纤维蛋白(原)降解产物检测

纤溶酶原活化并转变为纤溶酶,降解纤维蛋白原及交联的纤维蛋白,形成不同长度片段的混合物。根据切割纤维蛋白(原)位点的不同,可以形成长度不等的 DD 片段、DDE 片段和 DED 片段,这些片段的混合物称为纤维蛋白(原)降解产物,代表总体纤溶产物;FDP 中含 DD 片段的部分为 D-二聚体,代表交联的纤维蛋白的降解产物。

(一)检测指征

纤维蛋白(原)降解产物检测主要用于判断纤溶系统功能状态,包括原发性及继发性纤溶亢进。

(二)试验原理与方法

1.乳胶凝集法

以 FDP 特异性抗体标记乳胶颗粒,后者与待测标本(血清、血浆或尿液)混合后。当 FDP 含量大于一定浓度(血清或尿液标本 FDP 浓度>2 μg/mL,血浆标本 FDP 浓度>2.5 μg/mL)时,标记的乳胶颗粒则发生凝集,呈现阳性反应。根据凝集程度,可以进行半定量检测。

2.乳胶比浊法

使用乳胶颗粒,在自动凝血分析仪上进行比浊法检测,可以定量检测。

3.酶联免疫吸附法

包被于固相的抗 FDP 抗体与待测标本中的 FDP 结合,加入酶标抗体后形成夹心复合物,复合物中的标记酶与其特异性底物作用呈显色反应。492 nm 波长处测得的吸光度值与待测血清 FDP 含量呈正相关。

(三)参考区间

1.定性试验

(1)阴性:相当于血清 FDP 含量<10 μg/mL,尿液 FDP 含量<2 μg/mL,血浆 FDP 含量<5 μg/mL。

(2)阳性:相当于血清 FDP 含量≥10 μg/mL,尿液 FDP 含量≥2 μg/mL,血浆 FDP 含量≥5 μg/mL。

2.定量试验

血清 FDP 含量<10 μg/mL(阴性);尿液 FDP 含量<2 μg/mL(阴性);血浆 FDP 含量<5 μg/mL(阴性)。

(四)临床意义

1.血清或血浆 FDP 含量升高

FDP 升高是 DIC 诊断的重要标志。此外,VTE、休克、恶性肿瘤、白血病及各种类型的原(继)发性纤溶亢进等疾病时,FDP 均可显著升高。

2.尿液 FDP 含量升高

尿液 FDP 含量升高可见于肾病、糖尿病、烧伤及高血压等疾病。

(五)结果分析及影响因素

血清检测应采用 FDP 检测专用管收集标本并尽快分离。乏血小板血浆标本可用 EDTA-Na$_2$、枸橼酸钠或肝素抗凝。待测标本应于 48 小时内完成检测。检测环境温度应高于 20 ℃,低温环境下进行定性试验应延长 1~2 分钟观察结果。试剂盒应置于 2~8 ℃保存,切勿冻结。血清与尿液标本共用一种试剂盒,而不能用于血浆标本的检测。

七、纤溶酶-抗纤溶酶复合物检测

纤溶酶是纤溶系统的关键因子,其本身不被激活,在血液中半衰期又极短,故不能被直接检测。肝脏产生的 α_2-抗纤溶酶是纤溶酶最重要的抑制因子,也称为 α_2-纤溶酶抑制物。α_2-AP 与血液中存在的纤溶酶以 1∶1 迅速结合,形成纤溶酶-抗纤溶酶复合物实现对纤溶系统的抑制。因此,PAP 是客观反映纤溶状态的分子标志物,可评价机体内纤溶激活的程度。PAP 在血液中的半衰期较长(6 小时),可被直接检测。

(一)检测指征

检测可能存在的纤溶活性异常、代谢性疾病、高凝状态、血栓风险或 DIC 基础疾病等。

(二)试验原理与方法

PAP 抗原检测(高敏免疫化学发光法)采用两步夹心法原理,生物素化抗纤溶酶原单克隆抗体与被检样本中的 PAP 发生特异性反应,再与链霉亲和素磁微粒结合,去除未反应物质后,添加碱性磷酸酶(alkaline phosphatase,ALP)标记的抗 α_2 纤溶酶抑制剂单克隆抗体,再次去除未反应物质后,添加缓冲液和发光底物 CDP-Star,经磁微粒上的 ALP 分解并发光,检测其发光强度。发光强度随被检样本中 PAP 浓度的增加而增加。事先检测已知浓度的 PAP 校准品,制作标准曲线,可求出被检样本中 PAP 的浓度,以 μg/mL 报告抗原含量。

(三)参考区间

不同检测系统参考区间有差异,PAP 的参考区间通常<0.8 μg/mL。

（四）临床意义

PAP 升高见于 DIC 和 DIC 前状态；深静脉血栓症、肺栓塞等血栓性疾病的早期诊断。还用于心肌梗死等患者的血栓再发生的监测、进行纤溶治疗（t-PA、尿激酶）时的疗效监测等。

（五）结果分析及影响因素

（1）空腹时静脉采血，防止气泡、泡沫、溶血以及组织凝血活酶混入样本中。

（2）使用新鲜的枸橼酸钠血浆作为样本，避免反复冻融。

八、凝血酶-抗凝血酶复合物检测

凝血酶作用于纤维蛋白原并使之转变成纤维蛋白，其中凝血酶的产生量与凝血激活的程度密切相关。由于凝血酶在血液中的半衰期极短（几秒钟），很快会被抗凝物质中和，故直接检测凝血酶非常困难，而检测凝血酶和抗凝血酶以 1∶1 结合的凝血酶-抗凝血酶复合物（thrombinantithrombin complex，TAT）则成为有效的替代方法。由于 TAT 的产生直接证实了凝血系统的启动，凝血系统的激活和抗凝系统的消耗又往往是血栓形成的早期变化，因此 TAT 检测可对预测血栓的形成和复发具有一定临床价值。

（一）检测指征

凝血酶-抗凝血酶复合物检测主要用于检测可能存在的凝血系统异常、代谢性疾病、高凝状态、血栓风险或 DIC 基础疾病。

（二）试验原理与方法

TAT 抗原检测（高敏免疫化学发光法）采用两步夹心法原理，生物素化凝血酶单克隆抗体与被检样本中的 TAT 发生特异性反应，再与链霉亲和素磁微粒结合。去除未反应物质后，添加 ALP 标记的抗凝血酶Ⅲ单克隆抗体，其与磁微粒上的 TAT 发生特异性反应。再次去除未反应物质后，添加缓冲液和发光底物 CDP-Star，经磁微粒上的 ALP 分解并发光，检测其发光强度。发光强度随被检样本中 TAT 浓度的增加而增加。事先检测已知浓度的 TAT 校准品，制作标准曲线，可求出被检样本中 TAT 的浓度，以 ng/mL 来报告抗原含量。

（三）参考区间

不同检测系统参考区间有差异，TAT 的参考区间通常为＜4.0 ng/mL，各实验室引用参考区间时应进行验证，必要时建立本实验室的参考区间。

（四）临床意义

TAT 升高提示血栓风险，见于 DIC 和 DIC 前状态；深静脉血栓形成、肺栓塞、部分心房颤动、二尖瓣狭窄症合并心房颤动、其他凝血激活状态等。用华法林进行抗凝治疗时，TAT 有时会降至参考区间下限。

有大量胸腔积液及大量腹水的患者，FDP 及 D-二聚体增高，有时难以判定是否是 DIC。此时如患者血浆 TAT 水平正常，可考虑排除 DIC。

（五）结果分析及影响因素

（1）采血极为困难的患者、采血花费时间长的标本，有时会出现 TAT 水平的假性增高。

（2）使用新鲜的枸橼酸钠血浆作为样本，避免反复冻融。

九、凝血酶调节蛋白检测

凝血酶调节蛋白（thrombomodulin，TM）是主要存在于血管内皮细胞上的高亲和性凝血酶受体,当血管内皮细胞受到损害时,TM 从内皮细胞游离出来并产生各种生物学效能。一方面,TM 可通过捕获凝血酶发挥抗凝血作用,而被 TM 捕获的凝血酶会丧失凝血活性(如将纤维蛋白原转化为纤维蛋白的作用、激活血小板的作用等);另一方面,这种凝血酶-凝血酶调节蛋白复合物能激活蛋白 C 并使其转化为活化的蛋白 C,从而灭活活化的 V 因子(F V a)及 Ⅷ 因子(F Ⅷ a)。因此,TM 不仅是反映内皮细胞损伤的分子标志物,同时还能发挥重要的抗凝血作用。

(一)检测指征

凝血酶调节蛋白检测主要用于检测可能存在的血管内皮系统损伤(合并血管炎的胶原病)、代谢性疾病(合并呼吸衰竭)、血栓风险、肾功能损伤或 DIC 基础疾病等。

(二)试验原理与方法

TM 抗原检测(高敏免疫化学发光法)采用两步夹心法原理,生物素化抗 TM 单克隆抗体与被检样本中的 TM 发生特异性反应,再与链霉亲和素磁微粒结合。去除未反应物质后,添加 ALP 标记的抗 TM 单克隆抗体,其与磁微粒上的 TM 发生特异性反应。再次去除未反应物质后,添加缓冲液和发光底物 CDP-Star,经磁微粒上的 ALP 分解并发光,检测其发光强度。发光强度随被检样本中 TM 浓度的增加而增加。事先检测已知浓度的 TM 校准品,制作标准曲线,可求出被检样本中 TM 的浓度,以 TU/mL 报告其抗原含量。

(三)参考区间

不同检测系统参考区间有差异,TM 的参考区间通常为 3.8~13.3 TU/mL,各实验室引用参考区间时应进行验证,必要时建立本实验室的参考区间。

(四)临床意义

TM 升高见于自身免疫疾病,如系统性红斑狼疮、DIC、急性呼吸窘迫综合征等。TM 升高可反映血管内皮损伤,当肾功能低下时也会增高。

TM 分布在全身脏器的血管,而脑部血管的 TM 含量较低,这一生物学特点可能与脑出血和脑卒中间的风险差异有某种关联。

(五)结果分析及影响因素

(1)应空腹静脉采血,防止气泡、泡沫、溶血及组织凝血活酶混入样本中。

(2)使用新鲜的枸橼酸钠血浆作为样本,避免反复冻融。

(乔广梅)

第十一章

尿 液 检 验

第一节　尿液的一般检验

一、尿量

尿量主要取决于肾小球的滤过率、肾小管重吸收和浓缩与稀释功能。此外尿量变化还与外界因素如每天饮水量、食物种类、周围环境(气温、湿度)、排汗量、年龄、精神因素、活动量等相关。正常成人 24 小时内排尿为 1.0~1.5 L。

24 小时尿量＞2.5 L 为多尿，可由饮水过多，特别饮用咖啡、茶或者失眠及使用利尿药、静脉输液过多时引起。病理性多尿常因肾小管重吸收和浓缩功能减退如尿崩症、糖尿病、肾功能不全、慢性肾盂肾炎等引起。

24 小时尿量＜0.4 L 为少尿，可因机体缺水或出汗。病理性少尿主要见于脱水、血浓缩、急性肾小球肾炎、各种慢性肾衰竭、肾移植术后急性排异反应、休克、心功能不全、尿路结石、损伤、肿瘤、尿路先天畸形等。

尿量不增多而仅排尿次数增加为尿频，见于膀胱炎、前列腺炎、尿道炎、肾盂肾炎、体质性神经衰弱、泌尿生殖系统处于激惹状态、磷酸盐尿症、碳酸盐尿症等。

二、外观

尿液外观包括颜色及透明度。正常人新鲜的尿液呈淡黄至橘黄色透明，影响尿液颜色的主要物质为尿色素、尿胆原、尿胆素及卟啉等。此外尿色还受酸碱度、摄入食物或药物的影响。

浑浊度可分为清晰、雾状、云雾状浑浊、明显浑浊几个等级。浑浊的程度根据尿中含混悬物质种类及量而定。正常尿浑浊的主要原因是因含有结晶和上皮细胞所致。病理性浑浊可因尿中含有白细胞、红细胞及细菌所致。放置过久而有轻度浑浊可因尿液酸碱度变化，尿内黏蛋白、核蛋白析出所致。淋巴管破裂产生的乳糜尿也可引起浑浊。在流行性出血热低血压期，尿中可出现蛋白、红细胞、上皮细胞等混合的凝固物，称"膜状物"。常见的外观改变有以下几种。

(一)血尿

尿内含有一定量的红细胞时称为血尿。由于出血量的不同可呈淡红色云雾状，淡洗肉水样或鲜血样，甚至混有凝血块。每升尿内含血量超过 1 mL 可出现淡红色，称为肉眼血尿。主要见于各种原因所致的泌尿系统出血,如肾结石或泌尿系统结石,肾结核、肾肿瘤及某些菌株所致的泌尿系统感染等。洗肉水样外观常见于急性肾小球肾炎。血尿还可由出血性疾病引起,见于血友病和特发性血小板减少性紫癜。镜下血尿指尿液外观变化不明显,而离心沉淀后进行镜检时能看到超过正常数量的红细胞者称镜下血尿。

(二)血红蛋白尿

当发生血管内溶血,血浆中血红蛋白含量增高,超过肝珠蛋白所能结合的量时,未结合的游离血红蛋白便可通过肾小球滤膜而形成血红蛋白尿。在酸性尿中血红蛋白可氧化成为正铁血红蛋白而呈棕色,如含量甚多则呈棕黑色酱油样外观。隐血试验呈强阳性反应,但离心沉淀后上清液颜色不变,镜检时不见红细胞或偶见溶解红细胞之碎屑,可与血尿相区别。卟啉尿症患者,尿液呈红葡萄酒色,碱性尿液中如存在酚红、番茄汁、芦荟等物质,酸性尿液中如存在氨基比林、磺胺等药物也可有不同程度的红色。血红蛋白尿见于蚕豆黄、血型不合的输血反应、严重烧伤及阵发性睡眠性血红蛋白尿症等。

(三)胆红素尿

当尿中含有大量的结合胆红素,外观呈深黄色,振荡后泡沫亦呈黄色,若在空气中久置可因胆红素被氧化为胆绿素而使尿液外观呈棕绿色。胆红素见于阻塞性黄疸和肝细胞性黄疸。服用呋喃唑酮、核黄素后尿液亦可呈黄色,但胆红素定性阴性。服用大剂量熊胆粉、牛黄类药物时尿液可呈深黄色。

(四)乳糜尿

外观呈不同程度的乳白色,严重者似乳汁。因淋巴循环受阻,从肠道吸收的乳糜液未能经淋巴管引流入血而逆流进入肾,致使肾盂、输尿管处的淋巴管破裂,淋巴液进入尿液中所致。其主要成分为脂肪微粒及卵磷脂、胆固醇、少许纤维蛋白原和清蛋白等。乳糜尿多见于丝虫病,少数可由结核、肿瘤、腹部创伤或手术引起。乳糜尿离心沉淀后外观不变,沉渣中可见少量红细胞和淋巴细胞,丝虫病者偶可于沉渣中查出微丝蚴。乳糜尿需与脓尿或结晶尿等浑浊尿相鉴别,后二者经离心后上清转为澄清,而镜检可见多数的白细胞或盐类结晶,结晶尿加热加酸后浑浊消失。为确诊乳糜尿还可于尿中加少量乙醚振荡提取,因尿中脂性成分溶于乙醚而使水层浑浊程度比原尿减轻。

(五)脓尿

尿液中含有大量白细胞而使外观呈不同程度的黄色浑浊或含脓丝状悬浮物。见于泌尿系统感染及前列腺炎、精囊炎,脓尿蛋白定性常为阳性,镜检可见大量脓细胞。还可通过尿三杯试验初步了解炎症部位,协助临床鉴别诊断。

(六)盐类结晶尿

外观呈白色或淡粉红色颗粒状浑浊,尤其是在气温寒冷时常很快析出沉淀物。这类浑浊尿可通过在试管中加热、加乙酸进行鉴别。尿酸盐加热后浑浊消失,磷酸盐、碳酸盐则浑浊增加,但加乙酸后二者均变清,碳酸盐尿同时产生气泡。

除肉眼观察颜色与浊度外,还可以通过三杯试验进一步对病理尿的来源进行初步定位。尿三杯试验是在一次排尿中,人为地把尿液分成三段排出,分别盛于 3 个容器内,第 1 杯及第 3 杯每杯约 10 mL,其余大部分排于第 2 杯中。分别观察各杯尿的颜色、浑浊度、并做显微镜检查。多用于男性泌尿生殖系统疾病定位的初步诊断(表 11-1)。

表 11-1 尿三杯试验外观鉴别结果及诊断

第 1 杯	第 2 杯	第 3 杯	初步诊断
有弥散脓液	清晰	清晰	急性尿道炎,且多在前尿道
有脓丝	清晰	清晰	亚急性或慢性尿道炎
有弥散脓液	有弥散脓液	有弥散脓液	尿道以上部位的泌尿系统感染
清晰	清晰	有弥散脓液	前列腺炎、精囊炎、后尿道炎、三角区炎症、膀胱颈部炎症
有脓丝	清晰	有弥散脓液	尿道炎、前列腺炎、精囊炎

尿三杯试验还可鉴别泌尿道出斑部位。

1.全程血尿(3 杯尿液均有血液)

血液多来自膀胱颈以上部位。

2.终末血尿(第 3 杯有血液)

病变多在膀胱三角区、颈部或后尿道(但膀胱肿瘤患者大量出血时,也可见全程血尿)。

3.初期血尿(第 1 杯有血液)

病变多在尿道或膀胱颈。

三、气味

正常新鲜尿液的气味来自尿内的挥发性酸,尿液久置后,因尿素分解而出现氨臭味。如新排出的尿液即有氨味提示有慢性膀胱炎及慢性尿潴留。糖尿病酮症时,尿液呈苹果样气味。此外还有药物和食物,特别是进食蒜、葱、咖喱等,尿液可出现特殊气味。

四、比密

尿比密是指在 4 ℃时尿液与同体积纯水重量之比。尿比密高低随尿中水分、盐类及有机物含量而异,在病理情况下还受尿蛋白、尿糖及细胞成分等影响。如无水代谢失调、尿比密测定可粗略反映肾小管的浓缩稀释功能。

(一)参考值

晨尿或通常饮食条件下:1.015～1.025。

随机尿:1.003～1.035(浮标法)。

(二)临床意义

1.高比密尿

可见于高热、脱水、心功能不全、周围循环衰竭等尿少时,也可见于尿中含葡萄糖和碘造影剂时。

2.低比密尿

可见于慢性肾小球肾炎、肾功能不全、肾盂肾炎、尿崩症、高血压等。慢性肾功能不全者,由于肾单位数目大量减少,尤其伴有远端肾单位浓缩功能障碍时,经常排出比密近于 1.010(与肾小球滤液比密接近)的尿称为等渗尿。

五、血清(浆)和尿渗量的测定

渗量代表溶液中一种或多种溶质中具有渗透活性微粒的总数量,而与微粒的大小、种类及性质无关。只要溶液的渗量相同,都具有相同的渗透压。测定尿渗量可了解尿内全部溶质的微粒总数量,可反映尿内溶质和水的相对排泄速度,以判断肾的浓缩稀释功能。

(一)参考值

血清平均为 290 mOsm/kg H_2O,范围 280～300 mOsm/kg H_2O。成人尿液 24 小时内 40～1 400 mOsm/kg H_2O,常见数值 600～1 000 mOsm/kg H_2O。尿/血清比值应大于 3。

(二)临床意义

(1)血清<280 mOsm/kg H_2O 时为低渗性脱水,>300 mOsm/kg H_2O 时为高渗性脱水。

(2)禁饮 12 小时,尿渗量<800 mOsm/kg H_2O 表示肾浓缩功能不全。

(3)急性肾小管功能障碍时,尿渗量降低,尿/血清渗量比值≤1。由于尿渗量仅受溶质微粒数量的影响而改变,很少受蛋白质及葡萄糖等大分子影响。

六、自由水清除率测定

自由水清除率是指单位时间内(每小时或每分钟)尿中排出的游离水量。它可通过血清渗量、尿渗量及单位时间尿量求得。

(一)参考值

−25～−100 mL/h 或−0.4～1.7 mL/min。

(二)临床意义

(1)自由水清除率为正值代表尿液被稀释,反之为负值时代表尿液被浓缩,其负值越大代表肾浓缩功能越佳。

(2)尿/血清渗量比值常因少尿而影响结果。

(3)急性肾衰竭早期,自由水清除率趋于零值,而且先于临床症状出现之前 2～3 天,常作为判断急性肾衰竭早期诊断指标。在治疗期间,自由水清除率呈现负值,大小还可反映肾功能恢复程度。

(4)可用于观察严重创伤、大手术后低血压、少尿或休克患者髓质功能损害的指标。

(5)肾移植时有助于早期发现急性排异反应,此时可近于零。

(6)用于鉴别非少尿性肾功能不全和肾外性氮质血症,后者往往正常。

(朱恒燕)

第二节　尿液的化学检验

一、尿液蛋白质检查

正常人的肾小球滤液中存在小分子量的蛋白质,在通过近曲小管时绝大部分又被重吸收,因此终尿中的蛋白质含量仅为 30～130 mg/24 h。随机 1 次尿中蛋白质为 0～80 mg/L。尿蛋白定性试验为阴性反应。当尿液中蛋白质超过正常范围时称为蛋白尿。含量大于 0.1 g/L 时定性试验可阳性。正常时分子量 7 万以上的蛋白质不能通过肾小球滤过膜,而分子量 1 万～3 万的低分子蛋白质虽大多可通过滤过膜,但又为近曲小管重吸收。由肾小管细胞分泌的蛋白如 Tamm-Horsfall 蛋白(T-H 蛋白)、SIgA 等以及下尿路分泌的黏液蛋白可进入尿中。尿蛋白质 2/3 来自血浆蛋白,其中清蛋白约占 40%,其余为小分子量的酶如溶菌酶等、肽类、激素等。可按蛋白质的分子量大小分成 3 组。①高分子量蛋白质:分子量大于 9 万,含量极微,包括由肾髓袢升支及远曲小管上皮细胞分泌的 T-H 糖蛋白及分泌型 IgG 等。②中分子量蛋白质:分子量 4 万～9 万,是以清蛋白为主的血浆蛋白,可占尿蛋白总数的 1/2～2/3。③低分子量蛋白质:分子量小于 4 万,绝大多数已在肾小管重吸收,因此尿中含量极少,如免疫球蛋白 Fc 片段,游离轻链、α_1 微球蛋白、β_2 微球蛋白等。

蛋白尿形成的机制以下几点。

(一)肾小球性蛋白尿

肾小球因受炎症、毒素等的损害,引起肾小球毛细血管壁通透性增加,滤出较多的血浆蛋白,超过了肾小管重吸收能力所形成的蛋白尿,称为肾小球性蛋白尿。其机制除因肾小球滤过膜的物理性空间构型改变导致"孔径"增大外,还与肾小球滤过膜的各层特别是足突细胞层的唾液酸减少或消失,以致静电屏障作用减弱有关。

(二)肾小管性蛋白尿

由于炎症或中毒引起近曲小管对低分子量蛋白质的重吸收功能减退而出现以低分子量蛋白质为主的蛋白尿,称为肾小管性蛋白尿。尿中以 β_2 微球蛋白、溶菌酶等增多为主,清蛋白正常或轻度增多。单纯性肾小管性蛋白尿,尿蛋白含量较低,一般低于 1 g/24 h。常见于肾盂肾炎、间质性肾炎、肾小管性酸中毒、重金属(汞、镉、铋)中毒,应用庆大霉素、多黏菌素 B 及肾移植术后等。

(三)混合性蛋白尿

肾脏病变如同时累及肾小球及肾小管,产生的蛋白尿称混合性蛋白尿。在尿蛋白电泳的图谱中显示低分子量的 β_2MG 及中分子量的清蛋白同时增多,而大分子量的蛋白质较少。

(四)溢出性蛋白尿

血循环中出现大量低分子量(分子量小于 4.5 万)的蛋白质如本周蛋白。血浆肌红蛋白(分子量为 1.4 万)增多超过肾小管回吸收的极限于尿中大量出现时称为肌红蛋白尿,也属于溢出性蛋白尿,见于骨骼肌严重创伤及大面积心肌梗死。

(五)偶然性蛋白尿

当尿中混有多量血、脓、黏液等成分而导致蛋白定性试验阳性时称为偶然性蛋白尿。主要见于泌尿道的炎症、药物、出血及在尿中混入阴道分泌物、男性精液等,一般并不伴有肾本身的损害。

(六)生理性蛋白尿或无症状性蛋白尿

由于各种体外环境因素对机体的影响而导致的尿蛋白含量增多,可分为功能性蛋白尿及体位性(直立性)蛋白尿。

功能性蛋白尿:机体在剧烈运动、发热、低温刺激、精神紧张、交感神经兴奋等所致的暂时性、轻度的蛋白尿。形成机制可能与上述原因造成肾血管痉挛或充血而使肾小球毛细血管壁的通透性增加所致。当诱发因素消失后,尿蛋白也迅速消失。生理性蛋白尿定性一般不超过(+),定量小于 0.5 g/24 h,多见于青少年期。

体位性蛋白尿:又称直立性蛋白尿,由于直立体位或腰部前突时引起的蛋白尿。其特点为卧床时尿蛋白定性为阴性,起床活动若干时间后即可出现蛋白尿,尿蛋白定性可达(＋＋)甚至(＋＋＋),而平卧后又转成阴性,常见于青少年,可随年龄增长而消失。其机制可能与直立时前突的脊柱压迫肾静脉,或直立时肾的位置向下移动,使肾静脉扭曲而致肾脏处于淤血状态,与淋巴、血流受阻有关。

1.参考值

尿蛋白定性试验:阴性。尿蛋白定量试验:<0.1 g/L 或≤0.15 g/24 h(考马斯亮蓝法)。

2.临床意义

因器质性变,尿内持续性地出现蛋白,尿蛋白含量的多少,可作为判断病情的参考,但蛋白量的多少不能反映肾脏病变的程度和预后。

(1)急性肾小球肾炎:多数由链球菌感染后引起的免疫反应。持续性蛋白尿为其特征。蛋白定性检查常为(＋)~(＋＋)、定量检查大都不超过 3 g/24 h,但也有超过 10 g/24 h 者。一般于病后 2~3 周蛋白定性转为少量或微量,2~3 个月后多消失,也可呈间歇性阳性。成人患者消失较慢,若蛋白长期不消退,应疑及体内有感染灶或转为慢性的趋势。

(2)急进性肾小球肾炎:起病急、进展快。如未能有效控制,大多在半年至 1 年内死于尿毒症,以少尿、甚至无尿、蛋白尿、血尿和管型尿为特征。

(3)隐匿性肾小球肾炎:临床常无明显症状,但有持续性轻度的蛋白尿。蛋白定性检查多为(±)~(＋),定量检查常在 0.2 g/24 h 左右,一般不超过 1 g/24 h,可称为"无症状性蛋白尿"。在呼吸系统感染或过劳后,蛋白可有明显增多,过后可恢复到原有水平。

(4)慢性肾小球肾炎:病变累及肾小球和肾小管,多属于混合性蛋白尿。慢性肾炎普通型,尿蛋白定性检查常为(＋)~(＋＋＋),定量检查多在 3.5 g/24 h 左右;肾病型则以大量蛋白尿为特征,定性检查为(＋＋)~(＋＋＋＋),定量检查为 3.5~5.0 g/24 h 或以上,但晚期,由于肾小球大部毁坏,蛋白排出量反而减少。

(5)肾病综合征:是由多种原因引起的一组临床综合征,包括慢性肾炎肾病型、类脂性肾病、膜性肾小球肾炎、狼疮性肾炎肾病型、糖尿病型肾病综合征和一些原因不明确的肾病综合征等。临床表现以水肿、大量蛋白尿、低蛋白血症、高脂血症为特征,尿蛋白含量较高,且易起泡沫,定性试验多为(＋＋＋)~(＋＋＋＋),定量试验常为 3.5~10.0 g/24 h,最多达 20 g 者。

(6)肾盂肾炎:为泌尿系统最常见的感染性疾病,临床上分为急性和慢性两期。急性期尿液的改变为脓尿,尿蛋白多为(±)~(＋＋)。每天排出量不超过 1 g。如出现大量蛋白尿应考虑有否肾炎、肾病综合征或肾结核并发感染的可能性。慢性期尿蛋白可呈间歇性阳性,常为(＋)~(＋＋),并可见混合细胞群和白细胞管型。

(7)肾内毒性物质引起的损害:由金属盐类如汞、镉、铀、铬、砷和铋等或有机溶剂如甲醇、甲苯、四氧化碳等以及抗菌药类如磺胺、新霉素、卡那霉素、庆大霉素、多黏菌素 B、甲氧苯青霉素等,可引起肾小管上皮细胞肿胀、退行性变和坏死等改变,故又称坏死性肾病。系因肾小管对低分子蛋白质重吸收障碍而形成的轻度或中等量蛋白尿,一般不超过 1.5 g/24 h,并有明显的管型尿。

(8)系统性红斑狼疮的肾脏损害:本病在组织学上显示有肾脏病变者高达 90%~100%,但以肾脏病而发病者仅为 3%~5%。其病理改变以肾小球毛细血管丛为主,有免疫复合物沉淀和基底膜增厚。轻度损害型尿蛋白常在(＋)~(＋＋),定量检查为 0.5~1.0 g/24 h。肾病综合征型则尿蛋白大量增多。

(9)肾移植：肾移植后，因缺血而造成的肾小管功能损害，有明显的蛋白尿，可持续数周，当循环改善后尿蛋白减少或消失，如再度出现蛋白尿或尿蛋白含量较前增加，并伴有尿沉渣的改变，常提示有排异反应发生。

(10)妊娠和妊娠中毒症：正常孕妇尿中蛋白可轻微增加，属于生理性蛋白尿。此与肾小球滤过率和有效肾血流量较妊娠前增加 30%～50% 以及妊娠所致的体位性蛋白尿(约占 20%)有关。妊娠中毒症则因肾小球的小动脉痉挛，血管腔变窄，肾血流量减少，组织缺氧使其通透性增加，血浆蛋白从肾小球漏出之故。尿蛋白多为(＋)～(＋＋)，病情严重时可增至(＋＋＋)～(＋＋＋＋)，如定量超过 5 g/24 h，提示为重度妊娠中毒症。

二、本周蛋白尿检查

本周蛋白是免疫球蛋白的轻链单体或二聚体，属于不完全抗体球蛋白，分为 K 型和 X 型，其分子量分别为 22 000 和 44 000，蛋白电泳时可在 α_2 至 γ 球蛋白区带间的某个部位出现 M 区带，多位于 γ 区带及 β-γ 区。易从肾脏排出称轻链尿。可通过肾小球滤过膜滤出，若其量超过近曲小管所能吸收的极限，则从尿中排出，在尿中排出率多于清蛋白。肾小管对本周蛋白具有重吸收及异化作用，通过肾排泄时，可抑制肾小管对其他蛋白成分的重吸收，并可损害远曲小管，因而导致肾功能障碍及形成蛋白尿，同时有清蛋白及其他蛋白成分排出。本周蛋白在加热至 40～60 ℃时可发生凝固，温度升至 90～100 ℃ 时可再溶解，故又称凝溶蛋白。

(一)原理

尿内本周蛋白在加热 40～60 ℃ 时，出现凝固沉淀，继续加热至 90～100 ℃ 时又可再溶解，故利用此凝溶特性可将此蛋白与其他蛋白区分。

(二)参考值

尿本周蛋白定性试验：阴性(加热凝固法或甲苯磺酸法)。

(三)临床意义

1.多发性骨髓瘤

多发性骨髓瘤是浆细胞恶性增生所致的肿瘤性疾病，其异常浆细胞(骨髓瘤细胞)，在制作免疫球蛋白的过程中，产生过多的轻链且在未与重链装配前即从细胞内分泌排出，经血循环由肾脏排至尿中，有35%～65%的病例本周蛋白尿呈阳性反应，但每天排出量有很大差别，可从 1 克至数十克，最高达 90 克者，有时定性试验呈间歇阳性，故一次检验阴性不能排除本病。

2.华氏巨球蛋白血症

属浆细胞恶性增殖性疾病，血清内 IgM 显著增高为本病的重要特征，约有 20% 的患者尿内可出现本周蛋白。

3.其他疾病

如淀粉样变性、恶性淋巴瘤、慢淋白血病、转移瘤、慢性肾炎、肾盂肾炎、肾癌等患者尿中也偶见本周蛋白，可能与尿中存在免疫球蛋白碎片有关。

三、尿液血红蛋白、肌红蛋白及其代谢产物的检查

(一)血红蛋白尿的检查

当血红蛋白内有大量红细胞破坏，血浆中游离血红蛋白超过 1.5 g/L(正常情况下肝珠蛋白

最大结合力为 1.5 g/L 血浆)时,血红蛋白随尿排出,尿中血红蛋白检查阳性,称血红蛋白尿。血红蛋白尿特点,外观呈脓茶色或透明的酱油色,镜检时无红细胞,但隐血呈阳性反应。

1.原理

血红蛋白中的亚铁血红素与过氧化物酶的结合相似,而且具有弱的过氧化物酶活性,能催化过氧化氢放出新生态的氧,氧化受体氨基比林使之呈色,借以识别血红蛋白的存在。

2.参考值

正常人尿中血红蛋白定性试验:阴性(氨基比林法)。

3.临床意义

(1)阳性可见于各种引起血管内溶血的疾病,如 6-磷酸葡萄糖脱氢酶缺乏在食蚕豆或使用药物伯氨喹、碘胺、菲那西丁时引起的溶血。

(2)血型不合输血引起的急性溶血,广泛性烧伤、恶性疟疾、某些传染病(猩红热、伤寒、丹毒)、毒蕈中毒、毒蛇咬伤等大都有变性的血红蛋白出现。

(3)遗传性或继发性溶血性贫血,如阵发性寒冷性血红蛋白尿症、行军性血红蛋白尿症及阵发性睡眠性血红蛋白尿症。

(4)自身免疫性溶血性贫血、系统性红斑狼疮等。

(二)肌红蛋白尿的检查

肌红蛋白是横纹肌、心肌细胞内的一种含亚铁血红素的蛋白质,其结构及特性与血红蛋白相似,但仅有一条肽链,分子量为 1.60 万~1.75 万。当肌肉组织受损伤时,肌红蛋白可大量释放到细胞外入血流,因分子量小,可由肾排出。尿中肌红蛋白检查阳性,称肌红蛋白尿。

1.原理

肌红蛋白和血红蛋白一样,分子中含有血红素基团,具有过氧化物酶活性,能用邻甲苯胺或氨基比林与过氧化氢呈色来鉴定,肌红蛋白在 80% 饱和硫酸铵浓度下溶解,而血红蛋白和其他蛋白质则发生沉淀,可资区别。

2.参考值

肌红蛋白定性反应:阴性(硫酸铵法)。肌红蛋白定量试验:<4 mg/L(酶联免疫吸附法)。

3.临床意义

(1)阵发性肌红蛋白尿:肌肉疼痛性痉挛发作 72 小时后出现肌红蛋白尿。

(2)行军性肌红蛋白尿:非习惯性过度运动。

(3)创伤:挤压综合征、子弹伤、烧伤、电击伤、手术创伤。

(4)原发性肌疾病:肌肉萎缩、皮肌炎及多发性肌炎、肌肉营养不良等。

(5)组织局部缺血性肌红蛋白尿:心肌梗死早期、动脉梗死。

(6)代谢性肌红蛋白尿:乙醇中毒、砷化氢、一氧化碳中毒、巴比妥中毒、肌糖原积累等。

(三)含铁血黄素尿的检查

含铁血黄素尿为尿中含有暗黄色不稳定的铁蛋白聚合体,是含铁的棕色色素。血管内溶血时肾在清除游离血红蛋白过程中,血红蛋白大部分随尿排出,产生血红蛋白尿。其中的一部分血红蛋白被肾小管上皮细胞重吸收,并在细胞内分解成含铁血黄素,当这些细胞脱落至尿中时,可用铁染色法检出,细胞解体时,则含铁血黄素颗粒释放于尿中,也可用普鲁士蓝反应予以鉴别。

1.原理

含铁血黄素中的高铁离子,在酸性环境下与亚铁氰化物作用,产生蓝色的亚铁氰化铁,又称普鲁士蓝反应。

2.参考值

含铁血黄素定性试验:阴性(普鲁士蓝法)。

3.临床意义

尿内含铁血红素检查,对诊断慢性血管内溶血有一定价值,主要见于阵发性睡眠性血红蛋白尿症、行军性肌红蛋白尿、自身免疫溶血性贫血、严重肌肉疾病等。但急性溶血初期,血红蛋白检查阳性,因血红蛋白尚未被肾上皮细胞摄取,未形成含铁血黄素,本试验可呈阴性。

(四)尿中卟啉及其衍生物检查

卟啉是血红素生物合成的中间体,为构成动物血红蛋白、肌红蛋白、过氧化氢酶、细胞色素等的重要成分。是由4个吡咯环连接而成的环状化合物。血红素的合成过程十分复杂,其基本原料是琥珀酰辅酶A和甘氨酸,B族维生素也参与作用。正常人血和尿中含有少量的卟啉类化合物。卟啉病是一种先天性或获得性卟啉代谢紊乱的疾病,其产物大量由尿和粪便排出,并出现皮肤、内脏、精神和神经症状。

1.卟啉定性检查

(1)原理:尿中卟啉类化合物(属卟啉、粪卟啉、原卟啉)在酸性条件下用乙酸乙酯提取,经紫外线照射下显红色荧光。

(2)参考值:尿卟啉定性试验阴性(Haining法)。

2.卟胆原定性检查

(1)原理:尿中卟胆原是血红素合成的前身物质,它与对二甲氨基苯甲醛在酸性溶液中作用,生成红色缩合物。尿胆原及吲哚类化合物亦可与试剂作用,形成红色。但前者可用氯仿将红色提取,后者可用正丁醇将红色抽提除去,残留的尿液如仍呈红色,提示有卟胆原。

(2)参考值:尿卟胆原定性试验阴性(watson-schwartz法)。

(3)临床意义。卟啉病引起卟啉代谢紊乱,导致其合成异常和卟啉及其前身物与氨基-γ-酮戊酸及卟胆原的排泄异常,在这种异常代谢过程中产生的尿卟啉、粪卟啉大量排出。其临床应用:①肝性卟啉病呈阳性。②鉴别急性间歇性卟啉病。因患者出现腹疼、胃肠道症状、精神症状等,易与急性阑尾炎、肠梗阻、神经精神疾病混淆,检查卟胆原可作为鉴别诊断参考。

四、尿糖检查

临床上出现在尿液中的糖类,主要是葡萄糖尿,偶见乳糖尿、戊糖尿、半乳糖尿等。正常人尿液中可有微量葡萄糖,每天尿内排出<2.8 mmol/24 h,用定性方法检查为阴性。糖定性试验呈阳性的尿液称为糖尿,尿糖形成的原因为:当血中葡萄糖浓度大于8.8 mmol/L时,肾小球滤过的葡萄糖量超过肾小管重吸收能力("肾糖阈")即可出现糖尿。

尿中出现葡萄糖取决于三个因素:①动脉血中葡萄糖浓度。②每分钟流经肾小球中的血浆量。③近端肾小管上皮细胞重吸收葡萄糖的能力即肾糖阈。肾糖阈可随肾小球滤过率和肾小管葡萄糖重吸收率的变化而改变。当肾小球滤过率减低时可导致"肾糖阈"提高,而肾小管重吸收减少时则可引起肾糖阈降低。葡萄糖尿除因血糖浓度过高引起外,也可因肾小管重吸收能力降低引起,后者血糖可正常。

(一)参考值

尿糖定性试验:阴性(葡萄糖氧化酶试带法)。尿糖定量试验:<2.8 mmol/24 h(<0.5 g/24 h),

浓度为 0.1~0.8 mmol/L。

(二)临床意义

1.血糖增高性糖尿

(1)饮食性糖尿:因短时间摄入大量糖类(大于 200 g)而引起。确诊须检查清晨空腹的尿液。

(2)持续性糖尿:清晨空腹尿中呈持续阳性,常见于因胰岛素绝对或相对不足所致糖尿病,此时空腹血糖水平常已超过肾阈,24 小时尿中排糖近于 100 g 或更多,每天尿糖总量与病情轻重相平行。如并发肾小球动脉硬化症,则肾小球滤过率减少,肾糖阈升高,此时血糖虽已超常,尿糖亦呈阴性,进食后 2 小时由于负载增加则可见血糖升高,尿糖阳性,对于此型糖尿病患者,不仅需要检查空腹血糖及尿糖定量,还需进一步进行糖耐量试验。

(3)其他疾病血糖增高性糖尿。①甲状腺功能亢进:由于肠壁的血流加速和糖的吸收增快,因而在饭后血糖增高而出现糖尿。②肢端肥大症:可因生长激素分泌旺盛而致血糖升高,出现糖尿。③嗜铬细胞瘤:可因肾上腺素及去甲肾上腺素大量分泌,致使磷酸化酶活性增强,促使肝糖原降解为葡萄糖,引起血糖升高而出现糖尿。④库欣综合征:因皮质醇分泌增多,使糖原异生旺盛,抑制己糖磷酸激酶和对抗胰岛素作用,因而出现糖尿。

(4)一过性糖尿:又称应激性糖尿,见于颅脑外伤、脑血管意外、情绪激动等情况下,脑血糖中枢受到刺激,导致肾上腺素、胰高血糖素大量释放,因而可出现暂时性高血糖和糖尿。

2.血糖正常性糖尿

肾性糖尿属血糖正常性糖尿,因近曲小管对葡萄糖的重吸收功能低下所致。其中先天性者为家族性肾性糖尿,见于范可尼综合征,患者出现糖尿而空腹血糖、糖耐量试验均正常;新生儿糖尿是因肾小管功能还不完善;后天获得性肾性糖尿可见于慢性肾炎和肾病综合征时。妊娠后期及哺乳期女性,出现糖尿可能与肾小球滤过率增加有关。

3.尿中其他糖类

尿中除葡萄糖外还可出现乳糖、半乳糖、果糖、戊糖等,除受进食种类不同影响外,可能与遗传代谢紊乱有关。

(1)乳糖尿:有生理性和病理性两种,前者出现在妊娠末期或产后 2~5 天,后者见于消化不良的患儿尿中,当乳糖摄取量在 150 g 以上时因缺乏乳糖酶 1,则发生乳糖尿。

(2)半乳糖尿:先天性半乳糖血症是一种常染色体隐性遗传性疾病。由于缺乏半乳糖-1-磷酸尿苷转化酶或半乳糖激酶,不能将食物内半乳糖转化为葡萄糖所致,患儿可出现肝大、肝功损害、生长发育停滞、智力减退、哺乳后不安、拒食、呕吐、腹泻、肾小管功能障碍等,此外还可查出氨基酸尿(精、丝、甘氨酸等)。由半乳糖激酶缺乏所致白内障患者也可出现半乳糖尿。

(3)果糖尿:正常人尿液中偶见果糖,摄取大量果糖后尿中可出现暂时性果糖阳性。在肝脏功能障碍时,肝脏对果糖的利用下降,导致血中果糖升高而出现果糖尿。

(4)戊糖尿:尿液中出现的主要是 L-阿拉伯糖和 L-木糖。在食用枣、李子、樱桃及其他果汁等含戊糖多的食品后,一过性地出现在尿液中,后天性戊糖增多症,是因为缺乏从 L-木酮糖向木糖醇的转移酶,尿中每天排出木酮糖 4~5 g。

五、尿酮体检查

酮体是乙酰乙酸、β-羟丁酸及丙酮的总称,为体内脂肪酸代谢的中间产物。正常人血中丙酮浓度较低,为 2.0~4.0 mg/L,其中乙酰乙酸、β-羟丁酸、丙酮分别约占 20%、78%、2%。一般检查方法为阴性。在饥饿，各种原因引起糖代谢发生障碍脂肪分解增加及糖尿病酸中毒时，因产生酮体速度大于组织利用速度，可出现酮血症，继而产生酮尿。

(一)原理

尿中丙酮和乙酰乙酸在碱性溶液中与亚硝基铁氰化钠作用产生紫红色化合物。

(二)参考值

尿酮体定性试验：阴性(Rothera 法)。

(三)临床意义

1.糖尿病酮症酸中毒

由于糖利用减少、分解脂肪产生酮体增加而引起酮症，尿内酮体呈强阳性反应。当肾功能严重损伤而肾阈值增高时，尿酮体可减少，甚至完全消失。

2.非糖尿病性酮症者

如感染性疾病发热期、严重腹泻、呕吐、饥饿、禁食过久、全身麻醉后等均可出现酮尿。妊娠女性常因妊娠反应，呕吐、进食少，以致体脂降解代谢明显增多，发生酮病而致酮尿。

3.中毒

如氯仿、乙醚麻醉后、磷中毒等。

4.服用双胍类降糖药

如苯乙双胍等，由于药物有抑制细胞呼吸的作用，可出现血糖降低，但酮尿阳性的现象。

六、脂肪尿和乳糜尿检查

尿液中混有脂肪小滴时称为脂肪尿。尿中含有淋巴液、外观呈乳糜状称乳糜尿。由呈胶体状的乳糜微粒和蛋白质组成，其形成原因是经肠道吸收的脂肪皂化后成乳糜液，由于种种原因致淋巴引流不畅而未能进入血液循环，以至逆流在泌尿系统淋巴管中时，可致淋巴管内压力升高、曲张破裂、乳糜液流入尿中呈乳汁样。乳糜尿中混有血液，则称乳糜血尿。乳糜尿中主要含卵磷脂、胆固醇、脂酸盐及少量纤维蛋白原、清蛋白等。如合并泌尿道感染，则可出现乳糜脓尿。

(一)原理

乳糜由脂肪微粒组成，较大的脂粒在镜下呈球形，用苏丹Ⅲ染成红色者为乳糜阳性。过小的脂粒，不易在镜下观察，可利用其溶解乙醚的特性，加乙醚后使乳白色浑浊尿变清，即为乳糜阳性。

(二)参考值

乳糜定性试验：阴性。

(三)临床意义

1.淋巴管阻塞

常见于丝虫病，乳糜尿是慢性期丝虫病的主要临床表现之一。这是由丝虫在淋巴系统中，引起炎症反复发作，大量纤维组织增生，使腹部淋巴管或胸导管广泛阻塞所致。

2.过度疲劳、妊娠及分娩后等因素

诱发出现间歇性乳糜尿，偶尔也见少数病例呈持续阳性。

3.其他

先天性淋巴管畸形、腹内结核、肿瘤、胸腹部创伤、手术伤、糖尿病、高脂血症、肾盂肾炎、棘球蚴病、疟疾等也可引起乳糜尿。

七、尿液胆色素检查

尿中胆色素包括胆红素、尿胆原及尿胆素。由于送检多为新鲜尿,尿胆原尚未氧化成尿胆素,故临床多查尿胆红素及尿胆原。

(一)胆红素检查

胆红素是血红蛋白分解代谢的中间产物,是胆汁中的主要成分,可分为未经肝处理的未结合胆红素和经肝与葡萄糖醛酸结合形成的结合胆红素。未结合胆红素不溶于水,在血中与蛋白质结合不能通过肾小球滤膜。结合胆红素分子量小,溶解度高,可通过肾小球滤膜,由尿中排出。由于正常人血中结合胆红素含量很低(小于 $4~\mu mol/L$),滤过量极少,因此尿中检不出胆红素,如血中结合胆红素增加可通过肾小球滤膜使尿中结合胆红量增加,尿胆红素试验阳性反应。

1.原理

尿液中的胆红素与重氮试剂作用,生成红色的偶氮化合物。红色的深浅大体能反应胆红素含量的多少。

2.参考值

胆红素试验:阴性(试带法)。

(二)尿胆原检查

1.原理

尿胆原在酸性溶液中与对二甲氨基苯甲醛作用,生成樱红色化合物。

2.参考值

尿胆原定性试验:正常人为弱阳性,其稀释度在 1：20 以下(改良 Ehrlich 法)。

(三)尿胆素检查

1.原理

在无胆红素的尿液中,加入碘液,使尿中尿胆原氧化成尿胆素,当与试剂中的锌离子作用,形成带绿色荧光的尿胆素-锌复合物。

2.参考值

尿胆素定性试验:阴性(Schilesinger 法)。

3.临床意义

临床上根据黄疸产生的机制可区分为溶血性黄疸、肝细胞性和阻塞性黄疸三型。尿三胆检验在诊断鉴别三型黄疸上有重要意义。

(1)溶血性黄疸:见于体内大量溶血时,如溶血性贫血、疟疾、大面积烧伤等。由于红细胞破坏时未结合胆红素增加,使血中含量增高,未结合胆红素不能通过肾,尿中胆红素检查为阴性。未结合胆红素增加,导致肝细胞代偿性产生更多的结合胆红素。当将其排入肠道后转变为粪胆原的量亦增多,尿胆原的形成也增加,而肝脏重新利用尿胆原的能力有限(肝功能也可能同时受损)所以尿胆原的含量也增加可呈阳性或强阳性。

(2)肝细胞性黄疸:肝细胞损伤时其对胆红素的摄取、结合、排除功能均可能发生障碍。由于肝细胞坏死、肝细胞肿胀、毛细胆管受压,而在肿胀与坏死的肝细胞间弥散经血窦使胆红素进入血液循环,导致血中结合胆红素升高,因其可溶于水并经肾排出,使尿胆红素试验呈阳性。但由于肝细胞处理未结合胆红素及尿胆原的能力下降,故血中未结合胆红素及尿胆原均可增加,此外经肠道吸收的粪胆原也因肝细胞受损不能将其转变为胆红素,而以尿胆原形式由尿中排出,因此在肝细胞黄疸时尿中胆红素与尿胆原均呈明显阳性,而粪便中尿胆原则往往减少。在急性病毒性肝炎时,尿胆红素阳性可早于临床黄疸。其他原因引起的肝细胞黄疸,如药物、毒物引起的中毒性肝炎也出现类似结果。

(3)阻塞性黄疸:胆汁淤积使肝胆管内压增高,导致毛细胆管破裂,结合胆红素不能排入肠道而逆流入血由尿中排出,尿胆红素检查呈阳性。由于胆汁排入肠道受阻,故尿胆原粪胆原均显著减少。可见于各种原因引起的肝内外完全或不完全梗阻,如胆石症、胆管癌、胰头癌、原发性胆汁性肝硬化等。

八、尿液氨基酸检查

尿中有一种或数种氨基酸增多称为氨基酸尿。随着对遗传病的认识,氨基酸尿的检查已受到重视。由于血浆氨基酸的肾阈较高,正常尿中只能出现少量氨基酸。即使被肾小球滤出,也很易被肾小管重吸收。尿中氨基酸分为游离和结合二型,其中游离型排出量约为 1.1 g/24 h,结合型约为 2 g/24 h。结合型是氨基酸在体内转化的产物如甘氨酸与苯甲酸结合生成马尿酸;N-2 酰谷氨酸与苯甲酸结合生成苯乙酰谷氨酸。正常尿中氨基酸含量与血浆中明显不同,尿中氨基酸以甘氨酸、组氨酸、赖氨酸、丝氨酸及氨基乙磺酸为主。排泄量在年龄组上有较大差异,某些氨基酸儿童的排出量高于成人,可能由于儿童肾小管发育未成熟,重吸收减少之故。但成人的 β-氨基异丁酸、甘氨酸、门冬氨酸等又明显高于儿童。尿氨基酸除与年龄有关外,也因饮食、遗传和生理变化而有明显差别,如妊娠期尿中组氨酸、苏氨酸可明显增加。检查尿中氨基酸及其代谢产物,可作为遗传性疾病氨基酸异常的筛选试验。血中氨基酸浓度增加,可溢出在尿中,见于某些先天性疾病。如因肾受毒物或药物的损伤,肾小管重吸收障碍,肾阈值降低,所致肾型氨基酸尿时,患者血中氨基酸浓度则不高。

(一)胱氨酸尿检查

胱氨酸尿是先天性代谢病,主要原因是肾小管对胱氨酸、赖氨酸、精氨酸和鸟氨酸的重吸收障碍导致尿中这些氨基酸排出量增加。由于胱氨酸难溶解,易达到饱和,易析出而形成结晶,反复发生结石,尿路梗阻合并尿路感染;严重者可形成肾盂积水、梗阻性肾病,最后导致肾衰竭。

1.原理

胱氨酸经氰化钠作用后,与亚硝基氰化钠产生紫红色反应。

2.参考值

胱氨酸定性试验:阴性或弱阳性。胱氨酸定量试验:正常尿中胱氨酸、半胱氨酸为83～330 μmol(10～100 mg)/24 h尿(亚硝基铁氰化钠法)。

3.临床意义

定性如呈明显阳性为病理变化,见于胱氨酸尿症。

(二)酪氨酸尿检查

酪氨酸代谢病是一种罕见的遗传性疾病。由于缺乏对羟基苯丙酮酸氧化酶和酪氨酸转氨酶,尿中对羟基苯丙酮酸和酪氨酸显著增加,临床表现为结节性肝硬化、腹部膨大、脾大、多发性肾小管功能障碍等。

1.原理

酪氨酸与硝酸亚汞和硝酸汞反应生成一种红色沉淀物。

2.参考值

尿酪氨酸定性试验:阴性(亚硝基苯酚法)。

3.临床意义

临床见于急性磷、氯仿或四氯化碳中毒,急性重型肝炎或肝硬化、白血病、糖尿病性昏迷或伤寒等。

(三)苯丙酮尿检查

苯丙酮尿症是由于患者肝脏中缺乏苯丙氨酸羟化酶,使苯丙氨酸不能氧化成酪氨酸,只能变成苯丙酮酸。大量苯丙氨酸和苯丙酮酸累积在血液和脑脊液中,并随尿液排出。

1.原理

尿液中的苯丙酮酸在酸性条件下,与三氯化铁作用,生成蓝绿色。

2.参考值

尿液苯丙酮酸定性试验:阴性(三氯化铁法)。

3.临床意义

苯丙酮酸尿见于先天性苯丙酮酸尿症。大量的苯丙酮酸在体内蓄积,对患者的神经系统造成损害并影响体内色素的代谢。此病多在小儿中发现,患者的智力发育不全,皮肤和毛发颜色较淡。

(四)尿黑酸检查

尿黑酸是一种罕见的常染色体隐性遗传病,本病是由于患者体内缺乏使黑酸转化为乙酰乙酸的尿黑酸氧化酶,而使酪氨酸和苯丙氨酸代谢终止在尿黑阶段。尿黑酸由尿排出后,暴露在空气中逐渐氧化成黑色素。其早期临床症状为尿呈黑色,皮肤色素沉着,在儿童期和青年期往往被忽视,但在中老年期常发生脊柱和大关节炎等严重情况。

1.原理

尿液中的尿黑酸与硝酸银作用,遇上氨产生黑色沉淀,借以识别尿黑酸的存在。

2.参考值

尿黑酸定性试验:阴性(硝酸银法)。

3.临床意义

黑酸尿在婴儿期易观察,因其尿布上常有黑色污斑。患者一般无临床症状,至老年时可产生褐黄病(双颊、鼻、巩膜及耳郭呈灰黑色或褐色),是尿黑酸长期在组织中潴积所致。

(五)Hartnup 病的检查

Hartnup 病是一种先天性常染色体隐性遗传病。由于烟酰胺缺乏,患者常表现为糙皮病性皮疹及小脑共济失调。这是由于肾小管对色氨酸重吸收发生障碍所致,可用薄层法予以确证,在层析图上可见 10 种以上的氨基酸。

1.原理

2,4-二硝基苯肼与尿中存在的 α-酮酸(由异常出现的单氨基单羧基中性氨基酸经代谢所致)作用生成一种白色沉淀物。

2.参考值

Hartnup 病的检查:阴性(2,4-二硝基苯肼法)。

3.临床意义

当发生先天性或获得性代谢缺陷时,尿中一种或数种氨基酸量比正常增多,称为氨基酸尿。

(1)肾性氨基酸尿:这是由于肾小管对某些氨基酸的重吸收发生障碍所致。非特异性Fanconi 综合征(多发性肾近曲小管功能不全)、胱氨酸病、Wilson 病(进行性肝豆状核变性)、半乳糖血症。特异性:胱氨酸尿、甘氨酸尿。

(2)溢出性氨基酸尿:由于氨基酸中间代谢的缺陷,导致血浆中某些氨基酸水平的升高,超过正常肾小管重吸收能力,使氨基酸溢入尿中。非特异性:肝病、早产儿和新生儿、巨幼细胞性贫血、铅中毒、肌肉营养不良、Wilson 病及白血病等。槭糖尿病、Hartnup 病(遗传性烟酰胺缺乏)、苯丙酮尿。

(3)由氨基酸衍生物的异常排泄所致:黑酸尿、草酸盐沉积症、苯丙酮尿及吡哆醇缺乏。

九、尿酸碱度检查

尿液酸碱度即尿的 pH,可反映肾脏调节体液酸碱平衡的能力。尿液 pH 主要由肾小管泌 H^+,分泌可滴定酸、铵的形成、重碳酸盐的重吸收等因素决定,其中最重要的是酸性磷酸盐及碱性磷酸盐的相对含量,如前者多于后者,尿呈酸性反应,反之呈中性或碱性反应。尿 pH 受饮食种类影响很大,如进食蛋白质较多,则由尿排出的磷酸盐及硫酸盐增多,尿 pH 较低;而进食蔬菜多时尿 pH 常大于 6。当每次进食后,由于胃黏膜要分泌多量盐酸以助消化,为保证有足够的 H^+ 和 Cl^- 进入消化液,则尿液泌 H^+ 减少和 Cl^- 的重吸收增加,而使尿 pH 呈一过性增高,称之为碱潮。其他如运动、饥饿、出汗等生理活动,夜间入睡后呼吸变慢,体内酸性代谢产物均可使尿 pH 降低。药物、不同疾病等多种因素也影响尿液 pH。

(一)原理

甲基红和溴麝香草酚蓝指示剂适当配合可反映 pH 4.5~9.0 的变异范围。

(二)参考值

尿的 pH:正常人在普通膳食条件下尿液 pH 为 4.6~8.0(平均 6.0)(试带法)。

(三)临床意义

1.尿 pH 降低

酸中毒、慢性肾小球肾炎、痛风、糖尿病等排酸增加;呼吸性酸中毒,因 CO_2 潴留等,尿多呈酸性。

2.尿 pH 升高

频繁呕吐丢失胃酸、服用重碳酸盐、尿路感染、换氧过度及丢失 CO_2 过多的呼吸性碱中毒,尿呈碱性。

3.尿液 pH 一般与细胞外液 pH 变化平行

但应注意:①低钾血症性碱中毒时,由于肾小管分泌 H^+ 增加,尿酸性增强,反之,高钾性酸中毒时,排 K^+ 增加,肾小管分泌 H^+ 减少,可呈碱性尿。②变形杆菌性尿路感染时:由于尿素分解成氨,呈碱性尿;肾小管性酸中毒时,因肾小管形成 H^+、排出 H^+ 及 H^+-Na^+ 交换能力下降,尽管体内为明显酸中毒,但尿 pH 呈相对偏碱性。

十、尿路感染的过筛检查

尿路感染的频度仅次于呼吸道感染,其中有 70%~80% 因无症状而忽略不治,成为导致发展成肾病的一个原因。无症状性尿路感染的发生率很高,18% 的女性有潜在性尿路感染。

(一)氯化三苯四氮唑还原试验

此法是利蒙(Limon)在1962年提出的一种尿路感染诊断试验。当尿中细菌在10^5个/mL时,本试验为阳性,肾盂肾炎的阳性为68%～94%。

原理:无色的氯化三苯四氮唑,可被大肠埃希菌等代谢产物还原成三苯甲,呈桃红色至红色沉淀。

(二)尿内亚硝酸盐试验

本试验又称Griess试验。当尿路感染的细菌有还原硝酸盐为亚硝酸盐的能力时,本试验呈阳性反应。大肠埃希菌属、枸橼酸杆菌属、变形杆菌属、假单胞菌属等皆有还原能力,肾盂肾炎的阳性率可达69%～80%。

原理:大肠埃希菌等革兰阴性杆菌,能还原尿液中的硝酸盐为亚硝酸盐,使试剂中的对氨基苯磺酸重氮化,成为对重氮苯磺酸。对氨基苯磺酸再与α-萘胺结合成N-α-萘胺偶氮苯磺酸,呈现红色。

十一、泌尿系统结石检查

泌尿系统结石是指在泌尿系统内因尿液浓缩沉淀形成颗粒或成块样聚集物,包括肾结石、输尿管结石、膀胱结石和尿路结石,为常见病,好发于青壮年,近年来发病率有上升趋势。尿结石病因较复杂,近年报道的原因如下。①原因不明、机制不清的尿结石称为原发性尿石。②微小细菌引起的尿石:近年由芬兰科学家证明形成肾结石的原因是由自身能够形成矿物外壳的微小细菌。③代谢性尿石:由体内或肾内代谢紊乱而引起,如甲状腺功能亢进、特发性尿钙症引起尿钙增高、痛风的尿酸排泄增加、肾小管酸中毒时磷酸盐大量增加等,其形成结石多为尿酸盐、碳酸盐、胱氨酸、黄嘌呤结石。④继发性或感染性结石:主要为泌尿系统细菌感染,特别是能分解尿素的细菌如变形杆菌将尿素分解为游离氨使尿液碱化,促使磷酸盐、碳酸盐以菌团或脓块为核心而形成结石。此外结石的形成与种族(黑人发病少)、遗传(胱氨酸结石有遗传趋势)、性别、年龄、地理环境、饮食习惯、营养状况以及尿路本身疾病如尿路狭窄、前列腺增生等均有关系。

结石的成分主要有6种,按所占比例高低依次为草酸盐、磷酸盐、尿酸盐、碳酸盐、胱氨酸及黄嘌呤。多数结石混合两种或两种以上成分。因晶体占结石重量常超过60%,因此临床常以晶体成分命名。

(朱恒燕)

第三节　尿液沉渣的检验

尿沉渣检查是用显微镜对尿沉淀物进行检查,识别尿液中细胞、管型、结晶、细菌、寄生虫等各种病理成分,辅助对泌尿系统疾病做出诊断、定位、鉴别诊断及预后判断的重要试验项目。

一、尿细胞成分检查

(一)红细胞

正常人尿沉渣镜检红细胞为0～3个/HP。若红细胞>3个/HP,尿液外观无血色者,称为镜下血尿,应考虑为异常。

新鲜尿中红细胞形态对鉴别肾小球源性和非肾小球源性血尿有重要价值,因此除注意红细胞数量外还要注意其形态,正常红细胞直径为 $7.5~\mu m$;异常红细胞;小红细胞直径$<6~\mu m$;大细胞直径$>9~\mu m$;巨红细胞$>10~\mu m$。用显微镜观察,可将尿中红细胞分成四种。

1.均一形红细胞

红细胞外形及大小正常,以正常红细胞为主,在少数情况下也可见到丢失血红蛋白的影细胞或外形轻微改变的棘细胞,整个尿沉渣中不存在两种以上的类型。一般通称为 O 型细胞。

2.多变形红细胞

红细胞大小不等,外形呈两种以上的多形性变化,常见以下形态:胞质从胞膜向外突出呈相对致密小泡,胞膜破裂,部分胞质丢失;胞质呈颗粒状,沿细胞膜内侧间断沉着;细胞的一侧向外展,类似葫芦状或发芽的酵母状;胞质内有散在的相对致密物,成细颗粒状;胞质向四周集中形似炸面包圈样以及破碎的红细胞等,称为Ⅰ型。

3.变形红细胞

多为皱缩红细胞,主要为膜皱缩、血红蛋白浓缩,呈高色素性,体积变小,胞膜可见棘状突起,棘突之间看不到膜间隔,有时呈桑葚状、星状、多角形,是在皱缩基础上产生的,称为Ⅱ型。

4.小形红细胞

直径约在 $6~\mu m$ 以下,细胞膜完整,血红蛋白浓缩,呈高色素性。体积变小,细胞大小基本一致称为Ⅲ型。

肾小球源性血尿多为Ⅰ、Ⅱ、Ⅲ型红细胞形态,通过显微镜诊断,与肾活检的诊断符合率可达96.7%。非肾小球疾病血尿,则多为均一性血尿,与肾活检诊断符合率达 92.6%。

肾小球性血尿红细胞形态学变化的机制目前认为可能是由于红细胞通过有病理改变的肾小球滤膜时,受到了挤压损伤;以后在通过各段肾小管的过程中又受到不同的 pH 和不断变化着的渗透压的影响;加上介质的张力,各种代谢产物(脂肪酸、溶血、卵磷脂、胆酸等)的作用,造成红细胞的大小、形态和血红蛋白含量等变化。而非肾小球性血尿主要是肾小球以下部位和泌尿通路上毛细血管破裂的出血,不存在通过肾小球滤膜所造成的挤压损伤,因而红细胞形态正常。来自肾小管的红细胞虽可受 pH 及渗透压变化的作用,但因时间短暂,变化轻微,多呈均一性血尿。

临床意义:正常人特别是青少年在剧烈运动、急行军、冷水浴、久站或重体力劳动后可出现暂时性镜下血尿,这种一过性血尿属生理性变化范围。女性患者应注意月经污染问题,需通过动态观察加以区别。引起血尿的疾病很多,可归纳为三类原因。

(1)泌尿系统自身疾病:泌尿系统各部位的炎症、肿瘤、结核、结石、创伤、肾移植排异、先天性畸形等均可引起不同程度的血尿,如急、慢性肾小球肾炎,肾盂肾炎,泌尿系统感染等都是引起血尿的常见原因。

(2)全身其他系统疾病:主要见于各种原因引起的出血性疾病,如特发性血小板减少性紫癜、血友病、DIC、再生障碍性贫血和白血病合并有血小板减少时,某些免疫性疾病如系统性红斑狼疮等也可发生血尿。

(3)泌尿系统附近器官的疾病:如前列腺炎、精囊炎、盆腔炎等患者尿中也偶尔见到红细胞。

(二)白细胞、脓细胞、闪光细胞和混合细胞群

正常人尿沉渣镜检白细胞<5 个/HP,若白细胞超过 5 个/HP 即为增多,称为镜下脓尿。白细胞是指无明显退变的完整细胞,尿中以中性粒细胞较多见,也可见到淋巴细胞及单核细胞。其

细胞质清晰整齐,加1‰醋酸处理后细胞核可见到。中性粒细胞常分散存在。脓细胞系指在炎症过程中破坏或死亡的中性粒细胞,外形不规则,浆内充满颗粒,细胞核不清,易聚集成团,细胞界限不明显,此种细胞称为脓细胞。急性肾小球肾炎时,尿内白细胞可轻度增多。若发现多量白细胞,表示泌尿系统感染如肾盂肾炎、膀胱炎、尿道炎及肾结核等。肾移植手术后1周内尿中可出现较多的中性粒细胞,随后可逐渐减少而恢复正常。成年女性生殖系统有炎症时,常有阴道分泌物混入尿内。除有成团脓细胞外,并伴有多量扁平上皮细胞及一些细长的大肠埃希菌。闪光细胞是一种在炎症感染过程中,发生脂肪变性的多形核白细胞,其胞质中充满了活动的闪光颗粒,这种颗粒用 Sternheimer-Malbin 法染色时结晶紫不着色而闪闪发光,故称为闪光细胞,有时浆内可有空泡。

临床意义有以下几点。

(1)泌尿系统有炎症时均可见到尿中白细胞增多,尤其在细菌感染时多见,如急、慢性肾盂肾炎、膀胱炎、尿道炎、前列腺炎、肾结核等。

(2)女性阴道炎或宫颈炎、附件炎时可因分泌物进入尿中,而见白细胞增多,常伴大量扁平上皮细胞。

(3)肾移植后如发生排异反应,尿中可出现大量淋巴及单核细胞。

(4)肾盂肾炎活动期或慢性肾盂肾炎的急性发作期可见闪光细胞,膀胱炎、前列腺炎、阴道炎时也偶尔可见到。

(5)尿液白细胞中单核细胞增多,可见于药物性急性间质性肾炎及新月形肾小球肾炎,急性肾小管坏死时单核细胞减少或消失。

(6)尿中出现多量嗜酸性粒细胞时称为嗜酸性粒细胞尿,见于某些急性间质性肾炎患者,药物所致变态反应,在尿道炎等泌尿系统其他部位的非特异性炎症时,也可出现嗜酸性粒细胞。

(三)混合细胞群

混合细胞群是一种泌尿系统上路感染后多种细胞黏附聚集成团的细胞群体,在上尿路感染过程中特殊条件下多种细胞的组合,多为淋巴细胞、浆细胞、移行上皮细胞及单核细胞紧密黏附聚集在一起,经吉瑞染色各类细胞形态完整。荧光染色各类细胞出现较强的橘黄色荧光,机械振荡不易解离,我们命名为混合细胞群(MCG)。这种混合细胞群多出现在上尿路感染的尿液中,尤其在慢性肾盂肾炎患者的尿中,阳性正确检出率达99.8%。

(四)巨噬细胞

巨噬细胞比白细胞大,卵圆形、圆形或不规则形、有一个较大不明显的核,核常为卵圆形偏于一侧,胞质内有较多的颗粒和吞噬物,常有空泡。在泌尿道急性炎症时出现,如急性肾盂肾炎、膀胱炎、尿道炎等,并伴有脓细胞,其出现的多少,决定于炎症的程度。

(五)上皮细胞

由于新陈代谢或炎症等原因,泌尿生殖道的上皮细胞脱落后可混入尿中排出,从组织学上讲有来自肾小管的立方上皮,有来自肾、肾盂、输尿管、膀胱和部分尿道的移行上皮,也有来自尿道中段的假复层柱状上皮以及尿道口和阴道的复层鳞状上皮,其形态特点及组织来源如下。

1.小圆上皮细胞

来自肾小管立方上皮或移行上皮深层,在正常尿液中不出现,此类细胞形态特点:较白细胞略大,呈圆形或多边形,内含一个大而明显的核,核膜清楚,胞质中可见脂肪滴及小空泡。因来自肾小管,故亦称肾小管上皮细胞或肾细胞。肾小管上皮细胞,分曲管上皮与集合管上皮,二者在形态上有不同,曲管上皮为肾单位中代谢旺盛的细胞,肾小管损伤时,最早出现于尿液中,其特征为曲管上皮胞体($20\sim60$ μm),含大量线粒体,呈现多数粗颗粒,结构疏松如网状,核偏心易识别。集合管上皮胞体小,$8\sim12$ μm,核致密呈团块,着色深,单个居中央,界膜清楚。浆内有细颗粒。这种细胞在尿液中出现,常表示肾小管有病变,急性肾小球肾炎时最多见。成堆出现,表示肾小管有坏死性病变。细胞内有时充满脂肪颗粒,此时称为脂肪颗粒细胞或称复粒细胞。当肾脏慢性充血、梗死或血红蛋白沉着时,肾小管细胞内含有棕色颗粒,亦即含铁血黄素颗粒也可称为复粒细胞,此种颗粒呈普鲁士蓝反应阳性。肾移植后1周内,尿中可发现较多的肾小管上皮细胞,随后可逐渐减少而恢复正常。当发生排异反应时,尿液中可再度出现成片的肾上皮细胞,并可见到上皮细胞管型。

2.变性肾上皮细胞

这类细胞常见在肾上皮细胞内充满粗颗粒或脂肪滴的圆形细胞,胞体较大,核清楚称脂肪颗粒变性细胞。苏丹Ⅲ染色后胞质中充满橙红色脂肪晶体和脂肪滴,吉瑞染色后胞质中充满不着色似空泡样脂肪滴。这种细胞多出现于肾病综合征、肾炎型肾病综合征及某些慢性肾脏疾病。

3.尿液肾小管上皮计数

参考值:正常人尿液<0。肾小管轻度损伤曲管上皮>10 个/10 HP。肾小管中度损伤曲管上皮>50 个/10 HP。肾小管严重损伤曲管上皮>100 个/10 HP。肾小管急性坏死曲管上皮>200 个/10 HP。

临床意义:正常人尿液一般见不到肾上皮,肾小管上皮的脱落,其数量与肾小管的损伤程度有关。在感染、炎症、肿瘤、肾移植或药物中毒累及肾实质时,都会导致肾小管上皮细胞的脱落。

4.移行上皮细胞

正常时少见,来自肾盂、输尿管、近膀胱段及尿道等处的移行上皮组织脱落而来。此类细胞由于部位的不同和脱落时器官的缩张状态的差异,其大小和形态有很大的差别。

(1)表层移行上皮细胞:在器官充盈时脱落,胞体大,为正常白细胞 $4\sim5$ 倍,多呈不规则的圆形,核较小常居中央,有人称此为大圆形上皮细胞。如在器官收缩时脱落,形成细胞体积较小,为正常白细胞的 $2\sim3$ 倍,多呈圆形,自膀胱上皮表层及阴道上皮外底层皆为此类形态的细胞。这类细胞可偶见于正常尿液中,膀胱炎时可呈片脱落。

(2)中层移行上皮细胞:体积大小不一,呈梨形、纺锤形,又称尾形上皮细胞,核稍大,呈圆形或椭圆形。多来自肾盂,也称肾盂上皮细胞,有时也可来自输尿管及膀胱颈部,此类细胞在正常尿液中不易见到,在肾盂、输尿管及膀胱颈部炎症时,可成片的脱落。

(3)底层移行上皮细胞体积较小,反光性强,因与肾小管上皮细胞相似,有人称此细胞也为小圆上皮细胞,为输尿管、膀胱、尿道上皮深层的细胞。此细胞核较小,但整个胞体又较肾上皮细胞为大,以此加以区别。

5.复层鳞状上皮

复层鳞状上皮又称扁平上皮细胞,来自尿道口和阴道上皮表层,细胞扁平而大,似鱼鳞样,不规则,细胞核较小呈圆形或卵圆形。成年女性尿液中易见,少量出现无临床意义,尿道炎时可大量出现,常见片状脱落且伴有较多的白细胞。

6.多核巨细胞及人巨细胞病毒包涵体

$20\sim25$ μm,呈多角形、椭圆形,有数个椭圆形的核,可见嗜酸性包涵体。一般认为是由尿道而来的移形上皮细胞。多见于麻疹、水痘、腮腺炎、流行性出血热等病毒性感染者的尿中。巨细胞病毒是一种疱疹病毒,含双股 DNA,可通过输血、器官移植等造成感染,婴儿可经胎盘、乳汁等感染,尿中可见含此病毒包涵体的上皮细胞。

二、尿管型检查

管型是蛋白质在肾小管、集合管中凝固而成的圆柱形蛋白聚体。原尿中少量的清蛋白和由肾小管分泌的 Tamm-Horsfall 黏蛋白(TH 黏蛋白)是构成管型的基质。Mcqueen 用免疫方法证实透明管型是由 TH 黏蛋白和少量清蛋白为主的血浆蛋白沉淀而构成管型的基质。TH 黏蛋白是在肾单位髓袢的上行支及远端的肾小管所分泌,仅见于尿中。正常人分泌很少(每天 40 mg)。在病理情况下,因肾小球病变,血浆蛋白滤出增多或肾小管回吸收蛋白质的功能减退等原因,使肾小管内的蛋白质增高,肾小管有使尿液浓缩(水分吸收)酸化(酸性物增加)能力及软骨素硫酸酯的存在,蛋白在肾小管腔内凝聚、沉淀,形成管型。

(一)透明管型

透明管型主要由 T-H 蛋白构成,也有清蛋白及氯化钠参与。健康人参考值为 $0\sim1/HP$。为半透明、圆柱形、大小、长短很不一致,通常两端平行、钝圆、平直或略弯曲,甚至扭曲。在弱光下易见。正常人在剧烈运动后或老年人的尿液中可少量出现。发热、麻醉、心功能不全、肾受到刺激后尿中也可出现。一般无临床意义,如持续多量出现于尿液中,同时可见异常粗大的透明管型和红细胞及肾小管上皮细胞有剥落现象,说明肾有严重损害,见于急、慢性肾小球肾炎、肾病、肾盂肾炎、肾淤血、恶性高血压、肾动脉硬化等。此管型在碱性尿液中或稀释时,可溶解消失。

近年来有人将透明管型分单纯性和复合性两种,前者不含颗粒和细胞,后者可含少量颗粒和细胞(如红细胞、白细胞和肾上皮细胞)以及脂肪体等,但其量应低于管型总体的一半。复合性透明管型的临床意义较单纯性透明管型为大。透明红细胞管型是肾出血的主要标志,透明白细胞管型是肾炎症的重要标志,透明脂肪管型是肾病综合征的特有标志。

(二)颗粒管型

管型基质内含有颗粒,其量超过 1/3 面积时称为颗粒管型是因肾实质性病变之变性细胞的分解产物或由血浆蛋白及其他物质直接聚集于 T-H 糖蛋白管型基质中形成的。可分为粗颗粒管型和细颗粒管型两种。开始是多数颗粒大而粗,由于在肾停留时间较长,粗颗粒碎化为细颗粒。

1.粗颗粒管型

在管型基质中含有多数粗大而浓密的颗粒,外形较宽、易吸收色素呈淡黄褐色。近来也有人认为粗颗粒管型是由白细胞变性而成,因粗颗粒过氧化物酶染色一般为阳性;而细颗粒管型是由上皮细胞衍化而成,因粒细胞脂酶染色阳性而过氧化物酶染色一般为阴性。多见于慢性肾小球肾炎、肾病综合征、肾动脉硬化、药物中毒损伤肾小管及肾移植术发生急性排异反应时。

2.细颗粒管型

在管型基质内含有较多细小而稀疏的颗粒,多见于慢性肾小球肾炎、急性肾小球肾炎后期,偶尔也出现于剧烈运动后,发热及脱水正常人尿液中。如数量增多,提示肾实质损伤及肾单位内淤滞的可能。

(三)细胞管型

管型基质内含有多量细胞,其数量超过管型体积的 1/3 时,称细胞管型。这类管型的出现,常表示肾病变在急性期。

1.红细胞管型

管型基质内含有较多的红细胞,通常细胞多已残损,此种管型是由于肾小球或肾小管出血,或血液流入肾小管所致,常见于急性肾小球肾炎、慢性肾小球肾炎急性发作期、急性肾小管坏死、肾出血、肾移植后急性排异反应、肾梗死、肾静脉血栓形成等。

2.白细胞管型

管型基质内充满白细胞,由退化变性坏死的白细胞聚集而成,过氧化酶染色呈阳性,此种管型表示肾中有中性粒细胞的渗出和间质性炎症,常见于急性肾盂肾炎、间质性肾炎、多发性动脉炎、红斑狼疮肾炎、急性肾小球肾炎、肾病综合征等。

3.肾上皮细胞管型

管型基质内含有多数肾小管上皮细胞。此细胞大小不一,并呈瓦片状排列。此种管型出现,多为肾小管病变,表示肾小管上皮细胞有脱落性病变。脂酶染色呈阳性,过氧化物酶染色呈阴性,常见于急性肾小管坏死、急性肾小球肾炎、间质性肾炎、肾病综合征、子痫、重金属、化学物质、药物中毒、肾移植后排异反应及肾淀粉样变性等。

4.混合细胞管型

管型基质内含有白细胞、红细胞、肾上皮细胞和颗粒等,称为混合型管型。此管型出现表示肾小球肾炎反复发作,出血和缺血性肾坏死,常见于肾小球肾炎、肾病综合征进行期、结节性动脉周围炎、狼疮性肾炎及恶性高血压,在肾移植后急性排异反应时,可见到肾小管上皮细胞与淋巴细胞的混合管型。

5.血小板管型

管型基质内含有血小板,称为血小板管型。由于在高倍镜下难以鉴别,需用4.4%自蛋白液洗渣,以4.0%甲醛液固定涂片后瑞-吉姆萨染色液染色。此管型是当弥散性血管内凝血(DIC)发生时,大量血小板在促使管型形成的因素下,组成血小板管型,随尿液排出。对确诊DIC有重要临床意义,尤其在早期更有价值。

(四)变形管型

包括脂肪管型、蜡样管型及血红蛋白管型。

1.脂肪管型

管型基质内含有多量脂肪滴称脂肪管型。脂肪滴大小不等,圆形、折光性强,可用脂肪染色鉴别。此脂肪滴为肾上皮细胞脂肪变性的产物。此管型见于类脂性肾病、肾病综合征、慢性肾炎急性发作型、中毒性肾病等。常为病情严重的指征。

2.蜡样管型

蜡样管型常呈浅灰色或淡黄色,折光性强、质地厚、外形宽大,易断裂,边缘常有缺口,有时呈扭曲状。常与肾小管炎症有关,其形成与肾单位慢性损害、阻塞、长期少尿、无尿、透明管型、颗粒管型或细胞管型长期滞留于肾小管中演变而来,是细胞崩解的最后产物;也可由发生淀粉样变性的上皮细胞溶解后形成,见于慢性肾小球肾炎晚期、肾功能不全及肾淀粉样变性时;亦可在肾小管炎症和变性、肾移植慢性排异反应时见到。

3.血红蛋白管型

管型基质中含有破裂的红细胞及血红蛋白,多为褐色呈不整形,常见于急性出血性肾炎、血红蛋白尿、骨折及溶血反应引起的肝胆系统疾病等患者的尿液中,肾出血、肾移植术后产生排异反应时,罕见于血管内溶血患者。

(五)肾功能不全管型

该管型又称宽幅管型或肾衰竭管型。其宽度可为一般管型 2～6 倍,也有较长者,形似蜡样管型但较薄,是由损坏的肾小管上皮细胞碎屑在明显扩大的集合管内凝聚而成,或因尿液长期淤积使肾小管扩张,形成粗大管型,可见于肾功能不全患者尿中。急性肾功能不全者在多尿早期这类管型可大量出现,随着肾功能的改善而逐渐减少消失。在异型输血后由溶血反应导致急性肾衰竭时,尿中可见褐色宽大的血红蛋白管型。挤压伤或大面积烧伤后急性肾功能不全时,尿中可见带色素的肌红蛋白管型。在慢性肾功能不全,此管型出现时,提示预后不良。

(六)微生物管型

常见的包括细菌管型和真菌管型。

1.细菌管型

管型的透明基质中含大量细菌。在普通光镜下呈颗粒管型状,此管型出现提示肾有感染,多见于肾脓毒性疾病。

2.真菌管型

管型的透明基质中含大量真菌孢子及菌丝。需经染色后形态易辨认。此管型可见于累及肾的真菌感染,对早期诊断原发性及播散性真菌感染和抗真菌药物的药效监测有重要意义。

(七)结晶管型

管型透明基质中含尿酸盐或草酸盐等结晶,1930 年 Fuller Albright 首先描述甲状旁腺功能亢进患者的尿中可有结晶管型。常见于代谢性疾病、中毒或药物所致的肾小管内结晶沉淀伴急性肾衰,还可见于隐匿性肾小球肾炎、肾病综合征等。

(八)难以分类管型(不规则管型)

外形似长方形透明管型样物体,边缘呈锯齿样突起,突起间隔距离规律似木梳,极少数还可见到未衍变完全的细胞及上皮,免疫荧光染色后,形态清晰,多见于尿路感染或肾受到刺激时,有时也可在肾小球肾炎患者的尿液沉渣中发现。

(九)易被认为管型的物质

1.黏液丝

形为长线条状,边缘不清,末端尖细卷曲。正常尿中可见,尤其女性尿中可多量存在,如大量存在时表示尿道受刺激或有炎症反应。

2.类圆柱体

外形似透明管型,尾端尖细,有一条尖细螺旋状尾巴。可能是肾小管分泌的物体,其凝固性发生改变,而未能形成形态完整的管型。常和透明管型同时存在,多见于肾血液循环障碍或肾受到刺激时,偶见于急性肾炎患者尿中。

3.假管型

黏液状纤维状物黏附于非晶形尿酸盐或磷酸盐圆柱形物体上,形态似颗粒管型,但两端不圆、粗细不均、边缘不整齐,若加温或加酸可立即消失。

三、尿结晶检查

尿中出现结晶称晶体尿。尿液中是否析出结晶,取决于这些物质在尿液中的溶解度、浓度、pH、温度及胶体状况等因素。当种种促进与抑制结晶析出的因子和使尿液过饱和状态维持稳定动态平衡的因素失衡时,则可见结晶析出。尿结晶可分成代谢性的盐类结晶,多来自饮食,一般无临床意义。但要经常出现在尿液中伴有较多的新鲜红细胞。应考虑有结石的可能,另一种为病理性的结晶如亮氨酸、酪氨酸、胱氨酸、胆红素和药物结晶等,具有一定的临床意义。

(一)酸性尿液中结晶

1.尿酸结晶

尿酸为机体核蛋白中嘌呤代谢的终末产物,常以尿酸、尿酸钙、尿酸铵、尿酸钠的盐类形式随尿排出体外。其形态光镜下可见呈黄色或暗棕红色的菱形、三棱形、长方形、斜方形、蔷薇花瓣形的结晶体,可溶于氢氧化钠溶液。正常情况下如多食含高嘌呤的动物内脏可使尿中尿酸增加。在急性痛风症、小儿急性发热、慢性间质性肾炎、白血病时,因细胞核大量分解,也可排出大量尿酸盐。如伴有红细胞出现时,提示有膀胱或肾结石的可能,或肾小管对尿酸的重吸收发生障碍等。

2.草酸钙结晶

草酸是植物性食物中的有害成分,正常情况下与钙结合,形成草酸钙经尿液排出体外。其形态为哑铃形、无色方形、闪烁发光的八面体,有两条对角线互相交叉等,可溶于盐酸但不溶于乙酸内,属正常代谢成分,如草酸盐排出增多,患者有尿路刺激症状或有肾绞痛合并血尿,应考虑尿路结石症的可能性。

3.硫酸钙结晶

形状为无色针状或晶体状结晶,呈放射状排列,无临床意义。

4.马尿酸结晶

形状为无色针状、斜方柱状或三棱状,在尿沉渣中常有色泽。为人类和草食动物尿液中的正常成分,是由苯甲酸与甘氨酸结合而成,一般无临床意义。

5.亮氨酸和酪氨酸结晶

尿中出现亮氨酸和酪氨酸结晶为蛋白分解产物,亮氨酸结晶为淡黄色小球形油滴状,折光性强,并有辐射及同心纹,溶于乙酸不溶于盐酸。酪氨酸结晶为略带黑色的细针状结晶,常成束成团,可溶于氢氧化铵而不溶于乙酸。正常尿液中很少出现这两种结晶。可见于急性磷、氯仿、四氯化碳中毒、急性重型肝炎、肝硬化、糖尿病性昏迷、白血病或伤寒的尿液中。

6.胱氨酸结晶

形状无色六角形片状结晶,折光性很强,系蛋白质分解产物。可溶于盐酸不溶于乙酸,迅速溶解于氨水中。正常尿中少见,在先天性氨基酸代谢异常,如胱氨酸病时,可大量出现有形成结石的可能性。

7.胆红素结晶

形态为黄红色成束的小针状或小片状结晶,可溶于氢氧化钠溶液中,遇硝酸可显绿色,见于阻塞性黄疸、急性重型肝炎、肝硬化、肝癌、急性磷中毒等。有时在白细胞及上皮细胞内可见到此种结晶。

8.胆固醇结晶

形状为无色缺角的方形薄片状结晶,大小不一,单个或叠层,浮于尿液表面,可溶于乙醚、氯仿及酒精,见于乳糜尿内、肾淀粉样变、肾盂肾炎、膀胱炎、脓尿等。

(二)碱性尿液中结晶

1.磷酸盐类结晶

磷酸盐类一部分来自食物一部分来自含磷的有机化合物(磷蛋白类、核蛋白类),在组织分解时生成,属正常代谢产物。包括无定形磷酸盐、磷酸镁铵、磷酸钙等。其形状为无色透明闪光,呈屋顶形或棱柱形,有时呈羊齿草叶形,可溶于乙酸。如长期在尿液中见到大量磷酸钙结晶,则应与临床资料结合考虑甲状旁腺功能亢进、肾小管性酸中毒,或因长期卧床骨质脱钙等。如患者长期出现磷酸盐结晶,应考虑有磷酸盐结石的可能。有些草酸钙与磷酸钙的混合结石,与碱性尿易析出磷酸盐结晶及尿中黏蛋白变化因素有关。感染引起结石,尿中常出现磷酸镁铵结晶。

2.碳酸钙结晶

形态为无色哑铃状或小针状结晶,也可呈无晶形颗粒状沉淀。正常尿内少见,可溶于乙酸并产生气泡,无临床意义。

3.尿酸铵结晶

形状为黄褐色不透明,常呈刺球形或树根形,是尿酸和游离铵结合的产物,又称重尿酸铵结晶。见于腐败分解的尿中,无临床意义。若在新鲜尿液中出现此种结晶,表示膀胱有细菌感染。

4.尿酸钙结晶

形状为球形,周围附有突起或呈菱形。可溶于乙酸及盐酸,多见于新生儿尿液或碱性尿液中,无临床意义。

(三)药物结晶

随着化疗的发展,尿中可见药物结晶日益增多。

1.放射造影剂

使用放射造影剂患者如合并静脉损伤时,可在尿中发现束状、球状、多形性结晶。可溶于氢氧化钠,不溶于乙醚、氯仿。尿的比密可明显升高(>1.050)。

2.磺胺类药物结晶

磺胺类药物的溶解度小,在体内乙酰化率较高,服用后可在泌尿道内以结晶形式排出。如在新鲜尿内出现大量结晶体伴有红细胞时,有发生泌尿道结石和导致尿闭的可能。应即时停药予以积极处理。在出现结晶体的同时除伴有红细胞外可见到管型,表示有肾损害,应立即停药,大量饮水,服用碱性药物使尿液碱化。现仅将《中国药典》记载的卫健委允许使用的几种磺胺药物的结晶形态介绍如下。

(1)磺胺嘧啶(SD):其结晶形状为棕黄不对称的麦秆束状或球状,内部结构呈紧密的辐射状,可溶于丙酮。

(2)磺胺甲基异噁唑:结晶形状为无色透明、长方形的六面体结晶,似厚玻璃块,边缘有折光阴影,散在或集束成"+""X"形排列,可溶于丙酮。

(3)磺胺多辛:因在体内乙酰化率较低,不易在酸性尿中析出结晶。

3.解热镇痛药

退热药如阿司匹林、磺基水杨酸也可在尿中出现双折射性斜方形或放射状结晶。由于新药日益增多,也有一些可能在尿中出现结晶如诺氟沙星等,应识别其性质及来源。

四、其他有机沉淀物

(一)寄生虫

尿液检查可发现丝虫微丝蚴、血吸虫卵、刚地弓形虫滋养体、溶组织阿米巴滋养体、并殖吸虫幼虫、蛔虫(成虫、幼虫)、棘颚口线虫、幼虫、蛲虫(成虫、幼虫)、肾膨结线虫(卵、成虫)、裂头蚴、棘头蚴、某蝇类幼虫及螨。常在女性尿中见到阴道毛滴虫,有时男性尿中也可见到。

(二)细菌

在新鲜尿液中发现多量细菌,表示泌尿道有感染。在陈旧性尿液中出现细菌或真菌时应考虑容器不洁及尿排出时间过久又未加防腐剂,致细菌大量繁殖所致,无临床意义。

(三)脂肪细胞

尿液中混有脂肪小滴时称为脂肪尿,脂肪小滴在显微镜下可见大小不一圆形小油滴,用苏丹Ⅲ染成橙红色者为脂肪细胞。用瑞吉染色脂肪不着色呈空泡样。脂肪细胞出现常见于糖尿病高脂血症、类脂性肾病综合征、脂蛋白肾病、肾盂肾炎、腹内结核、肿瘤、棘球蚴病、疟疾、长骨骨折骨髓脂肪栓塞及先天性淋巴管畸形等。

五、尿液沉渣计数

尿液沉渣计数是尿液中有机有形沉淀物计数,计算在一定时间内尿液各种有机有形成分的数量,借以了解肾损伤情况。正常人尿液也含有少数的透明管型、红细胞及白细胞等有形成分。在肾疾病时,其数量可有不同程度的增加,增加的幅度与肾损伤程度相关,因此,通过定量计数尿中的有机有形成分,为肾疾病的诊断提供依据。

(一)12小时尿沉渣计数(Addis计数)

Addis计数是测定夜间12小时浓缩尿液中的红细胞、白细胞及管型的数量。为防止沉淀物的变性需加入一定量防腐剂,患者在晚8时,排尿弃去,取以后12小时内全部尿液,特别是至次晨8时,必须将尿液全部排空。

1.参考值

红细胞:<50万/12小时;白细胞及肾上皮细胞:<100万/12小时;透明管型:<5 000/12小时。

2.临床意义

(1)肾炎患者可轻度增加或显著增加。

(2)肾盂肾炎患者尿液中的白细胞显著增高,尿路感染和前列腺炎等患者的尿中白细胞也明显增高。

(二)1小时细胞排泄率检查

准确留取3小时全部尿液,将沉渣中红细胞、白细胞分别计数,再换算成1小时的排泄率。检查时患者可照常生活,不限制饮食,但不给利尿药及过量饮水。

1.参考值

男性:红细胞<3万/小时;白细胞<7万/小时女性:红细胞<4万/小时;白细胞<14万/小时。

2.临床意义

(1)肾炎患者红细胞排泄率明显增高。

(2)肾盂肾炎患者白细胞排泄率增高,可达40万/小时。

(贾红梅)

第十二章

粪 便 检 验

第一节 粪便的一般检验

一、量

正常成人大多每天排便一次,其量为100～300 g,随食物种类、食量及消化器官的功能状态而异。摄取细粮及肉食为主者,粪便细腻而量少;进食粗粮特别是多量蔬菜后,因纤维质多致粪便量增加。当胃、肠、胰腺有炎症或功能紊乱时,因炎性渗出,肠蠕动亢进,消化吸收不良,可使粪便量增加。

二、外观

粪便的外观包括颜色与性状。正常成人的粪便为黄褐色成形便,质软;婴儿粪便可呈黄色或金黄色糊状。久置后,粪便的胆色素被氧化可致颜色加深。病理情况下可见如下改变。

(一)黏液便

正常粪便中的少量黏液,因与粪便均匀混合不易察觉,若有肉眼可见的黏液,说明其量增多。小肠炎时增多的黏液均匀地混于粪便之中;如为大肠炎,由于粪便已逐渐成形,黏液不易与粪便混合;来自直肠的黏液则附着于粪便的表面。单纯黏液便黏液无透明、稍黏稠,脓性黏液则呈黄白色不透明,见于各类肠炎、细菌性痢疾、阿米巴痢疾、急性血吸虫病。

(二)溏便

便呈粥状且内容粗糙,见于消化不良、慢性胃炎、胃窦潴留。

(三)胨状便

肠易激综合征患者常于腹部绞痛后排出黏胨状、膜状或纽带状物,某些慢性菌痢疾病者也可排出类似的粪便。

(四)脓性及脓血便

脓血便说明肠道下段有病变,常见于痢疾、溃疡性结肠炎、局限性肠炎、结肠或直肠癌。脓或血多少取决于炎症的类型及其程度,在阿米巴痢疾以血为主,血中带脓,呈暗红色稀果酱样,此时要注意与食入大量咖啡,巧克力后的酱色粪便相鉴别。细菌件痢疾则以黏液及脓为主,脓中带血。

257

(五)鲜血便

直肠息肉、结肠癌、肛裂及痔疮等均都可见鲜红色血便。痔疮时常在排便之后有鲜血滴落，而其他疾病多见鲜血附着于粪便的表面。过多地食用西瓜、番茄、红辣椒等红色食品，粪便亦可呈鲜血便，但很易与以上鲜血便鉴别。

(六)柏油样黑便

上消化道出血时，红细胞被胃肠液消化破坏，释放血红蛋白并进一步降解为血红素、卟啉和铁等产物，在肠道细菌的作用下铁与肠内产生的硫化物结合成硫化铁，并刺激小肠分泌过多的黏液。上消化道出血 $50\sim75$ mL 时，可出现柏油样便，粪便呈褐色或黑色，质软，富有光泽，宛如柏油。如见柏油样便，且持续 $2\sim3$ 天，说明出血量至少为 500 mL。当上消化道持续大出血时，排便次数可增多，而且稀薄，因而血量多，血红素不能完全与硫化物结合，加之血液在肠腔内推进快，粪便可由柏油样转为暗红色。服用活性炭、铁剂等之后也可排黑色便。但无光泽且隐血试验阴性。

(七)稀糊状或稀汁样便

常因肠蠕动亢进或分泌物增多所致见于各种感染或非感染性腹泻，尤其是急性胃肠炎。小儿肠炎时肠蠕动加速，粪便很快通过肠道，以致胆绿素来不及转变为粪便胆素而呈绿色稀糊样便。遇大量黄绿色的稀汁样便并含有膜状物时应考虑到伪膜性肠炎；艾滋病伴有发肠道隐孢子虫感染时也可排出大量稀汁样便。副溶血性弧菌食物中毒可排洗肉水样便，出血性小肠炎可见红豆汤样便。

(八)米泔样便

呈淘米水样，内含黏液片块，量大，见于重症霍乱、副霍乱患者。

(九)白陶土样便

由于各种原因引起的胆管梗阻，进入肠内的胆汁减少或缺失，以致粪便胆素产生，使粪便呈灰白色，主要见于阴寒性黄疸。钡餐造影术后可因排出使粪便呈黄白色。

(十)干结便

常由于习惯性便秘，粪便在结肠内停留过久，水分过度吸收而排出羊粪便样的硬球或粪便球积成的硬条状粪便，于老年排便无力时多见。

(十一)细条状便

排便形状改变，排出细条或扁片状粪便，说明直肠狭窄，常提示有直肠肿物存在。

(十二)乳凝块

婴儿粪便中见有黄白色乳凝块，亦可能见蛋花样便，提示脂肪或酪蛋白消化不完全，常见于消化不良、婴儿腹泻。

三、气味

正常粪便有臭味，主要因细菌作用的产物如吲哚、粪臭素、硫醇、硫化氢等引起的。

肉食者臭味重，素食者臭味轻，粪便恶臭且呈碱性反应时，乃因未消化的蛋白质发生腐败所致患者患慢性肠炎、胰腺疾病、消化道大出血，结肠或直肠癌溃烂时，粪便亦有腐败恶臭味。阿米巴性肠炎粪便呈鱼腥臭味，如脂肪及糖类消化或吸收不良时，由于脂肪酸分解及糖的发酵而使粪便呈酸臭味。

四、酸碱反应

正常人的粪便为中性、弱酸性或弱碱性。食肉多者呈碱性,高度腐败时为强碱性,食糖类及脂肪多时呈酸性,异常发酵时为强酸性。细菌性痢疾、血吸虫病粪便常呈碱性;阿米巴痢疾粪便常呈酸性。

五、病毒

目前研究最多的是轮状病毒和甲型肝炎病毒的检验。有研究报告指出轮状病毒是我国婴幼儿秋冬季节流行性腹泻的主要致病病原,由于这种腹泻没有特征性的病变指标,从大便中检出轮状病毒就是重要的诊断依据。而粪便中甲肝病毒的检出则是该患者具有传染性的可靠依据。由于病毒体积微小、生命形式不完善,这使得普通显微镜和无生命培养基在病毒检验中无用武之地。可用的检验方法有:血清学方法、电镜观察与分离培养(用动物接种、组织培养、细胞培养等)等。临床上往往采用免疫学方法进行快速诊断,且准确性和灵敏度都较高。电子显微镜或分离培养的方法比较费时、费事,往往在研究中采用。

六、寄生虫

在目视检查和显微镜检查中,已经有大部分寄生虫感染能被检出。蛔虫、蛲虫、带绦虫等较大虫体或其片段肉眼即可分辨,钩虫虫体须将粪便冲洗过方可看到。但是,南于虫卵和虫体在粪便中的分布高度不均一,使得目视检查和普通的涂片镜检结果重复性很差。在高度怀疑寄生虫感染的病例,应采用集卵法以及虫卵孵化实验等以提高检出率和重复性。服驱虫剂后应查找有无虫体,驱绦虫后应仔细寻找其头节。

七、结石

粪便中可见到胆石、胰石、粪石等,最重要且最多见的是胆石。常见于应用排石药物或碎石术之后,较大者肉眼可见到,较小者需用铜筛淘洗粪便后仔细查找才能见到。

(贾红梅)

第二节　粪便的显微镜检验

粪便直接涂片显微镜检查是临床常规检验项目。可以从中发现病理成分,如各种细胞、寄生虫卵、真菌、细菌、原虫等,并可通过观察各种食物残渣以了解消化吸收功能。为此,必须熟悉这些成分的形态。

一般采用生理盐水涂片法,以竹签取含黏液脓血的部分,若为成形便则取自粪便表面,混悬于载有一滴生理盐水的载玻片上,涂成薄片,厚度以能透视纸上字迹为度,加盖玻片,先用低倍镜观察全片有无虫卵、原虫包囊、寄生虫幼虫及血细胞等,再用高倍镜详细检查病理成分的形态及结构。

一、细胞

(一)白细胞

正常粪便中不见或偶见,多在带黏液的标本中见到,主要是中性分叶核粒细胞。肠炎一般少于15个/HPF,分散存在。具体数量多少与炎症轻重及部位有关。小肠炎症时白细胞数量不多,均匀混于粪便内,且因细胞部分被消化而不易辨认。结肠炎症如细菌性痢疾时,可见大量白细胞或成堆出现的脓细胞,亦可见到吞有异物的吞噬细胞。在肠易激综合征、肠道寄生虫病(尤其是钩虫病和阿米巴痢疾)时,粪便涂片还可见较多的嗜酸性粒细胞,可伴有夏科-莱登结晶。

(二)红细胞

正常粪便中无红细胞。肠道下段炎症或出血量可出现,如果痢疾、溃疡性结肠炎、结肠癌、直肠息肉、急性吸虫病等。粪便中新鲜红细胞为草黄色、稍有折光性的圆盘状。细菌性痢疾红细胞少于白细胞,多分散存在且形态正常;阿米巴痢疾者红细胞多于白细胞,多成堆存在并有残碎现象。

(三)巨噬细胞(大吞噬细胞)

为一种吞噬较大异物的单核细胞,在细菌性痢疾和直肠炎症时均可见到。其胞体较中性粒细胞为大,或为其3倍或更大,呈圆形、卵圆形或不规则形,胞核1~2个,大小不等,常偏于一侧。无伪足伸出者,内外质不清。常含有吞噬的颗粒及细胞碎屑,有量可见含有红细胞、白细胞、细菌等,此类细胞多有不同程度的退化的变性现象。若其胞质有缓慢伸缩时,应特别注意与溶组织内阿米巴滋养体区别。

(四)肠黏膜上皮细胞

整个小肠,大肠黏膜的上皮细胞均为柱状上皮,只有直肠齿状线处由复层立方上皮未角化的复层鳞状上皮所被覆。生理情况下,少量脱落的柱状上皮多已破坏,故正常粪便中见不到。结肠炎症时上皮细胞增多,呈卵圆形或短柱形状,两端钝圆,细胞较厚,结构模糊,夹杂于白细胞之间,伪膜性肠炎的肠黏膜小块中可见到成片存在的上皮细胞,其黏液脓状分泌物中亦可大量存在。

(五)肿瘤细胞

取乙状结肠癌、直肠癌患者的血性粪便及时涂片染色,可能见到成堆的具异形性的癌细胞。

在进行细胞镜检时,至少要观察10个高倍镜视野,然后就所见对各类细胞的多少给予描述,报告方式见表12-1。

表 12-1　粪便涂片镜检时细胞成分的报告方式

10个高倍视野(HPF)中某种细胞所见情况	报告方式(某种细胞数/HPF)
10个高倍视野中只看到1个	偶见
10个高倍视野中有时不见,最多在一个视野见到2~3个	0~3
10个高倍视野中每视野最少见5个,多则10个	5~10
10个高倍视野中每视野都在10个以上	多数
10个高倍视野中细胞均匀分布满视野,难以计数	满视野

二、食物残渣

正常粪便中的食物残渣均系已充分消化后的无定形细小颗粒,可偶见淀粉颗粒和脂肪小滴等未经充分消化的食物残渣,常见于有以下几种。

(一)淀粉颗粒

一般为具有同心性纹或不规则放射线纹的大小不等的圆形、椭圆形或棱角状颗粒,无色,具有一定折光性。滴加碘液后呈黑蓝色,若部分水解为结糊精者则呈棕红色,腹泻者的粪便中常易见到,在慢性胰腺炎、胰腺功能不全、碳化合物消化不良时可在粪便中大量出现,并常伴有较多的脂肪小滴和肌肉纤维。

(二)脂肪

粪便中的脂肪有中性脂肪、游离脂肪酸和结合脂肪酸三种形式,中性脂肪亦即脂肪小滴,呈大小不一、圆形折光强的小球状。用苏丹Ⅲ染色后呈朱红色或橘色。大量存在时,提示胰腺功能不全,因缺乏脂肪酶而使脂肪水解不全所致见于急、慢性胰腺炎,胰头癌,吸收不良综合征,小儿腹泻等。游离脂肪酸为片状、针束状结晶,加热溶化,片状者苏丹Ⅲ染为橘黄色,而针状者染色,其增多表示脂肪吸收障碍,可见于阻塞性黄疸,肠道中缺乏胆汁时,结合脂肪酸是脂肪酸与钙、镁等结合形成不溶性物质,呈黄色不规则块状或片状,加热不溶解,不被苏丹Ⅲ染色。

正常人食物中的脂肪经胰脂肪酶消化分解后大多被吸收,粪便中很少见到。如镜检脂肪小样＞6个/高倍视野,视为脂肪排泄增多,如大量出现称为脂肪泻,常见于腹泻患者,此外食物中脂肪过多,胆汁分泌失调,胰腺功能障碍也可见到,尤其在慢性胰排出有特征性的粪便:量多,呈泡沫状,灰折色有恶臭,镜检有较多的脂肪小滴。

(三)肌纤维

日常食用的肉类主要是动物的横纹肌,经蛋白酶消化分解后多消失。大量肉食后可见到少量肌纤维,但在一张盖片范围内(18 mm×18 mm)不应超过 10 个,为淡黄色条状、片状、带纤维的横纹,如加入伊红可染红色。在肠蠕动亢进、腹泻或蛋白质消化不良时可增多,当胰腺外分泌功能减退时,不但肌肉纤维增多,且其纵横纹均易见,甚至可见到细胞核,这是胰腺功能严重不全的佐证。

(四)胶原纤维和弹性纤维

胶原纤维和弹性纤维为无色或微黄色束状边缘不清晰的线条状物,正常粪便中很少见到。有胃部疾病而缺乏胃蛋白酶时可较多出现。加入 30%醋酸后,胶原纤维膨胀呈胶状而弹性纤维的丝状形态更为清晰。

(五)植物细胞及植物纤维

正常粪便中仅可见少量的形态多样化。植物细胞可呈圆形、长圆形、多角形、花边形等,无色或淡黄色、双层细胞壁,细胞内有多数叶绿体,须注意与虫卵鉴别。植物纤维为螺旋形或网格状结构。植物毛为细长、有强折光、一端呈尖形的管状物,中心有贯通两端的管腔。肠蠕动亢进、腹泻时此类成分增多,严重者肉眼即可观察到粪便中的若干植物纤维成分。

三、结晶

在正常粪便中,可见到少量磷酸盐、牙齿酸钙、碳酸钙结晶,均无病理意义。夏科-莱登结晶为无色透明的菱形结晶。两端尖长,大小不等,折光性强,常在阿米巴痢疾、钩虫病及过敏性肠炎粪便中出现,同时可见到嗜酸性粒细胞。血晶为棕黄色斜方形结晶,见于胃肠道出血后的粪便内。不溶于氢氧化钾溶液,遇硝酸呈蓝色。

四、细菌

(一)正常菌群与菌群失调

正常菌群与菌群失调粪便中细菌极多,占干重 1/3,多属正常菌群。在健康婴儿粪便中主要有双歧杆菌、拟杆菌、肠杆菌、肠球菌、少量芽孢菌(如梭状菌属)、葡萄球菌等。成人粪便中以大肠埃希菌、厌氧菌和肠球菌为主要菌群,约占 80%;产气杆菌、变形杆菌、铜绿假单胞菌等多为过路菌,不超过 10%。此外,尚可有少量芽孢菌和酵母菌。正常人粪便中菌量和菌谱处于相对稳定状态,保持着细菌与宿主间的生态平衡。若正常菌群突然消化或比例失调,临床上称为肠道菌群失调症。其确证方法需通过培养及有关细菌学鉴定。但亦可作粪便涂片,行革兰染色后油浸镜观察以初步判断。正常粪便中球菌和杆菌的比例大致为 1:10。长期使用广谱抗生素、免疫抑制剂及慢性消耗性疾病患者,粪便中球,杆菌经值变大。若比值显著增大,革兰阴性杆菌严重减少,甚至消失,而葡萄球菌或真菌等明显增多,常提示有肠道菌群紊乱或发生二重感染,此种类型菌群失调症称伪膜性肠炎,此时粪便多呈稀汁样,量很大,涂片革兰染色常见培养证明为金黄色溶血性葡萄球菌,其次为假丝酵母菌。由厌氧性难辨梭状芽孢杆菌引起的伪膜性肠炎近年来日渐增多,应予以重视。

(二)霍乱弧菌初筛

霍乱在我国《急性传染病管理条例》中列为"甲类",其发病急、病程进展快,因此要求快速、准确报告。霍乱弧菌肠毒素具有极强的致病力,作用于小肠黏膜引起的液大量分泌,导致严重水、电解质平衡紊乱而死亡。用粪便悬滴检查和涂片染色有助于初筛此菌。取米泔样粪便生理盐水悬滴检查可见呈鱼群穿梭样运动活泼的弧菌,改用霍乱弧菌抗血清悬滴检查,即做制动试验时呈阳性反应弧菌不再运动。粪便黏液部分涂片革兰染色及稀释苯酚复红染色后,油浸镜观察若见到革兰阴性红色鱼群样排列,呈现逗点状或香蕉样形态的弧菌,则需及时报告和进行培养与鉴定。

(三)其他致病菌分离培养

目前已认识到的能从粪便中发现的病原微生物达数十种之多,如沙门氏菌属、志贺氏菌属、酵母菌以及致病性大肠埃希菌和绿脓杆菌等。要从大便标本的大量菌群中分离这几十种致病菌,检验科一般采用选择性培养基如 SS 琼脂、GN 增菌液、麦康凯琼脂等。但是目前没有一种能用于所有致病菌的选择培养基(事实上很难或不可能做到),因此临床上往往采用多种选择性培养基联用以提高检出率。

五、肠道真菌

(一)普通酵母菌

普通酵母菌是一种环境中常见的真菌,可随环境污染而进入肠道,也可见于服用酵母片后。胞体小,常呈椭圆形,两端略尖,微有折光性,不见其核,如繁殖可见侧芽,常见于夏季已发酵的粪便中。其形态有时与微小阿米巴包囊或红细胞相混合但加入稀醋酯后不消失,而红细胞则被溶解。在菌群失调症患者,尚需与白色假丝酵母菌相区别,后者须见到假菌丝与厚膜孢子方可诊断否则只能报告酵母菌。

(二)人体酵母菌

为一种寄生于人体中的真菌,亦称人体酵母菌。呈圆形或卵圆形,直径 5～15 μm,大小不一。内含一个大而透明的圆形体,称为液泡。此菌幼稚期液泡很小,分散于胞质之中,成熟时液泡聚合成一个大球体,占细胞的大部分。在液泡周围的狭小的胞质带,内有数颗反光性强的小点。此菌有时易与原虫包囊,特别有人芽囊原虫和白细胞相混淆,可用蒸馏水代替生理盐水进行涂片,此时人体酵母菌迅速破坏消失而原虫包囊及白细胞则不被破坏。水代替生理盐水进行涂片,此时人体酵母菌迅速破坏消失而原虫包囊及白细胞则不被破坏。亦可用碘染色,液泡部分不着色,胞质内可见 1~2 核,此菌一般无临床意义。大量出现时可致轻微腹泻。

(三)假丝酵母菌

过去也译作念珠菌。正常粪便中极少见,如见到首先应排除由容器污染或粪便在室温放置过久引起的污染,病理粪便中出现的假丝酵母菌以白色假丝酵母菌最为多见,常见于长期使用广谱抗生素、激素、免疫抑制剂和放、化疗之后。粪便中可见卵圆形,薄壁、折光性强,可生芽的酵母样菌,革兰染色阳性,可见分支状假菌丝和厚壁孢子。

六、寄生虫卵

从粪便中检查寄生虫卵,是诊断肠道寄生虫感染的最常用的化验指标。粪便中常见的寄生虫的卵有蛔虫卵、钩虫卵、鞭虫卵、蛲虫卵、华支睾吸虫卵、血吸虫卵、姜片虫卵、带绦虫卵等。寄生虫卵的检验一般用生理盐水涂片法,除华支睾吸虫需用高倍镜辨认外,其他均可经低倍镜检出。在识别寄生虫卵时应注意虫卵大小、色泽、形态、卵壳的厚薄、内部结构特点,认真观察予以鉴别,观察 10 个低倍视野,以低倍镜所见虫卵的最低数和最高数报告。为了提高寄生虫卵的检出阳性率,还可采用离心沉淀法,静置沉淀集卵法,通过去除粪渣,洗涤沉淀后涂片镜检,此种集卵法适用于检出各种虫卵,也可采用饮和盐水浮聚法,此法适用于检查钩虫卵、蛔虫卵及鞭虫卵。

七、肠寄生原虫

肠寄生原虫包括阿米巴原虫、隐孢子虫、鞭毛虫、纤毛虫和人芽囊原虫。

(一)肠道阿米巴

包括溶组织内阿米巴、脆弱双核阿米巴和结肠内阿米巴等。检查阿米巴时可直接用生理盐水涂片查滋养体,用碘染色法查包囊。溶组织内阿性痢疾病者粪便中可见大滋养体;带虫者和慢性间歇型阿米巴痢疾粪便中常见小滋养体、包囊前期及包囊,应注意与结肠内阿米巴鉴别。脆弱双核阿米巴通常寄生在人体结肠黏膜腺窝里,只有滋养体,尚未发现包囊,具有一定的致病力,可引起腹泻,易与白细胞混淆,应注意鉴别。结肠内阿米巴寄生在大肠腔,为无致病性共生阿米巴,对人感染较低溶组织阿米巴普通,无论滋养或包囊均需与后者区分。

(二)隐孢子虫

属肠道完全寄生性原虫,主要寄生于小肠上皮细胞的微绒毛中。目前至少存在着大型种和小型种两种不同形态的种别,在人体和多种动物体内寄生的均属小型种,即微小隐孢子虫,为获得性免疫缺陷综合征的重要病原,已列为艾滋病重要检测项目之一。人体感染隐孢子虫其临床表现因机体免疫状况而异,在免疫功能健全的人主要为胃肠炎症状,呕吐、腹痛、腹泻,病程 1~2 周可自愈;在免疫功能缺陷或 AIDS 患者则有发热、嗳气、呕吐,持续性腹泻,排稀汁样大便,每天多达 70 多次,排水量每天达 12~17 L,导致严重脱水,电解质紊乱和营养不良而死亡。隐孢子虫病的诊断主要靠从粪便中查该虫卵囊。由于卵囊直径仅为 4.5~5.5 μm,且透明反光,不易识别,需用比密 1.20 蔗糖水浓集法于 600 倍放大条件下始可看到,换用 1 000~1 500 倍放大,易于看到内部结构（有 4 个弯曲密迭的子孢子及一个圆形的球状残体）。吉姆萨染色卵囊呈淡蓝色，伴有红色颗粒状内含物。用相差显微镜观察时效果更佳。

（三）鞭毛虫和纤毛虫

人体常见的鞭毛虫及纤毛虫有蓝氏贾第鞭毛虫、迈唇鞭毛虫、人肠毛滴虫、肠内滴虫、中华内滴虫和结肠小袋纤毛虫等。蓝氏贾第鞭毛虫寄生在小肠内（主要在十二指肠），可引起的慢性腹泻。如寄生在胆囊，可致胆囊炎。结肠小袋纤毛虫寄生于结肠内，多呈无症状带虫状态。当滋养体浸入肠壁可引起阿米巴样痢疾。人肠毛滴虫一般认为列致病性，迈氏唇鞭毛虫及中华肠内滴虫较少见，一般不致病，除人肠毛滴虫仅见到滋养外，其他鞭毛虫、纤毛虫都可见到滋养体与包囊。在粪便直接涂片观察时要注意它们的活动情况，并以鞭毛、波动膜、口隙、细胞核等作为鉴别的依据，必要时可在涂片尚未完全干燥时用瑞特染色或碘液、铁苏木精染色进行形态学鉴别。

（四）人芽囊原虫

人芽囊原虫于 1912 年由 Brumpt 首先命名，其后分类位置一直很乱。1967 年以前曾被误认为酵母菌、鞭毛虫的包囊等。目前认为人芽囊原虫是寄生在高等灵长类动物和人体消化道内的原虫，可引起腹泻。其形态多样，有空泡型、颗粒型、阿米巴型和复分裂型虫体，只有阿米巴型为致病性虫体。

（贾红梅）

第三节　粪便的化学检验

一、隐血试验

隐血是指消化道出血量很少，肉眼不见血色，而且少量红细胞又被消化分解致显微镜下也无从发现的出血状况。隐血试验对胃癌和大肠癌等消化道肿瘤持续的消化道出血可能是其早期出现的唯一特征，且大便隐血检查属无创检查，试验方便、费用低廉，适合进行长期观察，因而大便隐血试验目前仍旧是早期发现较好的试验。

（一）方法学评价

隐血试验（occult blood test，OBT）目前主要采用化学法。如邻联甲苯胺法、还原酚酞法、联苯胺法、氨基比林法、无色孔雀绿法、愈创木酯法等。其实验设计原理基于血红蛋白中的含铁血红素部分有催化过氧化物分解的作用，能催化试剂中的过氧化氢，分解释放新生态氧，氧化上述色原物质而呈色。呈色的深浅反映了血红蛋白多少，亦即出血量的大小。经上试验方法虽然原理相同，但在实际应用中却由于粪便的成分判别很大，各实验室具体操作细节如粪便取材多少、试剂配方、观察时间等不同，而使结果存在较大差异。多数文献应用稀释度的血红蛋白液对这些方法灵敏度的研究表明，邻苯甲苯胺法、邻甲苯胺法、还原酚酞法最灵敏，可检测 0.2～1.0 mg/L 的血红蛋白，只要消化道有 1～5 mL 的出血就可检出。还原酚酞法由于试剂极不稳定，放置可自发氧化变红而被摒弃。高度灵敏的邻联甲苯胺法常容易出现假阳性结果，中度灵敏的试验包括联苯胺法、无色孔雀绿法，可检出 1～5 mg/L 的血红蛋白，消化道有 5～10 mL 出血即为阳性。联苯胺法由于有致癌作用而无色孔雀绿法在未加入异喹啉时灵敏度差，需 20 mg/L 血红蛋白，试剂配制和来源均不如拉米洞方法方便。愈创木酯法灵敏度关,需 6～10 mL/L 血红蛋白才能检出,此时消化道出血可达 20 mL 但假阳性很少,如此法为阳性,基本可确诊消化道出血。目前国内外生产应用四甲基础联苯胺和愈创木酯为显色基质的隐血试带,使隐血试验更为方便。

以上各种隐血试验化学法虽简单易行,但均基于血红蛋白中的血红素可促使双氧水分解释放新生态氧,使色原物质氧化这一原理,方法上缺乏特异准确性。此外,化学试剂不稳定,久置后可使反应减弱。外源性动物仪器如含有血红蛋白、肌红蛋白,其血红素的作用均可使试验呈阳性,大量生食蔬菜中含有活性的植物过氧化物酶也可催化双氧水分解,出现假阳性反应,所以除愈创木酯法外均要求素食 3 天,为此有人提出将粪便用水作 1∶3 稀释加热煮沸再加冰乙酸和乙醚提取出红蛋白测定可排除干扰。此法虽然可靠,但不适用于常规工作。另外,血液如在肠道停留过久,血红蛋白被细菌降解,血红素不复存在,则会出现与病情不符的阴性结果,患者服用大量维生素 C 或其他具有还原作用的药物,在实验中可使过氧化物还原,不能再氧化色原物质,亦可使隐血试验呈假阴性。除上述干扰隐血试验外亦可由于检验人员取材部位不同,标本反应时间不同,检验员对显色判断不同,故在不同方法的试验中,还可产生误差等,致使目前国内外尚无统一公认的推荐的方法,更谈不到实验的标准化。

为解决传统隐血试验的特异性问题及鉴别消化道出血部位,人们探索了一些新的隐血试验方法,如同位素铬(^{51}Cr)法等同位素法和各种免疫学方法。

1.同位素方法

(1)铬(^{51}Cr)法测定大便隐血量。①原理:^{51}Cr-红细胞经静脉注射后,正常不进入消化道,消化道出血时则进入并不被吸收,随大便排出。将大便中的放射性与每毫升血液中放射性比较计算可求出胃肠道出血量。②方法:静脉注射 ^{51}Cr-RBC 7.4 MBq 后,收集 72 小时大便,称重测放射性,并在开始时和收集大便结束时抽静脉血测每毫升放射性计数。按公式计算结果:72 小时出血量(mL)=大便总放射性/每毫升血放射性。

(2)胃肠道出血的锝标的红细胞法定位诊断。①原理:当胃肠道出血时,锝标的红细胞或胶体随血液进入胃肠道。②方法:静脉注射显像剂后以 2～5 分钟一帧的速度连续显像 0.5～1.0 小时,必要时延迟显像。①临床应用:适应于活动胃肠道出血的诊断和大致定位。急性活动出血用锝标胶体显像,间歇出血者用锝标 RBC 显像。诊断准确率在 80% 左右,能够探测出血率高于每分钟 0.1 mL 的消化道出血。

尽管同位素方法的灵敏度和特异性无可非议,甚至还可以对出血点进行准确的定位,但临床很难接受将一种应用放射性同位素的、操作复杂的、需要特殊仪器的方法普遍用来进行一个没有特异性的指标的检验。

2.免疫学方法

免疫学方法以其特异性和灵敏度而广受临床检验的欢迎,如免疫单扩法、免疫电泳、酶联免疫吸附试验、免疫斑点法、胶乳免疫化学凝聚法,放射免疫扩散法、反向间接血凝法、胶体金标记夹心免疫检验法等。此类试验所用抗体分为两大类,一种为抗人血红蛋白抗体,另一种为抗人红细胞基质抗体。免疫学方法具有很好的灵敏度,一般血红蛋白为 0.2 mg/L、0.03 mg/g 粪便就可得到阳性结果,且有很高的特异性,各种动物血血红蛋白在 500 mg/L 辣根过氧化物酶在 2 000 mg/L 时不会出现干扰,因而不需控制饮食。据 Herzog 和 Cameron 等研究,正常人 24 小时胃肠道生理性失血量为 0.6 mL,若每天多于 2 mL,则属于病理性出血。由于免正常人 24 小时胃肠道生理性失血量为 0.6 mL,若每天多于 2 mL,则属于病理性出血。由于免疫学方法的高度敏感性,又由于有正常的生理性失血,如此高的灵敏度,要在某些正常人特别是服用刺激肠道药物后可造成假阳性。但免疫学法隐血试验主要检测下消化道的优点,目前被认为是对大肠癌普查最适用的试验。免疫学法隐血试验主要检测下消化道出血,有 $40\%\sim50\%$ 的上消化道出血不能检出。原因:①血红蛋白或红细胞经过消化酶降解或消化殆尽已不具有原来免疫原性。②过量大出血而致反应体系中抗原过剩出现前带现象。③患者血红蛋白的抗原与单克隆抗体不配。因此,有时外观为柏油样便而免疫法检查却呈阴性或弱阳性,此需将原已稀释的粪便再稀释 $50\sim100$ 倍重做或用化学法复检。近年来某些实验室还采用卟啉荧光法血红蛋白定量试验,用紫草酸试剂使血红素变为卟啉进行荧光检测,这样除可测粪便未降解的血红蛋白外,还可测血红素衍化物卟啉,从而克服了化学法和免疫法受血红蛋白降解影响缺点,可对上、下消化道出血同样敏感,但外源性血红素、卟啉类物质具有干扰性,且方法较复杂,故不易推广使用。此外,免疫学的方法也从检测血红蛋白与人红细胞基质扩展到测定粪便中其他随出血而出现的带有良好的抗原性而又不易迅速降解的蛋白质,如清蛋白、转铁蛋白等,灵敏度达 $2\ mg/L$。

为了使免疫学方法在检测粪便潜血时尽可能简便,以适应大规模大肠癌普查的需要和临床快速报告的要求,有的公司已经推出单克隆抗体一步法试验,如美国万华普曼生物工程有限公司。他们所采用的粪便潜血免疫一步法是一种快速简便、无嗅无味的三明治夹心免疫检验法。具有特异性强、高灵敏度($0.03\ mgHb/g$ 粪)、检验快速($1\sim5$ 分钟)、操作简单(一步检验)、试剂易保存(室温)和结果简单易读的优点,在诊断和治疗引起肠胃道出血的疾病有重要意义。特别是消化道癌肿患者 87% 大便隐血为阳性。

3.其他方法

近年来某些实验室还采用卟啉荧光法血红蛋白定量试验,用紫草酸试剂使血红素变为卟啉进行荧光检测,这样除可测粪便未降解影响缺点,可对上、下消化道出血同样敏感,但外源性血红素、卟啉类物质具有干扰性,且方法较复杂,故不易推广使用。

(二)临床意义

粪便隐血检查对消化道出血的诊断有重要价值。消化性溃疡、药物致胃黏膜损伤(如服用吲哚美辛、糖皮质激素等)、肠结核、克罗恩病、溃疡性结肠炎、结肠息肉、钩虫病及胃癌、结肠癌等消化肿瘤时,粪便隐血试验均常为阳性,故须结合临床其他资料进行鉴别诊断。在消化性溃疡时,阳性率为 $40\%\sim70\%$,呈间断性阳性。消化性溃疡治疗后当粪便外观正常时,隐血试验阳性仍可持续 $5\sim7$ 天,此后如出血完全停止,隐血试验即可转阴。消化道癌症时,阳性率可达 95%。呈持续性阳性,故粪便隐血试验常作为消化道恶性肿瘤诊断的一个筛选指标,尤其对中老年人早期发现消化道恶性肿瘤有重要价值。此外,在流行性出血热患者的粪便中隐血试验也有 84% 的阳性率,可作为该病的重要的佐证。

二、粪胆色素检查

正常粪便中无胆红素而有粪胆原及粪胆素。粪胆色素检查包括胆红素、粪胆原、粪便胆素检查。

(一)粪胆红素检查

婴儿因正常肠道菌群尚未建立或成人因腹泻待肠蠕动加速,使胆红素来不及被肠道菌还原时,粪便可呈金黄色或深黄色,胆红素定性试验为阳性,如部分被氧化成碘绿色。为快速检测粪便中的胆红素可用 Harrison 法,如呈绿蓝色为阳性。

(二)粪胆原定性或定量

粪便中的粪胆原在溶血性黄疸时,由于大量胆红素排入肠道被细菌还原而明显增加;梗阻性黄疸时由于排向肠道的胆汁少而粪便胆原明显减少;肝细胞性黄疸时粪胆原则可增加也可减少。视肝内梗阻情况而定。粪便胆原定性或定量对于黄疸类型的鉴别具有一定价值。无论定性或定量均采用 Ehrlich 方法,生成红色化合物,正常人每 100 g 粪便中胆原量为 75～350 mg。低于或高于参考值可助诊为梗阻性或溶血性黄疸。

(三)粪胆素检查

粪便胆素是由粪便胆原在肠道中停留被进一步氧化而成,粪便由于粪胆素的存在而呈棕黄色,当胆管结石、肿瘤而致完全阻塞时,粪便中因无胆色素而呈白陶土色。可用 Schmidt 氯化高汞试剂联合检测胆红素及粪便胆素,如粪便悬液呈砖红色表示粪胆素阳性,如显绿色则表示有胆红素被氧化为胆绿素,如不变色,表示无胆汁入肠道。

三、消化吸收功能试验

消化吸收功能试验是一组用以检查消化道功能状态的试验。近年来由于采用了各种放射性核素技术而取得了很大进展,这组试验包括脂肪消化吸收试验,蛋白质消化吸收试验和糖类消化吸收试验等,但操作技术复杂,不便常规使用。因此更要强调在粪便一般镜检中观察脂肪小滴,以此作为胰腺功能不全的一种筛选指标。

此外还可做脂肪定量测定,即在普通膳食情况下,每人每 24 小时粪便中的总脂肪为 2～5 g(以测定的总脂肪酸计量)或为干粪便的 7.3%～27.6%。粪便脂质主要来源是食物,小部分系来源于胃肠道分泌、细胞脱落和细菌的代谢的产物。在疾病情况下,由于脂肪的消化或吸收能力减退,粪便中的总脂量可以大为增加,若 24 小时粪便中总脂量超过 6 g 时,称为脂肪泻。慢性胰腺炎、胰腺癌、胰腺纤维囊性变等胰腺疾病,梗阻性黄疸,胆汁分泌不足的肝胆疾病。小肠病变如乳糜 Whipple 病,蛋白丧失性肠病时均可引起脂肪泻。

脂肪定量可协助诊断以上疾病。常用的方法有称量法和滴定清法。称量法是将粪便标本经盐酸处理后,使结合脂肪酸变为游离的脂肪酸,再用乙醚萃取中性脂肪及游离脂肪酸,经蒸发除去乙醚后在分析天平上精确称其重量。滴定法也称 Vande kamer 法,其原理是将粪便中脂肪与氢氧化钾溶液一起煮沸皂化,冷却后加入过量的盐酸使脂皂变为脂酸,再以石英钟油醚提取脂酸,取一份提取液蒸干,其残渣以中性乙醇溶解,以氢氧化钠滴定,计算总脂肪酸含量。

利用脂肪定量也可计算脂肪吸收率,以估计消化吸收功能。具体做法是在测定前 2～3 天给予脂肪含量为 100 g 的标准膳食,自测定日起,仍继续给予标准膳食连续 3 天,每天收集 24 小时晨粪便做总脂测定。

$$脂肪吸收率(\%)=膳食总脂量-粪便总脂量/膳食总脂量×100\%。$$

正常人每天摄入脂肪 100 g,其吸收率在 95% 以上,脂肪泻量明显减低。

目前检测有无胰蛋白缺乏的试验有 X 线胶消化法。由于该法准确度和精密性都很差,而很少应用。

(贾红梅)

第四节　粪便的基因检验

近年来,大肠癌发病率有上升趋势,全世界每年新增病例高达 57 万,占全部确诊癌症的 4%。大肠癌的症状、体征均无特异性,致使临床上确诊的大肠癌大部分为中、晚期,临床治疗效果差,5 年生存率极低。如能早期诊断出大肠癌,可使 90% 以上的患者得到治愈。因此,大肠癌的筛选诊断工作非常重要。既往应用最普遍的筛选检查是大便潜血实验(FOBT),虽然 FOBT 在筛选大肠癌方面取得一些进展,但有很高的假阳性率和假阴性率。纤维结肠镜检查是检出大肠癌的可靠方法,但该方法为侵入性且需要一定的设备和仪器,操作要求也较高,目前尚不能用于大范围人群筛选普查。肿瘤标志物检查,如癌胚抗原(CEA)、CA199 及肿瘤相关抗原 T、Tn 及 TAG-T2 等,虽然对大肠癌的临床诊断及预后判断有帮助,但对早期大肠癌诊断的特异性及敏感性均不高。随着分子生物学的发展,人们认识到肿瘤的发生发展归因于相关基因突变,而粪便中的脱落细胞包含着与大肠癌关系密切的突变基因,粪便中基因检测可望成为筛选诊断大肠癌的新方法。

一、粪便基因筛检的分子生物学基础

分子生物学研究表明,肿瘤的产生是多能干细胞向正常细胞增殖、分化的过程中,受环境因素和遗传因素的影响,相关基因发生改变的结果。肿瘤细胞的基因与基因表达与正常细胞有显著区别,因此如能检出这种基因改变就能为肿瘤的诊断和预防提供条件。肿瘤不是单基因疾病,肿瘤的发生发展是肿瘤相关基因的多阶段积累的改变过程,涉及多种癌基因激活和多种抑癌基因失活。如能在早期检出基因突变信息,就可以获得细胞癌变的信号,从而对肿瘤的早期诊断和预防带来积极意义。

目前认为一种肿瘤的产生需要 4~5 个相关癌基因的改变;与大肠癌相关的癌基因主要有 ras、$c\text{-}myc$、$erb2$ 等,与大肠癌相关的抑癌基因主要有 APC/MCC、DCC、$p53$ 及 RB 等。在大肠癌形成过程中,ras、$c\text{-}myc$ 癌基因和 APC、MCC 抑癌基因的改变是早期事件。ras 基因改变主要发生在 12、13 或 16 密码子,大约 50% 的大肠癌和 50% 的大肠腺癌(直径>1 cm)发现有 ras 基因突变。等位基因的丢失最常见于 17p 染色体等位基因的缺失。虽然这种缺失在大肠腺瘤的各个时期都很少见到,但有人发现 17p 等位基因丢失与腺瘤向癌转变有关。17p 染色体等位基因丢失的常见部位为 $p53$ 基因,$K\text{-}ras$、$p53$ 基因是人类癌症最常见的突变基因,两者的检出对大肠癌的诊断很有帮助。包含 APC 基因和 MCC 基因的 5q 等位基因的缺失占散发性大肠癌的 35%。这些基因的特异性改变可成为诊断肿瘤的标记。

人们很早就发现,结肠黏膜上皮不断脱落入肠腔随粪便排出,其更新周期约为每小时 1%,整个大肠黏膜 3~4 天即可重新更换一次,而生长旺盛的肿瘤组织更新更快。虽然这些黏膜细胞脱落后很快从粪便中排出,但由于粪便物质的存在,用脱落细胞学手段难以发现异常细胞。要进行细胞学分析,只有从直肠、结肠的灌洗液中才能得到比较干净的细胞,这无疑又增加了方法的难度和患者的痛苦。然而,应用分子生物学技术检测粪便中的相关基因突变,则不受粪便其他物质的影响,且可以批量筛查,可望称为大肠癌的筛选和早期诊断的一种敏感而有效的方法。

二、粪便基因突变检测方法

有学者首次阐述可以从大肠癌粪便脱落细胞检出 *K-ras* 基因突变,但他所采用的方法比较复杂,因而不能用于常规例行诊断。目前检测粪便基因突变的方法主要:①免疫组织化学检测(IHC)。②Southern 印迹杂交。③DNA 直接测序。④PCR 产物单链 DNA 泳动变位技术和错配 PCR 技术。传统的 Southen 印迹杂交和 DNA 直接测序,虽然可准确地确定突变的类型及部位,但操作复杂、技术要求高、时间长、费用较高,不实用于临床筛检基因突变。目前多采用的是免疫组织化学法检测癌相关基因产物,如检测 *p53* 蛋白、*ras* 基因的 p21 蛋白及 *c-mye* 的 p62 蛋白。虽然该技术简单,但有相当一部分基因改变检测不到,且运用不同的抗体需要不同的解释标准,临床意义也不同。Soong 等用 IHC 检测 *p53* 蛋白和用 PCR-SSCP 检测 *p53* 基因突变发现,IHC 对大肠癌的 *p53* 蛋白检测率为 23%,而 PCR-SSCP 分析技术检出 *p53* 基因突变率为 39%,两者的符合率为 68%,不符合率为 32%,说明 *p53* 蛋白积累不能代表有 *p53* 基因突变,反之亦然。Hall 等也认为 *p53* 蛋白免疫组化阳性并不一定是突变的 *p53* 积累,还可能是稳定的野生型 *p53* 蛋白在起作用。因为当正常细胞的 DNA 受损害时,野生型 *p53* 蛋白也会过量表达。在其他种类的癌组织中也发现 *p53* 蛋白增加并没有相应的 *p53* 基因突变。

PCR 及其相关技术的迅速发展也为快速、简便、灵敏地筛选突变基因带来了可能。其中 PCR 产物的单链 DNA 泳动变位技术(mobilityshifls)在诊断基因突变方面有满意的敏感性(90%~100%)并能筛选大量样本。该技术包括变性梯度凝胶电泳(DCGE)、温度梯度凝胶电泳(TGGE)、限制性片段多态性分析(RFCP)、单链构象多态性分析(SSCP),其中,DGGE 和 TGGE 法价格昂贵,其临床应用受限制。

目前,PCR-SSCP 是最受重视的分析技术,该技术利用相同长度的单链 DNA 在非变性的凝胶电泳中不同迁移位置仅取决于单链二级空间构象-碱基排列结构,从而将突变基因片断与正常基因片断区分开来。其优点:①操作简单,不需要特殊仪器,技术容易掌握。②实验周期短,最快可在 24 小时内得到检测结果,并不受 PCR 扩增差错的影响。③不仅可检查出单碱基置换,还可检出数个碱基插入或缺失。④可彩非放射性同位素标记,使其更容易存临床上推广使用。日本学者 Equchi 开始对粪便标本中的 *p53* 基因进行 PCR-SSCP 分析,结果发现在 11 例有 *p53* 基因突变的手术标本中有 7 例在粪便中查出 *p53* 基因突变;在 5 例潜血试验阳性的患者中有 3 例粪便标本检出 *p53* 基因突变,故认为利用 PCR-SSCP 对粪便肿瘤物异的基因突变进行分析可在临床推广应用。但该技术易产生假阳性,为其不足之处。这可能是由于在扩增的片段中,大部分为正常的基因片段,突变的基因片段较少,因此在电泳泳动变位上显示不佳。为了确定 PCR-SSCP 检测的敏感性,Silvano 等将肿瘤细胞混以正常细胞,浓度依次由 0%~90% 递增,然后进行 PCR-SSCP 分析,结果发现当彩放射性标记时肿瘤细胞浓度须达 5%,PCR-SSCP 分析才能检出 *p53* 基因突变,而当用非放射性标记时肿瘤细胞浓度必须达到 10%~15% 才能显示出阳性结果。

在大肠癌患者粪便中,特别是早期癌患者的粪便中,正常的 DNA 片段常超出异常 DNA 片段 100~1 000 倍,使用 SSCP 分析时肿瘤相关基因的泳动变位不清楚。

近年有人用特异等位基因 PCR 扩增(ASA)可以解决这一难题。其主要原理是当异性引物与模板之间出现错配(mismatch),特别是 3′ 末端碱基与模板之间出现错配时,由于 TagDNA 聚合酶缺乏 3′-5′ 核酸外切酶活性,因此对错误配对的碱基不能进行修改,故该引物的 PCR 扩增速率将急剧下降甚至扩增中断。有人设计出一个能与突变体基因片段正常配对而与正常片断错误配对的引物,主要是在 3′末端的碱基进行修改。该方法的优点是敏感性、特异性很高,可以从10 000 个正常和不正常细胞中检出一个突变细胞。此外,该技术不需要限制性酶消化及与特异性等位基因相结合的寡核苷酸,也不需要对 PCR 产物进行测序分析。由该原理还可产生其他方法,如 misnatched PCR/ARMS(amplificatation refraitory mulation system)、mutent enriched PCR。该技术对单基因疾病如遗传病效果好,但肿瘤涉及多基因改变,并且每个基因有多种突出,例如 $p53$ 突变种类达 350 种,因此目前该技术主要应用于对 K-ms 基因突变的检测。因为 K-ms 基因的突变几乎总是发生于三个密码中的一个,所以设计检出 K-ms 基因的敏感试验要设计检出其他肿瘤相关基因改变要简单得多。德国学者 Nollaan 利用彩突变体富集 PCR 技术检测粪便中 K-ms 基因的 12、13 密码子的基因改变,16 例大肠癌手术标本经用 PCR-SSCP 分析后证实无 K-ms 突变的患者粪便中,经突变体富集 PCR 技术检测有 2 例 K-ms 突变,通过对手术标本再次作 PCR-SSCP 分析检测发现,确有 1 例手术标本中有 K-ms 突变。该作者认为该技术具有简便、灵敏性、特异性高等优点,临床上可用于检测粪便中的 K-ms 突变,有助于大肠癌的早期诊断。

除在粪便中检出基因突变以期早期诊断大肠癌外,人们还开始在尿液、胰液、痰液、支气管肿泡灌洗液、CSF 等排泄物、分泌物中查找相关基因突变,以便能早期诊断相关部位癌症。相信随着技术的改进,应用分子生物学技术检测肿瘤特异性基因将成为诊断肿瘤的重要方法。

(贾红梅)

第十三章

蛋白质检验

第一节　血清总蛋白检验

一、双缩脲常规法

(一)原理

凡分子中含有两个氨基甲酰基(-CONH$_2$)的化合物都能与碱性铜溶液作用,形成紫色复合物,这种反应称双缩脲反应。蛋白质分子中有许多肽键都能起此反应,而且各种血浆蛋白显色程度基本相同,因此,在严格控制条件下,双缩脲反应可作为血浆蛋白总量测定的理想方法,从测定的吸光度值计算出蛋白含量。

(二)试剂

1.6 mol/L 氢氧化钠

溶解 240 g 优质纯氢氧化钠于新鲜制备的蒸馏水或刚煮沸冷却的去离子水中,稀释至 1 L,置聚乙烯瓶内盖紧保存。

2.双缩脲试剂

称取未风化没有丢失结晶水的硫酸铜(CuSO$_4$·5H$_2$O)3 g,溶于 500 mL 新鲜制备的蒸馏水或刚煮沸冷却的去离子水中,加酒石酸钾钠 9 g,碘化钾 5 g,待完全溶解后,加入 6 mol/L 氢氧化钠 100 mL,并用蒸馏水稀释至 1 L。置聚乙烯瓶内盖紧保存。

3.双缩脲空白试剂

溶解酒石酸钾钠 9 g,碘化钾 5 g,于新鲜制备的蒸馏水中。加 6 mol/L 氢氧化钠 100 mL,再加蒸馏水稀释至 1 L。

(三)操作

见表 13-1。

表 13-1　血清总蛋白测定(mL)

加入物	测定管	标准管	空白管
待测血清	0.1	—	—
蛋白标准	—	0.1	—
蒸馏水	—	—	0.1
双缩脲试剂	5.0	5.0	5.0

混匀,置 25 ℃水浴中 30 分钟(或 37 ℃ 10 分钟),在波长 540 nm 处,以空白调零,读取各管的吸光度。

高脂血症、高胆红素血症及溶血标本,应做"标本空白管",即血清 0.1 mL 加双缩脲空白试剂 5 mL,以测定管吸光度减去标本空白管吸光度为测定管的标准吸光度。

$$血清总蛋白(g/L) = \frac{测定管(或校正)吸光度}{标准管吸光度} \times 标准蛋白液浓度(g/L)$$

(四)参考值

健康成人走动后血清总蛋白浓度为 64~83 g/L,静卧时血清总蛋白浓度为 60~78 g/L。

(五)附注

(1)血清蛋白质的含量一般用 g/L 表示,因为各种蛋白质的分子量不同,不能用 mol/L 表示。

(2)酚酞、溴磺肽钠在碱性溶液中呈色,影响双缩脲测定的结果,右旋糖酐可使测定管浑浊影响结果,理论上这些干扰均可用相应的标本空白管来消除,但如标本空白管吸光度太高,可影响结果准确度。

(3)含脂类极多的血清,呈色后浑浊不清,可用乙醚 3 mL 抽提后再进行比色。

二、双缩脲比吸光度法

(一)原理

按照 Doumas 方法所规定的配方配制双缩脲试剂、在控制反应条件和校准分光光度计的情况下,双缩脲反应的呈色强度是稳定的,可以根据蛋白质双缩脲复合物的比吸光度,直接计算血清总蛋白质浓度。

(二)试剂

同双缩脲法。

(三)操作

(1)取试管 2 支,标明"测定管"及"试剂空白管",各管准确加入双缩脲试剂 5.0 mL。

(2)于"测定管"中准确加入 100 μL 血清,于"试剂空白管"中加入蒸馏水 100 μL。

(3)另取第 3 支试管做"标本空白"管,加入双缩脲空白试剂 5.0 mL 及血清 100 μL。

(4)各管立即充分混匀后,置(25±1)℃水浴中保温 30 分钟。

(5)用经过校准的高级分光光度计,在波长 540 nm、比色杯光径 1.0 cm 处读取各管吸光度。读"测定管"及"试剂空白管"吸光度时,用蒸馏水调零点。读"标本空白管"吸光度时,用双缩脲空白试剂调零点。

(四)计算

校正吸光度$(A_c) = A_t - (A_r + A_s)$式中,$A_t$ 为测定管吸光度;A_r 为试剂空白管吸光度;A_s 为标本空白管吸光度。

如测定所用的分光光度计波长准确,带宽≤2 nm、比色杯光径准确为 1.0 cm 时,血清总蛋白含量可以根据比吸光度直接计算:

$$血清总蛋白(g/L) = \frac{A_c}{0.298} \times \frac{5.1}{0.1} = \frac{A_c}{0.298} \times 51$$

式中 0.298 为蛋白质双缩脲复合物的比吸光系数,是指按 Doumas 双缩脲试剂的标准配方,在上述规定的测定条件下,双缩脲反应溶液中蛋白质浓度为 1.0 g/L 时的吸光度。

检查比色杯的实际光径可按下述方法进行。

(1)每升含(NH$_4$)$_2$Co(SO$_4$)$_2$·6H$_2$O 43 g 的水溶液,在比色杯光径 1.0 cm、波长 510 nm处,吸光度应为 0.556。

(2)每升含量重铬酸钾 0.050 g 的水溶液(溶液中含数滴浓硫酸)在比色杯光径 1.0 cm、波长350 nm 处,吸光度应为 0.535。

(3)如测出的吸光度与上述不符,表示比色杯光径并非 1.0 cm,计算结果时需进行校正。校正系数 $F = A_s/A_m$,A_s 为钴盐的吸光度(0.556)或重铬酸钾的吸光度(0.535),A_m 为实测的吸光度。F 可取两个校正系数的均值,用下式计算蛋白的含量:

$$血清总蛋白(g/L) = \frac{Ac}{0.298} \times 51 \times F$$

三、临床意义

(一)血清总蛋白浓度增高

(1)血清中水分减少,而使总蛋白浓度相对增高。凡体内水分排出大于水分的摄入时,均可引起血液浓缩,尤其是急性失水时(如呕吐、腹泻、高热等)变化更为显著,血清总蛋白浓度有时可达 100～150 g/L。又如休克时,由于毛细血管通透性的变化,血液也可发生浓缩。慢性肾上腺皮质功能减退患者,由于钠的丢失而致继发性水分丢失,血浆也可出现浓缩现象。

(2)血清蛋白合成增加,大多数发生在多发性骨髓瘤患者,此时主要是球蛋白增加,其量可超过 50 g/L,总蛋白可超过 100 g/L。

(二)血清总蛋白浓度降低

(1)合成障碍,主要为肝功能障碍。肝脏是合成蛋白质的唯一场所,肝功能严重损害时,蛋白质的合成减少,以清蛋白的下降最为显著。

(2)蛋白质丢失:如严重灼伤时,大量血浆渗出;或大出血时,大量血液的丢失;肾病综合征时,尿液中长期丢失蛋白质;溃疡性结肠炎可从粪便中长期丢失一定量的蛋白质,这些可使血清总蛋白浓度降低。

（杜荣枫）

第二节　血清黏蛋白检验

血清黏蛋白占血清总蛋白量的 1%～2%,是体内一种黏多糖与蛋白质分子结合成的耐热复合蛋白质,属于体内糖蛋白的一种,电泳时与 α 球蛋白一起泳动,主要存在于 α$_1$ 和 α$_2$ 球蛋白部分。其黏多糖往往是由氨基葡萄糖、氨基半乳糖、甘露糖、岩藻糖及涎酸等组成。黏蛋白成分复杂,分类和命名尚未一致。Meyer 将糖与蛋白质的复合物以氨基己糖的含量进行分类,氨基己糖含量>4% 的称黏蛋白,<4% 的称糖蛋白。

黏蛋白不易发生热变性,也不易被通常的蛋白沉淀剂(如高氯酸、磺基水杨酸等)沉淀,但可被磷钨酸沉淀。临床检验中利用此特性将它与其他蛋白质分离后,再用蛋白试剂或糖试剂进行测定。目前测定黏蛋白的方法很多,其结果有以氨基己糖、己糖、酪氨酸及蛋白质四种类型的表示方法,无论以何种方式表示结果,均需说明所采用的方法及参考值。

一、原理

以 0.6 mmol/L 过氯酸沉淀血清中蛋白质时,黏蛋白不被沉淀,而存留在滤液中,再加磷钨酸使黏蛋白沉淀,然后以酚试剂沉淀其中蛋白质的含量。

二、试剂

(1)154 mmol/L 氯化钠溶液。

(2)1.8 mmol/L 过氯酸:取含量为 70%～72% 过氯酸 28 mL,加蒸馏水稀释至 200 mL,并标定之。

(3)17.74 mmol/L 磷钨酸溶液:称取磷钨酸 5 g 溶于 2 mmol/L 盐酸中,并加至 100 mL。

(4)酚试剂:于 1 500 mL 球形烧瓶中加入钨酸钠($Na_2MoO_4 \cdot 2H_2O$)25 g,水 700 mL,浓磷酸 50 mL,浓盐酸 100 mL,缓缓回流蒸馏 10 小时。取下冷凝管,加硫酸锂 75 g,蒸馏水 50 mL,并加溴水 2～3 滴,再煮沸 15 分钟,以除去多余的溴,冷却后稀释至 1 000 mL,制成的酚试剂应为鲜亮黄色,置棕色瓶保存,用前取出一部分,以等量蒸馏水稀释之。

(5)1.88 mmol/L 碳酸钠溶液。

(6)标准酪氨酸溶液(0.05 mg/mL):精确称取酪氨酸 5 mg,以 0.1 mol/L 盐酸溶解并稀释至 100 mL。

三、操作

血清 0.5 mL,加 154 mmol/L 氯化钠 4.5 mL,混匀,滴加 1.8 mol/L 过氯酸溶液 2.5 mL,静止 10 分钟,用定量滤纸过滤或离心。取滤液 2.5 mL,加 17.74 mmol/L 磷钨酸 0.5 mL 混匀,静止 10 分钟,以 3 000 r/min,离心 10 分钟。倾去上清液并沥干,再加磷钨酸溶液 2 mL 悬浮沉淀物,同法离心后弃去上清液,沥干,取沉淀物备用。按表 13-2 测定。

表 13-2　血清黏蛋白测定(mL)

加入物	测定管	标准管	空白管
蒸馏水	1.75*	1.5	1.75
酪氨酸标准液	—	0.25	—
碳酸钠溶液	0.5	0.5	0.5
酚试剂	0.25	0.25	0.25

注:* 为溶解蛋白沉淀物。

混匀,放置 37 ℃水浴 15 分钟,取出,用分光光度计 650 nm,比色杯光径 1.0 cm,以空白调零,读取各管吸光度。

四、计算

(一)血清黏蛋白[以蛋白计(g/L)]

$$血清黏蛋白(g/L) = \frac{测定管吸光度}{标准管吸光度} \times 0.0125 \times \frac{7.5}{2.5} \times \frac{1\,000}{0.5} \times \frac{23.8}{1\,000} = \frac{测定管吸光度}{标准管吸光度} \times 1.785$$

式中 23.8 为酪氨酸转换成黏蛋白的系数。

(二)血清黏蛋白[以酪氨酸计(mg/L)]

$$血清黏蛋白(mg/L) = \frac{测定管吸光度}{标准管吸光度} \times 0.0125 \times \frac{7.5}{2.5} \times \frac{1\,000}{0.5} = \frac{测定管吸光度}{标准管吸光度} \times 75$$

五、参考值

(1)以蛋白计为 0.75～0.87 g/L。

(2)以酪氨酸计为 31.5～56.7 mg/L。

六、附注

(1)黏蛋白是一种糖蛋白,其蛋白质分子中酪氨酸含量为 4.2%,因此两种报告方式可互相换算。

(2)加过氯酸沉淀蛋白后,需放置 10 分钟后进行过滤。加磷钨酸后,也需放置 10 分钟后再离心。弃去上清液时,须细心操作,不能使沉淀丢失否则结果偏低。

七、临床意义

血清黏蛋白增高常见于肿瘤(尤其是女性生殖器肿瘤)、结核、肺炎、系统性红斑狼疮、风湿热、风湿性关节炎等。血清黏蛋白减少常见于广泛性肝实质性病变。血清黏蛋白的连续测定对于同一病例的病程转归(病变的扩大或缩小、肿瘤有无转移、肿瘤手术切除或其他治疗效果)的判断有一定的参考价值。

(李如粉)

第三节　血清蛋白检验

一、原理

在 pH 为 4.2 的缓冲液中,清蛋白分子带正电荷,与带负电荷的溴甲酚绿(BCG)生成蓝绿色复合物,在波长 628 nm 处有吸收峰。复合物的吸光度与清蛋白浓度成正比,与同样处理的清蛋白标准比较,可求得血清中清蛋白的浓度。

二、试剂

(1)BCG 试剂:向约 950 mL 蒸馏水中加入 0.105 g BCG(或 0.108 g BCG 钠盐),8.85 g 琥珀酸,0.100 g 叠氮钠和 4 mL Brij-35(聚氧化乙烯月桂醚,300 g/L)。待完全溶解后,用 6 mol/L 氢氧化钠溶液调节至 pH 为 4.15～4.25。最后,用蒸馏水加至 1 L。贮存于聚乙烯塑料瓶中,密塞。该试剂置室温中至少可稳定 6 个月。

BCG 试剂配成后,分光光度计波长 628 nm,蒸馏水调节零点,测定 BCG 试剂的吸光度,应在 0.150 A 左右。

(2)BCG 空白试剂:除不加入 BCG 外,其余成分和配制程序完全同 BCG 试剂的配制方法。

(3)40 g/L 清蛋白标准液,也可用定值参考血清作为清蛋白标准,均需置冰箱保存。以上试剂建议应用批准文号的优质商品试剂盒。

三、操作

按表 13-3 进行操作。

表 13-3　血清蛋白测定操作步骤(mL)

加入物	测定管	标准管	空白管
待测血清	0.02	—	—
清蛋白标准液	—	0.02	—
蒸馏水	—	—	0.02
BCG 试剂	5.0	5.0	5.0

分光光度计波长 628 nm,用空白管调零,然后逐管定量地加入 BCG 试剂,并立即混匀。每份血清标本或标准液与 BCG 试剂混合后(30±3)秒,读取吸光度。

如遇脂血标本,可加做标本空白管:血清 0.02 mL,加入 BCG 空白试剂 5.0 mL,分光光度计波长 628 nm,用 BCG 空白试剂调节零点,读取标本空白管吸光度,用测定管吸光度减去标本空白管吸光度后的净吸光度,计算血清蛋白浓度。

四、计算

$$血清蛋白(g/L) = \frac{测定管吸光度}{标准管吸光度} \times 清蛋白标准液的浓度(g/L)$$

目前,生化自动分析仪同时测定血清总蛋白(双缩脲法)和清蛋白(BCG 法),并自动计算出球蛋白浓度和白/球蛋白比值。

五、参考值

4~14 岁儿童,血清蛋白浓度为:38~54 g/L,健康成人血清蛋白浓度为 34~48 g/L。

清蛋白/球蛋白(A/G)=(1.5~2.5):1。

六、附注

(1)BCG 染料结合法测定血清蛋白,用什么蛋白质作标准是一个复杂的问题。实验证明:BCG 不但与清蛋白呈色,而且与血清中多种蛋白成分呈色,其中以 α_1 球蛋白、转铁蛋白、触珠蛋白更为显著,但其反应速度较清蛋白稍慢。实际上,当血清与 BCG 混合时,"慢反应"已经发生,不过试验证明,"慢反应"持续 1 小时才完成。因此,有人主张用定值参考血清作为标准比较理想。BCG 与血清混合后,在 30 秒读取吸光度,可明显减少非特异性结合反应。

(2)当 60 g/L 清蛋白标准液与 BCG 结合后,比色杯光径 1.0 cm,在 628 nm 测定的吸光度应为 0.811±0.035,如达不到比值,表示灵敏度较差。

(3)此法测定正常血清标本的批间变异系数为 6.3% 左右。

(4)试剂中的聚氧化乙烯月桂醚也可用其他表面活性剂代替,如吐温-20 等,用量为 2 mL/L。

七、临床意义

(1)血清蛋白在肝脏合成。血清蛋白浓度增高常见于严重失水,血浆浓缩,此时并非蛋白绝对量增多。临床上,尚未发现单纯清蛋白浓度增高的疾病,而以清蛋白浓度降低为多见。

(2)清蛋白浓度降低与总蛋白浓度降低的原因相同。但有时总蛋白浓度接近正常,而清蛋白浓度降低,同时又伴有球蛋白浓度增高。急性清蛋白浓度降低主要由于急性大量出血或严重灼伤时血浆大量丢失。慢性清蛋白浓度降低主要由于肝脏合成清蛋白功能障碍、腹水形成时清蛋白的丢失和肾病时尿液中的丢失,严重时清蛋白浓度可低于 10 g/L。清蛋白浓度低于 20 g/L 时,由于胶体渗透压的下降,常可见到水肿等现象。

(3)妊娠,尤其是妊娠晚期,由于体内对蛋白质需要量增加,又同时伴有血浆容量增高,血清蛋白可明显下降,但分娩后可迅速恢复正常。

(4)球蛋白浓度增高。临床上常以 γ 球蛋白增高为主。球蛋白增高的原因,除水分丢失的间接原因外,主要有下列因素。①炎症反应:如结核病、疟疾、黑热病、血吸虫病、麻风病等;②自身免疫性疾病:如播散性红斑狼疮、硬皮病、风湿热、类风湿性关节炎、肝硬化等;③骨髓瘤和淋巴瘤:此时 γ 球蛋白可增至 50 g/L。

(5)球蛋白浓度降低主要是合成减少。正常婴儿出生后至 3 岁内,由于肝脏和免疫系统尚未发育完全,球蛋白浓度较低,此属于生理性低球蛋白血症。肾上腺皮质激素和其他免疫抑制剂有抑制免疫功能的作用,会导致球蛋白合成减少。

(王海涛)

第四节　血清前清蛋白检验

前清蛋白(PA)分子量为 54 000,由肝细胞合成,PA 除了作为组织修补的材料外,可视为一种运载蛋白,它可结合 T_4 与 T_3,而对 T_3 的亲和力更大。PA 还可与视黄醇结合蛋白形成复合物,具有运载维生素 A 的作用。在电泳分离时,PA 常显示在清蛋白的前方,其半衰期很短,约 12 小时。因此,测定其在血浆中的浓度对于了解蛋白质的营养状况、肝脏功能,比清蛋白和转铁蛋白具有更高的灵敏度。

测定血清前清蛋白大都用免疫化学技术,常用的方法有免疫扩散法、散射比浊法和透射比浊法。其中免疫扩散法简单、方便,不需特殊设备,适合所有单位使用,但精密度和准确性均较差。散射比浊法灵敏度较高,但需要专用免疫分析仪(如特种蛋白分析仪)和配套的试剂盒。透射比浊法的灵敏度可满足常规工作的要求,且可在 340 nm 波长的任何生化分析仪上进行,适用性较广。

一、方法

透射比浊法。

二、原理

血清中的 PA 与抗 PA 抗体在液相中反应生成抗原抗体复合物,使反应液呈现浊度。当一定量抗体存在时,浊度与血清中 PA(抗原)的含量呈正比。利用散射比浊或透射比浊技术,与同样处理的 PA 标准比较,求得样品中的 PA 含量。

三、试剂

(1)抗 PA 抗体血清工作液。

(2)PA 标准血清(冻干品)根据说明书指定的量,加蒸馏水复溶。以上试剂均需置 2～8 ℃冰箱保存,在有效期内使用。

四、操作

(1)手工、半自动生化分析仪按表 13-4 进行操作。混匀,置 37 ℃保温 10 分钟,波长 340 nm,以空白管调零,读取各管吸光度。

(2)如用全自动生化分析仪测定,必须按照仪器说明书设定参数和操作程序进行测定(表 13-4)。

表 13-4　血清 PA 测定操作程序

加入物	测定管	标准管	空白管
待检血清(μL)	20	—	—
PA 标准液(μL)	—	20	—
生理盐水(μL)	—	—	20
PA 抗体工作液(mL)	1.0	1.0	1.0

五、计算

$$血清\ PA(mg/L)=\frac{测定管吸光度}{标准管吸光度}\times PA\ 标准液浓度(mg/L)$$

六、参考值

健康成人血清 PA 浓度为 250～400 mg/L,儿童约为成人水平的一半,青春期则急剧增加达成人水平。散射比浊法结果稍低,为 160～350 mg/L。也可根据本单位条件建立本实验室的参考值。

七、临床意义

(一)血清前清蛋白浓度降低

(1)血清前清蛋白是一种负急性时相反应蛋白,在炎症和恶性疾病时其血清水平下降。据报告,手术创伤后 24 小时即可见血清前清蛋白水平下降,2～3 天时达高峰,其下降可持续 1 周。

(2)前清蛋白在肝脏合成,各类肝炎、肝硬化致肝功能损害时,由于合成减少,血清前清蛋白水平降低,是肝功能障碍的一个敏感指标,对肝病的早期诊断有一定的价值。

（3）前清蛋白和视黄醇结合蛋白可作为蛋白质营养状况的指征。由于它们的半衰期短,对蛋白摄入量的改变很敏感,一旦体内出现营养不良,血清前清蛋白即迅速下降,严重营养不良时可完全缺如。其他营养素的状况也影响血清前清蛋白浓度,如缺锌时前清蛋白可降低,短期补锌后,其值即升高。

（4）蛋白消耗性疾病或肾病时,血清前清蛋白浓度下降。

（5）妊娠或高雌激素血症时,血清前清蛋白浓度也下降。

（二）血清前清蛋白浓度增高

血清前清蛋白浓度增高可见于霍奇金淋巴瘤。肾病综合征患者在蛋白食物充足时血清前清蛋白可轻度升高。

（甘　峰）

第五节　血清肌红蛋白检验

血清肌红蛋白(Mb)存在于心肌与其他肌肉组织中,其分子量为 17 500,血清肌红蛋白是急性心肌梗死(AMI)患者升高的最早标志物之一。血清肌红蛋白测定方法有很多,由于分光光度法、电泳法及层析法不能测定低于微克水平的 Mb,现已不使用。免疫化学法较灵敏,但抗血清必须是对 Mb 特异的。放射免疫试验灵敏度高,对流免疫电泳是一种定性方法,且灵敏度较低,不适宜检测心肌梗死。乳胶凝集试验是个半定量试验,是用肉眼判断终点,具有一定的主观性,而且一些含有高浓度类风湿因子的血清会产生干扰。放射免疫试验灵敏度高、特异性强,但因使用放射性核素,现已少用。胶乳增强透射比浊法灵敏度高、特异性好、测定速度快,适用于各型生化自动分析仪,现已在临床上普遍采用。

一、原理

Mb 致敏胶乳颗粒是大小均一的聚苯丙烯乳胶颗粒悬液,颗粒表面包被有兔抗人 Mb 抗体。样本中的 Mb 与胶乳颗粒表面的抗体结合后,使相邻的胶乳颗粒彼此交联,发生凝集反应产生浊度。该浊度与样本中的 Mb 浓度呈正比,在 570 nm 处测定吸光度,可计算样本中 Mb 的浓度。

二、试剂

（1）试剂Ⅰ:甘氨酸缓冲液(pH 为 9.0),NaN₃ 1.0 g/L。

（2）试剂Ⅱ:致敏胶乳悬液,兔抗人 Mb IgG 致敏胶乳颗粒,NaN₃ 1.0 g/L。

（3）Mb 校准品。

三、操作

（一）测定条件

温度:37 ℃。波长:570 nm。比色杯光径:1.0 cm。反应时间:5 分钟。

(二)进行操作

按表 13-5 进行操作。

表 13-5　血清 Mb 测定(μL)

	测定管	标准管	空白管
试剂 I	200	200	200
待检血清	20	—	—
Mb 校准品	—	20	—
蒸馏水	—	—	20
	混匀,保温 5 分钟,以空白管调零,测得各管吸光度为 A_1		
试剂 II	150	150	150
	混匀,保温 5 分钟,以空白管调零,测得各管吸光度为 A_2		

五、参考值

(1)健康成年人肌红蛋白<70 μL/L。

(2)建议各实验室根据自己的条件,建立本地的参考值。

六、附注

(1)本法适用于各种类型的半自动、全自动生化分析仪,严格按照仪器说明书设定参数进行操作。

(2)本法试剂应避光,于 2～8 ℃可保存 12 个月,−20 ℃可保存更长时间,但不宜反复冻融。

七、临床意义

(1)血清肌红蛋白是早期诊断 AMI 的敏感指标,在 AMI 发作后 1～2 小时,在患者血清中的浓度即迅速增加。6～9 小时几乎所有的 AMI 患者 Mb 都升高。Mb 在血液中清除的速度很快,在发病 24 小时内可恢复到正常,所以连续检测血清中的 Mb 对评价患者在治疗期间是否有心肌梗死再次发生具有很重要的意义。患者在发作后第 1 天内血清肌红蛋白即可返回到基线浓度,当有再梗死时,则又迅速上升,形成"多峰"现象,可以反映局部缺血心肌周期性自发的冠状动脉再梗死和再灌注。

(2)心脏外科手术患者血清肌红蛋白升高,可以作为判断心肌损伤程度及愈合情况的一个重要客观指标。

(3)在临床肌病研究中发现假性肥大型肌营养不良患者血清肌红蛋白也升高。

(李新立)

第六节　血清肌钙蛋白检验

肌钙蛋白是肌肉收缩的调节蛋白,由三个结构不同的亚基组成,即肌钙蛋白 T(TnT),肌钙蛋白I(TnI)和肌钙蛋白C(TnC),它附在收缩的横纹肌细微组织上,TnI是一种结构蛋白,它与肌动蛋白及原肌球蛋白互相作用。TnI与肌动球蛋白在静止状态时相结合,抑制肌动球蛋白的ATP酶(ATPase)活性。TnC有四个能结合钙离子的结合点,当它与细胞内的钙离子结合时,能导致整个肌钙蛋白构造上的变化。肌钙蛋白放松了肌动球蛋白,让肌动球蛋白与肌浆球蛋白互起作用,而造成肌肉收缩。肌钙蛋白具有的三种同分异构体,其中两种同分异构体是骨骼肌所特有的,一种同分异构体是心肌所特有的,这三种肌钙蛋白的同分异构体存在着结构上的差异。心肌中的T和I亚基结构不同于其他肌肉组织,心肌肌钙蛋白T、I(cTnT、cTnI)由于分子量小,分别为37 000和24 000,所以发病后血中浓度迅速升高。

应用免疫层析与酶免技术可进行快速检测与定量测定,具有快速、灵敏、特异的特点。但对于单个标本检查有不便之处。胶乳增强透射比浊法,目前已有试剂盒供应,可在各型自动生化分析仪上使用,通用性强,已在临床上使用,不同型号的生化分析仪应严格按照说明书设定参数进行操作。

一、心肌肌钙蛋白 T、I 的快速检测

(一)原理

应用免疫层析方法测定样品中的特异抗原(cTnT、cTnI)。测试时滴加血清样品于样品槽,样品通过毛细管效应沿试纸膜运动,如果样品中含有特异抗原,试验部位就出现色带,在对照区域内应该有另一颜色条带作为实验对照。

(二)试剂

(1)cTnT 免疫层析试纸条。

(2)cTnI 免疫层析试纸条。

(三)操作

(1)将包装纸打开,标记上样品编号。

(2)加 5~6 滴血清样品到样品槽中。

(3)在 10~15 分钟内观察色带出现情况。

(四)结果判断

(1)阳性:在试验区和对照区均有色带出现。

(2)阴性:仅在对照区有色带出现。

(3)无效:试验区和对照区都没有色带出现。

(五)附注

(1)试纸条只能用 1 次,重复使用无效。

(2)试纸条试验区和对照区均不出现色带,取另一试纸条重复检测仍无结果,则表示试纸条失效。

(3)免疫层析技术测定 cTnT、cTnI 适合床边快速试验,但只是定性或半定量,要真正了解病情严重程度及治疗措施的选择还需定量测定。

二、心肌肌钙蛋白 T 的 ELISA 法测定

(一)原理

生物素与亲和素作用下的双抗体夹心 ELISA,用链霉亲和素-生物素化的抗 TnT 单克隆抗

体作包被物,依次于样品中 TnT 抗原和酶标 TnT 单克隆的抗体反应,然后加入底物色原。酶催化底物显色,由系列 TnT 标准制定的校正曲线,定量测定 cTnT 含量。

(二)试剂

(1)生物素-亲和素 cTnT 单克隆抗体包被板。

(2)孵育缓冲液。

(3)浓缩洗涤液。

(4)酶标结合物。

(5)cTnT 标准品。

(6)底物色原:ABTS(二氨 2.2 叠氮)。

(三)操作

(1)在包被板中分别加入标准血清、对照血清和患者标本于相应的孔内各 50 μL。

(2)每孔各加孵育缓冲液 50 μL,并轻轻混匀。

(3)室温下孵育 60 分钟后洗涤 3 次,10 分钟内完成。在吸水纸上用力拍打微孔,以除去残留水滴。

(4)每孔各加入酶结合物 100 μL,轻轻混匀。

(5)倒空微孔板中的孵育液,用洗涤液将微孔洗 3 次,在吸光纸上用力拍打微孔,以除去残留水滴。

(6)将 200 μL 色原底物溶液加入相应的孔中,避光直射,轻轻混匀,静置 30 分钟。

(7)用酶标仪在 10 分钟内,于 405 nm 和 630 nm 双波长下测定吸光度值(OD 值)。

(四)计算

(1)计算每一标准品、对照血清和患者标本的平均 OD 值。

(2)以标准品 OD 值对 cTnT 浓度绘制校正曲线。

(3)根据校正曲线计算未知样品中 cTnT 浓度。

(五)附注

(1)cTnT 待测标本最好用血清,不要用抗凝血浆,因为抗凝剂如肝素、EDTA 等对 cTnT 有影响。

(2)由于 cTnT 是心肌细胞损伤释放出来的指标,所以尽量避免标本溶血,如果标本溶血很可能造成检测结果增高。

(3)配制好孵育液不要冷冻保存,应放在 2~8 ℃冷藏。

(4)实验前应注意试剂有无失效,比如底物色原液如变质,其颜色加深。

(5)为了提高 cTnT 检测的可靠性,应注意加样及其他操作过程,比色最好选用双波长。

(六)参考值

<0.1 μg/L。

三、心肌肌钙蛋白 I 的 ELISA 法测定

(一)原理

双抗体夹心 ELISA 法。先将抗 cTnI 单抗包被于微孔板上,加入标准品,患者血清和孵育缓冲液,如果血清中有 cTnI,则将与孔中的抗体结合,然后将孔中剩余的样品洗去,加入辣根过氧化物酶标记的cTnI抗体,让酶联抗体与孔中的 cTnI 结合。这样,cTnI 分子就被固相抗体和酶联

抗体夹在中间。孵育和洗涤之后,酶反应显色,吸光度 OD 值与血清 cTnI 浓度成正比。

(二)试剂

(1)抗 cTnI 抗体包被板。

(2)孵育缓冲液。

(3)浓缩洗液。

(4)抗体和酶结合物。

(5)cTnI 标准品。

(6)显色剂 A、显色剂 B。

(7)2 mol/L(2N) HCl 终止剂。

(三)操作

(1)将 50 μL 标准品、对照血清和患者标本加入相应孔内。

(2)将 50 μL 孵育液加入相应的孔中,轻轻混合 30 秒,此步混匀是关键。

(3)将微孔板放在室温孵育 30 分钟。

(4)倒空微孔中的孵育混合液,用洗液将微孔洗 5 次,在吸水纸上用力拍打,以除去残留水滴。

(5)将 100 μL 酶结合物加入相应的孔中,轻摇混匀。

(6)将微孔板放在室温孵育 30 分钟。

(7)倒空微孔中的孵育液,用洗液将微孔洗 5 次,在吸水纸上用力拍打微孔,以除去残留水滴。

(8)将 20 μLTMB 底物溶液加入相应的孔中,轻轻混合 5 秒,在室温避光条件下静置20 分钟。

(9)每孔加入 50 μL 2 mol/L HCl,终止反应,轻轻混合 5～30 秒以保证蓝色转变成黄色。

(10)用酶标仪在 10 分钟内,于 450 nm 波长下测定吸光度 OD 值。

(四)计算

(1)计算每一对标准品,对照血清和患者标本的平均 OD 值。

(2)在坐标纸上绘制吸光度(OD)与 cTnI 浓度的校正曲线(查看试剂盒内说明书注明的实际 cTnI 浓度)。

(3)根据校正曲线计算未知样品中 cTnI 浓度。

(五)附注

(1)一套试剂盒最多可做 4 次检测。

(2)本试剂盒可用于检测血清样品,但不能使用出现肉眼可见的溶血、脂血或浑浊的血清标本。

(3)利用血清标本,应在采集标本后 6 小时内进行检测,也可将血清冷冻保存于 −20 ℃或更低温度,这样至少可保存 3 个月,应注意切勿进行反复冻融。

(4)将浓缩的洗液稀释后备用,稀释的洗液可在 4 ℃下贮存两周。

(5)在孵育缓冲液中稀释具有预期浓度的心肌肌钙蛋白 I 的血清进行检测。

(6)用 10 个孔建立标准品的校准曲线。

(7)全部试剂包括启封的微孔都必须在使用前恢复至室温,未使用的试剂必须贮存于 4 ℃。

(六)参考值

1.5~3.1 $\mu g/L$。

(七)临床意义

(1)急性心肌梗死(AMI),发病后血中浓度很快增高,cTnT 和 cTnI 3~6 小时超过参考值上限值,cTnT 10~24 小时达峰值,10~15 天恢复正常。cTnI 14~20 小时达峰值,5~7 天恢复正常。据报道 cTnT 在诊断 AMI 时比 CK-MB 更为灵敏,但有报道在肾脏疾病患者血样中发现 cTnT,所以特异性较差。而 cTnI 在诊断 AMI 中更为灵敏,且在肾病及其他疾病患者血液中未发现 cTnI,所以 cTnI 是心脏受损的特异性标志物,可用于评价不稳定心绞痛。另外,cTnI 水平升高可预示有较高的短期死亡危险性,连续监测 cTnI 有助于判断血栓溶解和心肌再灌注。由于 cTnT 和 cTnI 消失慢,所以,可作为心肌梗死后期标志物。

(2)cTnT 和 cTnI 可作为心脏手术中的心肌梗死症状出现的指示物,当患者接受动脉搭桥手术时,若 cTnT 和 cTnI 含量增加,表明出现心肌梗死,而此时 CK-MB 含量并无变化。

(朱　斌)

第七节　血清转铁蛋白检验

血清转铁蛋白(Tf)是一种重要的 β_1-球蛋白,分子量为 77 000,含 6%糖类的化合物,具有运输铁的功能,每个分子的转铁蛋白可运载 2 个铁原子,每毫克转铁蛋白能结合 1.25 μg 的铁。

一、免疫散射比浊法

(一)原理

以聚乙烯二醇(PEG)与兔抗人 Tf 血清结合后,再与待测血清中的 Tf 发生特异性抗原抗体反应。所形成极细的乳白色抗原抗体复合物颗粒,悬浮于溶液中,利用散射比浊原理,与标准浓度管相比较,求得未知血清中 Tf 含量。

(二)试剂

(1)4%PEG 盐水溶液:称取 PEG 40 g,NaCl 9 g,溶于去离子水 1 000 mL 中,调 pH 至 4.5。

(2)工作抗血清溶液:用 4%PEG 盐水溶液稀释商品化抗血清。一般以 1:60 稀释,可根据抗血清效价而定。配制后静置 30 分钟,经直径 450 nm 微孔膜过滤。

(3)Tf 标准液(52.5 mg/L):取商品标化 Tf(42 g/L)液 1 μL,用生理盐水稀释至 800 μL(可根据商品化 Tf 的浓度酌情稀释)。

(三)操作

待测血清用生理盐水稀释 100 倍,以表 13-6 操作。

表 13-6　Tf 比浊法操作步骤

加入物(mL)	稀释空白管	抗体空白管	标准管	测定管
工作抗血清	—	2.0	2.0	2.0
4%PEG 盐水溶液	2.0	—	—	—

加入物(mL)	稀释空白管	抗体空白管	标准管	测定管
Tf标准液	—	—	0.04	—
1∶100待测血清	—	—	—	0.04
生理盐水	0.04	0.04	—	—

混匀,置室温 30 分钟,激发光和散射光均为 450 nm,以稀释空白校正荧光度为零,分别读取各管荧光读数。

(四)计算

$$血清转铁蛋白(mg/L) = \frac{测定管读数 - 抗体空白管读数}{标准管读数 - 抗体空白管读数} \times 52.5 \times 100$$

(五)参考值

2～4 g/L。

(六)附注

(1)本法用血量少,可用外周血测定,标本溶血、黄疸、脂血无干扰。

(2)形成浊度后 0.5～1.0 小时内读取荧光读数,否则会影响结果。

(3)在 20 g/L 内线性良好,回收率为 92%～102%。

二、血清总铁结合力计算

(一)原理

能与 100 mL 血清中全部转铁蛋白结合的最大铁量称为总铁结合力,可间接反映体内转铁蛋白情况。

(二)参考值

血清铁:14.3～26.9 μmol/L。

总铁结合力:男性,44.6～69.3 μmol/L;女性,35.5～76.8 μmol/L。

(三)临床意义

蛋白丢失性疾病如肾病综合征,随血清蛋白的下降血清转铁蛋白也下降(可降至0.4 g/L),严重肝病(如肝硬化)可显著下降。严重缺铁性贫血时血清转铁蛋白明显升高,提示血清铁缺乏。

(陈良洪)

第十四章

脂代谢检验

第一节 血脂测定

临床血脂测定时,要特别重视试剂的合理选择和应用,并且应使测定结果符合一定要求,达到所规定的技术目标。此外,还要注意基质效应对测定结果的影响。所选择的测定方法应具有良好的精密度与准确度、灵敏度和检测范围,特异性好,试剂稳定等特点。

一、总胆固醇测定

(一)生理与生物化学

人体胆固醇除来自食物以外,还可在体内合成,提供内源性胆固醇的90%。胆固醇的主要功能有:胆固醇是所有细胞膜和亚细胞器膜上的重要组成成分;是胆汁酸的唯一前体;是所有类固醇激素,包括性腺和肾上腺激素的前体等。血浆胆固醇在 LDL 中最多,其次是 HDL 和 VLDL,CM 中最少。血浆胆固醇包括 CE 和 FC,分别约占 70% 与 30%。两者合称为 TC,换句话说,TC 是指血液中各脂蛋白所含胆固醇之总和。

(二)检测方法

血清 TC 测定一般可分为化学法和酶法两大类。化学法一般包括抽提、皂化、毛地黄皂苷沉淀纯化和显色比色 4 个阶段。其中省去毛地黄皂苷沉淀纯化步骤的化学抽提法——ALBK 法为目前国际上通用的参考方法。国内由北京老年医学研究所生化室建立的高效液相层析法也推荐作为我国 TC 测定的参考方法。化学法曾在很长一段时间在临床常规使用,但由于操作复杂,干扰因素多,现多已不用,而由酶法代替。

目前建议酶法如胆固醇氧化酶-过氧化物酶-4-氨基安替比林和酚法(CHOD-PAP 法)作为临床实验室测定血清 TC 的常规方法。此法快速准确,标本用量小,适合在自动生化分析仪上进行批量测定。

TC 测定一般采用静脉血,分离血清或血浆(EDTA 抗凝)后进行测定;特殊情况如体检筛查时也可用末梢血(指血)。对于 TC 测定,建议不精密度≤3%,不准确度≤±3%,总误差≤9%。酶法测定血清 TC 的其他方法性能:①显色剂用酚时,TC 5.17 mmol/L 时的吸亮度 $A_{500\,nm}$ 0.30~0.35,故 $A_{500\,nm}$＝0.005时的 TC 浓度约 0.08 mmol/L。②血清与酶试剂用量之比为 1:100 时,测定上限为 13 mmol/L,过高地提高血清用量的比例,会使测定上限降低。③血清中多种非胆固醇甾醇(正常人血清中约占 TC 的 1%)会不同程度地与本试剂显色。④血红蛋白含量高于 2 g/L 会引起正干扰,胆红素≥0.1 g/L(100 μmol/L)时有明显负干扰。血中抗坏血酸与甲基多巴浓度高于治疗水平时也使结果偏低。⑤在37 ℃反应到达终点时间 37 ℃不应超过 5 分钟。

(三)参考区间

成人 2.85~6.22 mmol/L(110~240 mg/dL)。我国新近修订的《中国成人血脂异常防治指南》TC 切点的制订与美国国家胆固醇教育计划(NCEP)成人治疗专家组第 3 次报告(ATPⅢ)中的标准基本一致,TC<5.18 mmol/L(200 mg/dL)为合适水平,5.18~6.18 mmol/L(200~239 mg/dL)为边缘升高,≥6.22 mmol/L(240 mg/dL)为升高。临床上以往习惯以 TC ≥6.5 mmol/L(250 mg/dL)为高胆固醇血症,≥7.8 mmol/L(300 mg/dL)视为严重的高胆固醇血症。

(四)临床意义

影响 TC 水平的主要因素:①年龄与性别:TC 水平常随年龄而上升,但到 70 岁后不再上升甚或有所下降,中青年期女性低于男性,女性绝经后 TC 水平较同年龄男性高。②饮食习惯:长期高胆固醇、高饱和脂肪酸摄入可造成 TC 升高。③遗传因素:与脂蛋白代谢相关酶或受体基因发生突变是引起 TC 显著升高的主要原因。

高胆固醇血症和 AS 的发生有密切关系,已通过动物试验、人体动脉粥样斑块的组织病理学和化学研究、临床上 AS 患者的血脂检查、遗传性高脂血症易早发冠心病、流行病学研究、干预性预防治疗试验的结果等研究证实。因此认为胆固醇是 AS 的重要危险因素之一。常用作 AS 预防、发病估计、治疗观察等的参考指标。我国的队列研究表明血清 TC(或 LDL-C)升高是冠心病和缺血性脑卒中的独立危险因素之一,人群中约 10% 的缺血性心血管病发病可归因于血清 TC 升高[TC≥5.7 mmol/L(220 mg/dL)]。

TC 升高可见于各种高脂蛋白血症、梗阻性黄疸、肾病综合征、甲状腺功能低下、慢性肾衰竭、糖尿病等时。此外,吸烟、饮酒、紧张、血液浓缩等也都可使 TC 升高。妊娠末 3 个月时,可能明显升高,产后恢复原有水平。TC 降低可见于各种脂蛋白缺陷状态、肝硬化、恶性肿瘤、营养不良、巨细胞性贫血等。此外,在女性月经期也可降低。

二、甘油三酯测定

(一)生理与生物化学

TG 又称中性脂肪,其首要功能是为细胞代谢提供能量。血浆中的甘油酯 90%~95% 是 TG。除 TG 外,还存在甘油二酯、甘油一酯(二者总和不足 TG 的 3%)和游离甘油[约0.11 mmol/L(10 mg/dL)]。饮食中脂肪被消化吸收后,以 TG 形式形成 CM 循环于血液中,CM 中的 80% 以上为 TG。血中 CM 的半寿期仅为 10~15 分钟,进食后 12 小时正常人血中几乎没有 CM,TG 恢复至原有水平。临床上所测定的 TG 是血浆中各脂蛋白所含甘油三酯的总和。TG 水平与种族、年龄、性别以及生活习惯(如饮食、运动等)有关。我国人的 TG 水平显著低于欧美白人。应注意 TG 水平的个体内与个体间变异都比 TC 大,人群调查数据比较分散,呈明显的正偏态分布。

(二)检测方法

血清中的 TG 含量测定,从方法学上大致可分为化学法和酶法两类。目前尚无公认的 TG 测定的参考方法,二氯甲烷-硅酸-变色酸法(Van Handel-Caslson 法)是美国疾病预防与控制中心(CDC)测定 TG 采用的参考方法。用二氧甲烷抽提 TG,同时以硅酸处理去除 PL、游离甘油、甘油一酯和部分甘油二酯,然后经过皂化、氧化、变色酸显色等步骤测定。此法测定值与游离甘油之和可能与决定性方法的总甘油相近。酶法测定血清 TG 的主要优点是操作简便,适合自动分析,线性范围较宽,并且灵敏、精密、相对特异性亦较好,因而目前几乎所有临床实验室均采用此法作为 TG 测定的常规方法。

目前建议甘油磷酸氧化酶-过氧化物酶-4-氨基安替比林和酚法(GPO-PAP 法)作为临床实验室测定血清 TG 的常规方法。

本法为一步 GPO-PAP 法,缺点是结果中包括游离甘油(FG)。为去除 FG 的干扰,可用外空白法(同时用不含 LPL 的酶试剂测定 FG 作空白)和内空白法(两步法,双试剂法——将 LPL 和 4-AAP 组成试剂 2,其余部分为试剂 1)。一般临床实验室可采用一步 GPO-PAP 法,有条件的实验室(如三级以上医院)应考虑开展游离甘油的测定或采用两步酶法。

对于 TG 测定,建议不精密度≤5%,不准确度≤±5%,总误差≤15%。酶法测定血清 TG 的其他方法性能:①灵敏度为 TG 2 mmol/L TG 时 $A_{500\,nm}$≥0.2。②线性至少应达 11.3 mmol/L。③LPL 除能水解 TG 外,还能水解甘油一酯和甘油二酯(血清中后两者约占 TG 的 3%),亦被计算在 TG 中,实际上测定的是总甘油酯。④干扰因素与 TC 测定类同,胆红素>100 μmol/L 或抗坏血酸>170 μmol/L 时出现负干扰。血红蛋白的干扰是复杂的,它本身的红色会引起正干扰。溶血后,红细胞中的磷酸酶可水解磷酸甘油产生负干扰。当 Hb<1 g/L 时反映为负干扰;>1 g/L 时反映出正干扰,但 Hb≤2 g/L 时干扰不显著,明显溶血标本不宜作为 TG 测定。血中抗坏血酸与甲基多巴浓度高于治疗水平时也使结果偏低。⑤酶法测定血清 TG 在 37 ℃反应到达终点时间,37 ℃不应超过 8 分钟。血清 FG 对 TG 测定结果的影响一直是临床十分关注的问题。国外资料显示,正常人体血清 FG 含量为 0.06～0.22 mmol/L,约占总 TG 的 6%～14%。国内的研究结果与此相近,我国正常人血清 FG 水平平均约为 0.08 mmol/L(0.02～0.33 mmol/L),占总 TG7.19%(0.81%～21.64%)。虽然临床标本中 FG 显著升高者很少见,本法比较适合各级医院的实验室开展 TG 测定,测定结果也基本上能反映体内的 TG 水平,但有些异常或病理情况下如应激反应(肾上腺素激活 LPL 促进体内脂肪水解),剧烈运动,服用含甘油的药物如硝酸甘油,静脉输入含甘油的营养液,肝素治疗,某些严重的糖尿病、肝病与肾病,取血器材或试管塞上带有甘油等时,可见血清 FG 显著升高,并给临床决策带来误导。因此,实验室报告 TG 测定结果时应注明是"未去 FG 的值",这将有助于临床医师对结果的正确理解。必要时,或是临床医师要求时,可采取测定"真"TG 的方法减少其影响:一种是同时测定总甘油和 FG,两个结果的差值反映了真 TG 浓度(外空白法),另一种是用上文所述的两步酶法直接测定 TG(内空白法)。前者国内外应用较少,后者国外(如日本)使用较多,国内目前已有许多临床实验室开展。

(三)参考区间

成人 0.45～1.69 mmol/L(40～150 mg/dL)。由于种族、饮食等的差异,各国的分类水平也不尽相同。如荷兰认为理想的 TG 浓度为<1.1 mmol/L,在 1.1～4.0 mmol/L 范围内冠心病发生的危险增加,>4.0 mmol/L 危险下降,极度升高则患胰腺炎危险高度增加。土耳其的研究表明 TG 中等程度升高(即 1.6～2.5 mmol/L)时冠心病危险增加。我国修订的《中国成人血脂异常防治指南》中 TG <1.69 mmol/L(150 mg/dL)为合适水平;1.69～2.25 mmol/L(150～199 mg/dL)为边缘性升高;≥2.26 mmol/L(200 mg/dL)为升高。美国国家胆固醇教育计划(NCEP)成人治疗专家组第 3 次报告(ATPⅢ)强调 TG 水平在高脂血症防治中的重要性,将血清

TG 分为 4 个水平：≥5.64 mmol/L(500 mg/dL)为极高，2.26～5.63 mmol/L(200～499 mg/dL)为升高，1.69～2.25 mmol/L(150～199 mg/dL)为边缘性升高，<1.69 mmol/L(150 mg/dL)为合适。

(四)临床意义

TG 水平也受遗传和环境因素的双重影响。与 TC 不同，同一个体的 TG 水平受饮食和不同时间等因素的影响较大，所以同一个体在多次测定时，TG 值可能有较大差异。测定血清 TG 水平主要用于了解机体内 TG 代谢状况、高甘油三酯血症诊断和评价冠心病危险、代谢综合征的诊断及应用 Friedewald 公式计算 LDL-C 水平等四方面目的。其中应用 Friedewald 公式计算 LDL-C 有 3 个前提条件，结果的可靠性也受 TG 浓度的影响，随着直接检测 LDL-C 的方法逐渐成熟，该公式应用越来越少。

TG 升高可见于家族性高 TG 血症、家族性混合性高脂血症、冠心病、动脉粥样硬化、糖尿病、肾病综合征、甲状腺功能减退、胆道梗死、糖原累积症、妊娠、口服避孕药、酗酒、急性胰腺炎。人群调查资料表明，血清 TG 水平轻至中度升高者患冠心病的危险性增加。当 TG 重度升高[＞1 000 mg/dL(11.3 mmol/L)]时，常可伴发急性胰腺炎。

高甘油三酯血症是否为冠心病的独立危险因素？对于这一问题，以往学术界存在争议。一些研究发现，在单因素分析中，TG 水平上升与冠心病危险呈正相关。TG 升高常伴随高密度脂蛋白胆固醇(HDL-C)降低，经多因素分析修正 HDL-C 等其他危险因素后，TG 与冠心病危险的相关性在许多情况下会减弱或消失。但近些年许多大规模流行病学和前瞻性研究分析显示，高 TG 也是冠心病的独立危险因素，提示一些 TRLs 被认为是致 AS 因素，TG 和 HDL-C 一样，成为冠心病防治的目标之一。虽然继发性或遗传性因素可升高 TG 水平，但临床中大部分血清 TG 升高见于代谢综合征。鉴于 TG 和冠心病之间的关系，有必要对 TG 水平高低做出分类，为临床诊断治疗提供依据。

TG 降低可见于慢性阻塞性肺疾病、脑梗死、甲状腺功能亢进、甲状旁腺功能亢进、营养不良、吸收不良综合征，以及先天性 α、β 脂蛋白血症等。还可见于过度饥饿、运动等。

三、磷脂测定

(一)生理与生物化学

PL 并非单一的化合物，而是含有磷酸基和多种脂质的一类物质的总称。血清 PL 包括：①卵磷脂(60%)和溶血卵磷脂(2%～10%)。②磷脂酰乙醇胺等(2%)。③鞘磷脂(20%)。磷脂在肝脏合成最活跃，主要由胆汁和肠分泌，自粪便中排出。PL 是脂肪代谢的中间产物，在血液中并非独立存在，而是与其他脂质一起参与脂蛋白的形成和代谢。另外，PL 也是构成和维持细胞膜成分和功能的重要物质。

(二)检测方法

血清 PL 定量方法包括测定无机磷化学法和酶法两大类。化学测定法包括：抽提分离、灰化和显色及比色三个阶段。酶测定法可分别利用磷脂酶 A、B、C、D 等 4 种酶作用，加水分解，测定其产物，对磷脂进行定量，一般多采用磷脂酶 D 法。

酶法检测血浆 PL 的原理：磷脂酶 D 因特异性不高，可作用于含有卵磷脂、溶血卵磷脂和鞘磷脂以及胆碱的磷脂(这三种 PL 约占血清总磷脂的 95%)，释放出胆碱，胆碱在胆碱氧化酶作用下生成甜菜碱和 H_2O_2，在 POD 作用下，H_2O_2、4-AAP、酚发生反应生成红色醌亚胺化合物，其颜色深浅与这三种磷脂的含量成正比。该法快速准确,便于自动化仪器进行批量检测。

推荐采用液体双试剂,高特异性酶促反应,反应能迅速达终点,使用简便,可直接用于自动生化分析仪。以早晨空腹12小时采血为宜,在4℃分离血清(浆)尽快测定。如不能及时进行测定可放置4℃3天,−20℃半年。技术要求:具有较好准确度和精密度,批内批间均一性好(CV<3%);线性范围:0~1 000 mg/dL;稳定性好,不受胆红素、抗坏血酸、血红素、葡萄糖、尿酸及各类抗凝剂的干扰。

(三)参考区间

化学(消化)法和酶法:1.3~3.2 mmol/L(以脂计)。

(四)临床意义

血清PL与胆固醇密切相关,正常人胆固醇/磷脂比值平均为0.94,两者多呈平行变动,高胆固醇血症时也常有高磷脂血症,但PL的增高可能落后于胆固醇;TG增高时PL也会增高。

血清PL增高常见于胆汁淤滞(可能与富含磷脂成分的脂蛋白-X增高有关)、原发性胆汁淤积性肝硬化、高脂血症、LCAT缺乏症、甲状腺功能减退、特发性高血压、肝硬化、脂肪肝、糖尿病肾损害、肾病综合征等。急性感染性发热、特发性低色素性贫血、甲状腺功能亢进、营养障碍、磷脂合成低下等时血清PL会下降。另外,PL及其主要成分的检测,对未成熟儿(胎儿)继发性呼吸窘迫症出现的诊断有重要意义。

四、脂肪酸测定

(一)生理与生物化学

临床上将C10以上的脂肪酸称为游离脂肪酸(FFA)或非酯化脂肪酸(NEFA)。正常血清中含有油酸(C18:1)占54%,软脂酸(C16:1)占34%,硬脂酸(C18:1)占6%,是其主要的FFA。另外还有月桂酸(C12:0)、肉豆蔻酸(C14:0)和花生四烯酸(C20:1)等含量很少的脂肪酸。与其他脂质比较,FFA在血中浓度很低,其含量水平极易受脂代谢、糖代谢和内分泌功能等因素影响,血中FFA半寿期为1~2分钟,极短。血清中的FFA是与清蛋白结合进行运输,属于一种极简单的脂蛋白。

(二)检测方法

测定血清FFA法有滴定法、比色法、原子分光亮度法、高效液相层析法和酶法等。

前四种方法为非酶法测定,其中前三种方法准确性差,高效液相层析法仪器太昂贵,不便于批量操作。现一般多以酶法测定(主要用脂肪酶测定),可分别测定产物乙酰CoA、AMP或辅酶A(CoA),进行定量。酶法测定结果准确可靠快速,易于批量检测。

FFA测定必须注意各种影响因素,以早晨空腹安静状态下采血为宜,在4℃分离血清尽快测定。因为血中有各种脂肪酶存在,极易也极快速使血中TG和磷脂的酯型脂肪酸分解成非酯化的FFA,使血中FFA值上升。贮存的标本仅限于24小时内,若保存3天,其值约升高30%,使结果不准确。此时标本应冷冻保存。肝素可使FFA升高,故不可在肝素治疗时(后)采血,也不可用肝素抗凝血作FFA测定。

(三)参考区间

滴定法、亮度法、酶法:成人400~900 μmol/L(各实验室应建立自己的参考范围)。儿童及肥胖成人稍高。

(四)临床意义

正常时血清 FFA 含量极微,因为血中 FFA 水平容易受各种因素(如饥饿、运动及情绪激动等)的影响而变动,所以不能凭一次检测结果作诊断,要对 FFA 的水平做连续的动态观测。FFA 增高主要见于:①糖尿病(未治疗)、甲状腺功能亢进。②肢端肥大症、库欣病、肥胖等。③重症肝疾病、褐色细胞瘤,急性胰腺炎等。④注射肾上腺素或去甲肾上腺素及生长激素,任何疾病影响血中激素水平者均对 FFA 有影响。⑤一些药物如咖啡因、磺胺丁脲、乙醇、肝素、烟碱、避孕药等。

FFA 降低主要见于:①甲状腺功能减低,垂体功能减低。②胰岛瘤,艾迪生病等。③使用阿司匹林、氯贝丁酯、烟酸及普萘洛尔等药物。

五、过氧化脂质测定

(一)生理与生物化学

机体通过酶系统和非酶系统产生氧自由基,后者能攻击生物膜中的多不饱和脂肪酸引发脂质过氧化作用。过氧化脂质是指作为脂质成分的 PUFA 在酶和 Fe^{2+} 等触酶的存在下,结合了分子态氧而形成的过氧化脂质。LPO 活性高,反应性强,易造成细胞和组织的氧化伤害,引起各种有关的疾病。因其与动脉硬化、老年化及肝脏损伤有关,已引起人们的关注。

(二)检测方法

了解体内 LPO 的最常用的方法是检测脂质过氧化作用的产物。脂质过氧化反应可形成丙二醛(MDA)、乙烷、共轭二烯、荧光产物及其能产生化学荧光的产物。如果这引起产物含量增多,就反映机体内脂质过氧化反应增强。临床上通常测定 MDA 的量反映机体内脂质过氧化的程度,间接地反映出细胞受损的程度。常用方法为硫代巴比妥酸(TBA)比色法:原理是过氧化脂质中的 MDA 可与 TBA 缩合,形成红色化合物。后者在 532 nm 处有极大吸收峰,可用分光亮度法进行定量测定。

注意事项:①比色时液体如发现浑浊,可置 37 ℃片刻,变清后再行比色。②溶血标本不宜做此实验,因血红蛋白使 MDA 检测结果偏高。③若患者为高脂血症或者为严重脂血标本时,可在操作时加入适量无水乙醇处理样本。

本法操作简便、重复性好,是最常见测定 MDA 的方法。本法的线性范围在 $5.0\sim20$ mmol/L,回收率较低,为 $60\%\sim80\%$。但本反应缺乏特异性,测定结果以 MDA 的相对含量表示,影响因素较多。

(三)参考区间

荧光法:$2\sim4$ $\mu mol/L$;比色法:男性 $(4.14\pm0.78)\mu mol/L$,女性 $(3.97\pm0.77)\mu mol/L$。

(四)临床意义

血浆(清)LPO 水平有随年龄增高而增加的趋势,但 60 岁后又有降低的趋势;男性高于女性,此为生理性改变。LPO 病理性增高见于:①动脉硬化、脑梗死、心肌梗死和高脂血症。②急性肝炎、慢性肝炎活动期、脂肪肝、肝硬化等肝脏疾病。③慢性肾炎和肾功能不全。④糖尿病。⑤恶性肿瘤等。此外,MDA 的测定常常和超氧化物歧化酶(SOD)的测定互相配合,SOD 活力的高低间接反映了机体清除自由基的能力,而 MDA 的高低又间接反映了机体细胞受自由基攻击的严重程度。

(李 芳)

第二节　脂蛋白测定

一、高密度脂蛋白胆固醇测定

(一)生理与生物化学

HDL 是体积最小的脂蛋白,和其他脂蛋白相比,HDL 含蛋白量最大,其主要的载脂蛋白为 apoAⅠ、AⅡ及少量的 apoC、E;磷脂是其主要的脂质。由于 HDL 所含成分较多,临床上目前尚无方法全面地检测 HDL 的量和功能,因为 HDL 中胆固醇含量比较稳定,故目前多通过检测其所含胆固醇的量(测定 HDL-C),间接了解血浆中 HDL 的多少,作为 HDL 定量依据。在大多数测定方法中,CE 都被水解成 FC,所以酯化部分也被作为非酯化者计入。准确地说,HDL-C 表示的是与 HDL 结合的胆固醇。许多因素影响 HDL-C 的水平,包括家族史、年龄、性别、遗传、吸烟、运动、饮食习惯、肥胖和某些药物。

(二)检测方法

通常需根据各种脂蛋白的密度、颗粒大小、电荷等应用超速离心法、色谱法、电泳法、化学或免疫沉淀法将 HDL 与其他脂蛋白分离开,测定 HDL 组分中胆固醇含量(HDL-C)。美国疾病控制与预防中心(CDC)测定 HDL-C 的参考方法为超速离心结合 ALBK 法,也为 NCEP 所推荐。此法主要用于靶值的确定及各种 HDL-C 检测方法学评价,但因需特殊仪器,对技术操作要求高,一般实验室难以开展。硫酸葡聚糖-镁沉淀法结合 ALBK 法被美国胆固醇参考方法实验室网络作为指定比较方法。这种方法相对 CDC 参考方法而言,已大为简化。色谱法和电泳法因仪器、操作要求高等种种原因也临床常规实验室也较少应用,多用于脂蛋白的研究。

临床常规实验室直接分离测定 HDL-C 的方法大致可分为 3 代。第 1 代为化学沉淀法,常用的沉淀剂为多阴离子,如磷钨酸(PTA)、DS、肝素(Hep)或非离子多聚体如聚乙二醇(PEG)与某些两价阳离子(如 Mg^{2+}、Ca^{2+}、Mn^{2+})合用。最早为美国国立卫生研究院(NIH)所采用的肝素-锰沉淀法(HM 法),后多采用 DS-Mg^{2+} 法,欧洲则多采用磷钨酸镁沉淀法(PTA-Mg^{2+} 法)和聚乙二醇沉淀法(PEG 法)。中华医学会检验分会曾在国内推荐 PTA-Mg^{2+} 沉淀法作为 HDL-C 测定的常规方法。但此方法由于沉淀了含 apoE 的 HDL 组分,存在约 10% 负偏差。与 HM 和 DS-Mg^{2+} 法相比,HDL-C 测定结果偏低。第 2 代采用简便的磁珠 DS-Mg^{2+} 分离法,省去了离心步骤,但需特殊装置,试剂不适于推广应用。第 3 代为匀相测定法,标本用量少,不需沉淀处理,可用于自动生化分析仪测定,在准确度和精密度方面都可达到 NCEP 的分析目标,因此在短短的数年里迅速被临床实验室采用。

目前建议用双试剂的直接匀相测定法作为临床实验室测定血清 HDL-C 的常规方法。可供选择的方法主要有:清除法包括反应促进剂-过氧化物酶清除法和过氧化氢酶清除法,PEG 修饰酶法,选择性抑制法,免疫分离法包括 PEG/抗体包裹法和抗体免疫分离法。以前 3 类方法为目前国内临床实验室最常用。

(1)SPD 法:以日本第一化学药品株式会社(简称日本第一化学)的 Cholestest N HDL 试剂盒为例,其主要原理是利用脂蛋白与表面活性剂的亲和性差异进行 HDL-C 测定。加入试剂Ⅰ,

在反应促进剂(合成的多聚物/表面活性剂)的作用下,血清中 CM、VLDL 及 LDL 形成可溶性复合物,它们表层的 FC 在 CHOD 的催化下发生反应生成过氧化氢,在 POD 的作用下,过氧化氢被清除。加入试剂 II,在一种特殊的选择性表面活性剂作用下,只有 HDL 颗粒成为可溶,所释放的胆固醇与 CHER 和 CHOD 反应,生成过氧化氢,并作用于4-AAP色原体产生颜色反应。

(2)PEG 修饰酶法(PEGME 法):主要代表性试剂盒有日本协和、罗氏诊断和德国 Centronic GmbH 公司的产品。

(3)过氧化氢酶清除法(CAT 法):代表试剂盒是日本生研和英国朗道公司试剂盒。

上述方法的技术指标:①准确度与精密度。NCEP 对 HDL-C 测定的分析目标的新规定是:准确度要求偏差≤±5%参考值;精密度要求当 HDL-C<1.09 mmol/L(42 mg/dL)时 SD ≤0.044 mmol/L(1.7 mg/dL),HDL-C≥1.09 mmol/L 时 CV≤4%;总误差≤13%。②特异性。高 LDL-C,高 VLDL-C 对测定结果基本无明显影响,回收率为 90%~110%。③线性。上限至少可达 3.12 mmol/L(120 mg/dL)。④抗干扰能力。TG<5.65 mmol/L(500 mg/dL)、胆红素<513 μmol/L(30 mg/dL)、Hb<5 g/L 时,对测定结果基本无干扰。⑤方法学比较。采用 CRMLN DCM 法进行方法学比较,相关系数 r 在 0.95 以上。

(三)参考区间

成年男性 1.16~1.42 mmol/L(45~55 mg/dL),女性 1.29~1.55 mmol/L(50~60 mg/dL)。我国新近修订的《中国成人血脂异常防治指南》建议:HDL-C<1.04 mmol/L(40 mg/dL)为减低;≥1.04 mmol/L(40 mg/dL)为合适水平;≥1.55 mmol/L(60 mg/dL)为理想水平。美国 NCEP-ATPⅢ中强调 HDL-C<1.04 mmol/L(40 mg/dL)为减低,低 HDL-C 是 CHD 的主要危险因素;≥1.30 mmol/L(50 mg/dL)为理想水平;≥1.55 mmol/L(60 mg/dL)具有预防 AS 发生的保护作用。

(四)临床意义

研究表明,HDL 能将外周组织如血管壁内胆固醇转运至肝脏进行分解代谢,提示 HDL 具有抗 AS 作用。流行病学研究表明 HDL-C 与冠心病的发展成负相关关系,血清 HDL-C 每增加 0.4 mmol/L(15 mg/dL),则冠心病危险性降低 2%~3%。若 HDL-C>1.55 mmol/L(60 mg/dL)被认为是冠心病的保护性因素。即 HDL-C 值低的个体患冠心病的危险性增加,相反 HDL-C 水平高者,患冠心病的可能性小,所以 HDL-C 可用于评价患冠心病的危险性。近来,ATPⅢ将 HDL-C <1.03 mmol/L(40 mg/dL)定为低 HDL-C,这一改变反映了低 HDL 重要性的新研究结果和低 HDL 与心脏病之间的联系。

严重营养不良者,伴随血浆 TC 明显降低,HDL-C 也低下。肥胖者 HDL-C 也多偏低。吸烟可使 HDL-C 下降;而少至中量饮酒和体力活动会升高 HDL-C。糖尿病、肝炎和肝硬化等疾病状态可伴有低 HDL-C。高甘油三酯血症患者往往伴以低 HDL-C。HDL-C 降低还可见于急性感染、糖尿病、慢性肾衰竭、肾病综合征等。HDL-C 含量过高(如超过 2.6 mmol/L),也属于病理状态,常被定义为高 HDL 血症,可分为原发性和继发性两类。原发性高 HDL 血症的病因可能有 CETP 缺损、HL 活性降低或其他不明原因。继发性高 HDL 血症病因可能有运动失调、饮酒过量、慢性中毒性疾病、长时间的需氧代谢、原发性胆汁性肝硬化、治疗高脂血症的药物引起及其他不明原因。总之,CETP 及 HL 活性降低是引起高 HDL 血症的主要原因。

二、低密度脂蛋白胆固醇测定

(一)生理与生物化学

LDL 是富含胆固醇的脂蛋白,正常人空腹时血浆中胆固醇的 2/3 是和 LDL 结合,其余的则由 VLDL 携带,也有极少部分在 IDL 和 Lp(a)上。LDL 所含的载脂蛋白主要为 apoB100。血浆中 65%～70% 的 LDL 是依赖 LDL 受体清除的。LDL 是 AS 的主要危险因素之一,LDL 属于致 AS 脂蛋白,血清 LDL-C 水平越高,AS 的危险性越大。与 HDL-C 测定类似,LDL-C 也是测定 LDL 中胆固醇量以表示 LDL 水平。

(二)检测方法

通常需根据各种脂蛋白密度、颗粒大小、电荷或 apoB 含量等,应用超速离心法、色谱法、电泳法、化学或免疫沉淀法将 LDL 与其他脂蛋白分离开,然后测定 LDL 组分中胆固醇含量(LDL-C)。目前尚没有真正意义的测定 LDL-C 的参考方法。CDC 测定 LDL-C 暂定的参考方法为超速离心法(Beta-quantification,β-定量法/BQ 法)即超速离心结合 ALBK 法,也为 NCEP 所推荐。方法基本同 HDL-C 测定。此法测定的 LDL-C,实际上包括脂蛋白(a)[Lp(a)]和中间密度脂蛋白(IDL)的胆固醇含量,也是评价其他检测方法准确性的基础。此法需昂贵的设备、操作复杂、费时且技术要求高,不易在普通实验室开展。Friedewald 公式计算法是目前应用较广的估测 LDL-C 的方法,被 NCEP 推荐为常规测定方法,即 LDL-C=TC-HDL-C-TG/2.2(以 mg/dL 计)或 LDL-C= TC-HDL-C-TG/5(以 mg/dL 计)。其以 VLDL 组成恒定(VLDL-C/TG=0.2,均以 mg/dL 计)的假设为前提,具有简便、直接、快速等优点。应用此公式计算 LDL-C 常受 TC、TG 和 HDL-C 变异的影响,总变异可达 9.5%。但在血清中存在 CM、TG＞4.52 mmol/L(400 mg/dL)、存在异常 β 脂蛋白时[Ⅲ型高脂血症(HLP)]时不宜采用 Friedewald 公式法计算。色谱法和电泳法因仪器、操作要求高等种种原因也临床常规实验室也较少应用,多用于脂蛋白的研究。

目前临床常规实验室直接分离测定 LDL-C 的方法大致可分为 3 代。第 1 代为化学沉淀法,常用方法为肝素-枸橼酸钠法、聚乙烯硫酸沉淀法(PVS 法)和多环表面活化阴离子法等。第 2 代方法有两类:一类为免疫分离法,另一类为简便的磁珠肝素分离法。第 3 代为匀相测定法,标本用量少,不需沉淀处理,可用于自动生化分析仪测定,在准确度和精密度方面都可达到 NCEP 的分析目标。

目前建议用匀相测定法作为临床实验室测定血清 LDL-C 的常规方法。可供选择的方法:表面活性剂清除法(surfactant LDL-C assay,SUR 法),过氧化氢酶清除法(catalase LDL-C assay,CAT 法),可溶性反应法(solubilization LDL-C assay,SOL 法),保护性试剂法(protecting reagent LDL-C assay,PRO 法)和杯芳烃法(calixarene LDL-C assay,CAL 法)。以前 3 类试剂为国内临床实验室最常用。

(1)表面活性剂清除法(SUR 法):其反应原理为试剂 1 中的表面活性剂 1 能改变 LDL 以外的脂蛋白(HDL、CM 和 VLDL 等)结构并解离,所释放出来的微粒化胆固醇分子与胆固醇酶试剂反应,产生的过氧化氢在缺乏偶联剂时被消耗而不显色,此时 LDL 颗粒仍是完整的。加试剂 2(含表面活性剂 2 和偶联剂 DSBmT),它可使 LDL 颗粒解离释放胆固醇,参与 Trinder 反应而显色,因其他脂蛋白的胆固醇分子已除去,色泽深浅与 LDL-C 量成比例。

(2)过氧化氢酶清除法(CAT 法):以日本 Denka Seiken 公司、英国 RANDOX 公司和美国

Polymedco 公司试剂盒为代表。

（3）杯芳烃法（CAL 法）：为日本国际试药公司研制开发的一种检测试剂，尚未在全球市场广泛销售。

上述方法的技术指标：①准确度与精密度。NCEP 对 LDL-C 测定的分析目标进行了规定，要求总误差≤12%；不精密度要求变异系数 CV≤4%，不准确度要求偏差≤4%（与 β-定量法测定参考值比较）。②方法学比较。与超速离心法结果一致（相关系数 r 在 0.95 以上）。③特异性。高 HDL-C、VLDL-C 对测定基本无明显影响，回收率为 90%～110%。④线性。上限至少为 12.93 mmol/L（500 mg/dL）。⑤抗干扰能力。TG ＜5.65 mmol/L（500 mg/dL）、胆红素＜513 μmol/L（30 mg/dL）、血红蛋白＜5 000 mg/L 时，对测定结果基本无干扰。

应用 Friedwald 公式计算 LDL-C 由于方法非常简便，在一般情况下还是比较准确，故较为实用。但是，Friedwald 公式计算法存在下列缺点：①Friedwald 公式假设 VLDL-C 与 TG 之比固定不变。事实上在高甘油三酯血症时，VLDL-C/TG 比例变化较大。②只有 TC、TG、HDL-C 三项测定都准确，而且符合标准化，才能计算得 LDL-C 的近似值。③当血浆 TG ＞4.5 mmol/L（＞400 mg/dL）时，VLDL 中胆固醇与 TG 的比例已不是 1∶2.2（当以 mmol/L 为测试单位时）或 1∶5（当以 mg/dL 为测试单位时）。若继续采用 Friedewald 公式，计算所得的 LDL-C 会明显低于实际的 LDL-C 浓度。此时应该直接测定 LDL-C 浓度。此外，采用 Friedewald 公式计算法所得 LDL-C 值与直接测定的 LDL-C 结果有时可能存在差异，前者可能比后者高出 15%。

（三）参考区间

成人 2.07～3.11 mmol/L（80～120 mg/dL）。我国新近修订的《中国成人血脂异常防治指南》建议：LDL-C ＜3.10 mmol/L（120 mg/dL）为合适范围；3.10～4.13 mmol/L（120～159 mg/dL）为边缘升高；≥4.16 mmol/L（160 mg/dL）为升高。美国 NCEP-ATPⅢ报告将 LDL-C 分成 5 个水平用于血脂异常的防治：＜2.59 mmol/L（100 mg/dL）为合适水平；2.59～3.34 mmol/L（100～129 mg/dL）为近乎合适水平；3.38～4.13 mmol/L（130～159 mg/dL）为临界高水平；4.16～4.89 mmol/L（160～189 mg/dL）为高水平；≥4.92 mmol/L（190 mg/dL）为极高水平。

（四）临床意义

血清 LDL-C 水平随年龄增加而升高。高脂、高热量饮食、运动少和精神紧张等也可使 LDL-C 水平升高。一般情况下，LDL-C 与 TC 相平行，但 TC 水平也受 HDL-C 水平的影响，故最好采用 LDL-C 取代 TC 作为对冠心病及其他 AS 性疾病的危险性评估。上述影响 TC 的因素均可同样影响 LDL-C 水平。随着 LDL-C 水平的增加，缺血性心血管病发病的相对危险及绝对危险呈上升趋势，是缺血性心血管病的主要危险因素，也是血脂异常防治的首要靶标。LDL-C 升高还可见于家族性高胆固醇血症、家族性 apoB 缺陷症、混合性高脂血症、糖尿病、甲状腺功能低下、肾病综合征、梗阻性黄疸、慢性肾衰竭、库欣综合征、妊娠、多发性肌瘤、某些药物的使用等。LDL-C 降低可见于家族性无 β 或低 β-脂蛋白血症、营养不良、甲状腺功能亢进、消化吸收不良、肝硬化、慢性消耗性疾病、恶性肿瘤、apoB 合成减少等。

三、小而密低密度脂蛋白测定

（一）生理与生物化学

研究发现，每一类血浆脂蛋白都有异质性，即由一系列大小、密度和化学组成各异的颗粒所组成。用不同的技术可将这些不同的颗粒区分开来，称为脂蛋白的亚组分（亚型）。作为血液循环中运载胆固醇的主要脂蛋白,LDL 由 20.0～27.0 nm、密度 1.019～1.063 的颗粒组成。根据 LDL 颗粒大小和密度等特性可将 LDL 分为 3～10 种亚组分(亚型),不同研究的分类方法不同。Austin 等将 LDL 中颗粒大(≥25.5 nm)而密度低(接近 1.02)为主者称为 A 型即大而轻 LDL (large buoyant LDL),颗粒小(≤25.2 nm)而密度高(接近 1.06)为主者归为 B 型即小而密 LDL (small dense LDL),两者之间为中间型,即 I 型。也有人将密度为 1.025～1.034 的 LDL 称 LDL-I,1.035～1.044 称 LDL-II,1.045～1.060 称 LDL-III。相比而言,小而密 LDL 中胆固醇 及胆固醇酯的含量低,apoB 的含量相对较高,以至胆固醇与 apoB 含量的比值降低,而 TG 的含量较高,有较强的致动脉粥样硬化的作用。

(二)检测方法

目前临床上尚无准确可靠的实用方法检测小而密 LDL。常用分析方法有分析性超速离心、密度梯度超速离心和非变性梯度凝胶电泳。分析性超速离心是基于脂蛋白的沉降漂浮性 (sf 值);密度梯度超速离心是基于脂蛋白的水合密度;非变性梯度凝胶电泳则是基于颗粒大小和形状来进一步分离,而脂蛋白的 Sf 值、水合密度及颗粒大小有着基本对应的关系。由于 LDL 颗粒大小分布的连续性,亚组分区间规定不尽统一,因而非变性梯度凝胶电泳分离光密度计扫描后的 LDL 亚组分谱特征分析显得尤具意义,也是临床最常用的方法。采用 2%～16%聚丙烯酰胺凝胶梯度,根据其颗粒大小不同,按照曲线的偏斜频率分布将 LDL 颗粒粗略地分为 A、B 两种(或中间型)。LDL-A 是由直径>25.5 nm 的大颗粒 LDL 为主峰与小颗粒的次峰组成;LDL-B 则由大颗粒 LDL 为次峰与小颗粒 LDL 主峰构成,主峰位置颗粒直径<25.5 nm,曲线的斜坡在大颗粒侧。

由于目前尚缺乏简易的小而密 LDL 分析方法,超速离心法所需仪器贵重,非变性梯度凝胶电泳操作较烦琐,耗时,因而影响了该项目的普及。

测定小而密 LDL 最好用空腹 12 小时静脉血分离血清或血浆(EDTA-K2 抗凝),6 小时内完成测定。如不能及时进行测定可放置 4 ℃ 3 天,-20 ℃半年,避免反复冻融。因目前 LDL 亚组分标准尚欠统一,用电泳方法测定时最好能同时用一定密度范围的 LDL 进行结果辅助判定。

(三)参考区间

在人群中 80%～85%可确定有不同的 LDL 亚组分,其余为中间型或混合型。据国外资料报道,男性中以小而密 LDL 亚组分为主者的比例较女性为高,对美国白人的分析结果显示,LDL-B 型在 20 岁以下男性和绝经期前女性中占 10%～15%,成年男性中占 30%～35%,绝经期后女性占 25%～30%。70 岁比 40 岁者小而密 LDL 亚组分含量明显增多。国内缺乏有关方面的报道。

(四)临床意义

LDL 颗粒大小是由遗传因素决定的。但是,其表型的表达也可以受到环境因素的影响,例如,运动、饮食、药物等的影响。在关于运动对 LDL 颗粒大小影响的研究中,显示了运动可以使 LDL 颗粒增大。摄取少量动物脂肪、饱和脂肪酸及胆固醇者,血浆以 LDL-1 为主。调脂药物对 LDL 亚组分也有一定的影响。苯氧芳酸类和烟酸在显著地降低 TG 的同时可以增大 LDL 颗粒。促使小而密 LDL 形成的临床因素有腹部肥胖、2 型糖尿病、口服黄体酮类避孕药、使用 β 受体阻滞剂等。低脂高糖饮食和体力活动少也增加小而密 LDL 的形成。随年龄增大,男女中以小而密 LDL 为主者的比例随之增加。

已证明血浆 TG 水平与 LDL 颗粒结构有关。当 TG<1.7 mmol/L(150 mg/dL)时,大而轻

的 LDL 较多,血浆电泳时 LDL 谱呈 A 型;当 TG>1.7 mmol/L 时,小而密 LDL 水平升高,LDL 谱呈 B 型,并伴随血浆 apoB 水平升高,HDL-C 及 apoA I 水平降低。目前认为 sLDL 具有很强的致动脉粥样硬化作用,不少横向与纵向研究均已证明 B 型 LDL 与冠心病的关系最密切。小 LDL 颗粒易进入动脉壁,在内膜下被氧化修饰,而 LDL 发生氧化修饰是动脉粥样硬化病变形成的关键步骤。研究表明,冠心病患者中小而密 LDL 的比例增加,发生冠心病或心肌梗死的危险性增加了 3～6.9 倍,小而密 LDL 是冠心病的一个重要危险因素。一些临床对照试验的统计学处理结果还表明,冠心病患者与对照者之间 LDL 颗粒大小、密度的差别比血浆 LDL-C 水平更为重要。

20 世纪 70 年代发现胆固醇水平是冠心病发病率和病死率的重要危险因素,但仅凭血清胆固醇水平来判定冠心病的危险性还有欠缺。80 年代提出 HDL-C 对冠心病的保护作用,并引起人们的重视,但至今有关高甘油三酯血症是否增加冠心病的危险性仍有争议。发现 LDL 颗粒的不均一性以及小而密 LDL 使人们对甘油三酯水平升高与冠心病的关系有了进一步深入的认识。TG 水平升高是小而密 LDL 产生增多的原因,小而密 LDL 增多的病理意义在于它常与高甘油三酯血症,低 HDL-C 血症并存,在代谢上密切相关,是冠心病患者最常见的脂质紊乱,这一脂质三联症被称为致动脉粥样硬化脂蛋白谱。因此在确定脂质代谢紊乱与动脉粥样硬化的关系时,仅仅注意胆固醇和 LDL-C 是不够的,要重视 TG 和小而密 LDL 亚组分的作用,加强对高甘油三酯血症的治疗。

四、脂蛋白(a)

(一)生理与生物化学

Lp(a)中特殊的抗原成分 apo(a)具有高度多态性,apo(a)多态性的来源可能与糖化的程度及其分子多肽键中所含的含 Kringle 4-2(K4-2)拷贝数 3～40 个不等数目有关,后者是主要的原因。所形成的 apo(a)多态表型按检测方法灵敏度可分为 11～34 种不等,分子量 250～800 kD。血清 Lp(a)浓度主要由基因控制,不受性别、年龄、体重、适度体育锻炼和降胆固醇药物的影响。apo(a)分子大小与血浆中 Lp(a)的浓度通常成反比,后者主要决定于 apo(a)的生成率,高分子量表型的血清 Lp(a)水平低,反之则高。研究发现 apo(a)与纤溶酶原(plasminogen,PLG)具有高度同源性,因而许多学者认为 Lp(a)在 AS 和血栓形成两者之间起一个桥梁作用,认为 Lp(a)不仅是 AS 的危险因素,而且可能与纤溶系统有关。

(二)检测方法

目前尚无公认的血清 Lp(a)测定的参考方法。早期检测 Lp(a)多用电泳法,观察 β 和前 β 脂蛋白之间是否出现额外的 Lp(a)区带,但此法灵敏度低,多用于定性检测。随后相继研制开发出一些直接测定 Lp(a)的免疫化学检测法,如单向免疫扩散法、电免疫测定法、放射免疫测定法、酶联免疫吸附试验、免疫浊度法[包括免疫散射比浊法和免疫透射比浊法]等。RID 法与 EID 法因操作简便,不需特殊设备,仍有一些基层单位实验室采用,但缺点是灵敏度低。RIA 法的缺点是操作复杂,有放射性核素污染。国内临床实验室最常用的方法为 ELISA 法与免疫浊度法。

目前建议免疫浊度法作为临床实验室测定血清 Lp(a)的常规方法,试剂所用抗体应为多克隆抗体[抗 Lp(a)抗体]或混合数株识别 apo(a)上不同抗原位点的单克隆抗体。测定原理是血清中 Lp(a)[或 apo(a)]与试剂中特异性抗 Lp(a)多克隆抗体[或抗 apo(a)单克隆抗体]相结合,形成不溶性免疫复合物,使反应液产生浑浊,浊度高低反映血清样本中 Lp(a)含量,通过 Lp(a)校准血清所作的剂量-响应曲线计算血清样本中 Lp(a)含量。首选免疫透射比浊法，其次为免疫散射比浊法。这类方法的优点是快速简便、精密度高、易于自动化、适于大批量标本的同时检测。缺点是抗体用量大（为 ELISA 的数倍），对抗体要求高（应具有高特异性、高滴度和高亲和力），颗粒大小不同的 Lp(a)会产生不一致的光散射与光吸收，而且受标本中的基质的影响较明显。其中 INA 法分速率法和终点法二类，需要专门仪器（散射比浊仪或一些特种蛋白仪，如 Beckman Array 型、Dade Behring BN 100 型等）与专用配套试剂，测定成本较高。ITA 法可用一般半自动、全自动生化分析仪，更易被常规分析所采用。由于大多数生化自动分析仪要求检测反应在 10 分钟内完成，所以对所用试剂要求较高，其必须有高活性的抗血清和合适的反应体系。粒子强化免疫测定(PEIA)法采用聚苯乙烯微粒交联抗 apo(a)抗体，此种特异性胶乳颗粒与血清中 Lp(a)结合后聚集增大，通过检测透过光的变化，即可进行定量。此法灵敏度较普通 ITA 法大为提高，且可以减少 apo(a)多态性对 Lp(a)测定值的影响。但胶乳的选择、胶乳与抗体的结合直接影响测定的精密度与试剂的稳定性。

推荐用液体双试剂，液体试剂未开封的试剂盒在 2～8 ℃应至少稳定 6 个月，开封后应至少可保存 1 个月。可根据自动分析仪反应进程曲线确定读取终点时间，一般以 8～10 分钟为宜。采用多点定标(5～7 点)，用 Log-logit 转换[非线性 Logit-log3P(4P)]或 $Y=AX^3+BX^2+CX+D$ 3 次方程回归等方式进行曲线拟合制作剂量-响应曲线计算血清 Lp(a)含量。质控血清应至少包括有参考范围内水平和病理异常水平的两个值。

检测方法的技术目标如下。①不精密度与不准确度：应分别不大于 4%、10%。②灵敏度：检测下限至少为 5 mg/L。③可检测上限：至少应达 800 mg/L。④特异性：回收率应为 90%～110%，基本不受其他脂蛋白的干扰。⑤干扰因素：TG <5.65 mmol/L，胆红素<513 μmol/L、Hb<5 g/L 时，对测定结果基本无干扰。

（三）参考区间

Lp(a)浓度的个体差异大，人群中呈偏态分布，低者为不能检测（定性为阴性，定量测定为零），高者为显著高值（可达 1 000 mg/L 以上）。一般以 300 mg/L 以上作为病理性增高。对同一个体而言，Lp(a)值极其恒定，新生儿血清 Lp(a)约为成人的 1/10，出生后 6 个月已达成人水平。Framingham 子代研究(1996 年)结果显示，56%受试者血浆 Lp(a)浓度为 0～100 mg/L，女性 Lp(a)水平显著高于男性。平均值男性为(200±193)mg/L（中位数为 130 g/L），女性为(214±195)mg/L（中位数为 150 mg/L）。各种方法测定 Lp(a)所得参考范围大致相近，目前国内外所采用的判断标准基本相同。一般认为 300 mg/L 为临界水平，大于 300 mg/L 以上作为病理性增高。虽然世界卫生组织(WHO)-国际临床化学联合会(IFCC)以 nmol/L 作为血清 Lp(a)的质量单位，但目前商品试剂盒仍以 Lp(a)mg/L 表示。

（四）临床意义

血清 Lp(a)浓度主要与遗传有关，基本不受性别、年龄、体重、适度体育锻炼和降胆固醇药物的影响。Lp(a)升高见于急性时相反应如急性心肌梗死、外科手术、急性风湿性关节炎、妊娠等。在排除各种应激性升高的情况下，Lp(a)被认为是 AS 性心脑血管病及周围动脉硬化的一项独立的危险因素。高 Lp(a)伴 LDL-C 增加的冠心病患者心肌梗死发生危险性显著高于 LDL-C 正常者。冠状动脉搭桥手术或冠脉介入治疗后，高 Lp(a)易引起血管再狭窄。此外，Lp(a)增高还可见于终末期肾病、肾病综合征、1 型糖尿病、糖尿病肾病、妊娠和服用生长激素等，此外接受血透析、腹腔透析、肾移植等时 Lp(a)都有可能升高。

五、脂蛋白电泳分析

(一)生理与生物化学

血清脂蛋白是由脂类和脂蛋白结合而成的复合物,是运输脂质的大分子物质。由于血浆脂蛋白表面电荷量大小不同,在电场中,其迁移速率也不同,从而将血浆脂蛋白分为 CM、β-脂蛋白、前 β-脂蛋白和α-脂蛋白等四种。

(二)检测方法

利用脂蛋白含有蛋白质,表面带有电荷,各种蛋白质大小、分子量、等电点不同,在电场中的移动速度也不一样的性质,通过电泳法可将各种脂蛋白进行分离。α-脂蛋白中蛋白质含量最高,在电场作用下,电荷量大,分子量小,电泳速度最快,电泳在相当于α1 球蛋白的位置。CM 的蛋白质含量很少,98%是不带电荷的脂类,特别是 TG 含量最高,在电场中几乎不移动,所以停留在原点,正常人空腹血清在一般电泳谱带上无 CM。

电泳区带经脂质染料,如脂红 7B、油红 O、苏丹黑 B 及硝基四氮唑蓝(NBT)等染色后,进行肉眼观察或用光密度扫描仪扫描,即可对脂蛋白组分进行定性或定量分析。所用支持介质有纸、淀粉凝胶、醋酸纤维薄膜、琼脂糖及聚丙烯酰胺凝胶等,每种介质具有不同的强度、脆性及用途。支持介质的好坏,不仅决定脂蛋白分离效果的好坏,也决定电泳法的检测效果。

目前临床实验室多以琼脂糖凝胶为支持介质,采用一些自动化电泳系统(如 Helena REP 电泳系统)或称自动化电泳分析仪进行脂蛋白电泳,可对脂蛋白进行快速分离鉴定。经电泳及染色后,一般可分出3 条区带,即 β-脂蛋白、前 β-脂蛋白、α-脂蛋白。此法分离能力强,快速、简便,具有较好的准确度、精密度和重复性,3 种主要脂蛋白带分离效果和分辨率好,可用光密度扫描仪对脂蛋白组分进行定性或半定量分析(相对百分数),如果乘以总脂量,还可求出 3 种脂蛋白的含量。近些年又相继报道一些新的脂蛋白电泳技术,为脂蛋白的临床分析应用提供了新的手段与方法。

醋酸纤维素薄膜电泳特点是微量、快速、操作简便、吸附少、分离效果较好,能分离出 α、前 β、β 及 CM 等四条区带,有的血清有两条前 β 带。缺点是前 β-脂蛋白含量过高时会有拖尾现象,此外染色方法也不够理想,醋酸纤维素薄膜本身能被脂溶性染料着色,用苏丹黑 B 染色后背景深染,油红 O 虽然好一些,但脂蛋白带着色较浅。如用臭氧氧化后,碱性品红-亚硫酸试剂染色,所得图形清楚,背景着色较浅,缺点是染色步骤较繁,清蛋白部位有时染色过深。

琼脂糖凝胶电泳对脂蛋白的分离效果比醋酸纤维素薄膜更好一些,可将血浆脂蛋白分成 α、前 β、β-脂蛋白和 CM。若用脂溶性染料染色,背景色浅,如将血清样品进行预染,可在电泳过程中直接观察分离效果,区带整齐,分辨率高高,重复性好。液相与固相无明显分界,电泳速度较快,干膜还可长期保存。缺点是需要临时制作凝胶板,不如醋酸纤维素薄膜方便。

聚丙烯酰胺凝胶电泳分辨率高,电泳时间短,分离的各脂蛋白带十分清晰。由于聚丙烯酰胺凝胶具有分子筛的作用,能阻碍颗粒较大的前 β-脂蛋白分子移动,所以前 β-脂蛋白的区带落在 β-脂蛋白的后面。

应用电泳结合各种染色技术进行临床标本分析时,染料(或其他用以显色试剂)的物理化学性质、染料与蛋白结合(或反应)时的条件是影响实验结果的首要因素,须根据实验室具体情况进行调整。

(三)参考区间

(1)儿童:α-脂蛋白30%～36%,前β-脂蛋白9%～15%,β-脂蛋白50%～60%。

(2)成人:α-脂蛋白25.7%±4.1%,前β-脂蛋白21.0%±4.4%,β-脂蛋白53.3%±5.3%。

(四)临床意义

脂蛋白电泳的主要目的是用来评估高脂血症,利用各种脂蛋白的分布比例可将其分为Ⅰ、Ⅱa、Ⅱb、Ⅲ、Ⅳ、Ⅴ等五型。

Ⅰ型:血浆于4℃放置24小时,上层为奶油样,下层清澈,CM和TG明显增高。本型属于高CM血症,会出现极宽的CM电泳带,大多见于先天性家族性脂蛋白脂酶缺乏症。继发性者见于胰岛素源性糖尿病、球蛋白异常、系统性红斑狼疮、胰腺炎。

Ⅱa型:血浆于4℃放置24小时,清澈,且TC高。高β脂蛋白血症,出现深而明显的β-脂蛋白电泳带。大多见于遗传性高胆固醇血症或继发性甲低、肾病综合征、γ球蛋白异常血症。

Ⅱb型:血浆于4℃放置24小时,清澈或微混,且TC与TG均高,为高β及前β-脂蛋白血症,出现明显的β-脂蛋白及前β-脂蛋白电泳带。原因与Ⅱa型大致相同,见于冠心病、肾病综合征、甲状腺功能减退、梗阻性肝脏疾病等。

Ⅲ型:血浆于4℃放置24小时,液面薄奶油层,下层浑浊,且TC与TG增高,中间密度脂蛋白及CM残粒增高,出现比Ⅱa型更宽的β-脂蛋白电泳带,即"宽β带"。本型与apoE的先天异常或缺陷有关,常会造成严重的动脉粥样硬化,并发冠状动脉及脑血管病变。也可见于甲状腺功能减退、球蛋白异常、原发性胆汁性肝硬化、糖尿病。

Ⅳ型:高前β-脂蛋白血症,出现深而明显前β-脂蛋白电泳带。常见于先天基因型或家族性高TG血症,或继发于控制不佳的糖尿病、肾病综合征、慢性肾衰、长期酗酒者。

Ⅴ型:血浆于4℃放置24小时,均一浑浊,且TG明显增高,为混合型高CM、高前β-脂蛋白血症,出现前β-脂蛋白及CM电泳带。常见于先天基因型或家族性高TG血症,或妊娠、糖原累积症、继发于控制不佳的糖尿病、肾病综合征、尼曼-匹克病、胰腺炎、长期严重酗酒者。

其中Ⅱa型、Ⅱb型、Ⅲ型、Ⅳ型和动脉硬化症有关。

此外,可用于无或低β脂蛋白血症的诊断,多见于先天apoB100、apoB48缺损;无或低α脂蛋白见于apoAⅠ异常、apoCⅢ缺损或LCAT缺损。

(齐 波)

第三节 其他脂类测定

一、高密度脂蛋白亚组分胆固醇测定

(一)生理与生物化学

血浆HDL是一类颗粒大小不均一的脂蛋白,用物理方法至少可以再分成两个主要的亚群(亚型、亚族或亚组分,HDL_2-C,HDL_3-C),即HDL_2和HDL_3。两者的密度分别是HDL_2:d=1.063～1125 g/mL和HDL_3:d=1.125～1.210 g/mL。正常情况下,由肝脏合成的新生HDL进入血液后转变成HDL_3,其功能是促进内源性胆固醇外流,再转变为HDL_2,其胆固醇经肝脏摄取并有部分转变成 VLDL。通过测定这两种亚组分胆固醇的含量的方法来反映 HDL 代谢及生理功能情况。

(二)检测方法

通常采用沉淀法进行 HDL 亚组分胆固醇含量的测定,如聚乙二醇 20 000 沉淀法、硫酸葡聚糖-Mg^{2+} 沉淀法等。以前者为例,其测定原理为:用聚乙二醇 20 000(PEG 20 000)作沉淀剂,以不同浓度在不同 pH 条件下,可将 HDL_2 和 HDL_3 分离开。95 g/L 聚乙二醇 20 000 在 pH 6.5 环境下可将血清中低密度脂蛋白(LDL)和极低密度脂蛋白(VLDL)沉淀,离心后上清液中只含 HDL。170 g/L 聚乙二醇 20 000 在 pH 7.5 环境中,可将 LDL、VLDL、HDL_2 沉淀,离心后上清液中只含 HDL_3,以酶试剂在自动生化分析仪上测定定各自上清液中胆固醇含量,通过换算,计算出代表 HDL 各亚组分(HDL_2-C、HDL_3-C)含量。

注意事项:①空腹 12 小时采血,避免标本溶血。②由于 HDL 亚类含量较低,测上清液胆固醇时取样量较大,结果应计算血清稀倍数。③离心时间及速度一定要准确;离心上清液浑浊者应继续离心直到清亮为止。

(三)参考区间

HDL_2-C 男 0.16~0.72 mmol/L;女 0.19~0.75 mmol/L。

HDL_3-C 男 0.42~1.08 mmol/L;女 0.44~1.06 mmol/L。

HDL_2-C/HDL_3-C:2/3

(四)临床意义

正常人 HDL_2-C 约占 HDL-C 的 2/5,HDL_3-C 约占 3/5。血清中 HDL_3-C 含量相对较稳定,而 HDL_2-C 在各种疾病时变化较大,卵磷脂胆固醇酰基转移酶(LCAT)活力与 HDL 亚组分的分解代谢相关,同时 HDL_2 降低,故测定 HDL 亚组分比测定 HDL-C 价值更大。

HDL_2 和 HDL_3 这两个亚群与心血管疾病患病危险性的关系可能不尽相同。早期的研究多提示血浆 HDL_2 具有明显的抗动脉粥样硬化作用,而 HDL_3 的作用未得到肯定。但是,近年来已有较多研究报道认为,HDL_3 和 HDL_2 对冠心病具有同样的保护作用,甚至有人认为 HDL_3 的保护作用明显大于 HDL_2。

一般认为,在心脑血管病时,HDL_2-C/HDL_3-C 明显减小。肝功能不良时仅 HDL_3-C 减小。

二、脂蛋白相关磷脂酶测定

(一)生理与生物化学

脂蛋白相关磷脂酶(lipoprotein-associated phospholipase,Lp-PLA2)是一种在血液和动脉粥样斑块中发现的非钙依赖丝氨酸酯酶,是水解磷脂类的酶家族(超家族)中的重要一员。血液中的 Lp-PLA2 与 LDL 相伴随,并以氧化脂质的形式起作用,在脂蛋白和血管炎症之间以酶的身份发挥作用。Lp-PLA2 进入血管壁后通过水解氧化卵磷脂参与 LDL 的氧化修饰,产生溶血卵磷脂和氧化 FFA 而触发炎性反应,促进动脉粥样硬化斑块的形成。

(二)检测方法

可通过测定血清(浆)Lp-PLA2 活性及质量两种方式反映 Lp-PLA2 水平,临床上推荐测定血清 Lp-PLA2 质量,目前已有可供临床检测使用的商品化试剂盒。美国 diaDexus 公司的 PLAC 法测定血清 Lp-PLA2 水平采用双抗体夹心 ELISA 法,包被抗体为鼠抗人 Lp-PLA2 (2C10)抗体,酶标抗体为结合有 HRP 的抗人 Lp-PLA2(4B4)抗体。

注意采集血液标本后尽快分离出血浆（清）并及时进行测定，标本 2～8 ℃可保存 1 周，−20 ℃可贮存 3 个月。PLAC 试验采用 EDTA-K2、肝素抗凝血浆及血清均可。

检测方法的技术指标为（以 PLAC 法为例）以下几个。①精密度：批内变异在 4.3%～5.8%，批间变异在 6.3%～8.7%。②灵敏度：1.3 ng/mL。③检测范围：90～897 ng/mL；干扰：胆红素至 20 mg/dL、血红蛋白至 500 mg/dL、甘油三酯至 3 000 mg/dL、清蛋白至 6 g/dL 对检测无干扰。

(三)参考区间

ELISA：男 131～376（平均为 251）μg/L(ng/mL)，女 120～342（平均为 174）μg/L(ng/mL)，男性略高于女性。各实验室应建立各自参考范围。

(四)临床意义

Lp-PLA2 这种炎症标志物是冠心病发生的独立危险因素且具有预测作用。苏格兰冠脉预防学会的研究成果，在心血管疾病中的监测位点和决定因素及荷兰鹿特丹的研究表明：传统的冠心病危险因素与其他炎症标志物用多元变量分析的方法依然显示 Lp-PLA2 与冠心病之间存在关联性，并且在动脉粥样硬化高危人群中，Lp-PLA2 对鉴别 LDL-C 低于 130 mg/dL 的冠心病患者具有显著作用。冠心病的专题研究同样显示 Lp-PLA2 与心血管疾病的高危因素密切相关。Lp-PLA2 水平的升高预示着有斑块形成和破裂的很大危险性，患冠心病的危险比其他人要高 37%。在鉴定高危患者方面，Lp-PLA2 和 hs-CRP 互为补充，联合使用这两个指标，可以大大提高预测冠状动脉疾病的能力。

2005 年美国 FDA 批准了由 diaDexus 公司研发，命名为 PLAC。检测血浆 Lp-PLA2 的试剂盒用于卒中患者的筛查与诊断。ARIC 研究结果发现，Lp-PLA2 酶水平升高的人群在 6～8 年内患动脉粥样硬化相关的缺血性卒中的危险会增加近 2 倍，Lp-PLA2 可作为卒中的独立预测指标，与传统的危险因素（如心脏收缩压、吸烟、糖尿病、肥胖和 CRP 水平）无相关性，同时高 hs-CRP 水平和高 Lp-PLA2 水平提示缺血性卒中的危险性更高。与血脂（如胆固醇水平）等指标仅用于心血管疾病的筛查和危险预测而不能用于卒中的筛查和危险预测不同，PLAC 检查 Lp-PLA2 将有助于医师更准确地预测卒中危险，患者可采取预防措施，如改变生活习惯或治疗干预（服用他汀或阿司匹林）。此外，新近有作者报道血清 Lp-PLA2 水平增高与痴呆危险增加密切相关。非常可喜的是，现在国外一些药厂正在研制开发针对 Lp-PLA2 的抑制剂，这种药物可降低血浆和（或）血管壁上的 Lp-PLA2 水平，以期达到消除炎症相关的动脉粥样硬化的目的，是一种心血管疾病治疗的新途径。

三、残粒样脂蛋白胆固醇测定

(一)生理与生物化学

血浆中初始 CM 和 VLDL 经脂蛋白脂酶（LPL）水解后逐渐失去 TG、磷脂、apoA、apoC，转变成相对富含胆固醇、胆固醇酯和 apoE，分子相对较小，密度较大的颗粒称为 CM-R 和 VLDL-R，总称为富含 TG 脂蛋白残粒（triglyceride-rich lipoprotein remnant，TRL-R）或称为残粒样脂蛋白（remnant lipoprotein，RLP）/残粒样颗粒（remnant-like particles，RLP），实验室指标为 RLP-C 与 RLP-TG，以 RLP-C 最常用。当血液中这些富含胆固醇的 TRL-R 代谢受阻，在血液中堆积时，就有可能沉积在动脉壁上，导致动脉粥样硬化的形成。动物试验发现，TRL-R 促进脂类在小鼠腹膜巨噬细胞中蓄积，刺激血小板聚集，损伤血管内皮下层。还可促使内皮功能失调，使内皮细胞合成更多的细胞间黏附分子、血管细胞黏附分子和组织因子。

(二)检测方法

TRL-R 的分离和测定方法如下。①按脂蛋白的密度不同分离和测定 TRL-R：用超速离心法分离 1.006＜d＜1.019 即 VLDL 与 LDL 之间的 IDL。正常人血浆 IDL-C 含量 5～15 mg/dL(IDL 总质量 10～30 mg/dL，占血浆 TC 的 3%～10%)。②按脂蛋白的电荷不同分离和测定 TRL-R：用琼脂糖电泳分离脂蛋白，VLDL 位于前 β 位，电荷较低少的 TRL-R 电泳位于前 β 位后的一扩散区带(Ⅲ型高脂蛋白血症患者出现宽 β 区带)。③按脂蛋白的分子大小不同测定 TRL-R：用 3%PAGE 或 2%～16%梯度 PAGE，TRL-R 泳动在 VLDL 和 LDL 之间。④按脂蛋白的脂质组成不同测定 TRL-R：Ⅲ型高脂血症患者 VLDL-C/TC 比值＞0.3(mg/dL 计)或＞0.7(mmd/L 计)，而正常人比值＜0.3。⑤按脂蛋白含 apo 组成不同测定 TRL-R：TRL-R 中含高浓度 apoE，高胆固醇血症患者下降至 15%，Ⅲ型高脂血症患者增高至 85%。

目前临床上多用按 apo 免疫特性分离和测定 RLP-C 的方法——免疫分离法，可以快速简便地用于评价脂蛋白残粒的水平。Nakajima 将 apoB100 单抗(JI-H 抗体，不与 apoB48 反应)(识别除富含 apoE 颗粒外所有含 apoB100 的脂蛋白)和 apoAⅠ单抗(可以识别所有的 HDL 和新合成的含 ApoAⅠ的 CM)结合到琼脂糖珠上，当与血浆混合时，所有 LDL、HDL、新生的 CM 和大部分 VLDL 结合到琼脂糖珠上，上清液中仅为富含 apoE 的 VLDL(VLDL-R)和 CM-R，用高灵敏度的胆固醇或 TG 测定方法可分别测得 RLP-C 与 RLP-TG 含量。2002 年 Doji 发表文章，在以上方法基础上用高灵敏度的酶循环法测定 RLP-C 含量，此法灵敏度高(可检测到 0.10×10^{-3} mmol/LRLP-C)，并且反应过程可在自动生化分析仪上完成，方法快速简便，适用于临床实验室常规测定。

RLP-C 免疫分离法试剂目前已有商品化试剂供应。

最好用空腹 12 小时静脉血分离血清或血浆(EDTA-K_2 抗凝)，6 小时内完成测定。如不能及时进行测定可放置 4 ℃3 天，−20 ℃半年，避免反复冻融。

检测方法的技术指标主要为：免疫分离法测定血浆 RLP-C 的批内 CV 为 2.78%～4.98%，批间 CV 为 3.99%～7.57%；RLP-C 浓度 2.44 mmol/L 以下时线性良好(r＝0.992)，分析灵敏度为 0.05 mmol/L，回收率为 92.1%～98.3%，免疫分离法(X)与超速离心法(Y)具有良好的相关性，Y＝1.022X ＋0.021 (r＝0.989)；TG＜15.3 mmol/L，Hb＜5 g/L，LDL-C＜7.0 mmol/L，HDL-C＜3.0 mmol/L，胆红素＜342 μmol/L，抗坏血酸＜150 mmol/L 时对方法无显著干扰。

血浆中 TRL 迅速在血浆中分解代谢(30～60 分钟)，所以 RLP-C 浓度较低。TRL-R 在分解代谢的不同时期大小、组成不均一，很难使测定标准化。

(三)参考区间

因不同方法之间差异较大，目前尚无公认的不同地区人群参考范围。Framingham 研究(1998 年)采用免疫分离法结果显示，女性 RLP-C、RLP-TG 水平均显著低于男性。参考区间如下。

女性 RLP-C：0.176±0.058 mmol/L(6.8±2.3 mg/dL)，75%百分位数为 0.186 mmol/L(7.2 mg/dL)；RLP-TG：0.204±0.159 mmol/L(18.1±14.1 mg/dL)，75%百分位数为 0.225 mmol/L(19.9 mg/dL)。

男性 RLP-C：0.208±0.096 mmol/L(8.0±3.7 mg/dL)，75%百分位数为 0.225 mmol/L(8.7 mg/dL)；RLP-TG：0.301±0.261 mmol/L(26.7±23.1 mg/dL)，75%百分位数为

0.346 mmol/L（30.6 mg/dL）。

此外，绝经期前女性显著低于绝经期后女性，50岁以下年轻人明显低于老年人。

（四）临床意义

大量研究显示，TRL-R与早期动脉粥样硬化有关，可能是导致粥样硬化的起始因素，是传统危险因素之外预示心血管事件的独立危险因素。

目前临床上 TRL-R 的检测主要用于冠心病的危险性评估和Ⅲ型高脂蛋白血症的诊断。美国 FDA 最初批准 RLP-C 仅用于Ⅲ型高脂血症的临床诊断，即 1 mol RLP-C 与总 TG 之比 ＞0.23（用 mg/dL 表示时为＞0.1）可以进行诊断。近来，批准用于冠心病危险性的评估。血浆 RLP-C 浓度升高见于家族性高脂血症、冠状动脉疾病、糖尿病、晚期肾病、脂肪肝、颈动脉狭窄、心肌梗死、冠状动脉血管成形术后再次狭窄及心脏猝死等。更为重要的是，Ⅲ型高脂血症患者的 RLP-C 至少升高了 3 倍。对那些有血管痉挛并且近期血管造影证实冠状动脉粥样硬化病灶进展的患者，RLP-C 增高是早期心梗的一个明显信号。近来 Framingham 研究表明，RLP-C 是女性冠心病的独立危险因素，其意义甚至比 TG 更大。

RLP-C 也是衡量脂蛋白残粒代谢的指标，特别适合那些代谢异常的患者如肥胖、代谢综合征、2 型糖尿病和晚期肾病等的治疗监测。Chan 等人研究了 RLP-C、apoB48、apoCⅢ和残粒乳剂的分解代谢速率这 4 项衡量残粒代谢的指标发现，尽管当结果用 TG 浓度作分级标准时这 4 项指标均不正常，表现最好的仍是 RLP-C，它在 TG 升高和正常（＜1.7 mmol/L）的患者中均升高。证明 RLP-C 与 apoB48 和 apoCⅢ之间存在显著相关，CM-R 仅占 RLP-C 的 36％。这项研究进一步强调了 RLP-C 作为脂蛋白残粒代谢指标的正确性。RLP-C 水平可通过降脂治疗进行调节。研究发现。服用如他汀类（如辛伐他汀和阿托伐他汀）、苯氧芳酸类（如吉非贝齐）和烟酸类药物等均可有效降低高脂血症患者的 RLP-C。

四、载脂蛋白 AⅠ、B 的测定

（一）生理与生物化学

apoAⅠ是 HDL 的主要载脂蛋白（占其蛋白质成分的 65％～75％），其他脂蛋白中 apoAⅠ极少。apoAⅠ主要由肝和小肠合成，是组织液中浓度最高的载脂蛋白，在血浆中半寿期为45天。正常情况下，每一个 LDL、IDL、VLDL 和 Lp(a) 颗粒中均含有一分子 apoB，其中 LDL 颗粒占绝大多数，大约 90％的apoB 分布在 LDL 中。apoB 有 apoB48 和 apoB100 两种，前者主要存于 CM 中，后者主要存在 LDL 中。除特殊说明外，临床常规测定的 apoB 通常指的是 apoB100。

（二）检测方法

apoAⅠ、apoB 检测基本上都基于免疫化学原理。早期的 apoAⅠ、apoB 测定多采用 EIA、RID 和 RIA 等，这些方法的操作都比较复杂，难以自动化，前两者还消耗大量抗血清，现已很少使用。后来发展的方法包括 ELISA、ITA 和 INA 等，这些方法的特点是抗血清用量小，可实现自动化，尤其是 ITA 法和 INA 法，适合于大量样本的分析，是目前 apoAⅠ、apoB 常规检测的主要方法。ITA 法和 INA 法的基本原理是血清中的 apoAⅠ、apoB 与试剂中的抗 apoAⅠ、apoB 抗体结合，在合适的条件下形成不溶性免疫复合物，使反应液浑浊，测定透射光或散射光的强度以检测反应液浑浊程度，浊度高低反映血清中 apoAⅠ、apoB 的含量。

检测所用校准血清必须准确定值，应对照次级参考血清，以试剂盒所制备的试剂和符合要求的抗血清作靶值转移，使采用该试剂盒及其校准物时，其准确性可溯源于国际参考物质及次级参考血清。WHO-IFCC 已有国际参考物质，SP1-01 为冻干混合人血清，apoAⅠ定值为 1.50±0.08 g/L；SP3-07 为液态混合人血清，apoB 定值为 1.22±0.02 g/L。

推荐用液体双试剂，液体试剂未开封的试剂盒在 2～8 ℃应至少稳定 6 个月，开封后应至少可保存 1 个月。可根据自动分析仪反应进程曲线确定读取终点时间，一般以 8～10 分钟为宜。采用多点定标（5～7 点），用 log-logit 转换[非线性 Logit-log3P(4P)]或 $Y=AX^3+BX^2+CX+D$ 3 次方程回归等方式进行曲线拟合制作剂量-响应曲线计算血清样本中 apoAⅠ/apoB 含量。质控血清应至少包括有参考范围内水平和病理异常水平的两个值。

检测方法的技术目标主要有以下几个。①不精密度与不准确度：均应分别不大于 3%、5%。②灵敏度：检测下限至少为 0.5 g/L。③可检测上限：线性至少不低于 2.0 g/L。④特异性：回收率应为 90%～110%，基本不受其他脂蛋白的干扰。⑤干扰因素：TG＜5.65 mmol/L、胆红素＜513 μmol/L、Hb＜5 g/L 时，对测定结果基本无干扰。

（三）参考区间

成人 apoAⅠ约为 1.20～1.60 g/L。Framingham 提出以 1.20 g/L 为临界值，大致相当于男性的第 25 百分位点和女性的第 5 百分位点，低于这个值的患者比高于 1.60 g/L 的患者有易患冠心病的倾向（1996 年）。成人 apoB 为 0.80～1.20 g/L。Framingham 提出以 1.20 g/L 为临界值，大致相当于男性的第 75 百分位点和女性的第 80 百分位点，大于此值患者要比低于 1.00 g/L 的患者有易患冠心病的倾向（1996 年）。

apoAⅠ/B 比值：1.0～2.0（计算法）。

（四）临床意义

apoAⅠ降低主要见于Ⅰ、Ⅱa 型高脂血症、冠心病、脑血管病、感染、血液透析、慢性肾炎、吸烟、糖尿病、药物治疗、胆汁郁积阻塞、慢性肝炎、肝硬化等。apoAⅠ降低是冠心病危险因素。家族性高 TG 血症患者 HDL-C 往往偏低，但 apoAⅠ不一定低，不增加冠心病危险；但家族性混合型高脂血症患者 apoAⅠ与 HDL-C 却会轻度下降，冠心病危险性高。此外，apoAⅠ缺乏症（如 Tangier 病）、家族性低 α 脂蛋白血症、鱼眼病等血清中 apoAⅠ与 HDL-C 极低。apoAⅠ升高主要见于妊娠、雌激素疗法、锻炼、饮酒。

apoB 升高主要见于冠心病、Ⅱa、Ⅱb 型高脂血症、脑血管病、糖尿病、妊娠、胆汁梗阻、脂肪肝、吸烟、血液透析、肾病综合征、慢性肾炎等。流行病学与临床研究已确认，apoB 增高是冠心病危险因素。多数临床研究指出，apoB 是各项血脂指标中较好的 AS 标志物。冠心病、高 apoB 血症的药物干预实验结果表明，降低 apoB 可以减少冠心病发病及促进粥样斑块的消退。apoB 降低主要见于Ⅰ型高脂血症、雌激素疗法、肝病、肝硬化、锻炼、药物疗法及感染等。

apoAⅠ/B 比值随年龄增长而增长，比值与 AS 有关，比值加大，心血管疾病危险性加大。apoAⅠ/B 比值＜1.0 时对评估冠心病的危险性较 TC、TG、HDL-C 和 LDL-C 更重要。

（齐　波）

第十五章

糖类及其代谢产物检验

第一节 概　　述

一、糖代谢途径

(一)糖的无氧酵解途径(糖酵解途径)

糖的无氧酵解是在无氧情况下,葡萄糖或糖原分解生成乳酸的过程,它是体内糖代谢最主要的途径。糖酵解途径包括三个阶段。

1.第一阶段

引发阶段。葡萄糖的磷酸化、异构化:①葡萄糖磷酸化成为葡萄糖-6-磷酸,由己糖激酶催化,为不可逆的磷酸化反应,酵解过程关键步骤之一,是葡萄糖进入任何代谢途径的起始反应,消耗 1 分子 ATP;②葡萄糖-6-磷酸转化为果糖-6-磷酸,磷酸己糖异构酶催化;③果糖-6-磷酸磷酸化,转变为 1,6-果糖二磷酸,由 6 磷酸果糖激酶催化,消耗 1 分子 ATP,是第二个不可逆的磷酸化反应,酵解过程关键步骤之二,是葡萄糖氧化过程中最重要的调节点。

2.第二阶段

裂解阶段。1,6-果糖二磷酸折半分解成 2 分子磷酸丙糖(磷酸二羟丙酮和 3-磷酸甘油醛),醛缩酶催化,二者可互变,最终 1 分子葡萄糖转变为 2 分子 3-磷酸甘油醛。

3.第三阶段

氧化还原阶段。能量的释放和保留:①3-磷酸甘油醛的氧化和 NAD^+ 的还原,由 3-磷酸甘油醛脱氢酶催化,生成 1,3-二磷酸甘油酸,产生一个高能磷酸键,同时生成 NADH 用于第七步丙酮酸的还原。②1,3-二磷酸甘油酸的氧化和 ADP 的磷酸化,生成 3-磷酸甘油酸和 ATP。磷酸甘油酸激酶催化。③3-磷酸甘油酸转变为 2-磷酸甘油酸。④2-磷酸甘油酸经烯醇化酶催化脱水,通过分子重排,生成具有一个高能磷酸键的磷酸烯醇式丙酮酸。⑤磷酸烯醇式丙酮酸经丙酮酸激酶催化将高能磷酸键转移给 ADP,生成烯醇式丙酮酸和 ATP,为不可逆反应,酵解过程关键步骤之三。⑥烯醇式丙酮酸与酮式丙酮酸的互变。⑦丙酮酸还原生成乳酸。

分子的葡萄糖通过无氧酵解可净生成 2 个分子三磷酸腺苷(ATP),这一过程全部在胞浆中完成。

生理意义:①糖代谢是机体在缺氧或无氧状态获得能量的有效措施;②机体在应激状态下产

生能量,满足机体生理需要的重要途径;③糖酵解的某些中间产物,是脂类、氨基酸等的合成前体,并与其他代谢途径相联系。

依赖于糖酵解获得能量的组织细胞有红细胞、视网膜、角膜、晶状体、睾丸、肾髓质等。

(二)糖的有氧氧化途径

葡萄糖或糖原在有氧条件下彻底氧化成水和二氧化碳称为有氧氧化,有氧氧化是糖氧化的主要方式。绝大多数细胞都通过有氧氧化获得能量。肌肉进行糖酵解生成的乳酸,最终仍需在有氧时彻底氧化为水及二氧化碳。

有氧氧化可分为两个阶段。

1.第一阶段

胞液反应阶段。糖酵解产物 NADH 不用于还原丙酮酸生成乳酸,二者进入线粒体氧化。

2.第二阶段

线粒体中的反应阶段。丙酮酸经丙酮酸脱氢酶复合体氧化脱羧生成乙酰 CoA,是关键性的不可逆反应。其特征是丙酮酸氧化释放的能量以高能硫酯键的形式储存于乙酰 CoA 中,这是进入三羧酸循环的开端;三羧酸循环及氧化磷酸化。三羧酸循环是在线粒体内进行的一系列酶促连续反应,从乙酰 CoA 和草酰乙酸缩合成柠檬酸到草酰乙酸的再生,构成一次循环过程,其间共进行四次脱氢氧化产生 2 分子 CO_2,脱下的 4 对氢,经氧化磷酸化生成 H_2O 和 ATP。三羧酸循环的特点如下。

(1)从柠檬酸的合成到 α-酮戊二酸的氧化阶段为不可逆反应,故整个循环是不可逆的。

(2)在循环转运时,其中每一成分既无净分解,也无净合成,但如移去或增加某一成分,则将影响循环速度。

(3)三羧酸循环氧化乙酰 CoA 的效率取决于草酰乙酸的浓度。

(4)每次循环所产生的 NADH 和 FADH2 都可通过与之密切联系的呼吸链进行氧化磷酸化,以产生 ATP。

(5)该循环的限速步骤是异柠檬酸脱氢酶催化的反应,该酶是变构酶,ADP 是其激活剂,ATP 和 NADH 是其抑制剂。

线粒体内膜上分布有紧密相连的两种呼吸链,即 NADH 呼吸链和琥珀酸呼吸链。呼吸链的功能是把代谢物脱下的氢氧化成水,同时产生大量能量以驱动 ATP 合成。1 个分子的葡萄糖彻底氧化为 CO_2 和 H_2O,可生成 36 或 38 个分子的 ATP。

(三)糖原的合成途径

糖原是动物体内糖的储存形式,是葡萄糖通过 α-1,4 和 α-1,6 糖苷键相连而成的具有高度分支的聚合物。机体摄入的糖大部分转变成脂肪(甘油三酯)后储存于脂肪组织内,只有一小部分以糖原形式储存。糖原是可以迅速动用的葡萄糖储备。肌糖原可供肌肉收缩的需要,肝糖原则是血糖的重要来源。

糖原合成酶是糖原合成中的关键酶,受 G-6-PD 等多种因素调控。葡萄糖合成糖原是耗能的过程,合成 1 分子糖原需要消耗 2 个 ATP。

(四)糖异生

由非糖物质(如乳酸、甘油、丙酮酸等三碳化合物和生糖氨基酸)转变为糖的过程称为糖异生,是体内单糖生物合成的唯一途径。肝脏是糖异生的主要器官,长期饥饿、酸中毒时肾脏的异生作用增强。

糖异生的途径基本上是糖酵解的逆向过程,但不是可逆过程。酵解过程中三个关键酶催化的反应是不可逆的,故需通过糖异生的 4 个关键酶(葡萄糖-6-磷酸酶、果糖-1,6-二磷酸酶、丙酮酸羧化酶、磷酸烯醇式丙酮酸激酶)绕过糖酵解的三个能障生成葡萄糖。

其生理意义:①作为补充血糖的重要来源,以维持血糖水平恒定。②防止乳酸中毒。③协助氨基酸代谢。

(五)磷酸戊糖途径

在胞质中进行,存在于肝脏、乳腺、红细胞等组织。

其生理意义:①提供 5-磷酸核糖,用于核苷酸和核酸的生物合成。②提供 NADPH 形式的还原力,参与多种代谢反应,维持谷胱甘肽的还原状态等。

(六)糖醛酸途径

其生理意义在于生成有活性的葡萄糖醛酸(UDP 葡萄糖醛酸)。它是生物转化中重要的结合剂,可与多种代谢产物(胆红素、类固醇等)、药物和毒物等结合;还是葡萄糖醛酸的供体,葡萄糖醛酸是蛋白聚糖的重要组成成分,如硫酸软骨素、透明质酸、肝素等。

二、血糖的来源与去路

糖类是体内绝大多数细胞的主要能源,其中具有重要医学意义的是葡萄糖。血液中的葡萄糖常称为血糖,生理状态下浓度相当恒定,空腹时血糖浓度为 3.89~6.11 mmol/L。

血糖浓度之所以能维持相对恒定,是由于其来源与去路能保持动态平衡的结果。

(一)血糖来源

(1)糖类消化吸收:食物中的糖类被淀粉酶分解释放出葡萄糖后被消化道吸收,这是血糖最主要的来源。

(2)糖原分解:短期饥饿后,肝中储存的糖原分解成葡萄糖进入血液,此乃糖原分解作用。

(3)糖异生作用:在较长时间饥饿后,氨基酸、甘油等非糖物质在肝内转变成葡萄糖。

(4)其他单糖的转化。

(二)血糖去路

(1)氧化分解:葡萄糖在组织细胞中通过有氧氧化和无氧酵解产生 ATP,为细胞代谢供给能量,此为血糖的主要去路。

(2)合成糖原:进食后,肝和肌肉等组织将葡萄糖合成糖原以储存。

(3)转化成非糖物质:转化为甘油、脂肪酸以合成脂肪;转化为氨基酸以合成蛋白质。

(4)转变成其他糖或糖衍生物,如核糖、脱氧核糖、氨基多糖等。

(5)血糖浓度高于肾阈(8.9~10 mmol/L,160~180 mg/dL)时可随尿排出一部分。

三、血糖浓度的调节

人体液(血液,细胞内、外液)中葡萄糖是处在不断变化、调节之中,血糖的来源与去路能保持动态平衡是因为有神经系统、激素和器官三方面的调节作用。

(一)激素的调节作用

参与血糖浓度调节的激素有两类:一类是降低血糖的激素,主要是胰岛素,另外胰岛素样生长因子也能使血糖降低;另一类是升高血糖的激素,这类激素包括肾上腺素、胰高血糖素、皮质醇、生长激素等。它们对血糖浓度的调节是通过对糖代谢途径中一些关键酶的诱导、激活或抑制来实现的。这两类激素的作用互相对立又互相制约,使调节效能加强。

1.胰岛素

胰岛素是主要的降血糖激素,是由胰岛 β 细胞所产生,其主要作用:①促进细胞摄取葡萄糖;②促进糖原合成,减少糖原分解;③促进糖氧化和分解,加速糖的利用;④促进甘油三酯的合成和储存;⑤阻止糖异生作用;⑥刺激蛋白质合成并抑制蛋白质分解。高血糖、高氨基酸、胰泌素、胰升糖素和迷走神经兴奋等都可促进胰岛素的释放。

2.胰高血糖素

胰高血糖素是升高血糖浓度的最重要的激素,是由胰岛 α 细胞合成和分泌的 29 个氨基酸组成的肽类激素。胰高糖素主要通过提高靶细胞内 cAMP 含量达到调节血糖浓度的目的。细胞内的 cAMP 可激活依赖 cAMP 的蛋白激酶,后者通过酶蛋白的共价修饰改变细胞内酶的活性:①激活糖原分解和糖异生的关键酶,促进肝糖原分解成血糖,促进糖异生作用。②抑制糖原合成和糖氧化的关键酶,使血糖升高。低血糖、低氨基酸可刺激胰高血糖素释放。

3.糖皮质激素和生长激素

糖皮质激素和生长激素主要刺激糖异生作用,肾上腺素主要促进糖原分解。这三个激素和胰高血糖素的主要作用是为细胞提供葡萄糖的来源。

胰岛素和胰高血糖素是调节血糖浓度的主要激素,而血糖水平保持恒定则不仅是糖本身,还有脂肪、氨基酸代谢的协调作用共同完成。

(二)神经系统的调节作用

神经系统对血糖的调节主要通过下丘脑和自主神经系统调节其所控激素的分泌,进而再影响血糖代谢中关键酶的活性,达到调节血糖浓度的作用。

1.下丘脑的腹内侧核

下丘脑的腹内侧核通过兴奋交感神经作用于肾上腺髓质,引起肾上腺素释放;作用于胰岛 α 细胞,分泌胰高血糖素;直接作用于肝,活化肝细胞的磷酸化酶,促进肝糖原分解和糖异生,从而使血糖浓度升高。

2.下丘脑外侧核

下丘脑外侧核的作用与内侧核相反,它通过兴奋迷走神经:①促进胰岛 β 细胞分泌胰岛素,促进糖氧化;②又可直接作用于肝,活化糖原合成酶,促进糖合成肝糖原;③抑制糖异生途径,从而使血糖浓度降低。

(三)肝的调节作用

肝脏是维持血糖恒定的关键器官。肝脏具有双向调控功能,它通过肝糖原的合成,糖的氧化分解,转化为其他非糖物质或其他糖类,以及肝糖原分解,糖异生和其他单糖转化为葡萄糖来维持血糖的相对恒定。肝脏维持血糖浓度相对恒定的作用是通过神经体液机制和一系列酶促反应来实现的。

肝是实行血糖调节的重要器官,肝具有许多糖代谢的特异酶,许多糖代谢过程如糖原的合成和分解、糖异生作用都是在肝细胞内完成的。当机体需要时,通过神经、激素的作用,使肝细胞内各种糖代谢酶活性发生改变,以达到维持血糖恒定的目的,所以肝是维持血糖恒定的关键器官。肝功能受损时,可能影响糖代谢而易出现血糖的波动。

四、胰岛素的合成、分泌与调节

胰岛素是胰岛 β 细胞分泌的一种由 51 个氨基酸组成的多肽类激素。胰岛 β 细胞首先在粗面内质网生成含 102 个氨基酸的前胰岛素原,其 N 末端的氨基酸顺序引导此多肽穿过内质网膜,同时切除 16 个氨基酸的引导序列而成为含 86 个氨基酸的胰岛素原,形成由许多高尔基囊组成的胰岛 β 颗粒。当 β 细胞接受刺激后,β 颗粒移向细胞膜,并在蛋白水解酶的作用下,使胰岛素原分解脱下一段含 35 个氨基酸残基(第 31 位至第 65 位氨基酸)的连接肽并进一步在其氨基端和羧基端分别切下精-赖、精-精两对氨基酸,形成含 31 个氨基酸的 C 肽,和以 β 链(30 个氨基酸残基)C 末端与 α 链 N 末端(21 个氨基酸残体基)以两对二硫键相连接构成的胰岛素。因此在分泌胰岛素的同时,总是有等摩尔数的 C 肽和少量的胰岛素原分泌。C 肽既无胰岛素的生物活性,也无胰岛素的免疫原性质,但对保证胰岛素的正常结构却是必需的。虽然胰岛素和 C 肽等摩尔数分泌入血,但由于 C 肽的半衰期更长(约 35 分钟),因此在禁食后血浆 C 肽的浓度比胰岛素高 5～10 倍。C 肽主要在肾脏中降解,部分以原形从尿液排出。而胰岛素原有 3% 的胰岛素活性,在免疫效应方面与胰岛素有交叉反应。

正常人体中胰岛素呈脉冲式分泌,基础分泌量约为 1 U/h,每天总量约为 40 U。健康人在葡萄糖的刺激下,胰岛素呈二时相脉冲式分泌:静脉注射葡萄糖后的 1～2 分钟是第一时相,10 分钟内结束,这一时相呈尖而高的分泌峰,代表贮存胰岛素的快速释放。第二时相紧接第一时相,持续 60～120 分钟,直到血糖水平回到正常,代表了胰岛素的合成和持续释放能力。

胰岛素分泌的主要生理刺激因子是高血糖,其他如血液中的高氨基酸、脂肪酸、酮体、胃肠道激素(胃泌素、胰泌素、胃肠道多肽等)、胰高血糖素、迷走神经兴奋以及一些药物(磺酰尿、异丙肾上腺素)也可刺激胰岛素分泌。胰岛素相对分子质量为 5.8 KD。释放入门静脉的胰岛素流经肝脏时,50% 以上被肝细胞摄取,继而降解,少量由肾小球滤过后在近曲小管重吸收和降解。胰岛素在血液循环的半衰期为 5～10 分钟。

胰岛素发挥作用首先要与靶细胞表面的特殊蛋白受体结合。胰岛素生物活性效应的强弱取决于:①到达靶细胞的胰岛素浓度;②靶细胞表面的受体的绝对或相对数目;③受体与胰岛素的亲和力;④胰岛素与受体结合后细胞内的代谢变化。胰岛素受体有 2 个作用:与胰岛素特异地高亲和力地结合;转移信息引起细胞内代谢途径的变化。此受体是一个胰岛素敏感的酪氨酸特异蛋白激酶,胰岛素增加激酶的最大反应速率,促进受体的自身磷酸化,即将高能磷酸化合物的磷酸基团转移并结合于 β-亚基的酪氨酸残基上,从而导致信息转移并出现放大效应。

胰岛素受体广泛分布于哺乳动物的细胞表面。主要分布于脑细胞、性腺细胞、红细胞和血管内皮细胞。受体的结构虽然有微小差异,但生物学作用相同。受体降解可能在溶酶体中进行,与受体介导的胞饮作用有关。胰岛素或抗受体抗体与受体结合后可促进受体降解,使细胞受体数目减少。但多数内吞的受体可逃避降解,重新返回细胞膜,经几次循环后方被降解。

胰岛素对代谢的作用:①使肌肉和脂肪组织细胞膜对葡萄糖的通透性增加,促进葡萄糖通过肌肉和脂肪细胞的转运速率加快,使组织摄取葡萄糖增多;②诱导葡萄糖激酶、磷酸果糖激酶和丙酮酸激酶的合成,促进葡萄糖磷酸化和氧化分解;③抑制磷酸化酶和糖异生关键酶而使糖异生减少;④激活糖原合成酶和丙酮酸脱氢酶系,促进葡萄糖合成糖原、蛋白质和脂肪。以上作用的总效应是使血糖去路增加,来源减少,血糖水平降低。

(齐 波)

第二节　口服葡萄糖耐量试验

口服葡萄糖耐量试验(oral glucose tolerance test,OGTT)是在口服一定量葡萄糖后 2 小时内做系列血糖测定,可用于评价个体的血糖调节能力,判断有无糖代谢异常,是诊断糖尿病的指标之一,有助于早期发现空腹血糖轻度增高但未达到糖尿病诊断标准的糖耐量异常患者。

一、原理

正常人在服用一定量葡萄糖后,血液葡萄糖浓度升高(一般不超过 8.9 mmol/L 或 160 mg/dL),刺激胰岛素分泌增多,使血液葡萄糖浓度短时间内恢复至空腹水平,此现象称为耐糖现象。若因内分泌失调等因素引起糖代谢异常时,口服一定量葡萄糖后,血液葡萄糖浓度可急剧升高或升高不明显,而且短时间内不能恢复至空腹血葡萄糖浓度水平,称为糖耐量异常。

二、操作

WHO 推荐的标准化 OGTT 如下。

(1)试验前 3 天,受试者每天食物中含糖量不低于 150 g,且维持正常活动,停用影响试验的药物(如胰岛素)。

(2)空腹 10～16 小时后,坐位抽取静脉血,测定血葡萄糖浓度(称空腹血浆葡萄糖,FPG)。

(3)将 75 g 无水葡萄糖(或 82.5 g 含 1 分子水的葡萄糖)溶于 250～300 mL 水中,5 分钟之内饮完。妊娠妇女用量为 100 g;儿童按 1.75 g/kg 体重计算口服葡萄糖用量,总量不超过 75 g。

(4)服糖后,每隔 30 分钟取血 1 次,测定血浆葡萄糖浓度共 4 次,历时 2 小时(必要时可延长血标本的收集时间,可长达服糖后 6 小时)。其中,2 小时血浆葡萄糖浓度(2 小时 PG)是临床诊断的关键。

(5)根据各次测得的血葡萄糖浓度与对应时间作图,绘制糖耐量曲线。

三、参考区间

成人(酶法):FPG<6.1 mmol/L;服糖后 0.5～1.0 小时血糖升高达峰值,但<11.1 mmol/L;2 小时 PG<7.8 mmol/L。

四、结果计算

(一)正常糖耐量

FPG<6.1 mmol/L,且 2 小时 PG<7.8 mmol/L。

(二)空腹血糖受损(IFG)

FPG≥6.1 mmol/L,但<7.0 mmol/L,2 小时 PG<7.8 mmol/L。

(三)糖耐量减低(IGT)

FPG<7.0 mmol/L,同时 2 小时 PG≥7.8 mmol/L,但<11.1 mmol/L。

(四)糖尿病(DM)

FPG≥7.0 mmol/L,且 2 小时 PG≥11.1 mmol/L。

五、注意事项

(一)试验前准备

整个试验过程中不可吸烟、喝咖啡、喝茶或进食。

(二)影响因素

对于糖尿病的诊断,OGTT 比空腹血糖测定更灵敏,但易受样本采集时间、身高、体重、年龄、妊娠和精神紧张等多因素影响,重复性较差,除第一次 OGTT 结果明显异常外,一般需多次测定。

(三)临床应用

临床上大多数糖尿病患者会出现空腹血糖增高,且血糖测定步骤简单,准确性较高,因此首先推荐空腹血糖测定用于糖尿病的诊断。但我国流行病学研究结果提示仅查空腹血糖,糖尿病的漏诊率较高(40%),所以建议只要是已达到糖调节受损(IGR)的人群,即空腹血糖受损(IFG)或糖耐量受损(IGT)的患者均应行 OGTT 检查,以降低糖尿病的漏诊率。但 OGTT 检查不能用于监测血糖控制的效果。

(四)静脉葡萄糖耐量试验

对于不能承受大剂量口服葡萄糖、胃切除后及其他可致口服葡萄糖吸收不良的患者,为排除葡萄糖吸收因素的影响,可按 WHO 的方法进行静脉葡萄糖耐量试验。

六、临床意义

(1)OGTT 是诊断糖尿病的指标之一,其中 FPG 和 2 小时 PG 是诊断的主要依据。糖尿病患者 FPG 往往超过正常,服糖后血糖更高,恢复至空腹血糖水平的时间延长。

(2)有无法解释的肾病、神经病变或视网膜病变,其随机血糖<7.8 mmol/L,可用 OGTT 了解糖代谢状况。

(3)其他内分泌疾病如垂体功能亢进症、甲状腺功能亢进、肾上腺皮质功能亢进等均可导致糖耐量异常,且各有不同的特征性 OGTT 试验曲线。

(4)急性肝炎患者服用葡萄糖后在 0.5～1.5 小时血糖会急剧增高,可超过正常。

(齐　波)

第三节　血　糖　测　定

一、概述

血糖是指血清(或血浆)中的葡萄糖含量,通常以 mmol/L(mg/dL)计。血糖检测是诊断糖尿病(diabetes mellitus,DM)的主要方法和依据,空腹血糖浓度反映胰岛 β 细胞分泌胰岛素的能力。部分患者尤其是疑有 T_2DM 患者,如果空腹血糖不高,应测定餐后 2 小时血糖或行口服葡萄糖耐量试验(OGTT)。

二、方法

血糖测定分为空腹血糖与餐后血糖,空腹血糖测定要求隔夜空腹(至少 8 小时未进食任何糖类,饮水除外),餐后血糖指从第一口进餐开始计算时间到 2 小时准时抽血测定血糖值。

三、正常参考值

(一)空腹血糖
葡萄糖氧化酶法 3.9~6.1 mmol/L,邻甲苯胺法 3.9~6.4 mmol/L。

(二)餐后血糖
餐后血糖<7.8 mmol/L。

四、注意事项

(一)取样时间及取样部位
测静脉血糖一般从肘静脉取血,止血带压迫时间不宜过长,应在几秒钟内抽出血液,以免血糖数值不准。若用血浆或全血,将血样品放入含有枸橼酸钠及氟化钠混合物的试管中,以防止血液凝固及红细胞内葡萄糖的分解。血标本最好立即测定,若要过夜,需将血浆样品冰冻。毛细血管血糖测定一般从耳垂、手指或足趾由针刺取血。毛细血管血的成分与动脉血相近,其血糖含量在清晨空腹时与静脉血基本相符;而在进食碳水化合物后 2 小时内比静脉血高,因此时组织正在利用餐后升高的血糖。正常人口服葡萄糖 100 g 后,毛细血管血和静脉血葡萄糖含量的差值为0.44~3.39 mmol/L,平均 1.33 mmol/L。在服糖 3 小时后一般两者差别很小,但也有报道空腹时两者的差别也很大(范围 0~1.11 mmol/L)。

(二)全血与血浆血糖、血清糖
因葡萄糖只能溶于水,红细胞含水量比血浆少,因此红细胞内的葡萄糖含量比血浆要低。而且红细胞又占据一定的容积,故全血糖含量受血细胞比容的影响。血细胞比容下降 10%,血糖值增加 0.16~0.22 mmol/L;相反,如比积增高,测得的结果相反。若采用血浆则没有这种影响。用全血糖折算成血浆糖时,可将全血血糖数值增加 15%。血浆与血清糖数值相等,但血浆比血清稳定。如用枸橼酸钠及氟化钠抗凝,则离心后血浆含有除血细胞以外的全部物质。当血浆通过自动分析仪时,纤维蛋白容易沉淀使管道阻塞。若用血清不会出现此种现象。在收集血清时,全血的凝固和血凝块收缩需 2~3 小时,在此期间有 30~40 mg/L 的血糖降解而损失。为避免这种损失,取血后应迅速冰冻。最好在 30 分钟内(最多不超过 1 小时)离心取出血清。若用肝素或 EDTA 抗凝,血浆也要迅速离心,以减少糖的自然降解所产生的误差。

(三)引起血糖变化的药物
引起血糖升高的药物主要有 TRH、ACTH、GH、甲状腺激素、糖皮质激素、儿茶酚胺、可乐定、可的松、咖啡因、氯噻酮、二氯甲嗪、呋塞米、依他尼酸、噻嗪类利尿药、吲哚美辛(消炎痛)、胰高血糖素、生长抑素、异烟肼、口服避孕药、酚妥拉明、三环内酯抗抑郁药、苯妥英钠等。引起血糖下降的药物主要有胰岛素、IGF-1、amylin、双胍类、促泌剂、格列酮类、α-糖苷酶抑制剂、乙醇、单胺氧化酶抑制剂、甲巯咪唑(他巴唑)、保泰松、对氨水杨酸类、丙磺舒、普萘洛尔、磺胺类等。

五、临床评估

空腹血糖高于 6.1 mmol/L 称为高血糖,餐后 2 小时血糖高于 7.8 mmol/L 也可以称为高血糖。高血糖不是一种疾病的诊断,只是一种血糖监测结果的判定,血糖监测是一时性的结果,高血糖不完全等于糖尿病。

(一)血糖升高的原因

(1)肝炎、肝硬化等各种肝脏疾病引起肝糖原储备减少时,可出现餐后血糖一过性升高。如积极治疗肝脏疾病,血糖便可恢复正常。

(2)应激状态下的急性感染、创伤、脑血管意外、烧伤、心肌梗死、剧烈疼痛等,使血糖升高。当应激状态消除后血糖会降至正常。

(3)饥饿时和慢性疾病患者体力下降时,可引起糖耐量减低,使血糖升高。积极治疗慢性疾病,改善体质可使血糖恢复正常。

(4)一些内分泌性疾病如肢端肥大症、皮质醇增多症、甲状腺功能亢进症等,可引起继发性血糖升高。原发病得到有效控制后,血糖可逐渐降至正常。

(5)服用某些药物,如泼尼松、地塞米松等会引起高血糖的药物。

(6)当空腹血糖≥7.0 mmol/L 和(或)餐后 2 小时血糖≥11.1 mmol/L,并排除上述原因导致的血糖升高,即可考虑糖尿病的诊断。

(二)血糖降低

1.生理性或暂时性低血糖

运动后和饥饿时、妊娠、哺乳期、注射胰岛素后和服降糖药后,血糖会降低。

2.病理性低血糖

(1)胰岛素分泌过多,如胰岛 β 细胞瘤。

(2)升高血糖激素分泌减少,如垂体功能减退、肾上腺功能减退和甲状腺功能减退。

(3)血糖来源减少,肝糖原贮存不足,如长期营养不良、肝炎、肝坏死、肝癌、糖原累积病等。

（齐　波）

第四节　糖化血红蛋白测定

一、概述

糖化血红蛋白(glycosylated hemoglobin,GHb)是血红蛋白 A 组分的某些特殊分子部位和葡萄糖经过缓慢而不可逆的非酶促反应结合而形成的。被糖化的血红蛋白部分称为 HbA1,HbA1 由 HbA1a、HbA1b 和 HbA1c 组成。前两部分代表其他己糖和 Hb 互相作用的产物,HbA1c 是结合葡萄糖的 HbA1。它与血糖浓度成正比,由于红细胞在血液循环中的寿命约为120 天,如果血糖的水平波动不大,则约 3 个月的平均血糖和 HbA1c 的水平有很好的相关性,其代表了测定前 2~3 个月的血糖平均水平。

二、方法

EDTA 试管,静脉取血送检。

三、正常参考值

HbA1c:4%～6%。

四、注意事项

(1)如果糖尿病患者经常监测血糖都显示控制较好,而糖化血红蛋白偏高,则需考虑是否平时监测血糖不够全面(如只测空腹血糖而忽略了餐后血糖),或者可能血糖仪测出的数值不够准确(如机器老化、试纸受潮、过期等)。

(2)由于糖化血红蛋白是反映血糖的平均值,如果糖尿病患者血糖波动较大,经常发生低血糖,继而又发生高血糖,其糖化血红蛋白完全有可能维持在正常范围。在这种情况下,它的数值就不能反映真正的血糖变化了。同时,糖化血红蛋白还受红细胞的影响,在合并影响红细胞质和量的疾病(如肾脏疾病、溶血性贫血等)时,所测得的糖化血红蛋白也不能反映真正的血糖水平。

(3)当空腹血糖超过患者糖化血红蛋白对应的预测值时,则显示近期血糖控制不好,可能与采血时紧张、劳累、晚餐进食过多、治疗不当、急性并发症等有关,需要调整治疗方案。

(4)同时还应该注意各种贫血、出血性疾病或用普萘洛尔、吗啡、氢氯噻嗪等药物可使糖化血红蛋白下降,而用大量阿司匹林、维生素 D 以及肾功能不全、甲亢者可使其增高。

(5)检测的方法是影响 HbA1c 的重要因素之一,目前使用最多的是 NGSP 标化方法。另外,HbA1c 存在种族差异。

(6)在我国糖化血红蛋白不推荐作为诊断糖尿病的依据,也不能取代糖耐量试验,可作为糖尿病的普查和健康检查的项目。

(7)血糖控制未达到目标或治疗方案调整后,应每 3 个月检查一次糖化血红蛋白。血糖控制达到目标后也应每年至少检查两次糖化血红蛋白。

(8)进餐不影响糖化血红蛋白测定,故可以在任意时间抽血。血中浓度在取血后保持相对稳定,在室温下放置 3～14 天也不会明显影响测定结果(静脉血糖浓度随血样留置时间延长而逐渐下降)。

五、临床评估

HbA1c 代表近 2～3 个月的血糖平均水平,与血糖值相平行,血糖越高,HbA1c 就越高。HbA1c 在糖尿病监测中的意义如下。

(一)HbA1c 是 DM 患者血糖总体控制情况的指标

HbA1c 的测定目的在于消除血糖波动对病情控制观察的影响,因而对血糖波动较大的 T1DM 患者,测定 HbA1c 是一个有价值的血糖控制指标。HbA1c 是目前评价血糖控制的金指标。4%～6%:血糖控制正常;6%～7%:血糖控制比较理想;7%～8%:血糖控制一般;8%～9%:控制不理想,需加强血糖控制,多注意饮食结构及运动,并在医师指导下调整治疗方案;＞9%:血糖控制很差,是慢性并发症发生发展的危险因素,可能引发糖尿病性肾病、动脉硬化、白内障等并发症,并有可能出现酮症酸中毒等急性并发症。

　　由于糖尿病患者 HbA1c 水平与平均血糖的控制相关,国际糖尿病联合会(IDF)建议大多数糖尿病患者将 HbA1c 控制在 6.5% 以下,而美国糖尿病协会(ADA)的推荐标准则是 7.0% 以下。医疗人员在制定 HbA1c 控制目标时,必须考虑患者个人的健康状况、低血糖风险、特殊健康风险等具体情况。例如,对于青少年和儿童 1 型糖尿病患者,HbA1c 的控制目标和成人有所不同,因为这部分人群血糖多变不易控制,而且在发育中的大脑比成年人的大脑更容易受到低血糖的损害,所以血糖控制不宜过分严格,美国糖尿病协会(ADA)给出的建议可参考表 15-1。

表 15-1　不同年龄段青少年儿童控制目标

年龄	糖化血红蛋白(HbA1c)控制目标
<6 岁	7.5%～8.5%
6～12 岁	<8.0%
13～19 岁	<7.5%

(二)有助于糖尿病慢性并发症的认识

　　HbA1c 升高,是心肌梗死、脑卒中死亡的一个高危因素。在男性患者中,糖化血红蛋白每增加 1%,病死率的相对危险性增加 24%,女性患者增加 28%。一旦 HbA1c 超过 7%,发生心脑血管疾病的危险性就增加 50% 以上。反之,随着 HbA1c 水平的降低,越接近正常值,糖尿病的并发症降低越明显。英国前瞻性糖尿病研究(UKPDS)证实:HbA1c 每下降 1%,糖尿病相关的病死率降低 21%;心肌梗死发生率下降 14%;脑卒中发生率下降 12%;微血管病变发生率下降 37%;白内障摘除术下降 19%;周围血管疾病导致的截肢或病死率下降 43%;心力衰竭发生率下降 16%。因此,HbA1c 对糖尿病患者来说是一项非常重要的监测指标,它的高低直接决定将来各种严重影响糖尿病患者生活质量的慢性并发症的发生和发展。

(三)指导对血糖的治疗方案的调整

　　根据 HbA1c 可推算出平均血糖的水平,可预测出近期血糖控制的好坏。

　　HbA1c 与估计的平均血糖水平的对应关系可由以下的近似公式得出。

　　估计的平均血糖(mg/dL)= 28.7 × 糖化血红蛋白 − 46.7;估计的平均血糖(mmol/L)= 1.59 × 糖化血红蛋白 − 2.59。HbA1c < 7.3% 时,餐后血糖对 HbA1c 的水平影响较大;当在 7.3%～8.4% 时,空腹和餐后血糖对 HbA1c 的功效差不多;当 >8.5% 时空腹血糖所扮演的角色更重要。因此,HbA1c 在 7%～8% 者要更多干预餐后血糖,减少低血糖反应;>8% 者要兼顾空腹和餐后血糖。因此,HbA1c 可以更好地全面判断病情,指导治疗。

(四)区别应激性血糖增高和糖尿病

　　在心、脑血管急症时,由于应激反应可使血糖增高,HbA1c 检测正常。若 HbA1c 增高预示患者存在糖尿病。

(五)在妊娠糖尿病中的检测意义

　　妊娠糖尿病(gestational diabetesm ellitus,GDM)仅测定血糖是不够的,一定要监测糖化血红蛋白,并使其保持在 8% 以下。如此可避免巨大胎儿、死胎和畸形胎儿的发生。

(六)用于 DM 的诊断

　　美国糖尿病协会(ADA)、欧洲糖尿病研究协会(EASD)和国际糖尿病联盟(IDF)共同组成的国际专家委员会一致同意推荐使用 HbA1c 检测用于非妊娠期人群糖尿病的诊断,建议采用

HbA1c≥6.5%作为诊断 2 型糖尿病的切点,将在≥6.0%和≤6.5%范围内个体定义为"高危的亚糖尿病状态",并推荐:当 HbA1c≥6.5%时可诊断糖尿病,需重复检测以证实诊断;症状典型的个体血糖水平＞11.1 mmol/L 时无须进行确证试验;国内有学者研究指出 HbA1c 的诊断切点选择在 6.3%可能更符合中国人的体质,这有待于我们进一步研究确认。

(七)HbA1c 是筛查糖尿病的重要指标

HbA1c 除了可以用来诊断糖尿病外,它还可以用来筛查糖尿病。Saudek 等把筛查糖尿病的 HbA1c 的切点定为 6.0%,敏感性达到 63%～67%,特异性达到 97%～98%。Buell 等制订的切点分别是正常≤6.0%,糖尿病≥7.0%,糖尿病前期为 6.1%～6.9%,启动其他检查为≥5.8%。

(齐 波)

第五节　血糖调节激素测定

调节血糖的激素主要有胰岛素、胰高血糖素、肾上腺皮质激素、生长激素、甲状腺激素等多种,本节仅介绍胰岛素、胰高血糖素和胰岛素抵抗的检测及临床意义。

一、胰岛素原、胰岛素和 C-肽测定

(一)生理和生物化学

胰岛素是第一个被纯化的蛋白类激素,是放射免疫法检测到的第一种物质,是重组 DNA 技术应用的第一个实践案例。人胰岛素分子量 5 808 Da,包含 51 个氨基酸。人胰岛素由 A、B 两条链组成,两条链之间以两个二硫键连接,A 链本身含有第三个二硫键。人胰岛素与很多哺乳动物胰岛素具有相似的免疫学和生物学特性,在人重组胰岛素广泛应用以前,长期在临床治疗中使用牛和猪源胰岛素。

胰岛 β 细胞粗面内质网的核糖体首先合成 100 个氨基酸组成的前胰岛素,很快被酶切去信号肽,生成 86 个氨基酸的胰岛素原,其生物活性只有胰岛素生物活性的 1/10,储存于高尔基体的分泌颗粒中,最后在蛋白水解酶的作用下水解成 51 个氨基酸的胰岛素和无生物活性的 31 个氨基酸的 C-肽。正常人的胰岛素释放呈脉冲式,基础分泌量约 1 U/h,每天总量约 40 U。健康人摄入葡萄糖后,胰岛素呈双时相脉冲式分泌,葡萄糖入血后的 1～2 分钟是第一时相,储存胰岛素快速释放,在 10 分钟内结束,第二时相可持续 60～100 分钟,直到血糖水平回到正常,为胰岛素合成和持续释放时相。胰岛素主要在肝脏摄取并降解,半衰期 5～10 分钟。

正常情况下在外周循环中无法检测到前胰岛素。仅有少量胰岛素原(胰岛素的 3%)和中间剪切体入血,因肝脏清除胰岛素原率仅是清除胰岛素的 1/4,胰岛素原的半衰期是胰岛素的 2～3 倍,空腹时循环胰岛素原是胰岛素浓度的 10%～15%。C-肽对于维持胰岛素正常结构必需,半衰期长(35 分钟),空腹时循环 C-肽是胰岛素浓度的 5～10 倍。肝脏不代谢 C-肽,C-肽在肾脏中降解并从循环中清除,具有较稳定的尿液清除率。

(二)胰岛素原测定

1.测定方法

胰岛素原准确检测存在一些困难,包括:在血中浓度低,不易获得抗体,很多抗血清与胰岛

素、C-肽有交叉反应,同时胰岛素原转化中间体也会干扰检测结果,目前还不具备纯胰岛素原检测的方法。目前已经将生物合成的胰岛素原应用于制备单克隆抗体,将能提供可靠的胰岛素原标准品和检测方法。

2.临床意义

高浓度胰岛素原见于良性或恶性胰岛 β 细胞瘤,同时胰岛素、C-肽血清水平升高或不升高,伴低血糖症。也有少见疾病如胰岛素转换障碍引起的家族性高胰岛素原。测量胰岛素原有助于判断胰岛素原类似物对胰岛素检测的干扰程度。在部分 2 型糖尿病患者血清中检测到高胰岛素原及其类似物水平,并且与心血管危险因子关联。在慢性肾功能不全、肝硬化、甲状腺功能亢进患者血清中也可能检测到高胰岛素原及其类似物水平。

(三)胰岛素测定

1.标本采集与保存

所有测定方法均可采用血清标本,血浆标本(EDTA 和肝素抗凝)可用于一些免疫分析法。由于红细胞中存在胰岛素降解酶,故可致胰岛素含量降低,使用夹心免疫技术可观察到异嗜性抗体或类风湿因子可引起胰岛素假性升高。胰岛素测定的血清标本应在取血后 5 小时内分离,分离血清中的胰岛素在室温下可稳定 12 小时,在 4 ℃可稳定 1 周,在 -10 ℃可稳定 1 个月。

2.检测方法

虽然胰岛素测定历史已经有 40 年,目前仍然没有高度精确、准确和可靠的方法。目前有很多胰岛素检测商业试剂盒,包括 RIA、ELISA、化学发光免疫法等,其基本原理是免疫分析法,检测免疫反应性胰岛素。除了胰岛素,与胰岛素有共同抗原表位的物质如胰岛素原、胰岛素原转换中间产物、糖基化及二聚体化的胰岛素衍生物等都可能被检测到。胰岛素抗血清与胰岛素原有交叉反应,但不与 C-肽反应。对于健康人体来说,胰岛素检测的特异性不是问题,因健康人血清中低浓度的胰岛素原不会影响胰岛素测量结果。但在某些情况,如糖尿病、胰岛细胞瘤患者,胰岛素原以较高浓度存在,会使胰岛素检测结果偏高,而胰岛素原的活性很低,会得到不准确的具有活性的胰岛素检测结果。

3.胰岛素检测的标准化

ADA 曾经评估 9 个生产商的 12 种不同试剂,结果显示方法内变异达到 3.7%～39.0%,方法间变异达到 12%～66%,平均变异 24%。一般的胰岛素参考测量程序不能够达到优化方法间变异、使检测结果一致的目的。最近,ADA 胰岛素测量标准工作组与美国糖尿病消化病肾病研究所、CDC、欧洲糖尿病研究协会联合,建立以同位素稀释液相色谱-串联质谱法为参考方法的溯源链,以标准化胰岛素检测。标准化、同质化胰岛素检测对于临床诊疗具有实际意义。

4.参考区间

因方法的批间差异大,目前情况下实验室应建立自己的参考区间,以 SI 单位(pmol/L)报告结果。过夜空腹后,正常健康无肥胖人群的胰岛素范围是 12～150 pmol/L(3～25 μU/mL)。部分特异性较好、减少胰岛素原干扰的方法得到的空腹胰岛素水平是小于 60 pmol/L(9 μU/mL)。在肥胖人群,胰岛素水平偏高,非糖尿病患者群及运动员胰岛素水平偏低。

5.临床意义

胰岛素是降低血糖的主要激素,胰岛素测定可用于空腹低血糖症患者的评估,也是 2 型糖尿病患者治疗方案选择的参考指标,如果胰岛素水平低,选择胰岛素治疗的可能性增加。另外,胰岛素测定是多囊卵巢综合征的评估指标,因为这种疾病的患者常伴胰岛素抵抗及碳水化合物代谢异常。虽然有研究者建议在 OGTT 检测的同时测定胰岛素,作为糖尿病的早期诊断指标之一,目前 ADA 所建议的糖尿病诊断指标并不包括胰岛素测定。

(1)胰岛素增高:常见于非胰岛素依赖型糖尿病(2 型糖尿病),此类患者常较肥胖,其早期与中期均有高胰岛素血症;胰岛 β 细胞瘤、胰岛素自身免疫综合征、脑垂体功能减退、甲状腺功能减退、Addison 病也有异常增高。此外,怀孕妇女、应激状态下如外伤、电击与烧伤等患者胰岛素的水平也较高。

(2)胰岛素降低:常见于胰岛素依赖型糖尿病(1 型糖尿病)及晚期非胰岛素依赖型糖尿病(2 型糖尿病);胰腺炎、胰腺外伤、β 细胞功能遗传性缺陷病的患者及服用噻嗪类药、β 受体阻滞剂者常见血胰岛素降低。

(四)C-肽测定

1.标本采集与保存

采用血清标本。如果血清标本不能立即测定,须保存于 −20 ℃,并避免反复冻融。标本溶血可影响胰岛素,而不影响 C-肽(C-P)的测定。标本贮存的时间越短越好。测定 C-肽的血清加入抑肽酶,−20 ℃贮存3 个月对测定结果无明显影响。

C-肽抗体不能识别胰岛素原,但当血中存在大量胰岛素原时(如胰岛细胞瘤或血浆胰岛素抗体结合大量胰岛素原)也会影响 C-肽的测定,使结果偏高。这时测定 C-肽须将血清样品先经 25%～30% 的聚乙二醇(PEG)或葡萄珠结合胰岛素抗体处理,除去胰岛素原后再行测定。

2.测定方法

C-肽检测的基本原理是免疫分析法,包括放射免疫分析(RIA)、酶免疫分析(ELISA)、化学发光免疫分析(CLIA)和电化学发光免疫分析(ECLIA)等。不同方法间变异较大,其原因包括不同的抗血清、与胰岛素原的交叉反应不同、不同的 C-肽校准品等。比较 15 个实验室 9 种不同的 C-肽常规检测方法,批内、批间变异高达 10% 及 18%,美国 CDC 成立了C-肽检测标准化工作组。

3.参考区间

健康人群空腹血清 C-肽水平为 0.25～0.6 nmol/L(0.78～1.89 ng/mL),葡萄糖或胰高血糖素刺激后,血清 C-肽水平为 0.9～1.87 nmol/L(2.73～5.64 ng/mL),是刺激前的 3～5 倍。尿C-肽的参考范围为(25±8.8)pmol/L[(74±26)μg/L]。

4.临床意义

C-肽测定比胰岛素测定有更多优点,因其肝脏代谢可以忽略,外周血 C-肽浓度与胰岛素相比是更好的 β 细胞功能指示项目,C-肽检测不受外源性胰岛素的干扰,与胰岛素抗体无交叉反应,而这些都会影响胰岛素检测结果。

(1)评估空腹低血糖:对于某些 β 细胞瘤患者,特别是胰岛素间歇分泌过多时,胰岛素水平可以正常,但 C-肽水平升高。当注射外源性胰岛素导致低血糖时,胰岛素浓度升高,C-肽水平降低,因 C-肽检测方法不识别外源性胰岛素,且外源性胰岛素可抑制 β 细胞功能。

(2)评估胰岛素分泌能力和速率:检测基础或刺激后的 C-肽浓度,但在常规糖尿病监测中作用不大。

(3)用于监测胰腺手术效果:在胰腺切除后应该检测不到 C-肽,在胰腺或胰岛细胞成功移植后,C-肽浓度应该升高。

(五)胰岛素和 C-肽释放试验

1.胰岛素释放试验

胰岛素释放试验主要用于了解胰岛 β 细胞的功能状态,协助判断糖尿病类型并决定治疗方案。

(1)方法:口服葡萄糖 75 g 分别在空腹及服葡萄糖开始后 30 分钟、60 分钟、120 分钟、180 分钟采血测定血糖和胰岛素水平。可与 OGTT 同时进行。

(2)参考区间:通常为空腹 3～25 mU/L,服糖后分泌高峰在 30～60 分钟,峰值比空腹升高 4～6 倍,峰值应＜130 mU/L,120 分钟＜100 mU/L,180 分钟后基本恢复到空腹水平。

(3)临床意义:①空腹胰岛素 ＞25 mU/L,服糖后 2～3 小时仍持续高水平(往往＞100 mU/L),提示可能存在胰岛素抵抗。②糖尿病患者胰岛素释放高峰往往后延,1 型糖尿病患者胰岛素分泌能力降低,分泌曲线呈低平;空腹血浆胰岛素浓度很低,一般＜3 μU/mL(正常为 3～25 μU/mL),甚至测不出;血及 24 小时尿中 C-肽均很低,常不能测出。③2 型糖尿病患者视胰岛素缺乏或抵抗的类型不同,患者空腹胰岛素水平正常或高于正常,刺激后曲线上升迟缓,高峰在 2 小时或 3 小时,多数在 2 小时达到高峰,其峰值明显高于正常值,提示胰岛素分泌相对不足。

2.C-肽释放试验

是反映自身胰岛素分泌能力的一个良好指标,有助于鉴别 1 型和 2 型糖尿病患者。

(1)实验方法:同胰岛素释放试验。可与 OGTT 同时进行。

(2)参考区间:正常人空腹血浆 C-肽值为 0.8～4.0 μg/L,餐后 1～2 小时增加 4～5 倍,3 小时后基本恢复到空腹水平。

(3)临床意义:C-肽释放试验与胰岛素释放试验的临床意义相同。

C-肽测定常用于糖尿病的分型,它与胰岛素测定的意义是一样的。1 型糖尿病由于胰岛 β 细胞大量破坏,C-肽水平低,对血糖刺激基本无反应,整个曲线低平;2 型糖尿病 C-肽水平正常或高于正常;服糖后高峰延迟或呈高反应。

C-肽测定还用于指导胰岛素用药的治疗,可协助确定患者是否继续使用胰岛素还是只需口服降糖药或饮食治疗。糖尿病患者胰岛素水平相对或绝对不足的原因比较复杂,所以胰岛素水平既可表现为高,也可表现为低。前者用胰岛素治疗无效,后者不用胰岛素则加速糖尿病并发症的出现。若患者接受过胰岛素治疗 6 周后则可产生胰岛素抗体,这时测定胰岛素常不能反映患者体内胰岛素的真实水平。

C-肽可用于低血糖的诊断与鉴别诊断,特别是医源性胰岛素引起的低血糖。

由于胰岛 β 细胞在分泌胰岛素的同时也等分子地释放 C-肽,C-肽与外源性胰岛素无抗原交叉,且生成量不受外源性胰岛素影响,很少被肝脏代谢,因此 C-肽测定可以更好地反映 β 细胞生成和分泌胰岛素的能力。

二、胰高血糖素测定

常采用竞争 RIA 法测定胰高血糖素,校正值由厂商提供,其根据是 WHO 胰高血糖素国际标准(69/194)。空腹时血浆胰高血糖素浓度范围为 20～52 pmol/L(70～80 ng/L)。胰腺 α 细胞瘤患者外周血中的胰高血糖素极度升高,浓度最高可达正常参考值上限的 500 倍,并常伴有体质量减轻、(表皮)松解坏死型游走性红斑、糖尿病、口腔炎、腹泻等症状。低胰高血糖素血症见于慢性胰腺炎、长期使用磺酰脲类治疗。

三、胰岛素抵抗的检测

(一)生理与生物化学

胰岛素抵抗又称胰岛素不敏感,是胰岛素对外周组织,主要是肝脏、肌肉、脂肪的作用减弱。自开始使用动物胰岛素制剂治疗糖尿病不久,就已经发现有些患者对胰岛素敏感,有些不敏感,并通过同一患者注射和不注射胰岛素 OGTT 血糖下面积之差,不同患者存在较大差异证明了胰岛素抵抗的存在。20 世纪50 年代末胰岛素的放射免疫分析法建立后,胰岛素抵抗的检测有了突破性进展。目前胰岛素抵抗的检测方法多适用于科研检测。

(二)测定方法

1.血胰岛素浓度测定

当存在 IR 时,组织利用血糖减低致高血糖趋向,高血糖又刺激胰岛 β 细胞分泌更多的胰岛素以使血糖恢复正常或不能使血糖恢复正常,表现为高胰岛素血症伴正常血糖或高血糖。可空腹采血或常规口服糖耐量试验,同时查血糖和胰岛素,当空腹或餐后胰岛素峰值大于正常人均值＋2 SD时可诊断为高胰岛素血症。由于个体间基础及餐后胰岛素存在较大差异,不同胰岛素检测方法也存在较大差异,各实验室应设置自己的参考区间,应选择中年、非肥胖的健康人,也可作不同年龄组的参考区间,例数至少为 30 人。未检出高胰岛素水平,也不能排除 IR 的存在,高胰岛素血症是 IR 的参考指标。

2.胰岛素作用指数

由于血糖与胰岛素相互作用,有研究者提出以空腹血糖与空腹胰岛素之间的关系作为判断IR 的参数。

3.葡萄糖耐量加胰岛素释放试验

用 OGTT 加胰岛素释放试验的 G 曲线下面积与 I 曲线下面积之比作为 IR 的比较参数,又称闭环模型。

4.胰岛素抑制试验

胰岛素抑制试验是开环模型方法的一种,其原理是用药物抑制受试者葡萄糖刺激的 β 细胞分泌胰岛素(β 细胞致盲),然后给受试者输注葡萄糖及胰岛素,调整输速,达到血糖稳态及血胰岛素稳态,达到稳态时的血糖浓度和血胰岛素浓度之比值,可作为胰岛素敏感度的参考指标。

5.葡萄糖钳夹试验(GCT)

开环模型方法的一种,是目前测定胰岛素抵抗的"金标准"。空腹时,血糖浓度相对稳定,机体葡萄糖的生成主要来自肝葡萄糖输出,与葡萄糖的利用是相等的。此时如果输注一定量的胰岛素,造成高胰岛素血症,会增加葡萄糖利用,同时抑制肝糖输出,血糖将降低,但如果同时输注葡萄糖可以使血糖得到补充,使肝糖输出与葡萄糖利用达到平衡,并可调节葡萄糖输速使血糖达到预先设计的靶水平。在输注的胰岛素也达稳态的情况下,此时葡萄糖的输注速度应等于其清除率,这个清除率可以作为胰岛素敏感性的参考指标。

6.最小模型法测定胰岛素敏感度

静脉注射一个剂量的葡萄糖,接下来频繁地检查血糖和血胰岛素约 30 个样本,根据葡萄糖与胰岛素浓度的动力学关系求得胰岛素敏感度指数,又称频繁采血的静脉葡萄糖耐量试验。

(齐　波)

第六节 胰岛自身抗体测定

大多数 1 型糖尿病患者的胰岛 β 细胞因自身免疫攻击而损伤和缺失,被称为免疫介导糖尿病,不同胰岛自身抗体不断被发现,给 1 型糖尿病的诊断及预期提供更多检测指标。目前可以常规检测的胰岛自身抗体包括抗胰岛细胞抗体、抗胰岛素抗体、谷氨酸脱羧酶抗体、胰岛素瘤抗原 2 蛋白抗体、抗锌运载体 8 变异体 3 抗体。

一、检测原理及方法

(一)抗胰岛素抗体测定

IAA 目前可以使用放射性核素法检测,加入过量的放射标记胰岛素,计算胰岛素放射性配体结合率的变化。当特异性抗体结合大于 99 百分位数或超过健康人平均值 $2 \sim 3$ SD 时,结果报告为阳性。每个实验室需检测 $100 \sim 200$ 个健康个体得到胰岛素自身抗体结合率。对于 IAA 检测需注意的是在胰岛素治疗后人体会产生胰岛素抗体,即便使用人源性胰岛素治疗。从美国糖尿病自身抗体检测标准化计划得到的数据显示,IAA 检测的实验室间不精密度较大。

(二)谷氨酸脱羧酶抗体测定

GAD65A、IA-2A 可通过标准放射结合试验检测,使用 35S 标记的重组人源 GAD65 或 IA-2(体外转录产生,掺入 ^{35} S 或 ^{3} H 标记氨基酸)。商业化的 GAD65A、IA-2A 试剂盒为放射免疫法,分别使用 ^{125} I 标记 GAD65 及 IA-2。另外,目前也有商业化的非放射标记 GAD65A、IA-2A 检测试剂盒。WHO 建立了 GAD65A、IA-2A 检测标准,要求使用国际单位报告结果。Cutoff 值应该从检测 $100 \sim 200$ 个健康人样本得到,其结果超过 99 百分位数者报为阳性。DASP 进行了全球多家实验室间的比对,在美国糖尿病免疫协会的支持下,CDC 组织了能力验证计划。GAD65A、IA-2A 商业检测试剂盒也参加 DASP 计划,说明 GAD65A、IA-2A 可能趋向于标准化。

(三)抗胰岛细胞抗体测定

ICAs 可以使用人胰腺冷冻切片间接免疫荧光法,检测免疫球蛋白与胰岛结合的程度,其结果可与美国生物标准及质量控制研究所提供的 WHO 标准血清检测结果比较,结果以 JDF 单位表示。两次检测 $\geqslant 10$ JDF 或一次检测 $\geqslant 20$ JDF 患 1 型糖尿病风险显著增加。这种方法使用不便且很难标准化,检测 ICA 的实验室数量明显减少,且不再纳入 DASP 计划。

二、临床意义

(一)在糖尿病筛查与诊断中的意义

$85\% \sim 90\%$ 的 1 型糖尿病患者在检测到空腹高血糖症时已经检测到胰岛细胞自身抗体。自身免疫在高血糖症及糖尿病继发症状出现数月到数年以前就已经存在。1 型糖尿病发病数年后,一些自身抗体浓度降低到最低检测限以下,但 GAD65A 常保持增高。1 型糖尿病患者患其他自身免疫病的风险性也明显高于正常人,如乳糜泻、毒性弥漫性甲状腺肿病、甲状腺炎、原发性慢性肾上腺皮质功能减退症、恶性贫血,仅少数 1 型糖尿病患者没有发现明显病因及自身免疫证据。

新诊断 1 型糖尿病患者中 15％有一级亲属具有 1 型糖尿病病史。1 型糖尿病患者亲属的发病为 5％,是正常人群的 15 倍。对于 1 型糖尿病患者亲属进行胰岛自身抗体筛查有助于找到高风险者。但是,约 1％的健康个体也具有胰岛自身抗体,但对于 1 型糖尿病为低风险。1 型糖尿病的患病率为 0.3％,单一种胰岛自身抗体的阳性预测值将很低。多种胰岛自身抗体的存在伴随大于 90％的 1 型糖尿病患病风险率,但是没有任何治疗干预措施能够阻止糖尿病的发生,所以虽然 1 型糖尿病患者体内检测到了数种胰岛自身抗体,它们多用于临床研究,并未能够用于糖尿病患者的诊疗管理。在建立针对儿童的高性价比筛查策略、建立有效预防及干预治疗措施以延缓糖尿病发生之前,胰岛自身抗体的检测不能被推荐在研究以外的范围广泛使用。

对于确定具有 HLA-DR 和(或)HLADQB1 链的儿童,一般不会患 1 型糖尿病,但仍可能有胰岛自身抗体升高,这时胰岛自身抗体已经失去了预期作用,不能再作为预防试验。少数具有 2 型糖尿病症状的成人同样可检测到胰岛自身抗体,特别是 GAD65A,预示着胰岛素依赖性,这种情况被称为潜在成人自身免疫糖尿病或 1.5 型糖尿病,或慢性进展性 1 型糖尿病。虽然 GAD65A 阳性糖尿病患者比阴性患者更快进展到胰岛素依赖状态,很多抗体阴性的 2 型糖尿病患者纵然较慢,也随病程延长进展到胰岛素依赖状态,部分患者表现出胰岛成分的 T 细胞反应性。

(二)在糖尿病监测中的意义

对于胰岛自身抗体阳性个体,目前并没有可接受的有效治疗措施能在糖尿病确诊后延长胰岛细胞存活及避免糖尿病发生。因此,目前重复检测胰岛自身抗体以监测胰岛细胞自身免疫情况没有临床意义。对于胰岛或胰腺移植个体,存在或缺乏胰岛自身抗体可以澄清移植失败是由于自身免疫病复发还是由于排斥反应。如果部分胰腺从同卵双生个体或其他 HLA 相同同胞移植,胰岛自身抗体检测有助于免疫抑制剂治疗措施的制定,以阻止糖尿病复发,但目前只停留于理论上,尚无具体治疗措施确定下来。

总之,胰岛细胞自身抗体检测可能对于以下情况有利:定义糖尿病亚型,这类患者的初始诊断是 2 型糖尿病,但有 1 型糖尿病的胰岛细胞自身抗体标志,且进展到胰岛素依赖;筛查拟捐献部分肾脏或胰腺的非糖尿病家族成员;筛查妊娠糖尿病患者是否具有进展至 1 型糖尿病的风险;糖尿病确诊后,鉴别 1 型、2 型糖尿病患儿,以制定胰岛素治疗措施,如可能是 2 型糖尿病的患儿给予口服降糖药,胰岛细胞自身抗体阳性的患儿立即给予胰岛素治疗。目前,检测胰岛细胞自身抗体对监测病情仍无临床实际意义,多在研究方案中出现。

三、临床检测建议

(1)胰岛细胞自身抗体检测推荐用于筛选希望捐献部分胰腺给 1 型糖尿病终末期患者的非糖尿病家庭成员。

(2)胰岛自身抗体检测不推荐用于糖尿病诊断,标准化的胰岛细胞自身抗体试验可用于成人糖尿病患者分类、出生后 HLA 分型 1 型糖尿病遗传高风险儿童预后研究。

(3)目前不推荐在 2 型糖尿病患者中进行胰岛自身抗体筛查,但标准化的胰岛自身抗体检测技术可用于研究 2 型糖尿病患者再次治疗失败的可能机制。

(4)目前不推荐在 1 型糖尿病患者亲属及正常人群中筛查胰岛自身抗体,标准化的胰岛自身抗体检测技术仅用于预后临床研究。

(5)在具有质量控制系统的、经认证的实验室检测胰岛细胞自身抗体,并且参加能力验证活动。

(齐 波)

第十六章

免 疫 检 验

第一节　细胞抗原的制备纯化

抗原是免疫反应的重要成分。可溶性抗原绝大多数是从成分复杂的血清或组织细胞中提取的。用于制备抗原的细胞可分为正常细胞、培养传代的细胞和病理细胞（如肿瘤细胞）。细胞抗原一般分为三种组分：膜蛋白抗原、细胞质抗原（主要为细胞器）和细胞核与核膜抗原。这三种抗原的制备均首先需要对细胞进行破碎处理。

一、细胞裂解

破碎细胞的方法有许多。根据作用方式的不同，基本可分为两大类：机械法和非机械法。传统的机械法：匀浆、研磨、压榨和超声破碎等。非机械法：渗透、酶溶、冻融裂解和非离子去垢剂溶解等方法。此外，一些新的方法也在不断发展和完善，如激光破碎、冷冻喷射、相向流撞击等。这里主要介绍常用的非离子去垢剂溶解法和细胞匀浆法。

（一）非离子去垢剂溶解

1.原理

在适当的温度和 pH 条件下，非离子去垢剂能与细胞膜中的脂类形成微泡，使细胞膜的通透性改变或使之溶解，从而使细胞抗原得以释放。本法作用温和，常用的非离子去垢剂有烷基苯酮醇、Triton X-100、Nonidet P-40（NP-40）、Tween-20 和 Tween-80 等。

2.材料

（1）培养的细胞。

（2）预冷 PBS（pH 7.4）称取 NaCl 8.0 g、KCl 0.2 g、Na_2HPO_4 1.44 g、KH_2PO_4 0.24 g，用蒸馏水溶解后补足容量至 1 L，置于 4 ℃。

（3）预冷的细胞裂解缓冲液 20 mmol/L Tris-HCl（pH 8.0），含 150 mmol/L NaCl、5 mmol/L EDTA、20 g/L BSA、1‰Triton X-100（4 ℃下可储存 1 个月）。

（4）苯甲基磺酰氟（PMSF）。

（5）亮抑酶肽。

（6）15 mL 离心管。

（7）1.5 mL 微量离心管。

325

（8）微量吸管。

（9）离心机。

（10）抑蛋白酶肽。

（11）胃蛋白酶抑制剂。

（12）NaF。

（13）β-甘油磷酸盐。

3.操作步骤

（1）用冷 PBS 洗涤细胞 2 次，每次于 4 ℃、300×g 离心 1 分钟，弃上清液。

（2）在细胞裂解缓冲液中加入 PMSF(200 μmol/L)、亮抑酶肽(10 mg/L)、抑蛋白酶肽(5 mg/L)、胃蛋白酶抑制剂(5 mg/L)、NaF(1 mmol/L)、β-甘油磷酸盐(10 mmol/L)，保存于冰上。

（3）将细胞悬浮在细胞裂解缓冲液中，调节浓度为 $2×10^{10}$ 个/L，用微量吸管吹吸混匀。

（4）将细胞悬液冰浴 60 分钟，低速间歇漩涡振荡，得到细胞裂解液。

（5）将细胞裂解液转移至 1.5 mL 离心管中，于 4 ℃、3 000×g 离心 15 分钟。

（6）取上清液置另一 1.5 mL 离心管中，于 4 ℃、12 000×g 离心 30 分钟。

（7）小心吸出上清液，冷冻保存备用（用于抗原纯化）。

4.注意事项

（1）细胞裂解液中含有蛋白酶抑制剂和磷酸酶抑制剂，用以减轻溶酶体在裂解时所释放蛋白酶的蛋白水解作用和灭活磷酸酶的活性，防止蛋白质变性。

（2）可用其他的非离子去垢剂如烷基苯酮醇、NP-40、Tween-20 和 Tween-80 等代替 Triton X-100，浓度为 0.5%～1.0%。

（3）采用离子型去垢剂如十二烷基硫酸钠(SDS)、脱氧胆酸钠会破坏蛋白质之间原有的相互作用，易引起蛋白质变性。

（4）核蛋白的提取：在细胞沉淀中加入少量的 100 mmol/L Tris-HCl(pH 6.8)、100 mmol/L 二硫苏糖醇和 20 g/L SDS，煮沸 10 分钟，用预冷细胞裂解缓冲液按 25∶1 稀释样品，冰浴 30～45 分钟，将细胞裂解液转移到 1.5 mL 离心管中，于 4 ℃、12 000×g 离心 20 分钟。小心吸出上清液，冷冻保存备用。

（5）去垢剂的溶解能力与溶液的离子强度大小有关。一般来说，离子强度增加，去垢剂的溶解能力也随之增大。

（二）细胞匀浆

1.原理

匀浆是破碎机体软组织最常用的方法之一。其原理是将组织剪切成小块，再加入 3～5 倍体积的预冷匀浆缓冲液，通过固体剪切力破碎组织和细胞，释放细胞抗原至溶液中。市售的匀浆器主要有四类：刀片式组织破碎匀浆器、内切式组织匀浆器、玻璃匀浆器和用于规模生产的高压匀浆器。玻璃匀浆器的匀浆杆有玻璃制的，也有特夫隆制的，既可以手动也可以电动。由于匀浆过程中蛋白质被蛋白酶降解的可能性较小，因此匀浆是简便、迅速、效果好的细胞破碎方法。

（1）杵状玻璃匀浆器法：该匀浆器由一根一端为磨砂的玻璃杆和一个内壁为磨砂的玻璃套管组成。使用时，先用锋利的刀片把组织切成碎块，然后把组织碎块或细胞悬液加入套管中，以手工或电动搅拌机进行旋转研磨。玻璃杆在套管中上下移动时产生的机械切力可使细胞破碎。这种方法对抗原破坏小，是目前广泛使用的一种细胞破碎方法。

（2）高速组织匀浆器法：匀浆器由调速器、支架、马达、带杆叶片刀和梅花状玻璃杯组成。使用时先将 4 ℃预冷的组织碎块或细胞悬液加入玻璃杯中，达到玻璃杯体积的 1/3 即可。盖上杯盖，固定好带杆叶片刀，缓缓调节旋转速度。一般开机数十秒后，组织细胞即可被高速旋转的叶片刀破碎。组织匀浆器高速转动时可产生热量，从而使细胞抗原降解。使用时应注意匀浆时间不能持续过久，必要时可使用循环冷却水降温。

2.材料

（1）培养的细胞。

（2）预冷的 PBS(pH 7.4)称取 NaCl 8.0 g、KCl 0.2 g、Na_2HPO_4 1.44 g、KH_2PO_4 0.24 g，用蒸馏水溶解后补足容量至 1 L，置于 4 ℃。

（3）预冷的匀浆缓冲液 50 mmol/L Tris-HCl(pH 7.2)、250 mmol/L 蔗糖、20 mmol/L ED-TA、2.5 mmol/L $CaCl_2$ 及 50 μmol/L 亮抑蛋白酶肽，置于 4 ℃。

（4）β-巯基乙醇。

（5）15 mL 离心管。

（6）1.5 mL 微量离心管。

（7）微量吸管。

（8）离心机。

（9）匀浆器。

（10）移液器。

3.操作步骤

（1）用预冷 PBS 洗涤细胞两次，每次于 4 ℃、300×g 离心 10 分钟，弃上清液。

（2）在匀浆缓冲液中加入 β-巯基乙醇 20 mmol/L，保存在冰上。

（3）在细胞中按 1∶4 加入匀浆缓冲液，用微量吸管吹吸混匀。

（4）将细胞悬液置于匀浆器中匀浆，制得细胞裂解液。

（5）将细胞裂解液转移至 1.5 mL 离心管中，于 4 ℃、3 000×g 离心 15 分钟。

（6）取上清液到另一 1.5 mL 离心管中，于 4 ℃、12 000×g 离心 30 分钟。

（7）小心吸出上清液，冷冻保存备用（用于抗原纯化）。

4.注意事项

（1）匀浆常在含有各种附加剂的低渗或等渗介质（含 1~2 mmol/L Mg^{2+} 或 Ca^{2+} 的 0.25~0.32 mol/L 蔗糖溶液，pH 7.2~8.0）中进行。

（2）匀浆过程中应注意维持低温，以避免局部产热而损伤对热不稳定的组织成分。玻璃匀浆器可外置冰水浴，其他匀浆容器可先行预冷或在冷室内进行匀浆操作。

（3）匀浆时所需的匀浆缓冲液，体积在不同的条件下可有很大差别，有时可为湿重组织体积的 9~10 倍。

二、可溶性抗原纯化

细胞裂解液中含有复杂的蛋白质组分，其中的糖蛋白、脂蛋白和酶等蛋白质都是良好的可溶性抗原，免疫前需进行纯化。

（一）分类

蛋白质纯化的方法较多，大致可分为四类。

1.以分子大小和形态差异为依据的方法

差速离心、区带离心、超滤、透析、SDS-聚丙烯酰胺凝胶电泳和凝胶层析等。

2.以溶解度差异为依据的方法

盐析、萃取、分配层析、选择性沉淀和结晶等。

3.以电荷差异为依据的方法

电泳、电渗析、等电点沉淀、吸附层析和离子交换层析等。

4.以生物学功能专一性为依据的方法

亲和层析、疏水层析、共价色谱和免疫沉淀等。

(二)初期分离纯化方法的要求

(1)快速、粗放。

(2)能较大地缩小粗提取液体积。

(3)分辨力不必太高。

(4)负荷能力要大。可用于初期分离纯化的方法有吸附层析、萃取、沉淀(热变性、盐析、有机溶剂沉淀等)、离子交换层析和亲和层析等。

(三)进一步分离纯化适用的方法

吸附层析、盐析、凝胶层析、离子交换层析、亲和层析、等电聚焦电泳和 HPLC 等。

(四)注意事项

(1)盐析后要及时脱盐。

(2)用凝胶层析技术时,上样量通常为柱床体积的 $1\% \sim 10\%$。

(3)必要时可重复使用同一种分离纯化方法,如分级有机溶剂沉淀、分级盐析、连续两次凝胶过滤或离子交换层析等。

(4)科学安排分离纯化的步骤,尽可能减少工序,提高效率。如吸附不可以放在盐析后面,以免大量盐离子影响吸附效果。

(5)操作步骤要连续、紧凑,尽可能在低温下进行,以避免目的蛋白质变性或失活。

(6)得到最终产品后,必要时要立即冰冻干燥,分装并写明标签,于 20 ℃ 或 70 ℃ 保存。

细胞抗原在组织或细胞中以复杂的混合物形式存在,每种类型的细胞都含有上千种不同的抗原,至今尚无一种单独或一套现成的方法能把任何一种抗原从复杂的混合抗原中提取出来,因此往往采取几种方法联合使用。

(李　芳)

第二节　抗体的制备

一、多克隆抗体的制备

(一)原理

多克隆抗体是由针对多种不同抗原表位的抗体组成的混合物。外源性抗原初次进入动物体内后,可引发机体初次免疫应答,即在抗原提呈细胞(APC)和 T 细胞的作用下,未成熟 B 细胞被激活分化为产生抗体的浆细胞,对于大多数可溶性蛋白抗原而言,动物注射后5～7天,血清中开始出现抗体,并在12天左右达到顶峰,然后逐渐下降。初次免疫应答产生的抗体持续时间较短,亲和力也较低。但是受抗原刺激的B细胞除了分化为抗体产生细胞外,还增殖形成大量记忆B细胞,它们在实施加强免疫时被快速激活,加强免疫后抗体滴度迅速上升,并持续更长时间,抗体合成率也比初次反应增加几倍到几十倍,加强免疫后7～14天出现抗体的峰值。由于记忆B细胞的存在,需要更少的抗原刺激即可引起再次免疫应答。记忆B细胞是长寿细胞,因此,特异性抗体应答在最后一次加强免疫之后6个月到一年都会存在。这里主要介绍用佐剂乳化的抗原免疫动物获得多克隆抗血清的方法。该法可用于免疫家兔、小鼠、大鼠和地鼠,也可用于更大的动物如绵羊或山羊。

(二)材料

1.动物选择

根据需要可选择适当品系的家兔、小鼠、大鼠或地鼠等动物进行免疫获得抗体。动物的选择取决于所需的抗血清量以及特异抗原的物种来源和免疫动物物种之间进化上的差异。家兔常被选作免疫动物,因为兔与人、兔与小鼠之间的遗传学差异大,而人和小鼠来源的蛋白是经常被研究的对象。每次获取25 mL血清的采血量,对兔本身没有明显的损伤。

2.抗原

制备优质抗血清很大程度上取决于抗原的质量、纯度和数量。常用纯化的抗原或部分纯化的抗原免疫动物,所用抗原往往是蛋白质或肽。一般而言,细菌或病毒蛋白如血凝素或细菌包膜蛋白有很强的免疫原性,而哺乳动物蛋白如多肽类激素或细胞膜受体则免疫原性较弱。有时也会用到与适当的蛋白质载体、细胞,或细胞与组织提取物相交连的半抗原(多糖、核酸、脂类和小分子化学物质等)以增强半抗原的免疫原性,通过化学方法将半抗原连接到已知的免疫原性强的载体蛋白上,常用的载体蛋白有匙孔戚血蓝素(KLH)、牛血清蛋白(BSA)、鸡卵清蛋白(OVA)等。对于蛋白质抗原,可以是天然蛋白或变性构象的蛋白,这主要决定于抗体的用途。比如用于筛选细菌cDNA表达文库或免疫印迹的抗体,最好用变性蛋白制备抗血清;而筛选真核生物转染系统表达的cDNA产物或对天然细胞合成的蛋白进行免疫印迹检测时,最好用天然蛋白质制备的抗血清。需要注意:少量的非目标污染物往往比目标免疫原的抗原性更强,所得抗血清对非目标蛋白的活性比对目标蛋白的结合能力更强。

3.佐剂

佐剂是能非特异性增强抗原免疫原性,也可改变免疫应答类型的物质。它通过改变抗原物理性状,延长抗原在体内存留时间,增强APC对抗原的提呈和处理能力,刺激淋巴细胞增殖从而扩大免疫应答反应。

弗氏佐剂:一种最常用的油包水佐剂。根据加或不加灭活分枝杆菌而分为完全弗氏佐剂和不完全福氏佐剂。完全弗氏佐剂含有羊毛脂、矿物质油和灭活分枝杆菌,不但能增强免疫原性,也能改变免疫应答的类型;不完全福氏佐剂中仅含羊毛脂和矿物质油,可增强抗原免疫原性。值得注意的是:完全福氏佐剂是极强的炎性物质,尤其是皮内注射或弄到眼睛可能引起严重皮肤腐烂或丧失视力。自我注射可引起TB菌素试验阳性并导致肉芽肿反应。因此处理完全福氏佐剂时需使用手套和保护性眼罩。免疫佐剂常与抗原同时注入动物体内。选择安全有效的佐剂用于动物免疫是备受关注的问题。弗氏佐剂因其免疫效果可靠能获得较高的抗体滴度而广泛地使用了50余年。然而,由于这种佐剂的使用常给动物带来一定程度的痛苦和不适,研究者在积极寻找相应替代品。这里主要介绍弗氏佐剂法(完全弗氏佐剂/不完全弗氏佐剂免疫法)。

(三)免疫步骤(完全弗氏佐剂/不完全弗氏佐剂免疫法)

(1)免疫前动物采血,分离血清作为对照。

(2)充分混匀完全弗氏佐剂。用PBS(不要使用含Tris的缓冲液)溶解蛋白抗原至$0.25 \sim 0.50$ mg/mL,加2 mL完全福氏佐剂至2 mL蛋白抗原中,制备的免疫原足够免疫4只家兔和80只小鼠。

(3)用3 mL玻璃注射器(19-G针头)吸取完全福氏佐剂/抗原混合物。移去针头,尽可能排除空气,将注射器连上接合器或三通旋塞,在另一头连上一个空的3 mL玻璃注射器。推动注射器栓,使混合物从一个注射器进入另一个注射器,如此反复来回推动。直到混合物颜色变白成为"油包水"状的乳化悬液。去掉接合器或旋塞,接上21-G针头,将一小滴乳液滴在50 mL冷水的表面,检测乳状物是否稳定。乳化好的油包水乳状液应该在水面上结合很紧,形成乳滴;如果乳滴很快分散,则需重复上述操作来混匀抗原以形成乳状物。

(4)将全部抗原佐剂乳液推到一个注射器中,移去接合器。接上22-G针头到注射器并祛除气泡。

(5)固定动物,将佐剂/抗原乳液注射到动物体内。常用的免疫途径:皮内、皮下、肌肉、淋巴结、腹腔、足垫等。初次免疫一般选择吸收缓慢的途径,以延长抗原刺激时间。

(6)初次免疫10~14天后抽取少量静脉血,分离血清。

(7)按以上步骤(2)~(4)准备抗原进行加强免疫,加强免疫用不完全福氏佐剂为佐剂。

(8)初次免疫2~8周后开始加强免疫,7~14天后抽取血样,分离血清。

(9)加强免疫间隔时间为2~3周,连续加强数次。初次免疫前后、每次加强免疫后,均需采集动物血样并分离血清检测抗体滴度。

(四)分离血清

免疫完成后即可给动物放血,放血前动物应禁食24小时。

(1)将血样装在离心管或平皿中于室温放置4小时或4℃过夜,直到形成血凝块。

(2)用一木棒从离心管或平皿侧面轻轻拨动血凝块,然后用木棒除去血凝块。

(3)将血清转移到50 mL离心管中。4℃,4 000 r/min离心10分钟,沉淀任何血细胞和碎片,立即吸出血清。

(4)通过免疫印迹、免疫沉淀、ELISA、双向免疫扩散等方法测定抗体滴度。

(5)血清分装,保存于20℃。合格的抗血清经56℃ 30分钟加热处理,加入适当的防腐剂后分装保存于20℃,数月至数年内效价无明显变化。防腐剂可用0.8 g/L硫柳汞、1.0 g/L酚、1.0 g/L三甲酚、0.5 g/L氯仿、1.0 g/L叠氮钠(均为终浓度)。也可采用中性甘油保存,抗血清加入等容积中性甘油(每100 mL中性甘油中加$Na_2HPO_4 \cdot 12H_2O$ 2~3 g,沸水浴中使溶解),充分混匀后分装小份,置20℃保存。抗体效价2~3年内可保持不变。

二、单克隆抗体的制备

(一)免疫

1.原理

用目的抗原刺激机体产生针对抗原的致敏淋巴细胞是单克隆抗体杂交瘤生产的第一步。抗原免疫原理同多克隆抗体的制备。

2.材料

(1)抗原:完整细胞、部分纯化的淋巴因子和细胞因子、溶解的细胞膜以及从 SDS-聚丙烯酰胺凝胶电泳中分离的蛋白条带都可作为抗原进行免疫。与多克隆抗体不同,制备单克隆抗体不一定需要高纯度的抗原。然而,单克隆抗体特异性很高,必须选择高度特异的筛选试验,才能制备识别特异抗原的单克隆抗体。因为蛋白纯化通常导致蛋白变性,合成肽一般不能形成天然构象,因此用合成肽和分离胶提纯的蛋白作为免疫原通常产生识别抗原变性结构的单克隆抗体。虽然这样的单克隆抗体可用于免疫沉淀和免疫印迹研究,但不能用于细胞表面抗原的流式细胞分析或需要进行与抗原天然结构结合的功能试验。

(2)完全弗氏佐剂和不完全弗氏佐剂。

(3)动物:无病原体小鼠、地鼠或者大鼠(亚美尼亚地鼠)。

(4)1～2 mL 无菌玻璃注射器。

(5)三通管。

(6)无菌的 20-G 或 22-G 注射针头。

(7)处理和固定动物以及腹腔注射用的试剂和设备。

3.操作步骤

(1)准备抗原:将 $2 \times 10^6 \sim 5 \times 10^7$ 个细胞或者 1～50 μg 蛋白或肽溶于生理盐水。

(2)将抗原移入带 Luer-Loktips 的 1～2 mL 的无菌玻璃注射器,把注射器连接到三通管。

(3)充分摇匀完全弗氏佐剂以重悬沉淀在瓶底的不溶性结核杆菌。用两只注射器分别吸取等体积的完全弗氏佐剂和抗原,用三通管将两只注射器相连。

(4)来回推注将抗原和完全弗氏佐剂乳化,直到混合物颜色变白成为"油包水"状的乳化悬液。乳化好的油包水乳状液应该在水面上结合很紧,形成乳滴。

(5)将全部完全弗氏佐剂/抗原乳液推入一个注射器中,除去另一注射器和三通管。接上 22-G 针头到注射器并祛除气泡。

(6)将完全弗氏佐剂/抗原乳液注入动物腹腔,小鼠每只 0.2 mL、大鼠每只 0.5～1.0 mL、地鼠每只 0.2～0.4 mL。注意不要用力推注射器栓,以免压力过大会导致针头脱落,乳剂喷出。退出前旋转针头以减少泄露。大鼠通常要麻醉,而小鼠和地鼠可以单手操作,不需要麻醉。

(7)10～14 天后加强免疫,抗原剂量与初次免疫相同。如果打算在加强 3 天后进行细胞融合,可以用不加不完全福氏佐剂的抗原水溶液或完整的细胞悬液免疫;如果不需要立即融合,则将抗原与不完全弗氏佐剂乳化后加强。

(二)细胞融合和杂交瘤的筛选

1.原理

抗原致敏的 B 淋巴细胞能产生特异性抗体,但该类细胞不能在体外长期生存;某些骨髓瘤细胞虽然不能产生抗体,但可以长期存活。将小鼠骨髓瘤细胞与分泌某种抗体的 B 淋巴细胞融合,则得到既能分泌特异性抗体,又具有长期存活特性的杂交瘤细胞。由于每一个 B 细胞仅分泌一种针对单一抗原决定簇的抗体,所以克隆化的杂交瘤细胞能产生针对单一抗原决定簇的单克隆抗体。

目前一般采用聚乙二醇(PEG)将抗原免疫后的小鼠脾细胞和骨髓瘤细胞融合,融合后形成三种细胞,一种是未融合 B 细胞,在体外培养时不能长期生存,一种是未融合骨髓瘤细胞,还有一种是融合了的杂交瘤细胞。后两种均能长期存活。通过加入选择性培养基 HAT(H:次黄嘌呤;A:氨基蝶呤;T:胸腺嘧啶核苷),可将杂交瘤细胞筛选出来。HAT 中的氨基蝶呤是核酸合成正常途径中的阻断剂,次黄嘌呤和胸腺嘧啶核苷分别是次黄嘌呤-鸟嘌呤磷酸核糖转移酶(HGPRT)和胸苷激酶(TK)的底物。HGPRT 和 TK 是细胞合成 DNA 和 RNA 旁路途径上的两个重要的酶,具有 HGPRT 和 TK 的细胞在正常途径被氨基蝶呤阻断时,可以利用次黄嘌呤和胸腺嘧啶核苷依靠旁路途径合成 DNA 和 RNA 而得以生存,而骨髓瘤细胞缺乏 HGPRT 或 TK,细胞在正常途径受阻的情况下,将不能利用旁路途径而导致死亡。因此,在 HAT 选择条件下,只有杂交瘤细胞在 HAT 的选择下可以长期生存,未杂交的骨髓瘤细胞全部死亡。将分泌相关抗体的杂交瘤细胞克隆化培养,可得到产生特异性单克隆抗体的细胞。

2.材料

(1)SP2/0-Ag14 骨髓瘤细胞系 SP2/0-Ag14 骨髓瘤细胞是常用的细胞系。最好取自 ATCC 或者正在制备杂交瘤的实验室。SP2/0-Ag14 细胞呈悬浮生长,很少黏附在培养瓶上。如果计划准确,可以在动物加强免疫的同一天复苏细胞,3 天后进行细胞融合。

(3)含 10 mmol/L HEPES 和 1 mmol/L 丙酮酸钠的完全 DMEM-10 或者 DMEM-20 培养基。

(3)免疫过的动物:小鼠、地鼠或大鼠。

(4)无血清的完全 DMEM 培养基。

(5)无菌 500 g/L 聚乙二醇(PEG)取 10 g PEG 4000,高压灭菌,凝固前(约 55 ℃时)加入 10 mL无血清的完全 DMEM 培养基。于室温可保存数月。

(6)氯化铵溶液 0.02 mol/L Tris-Cl,pH 7.2,0.14 mol/L NH_4Cl。

(7)完全 DMEM-20 培养基,含 10 mmol/L HEPES,1 mmol/L 丙酮酸钠,1×HAT 或 1×HT:在含 10 mmol/L HEPES 和 1 mmol/L 丙酮酸钠的完全 DMEM-20 培养基中加入 100×HAT 或 100×HT,使其终浓度至 1×HAT 或 1×HT,于 4 ℃可保存 1 个月。

(8)175 cm^2培养瓶。

(9)灭菌微孔金属筛网。

(10)50 mL 锥形聚丙烯离心管。

(11)96 孔平底微量培养板。

(12)用于处死动物、脾脏切除、细胞计数和通过台盼蓝拒染试验评估细胞生存力的试剂和设备。

3.操作步骤

(1)融合前一周,在完全 DMEM-10/HEPES/丙酮酸盐培养基中培养 SP2/0-Ag14 骨髓瘤细胞。细胞融合当天,依免疫动物的不同,决定需要骨髓瘤细胞的数量。小鼠约 $1×10^8$;地鼠约 $2×10^8$;大鼠(5~10)$×10^8$。

(2)融合前三天对动物实施加强免疫。准备试剂和细胞(融合前 1 天)。

(3)融合前一天,准备好所有的试剂和培养基,尤其是 500 g/L PEG。

(4)用新鲜的完全 DMEM-10/HEPES/丙酮酸盐培养基对 SP2/0-Ag14 细胞传代。

(5)融合当天,检查骨髓瘤细胞生长情况并预热试剂和培养基。用倒置显微镜检查 SP2/0-Ag14 细胞,确定其处于生长旺盛期,没有污染,保证有足够的细胞用于融合。

(6)将下列物品和试剂置 37 ℃水浴中预温。①3 个 400 mL 和 3 个 600 mL 的烧杯,每个盛 100 mL 水。②20 mL 无菌的无血清完全 DMEM 培养基。③5 mL 无菌的 500 g/L PEG 溶液。

采集脾脏和制备脾细胞。以下步骤均在超净工作台内进行。

(7)断颈处死小鼠，或 CO_2 窒息小鼠、地鼠或大鼠。处死时不要使用麻醉剂，以避免麻醉剂入血，然后进入培养物。无菌采集脾脏。

(8)将脾脏转移到直径 100 mm 的盛有 10 mL 无血清完全 DMEM 的培养皿中。

(9)用弯头镊挤压或解剖剪剪切，将脾脏制成单细胞悬液。通过微孔金属筛网除去碎屑以分散细胞。

(10)转移脾细胞悬液至无菌的 50 mL 尖底离心管，加满无血清的完全 DMEM。不要使用含蛋白或含 HEPES 的培养基，因为 PEG 会使蛋白沉淀，HEPES 在融合时对细胞有毒性。

(11)室温，1 500 r/min 离心 5 分钟，弃上清液。

(12)用 5 mL 氯化铵溶液重悬沉淀以溶解红细胞，室温放置 5 分钟。

(13)加 45 mL 无血清完全 DMM，按步骤(11)离心。

(14)用 50 mL 无血清完全 DMEM 重悬沉淀，按步骤(11)离心。重复一次。

(15)当脾细胞洗好后，收集第(5)步骤中准备好的 SP2/0-Ag14 细胞，加至 50 mL 尖底离心管，按步骤(11)离心，用 DMEM 重悬骨髓瘤细胞，按步骤(14)洗涤骨髓瘤细胞 3 次。

(16)分别用 10 mL 无血清完全 DMEM 重悬脾细胞和骨髓瘤细胞。使用细胞计数器和台盼蓝染色，计数和评估细胞活率；两种细胞悬液活率都应该接近 100%。

(17)根据细胞数量，计算调整细胞浓度至 $2.5×10^6$/mL 时所需要的完全 DMEM-10/HEPES/丙酮酸盐培养基。用 37 ℃水浴预热完全 DMEM-10/HEPES/丙酮酸盐培养基。

(18)在 50 mL 尖底离心管里，以 1∶1 的比例将 SP2/0-Ag14 骨髓瘤细胞和脾细胞进行混合，加满无血清的完全 DMEM。也可采用其他比例。成功的细胞融合需骨髓瘤/脾细胞的最低比例为 1∶20。

(19)室温离心细胞混合物，500×g 离心 5 分钟。

(20)利用离心时间，在超净工作台准备 3 个 37 ℃双重水浴烧杯，即将步骤(6)含有 100 mL 37 ℃水的 400 mL 烧杯放入含有 75～100 mL 37 ℃水的 600 mL 烧杯中。把含预温 500 g/L PEG 溶液和无血清完全 DMEM 的试管分别放入其中两个 37 ℃水浴中。

(21)弃去步骤(19)中细胞混合物的上清液。

(22)把装有混合细胞沉淀的试管放入超净台里另一个双重水浴烧杯，于 37 ℃开始细胞融合。

(23)用 1 mL 吸管将 1 mL 预温 500 g/L PEG 加到细胞沉淀中，一滴滴加入，边加边搅，1 分钟内滴完，继续搅拌细胞 1 分钟。

(24)使用干净的吸管，加 1 mL 预温的无血清完全 DMEM 到细胞混合物，一滴滴加入，边加边搅，1 分钟内滴完。再加 1 mL 预温的无血清完全 DMEM 重复一次。

(25)用 10 mL 吸管，加 7 mL 预温的无血清完全 DMEM，一滴滴加入，2～3 分钟滴完。此时可以明显观察到细胞团块。

(26)室温 1 500 r/min 离心 5 分钟。

(27)细胞离心时，复温水浴烧杯到 37 ℃，放入超净台内。把预温的完全 DMEM-20/HEPES/丙酮酸盐培养基放入水浴。

(28)弃去步骤(26)的上清液，将试管放入水浴。

(29)用 10 mL 干净吸管，向细胞沉淀中快速加入 10 mL 预温的完全 DMEM-20/HEPES/丙酮酸盐培养基。

（30）重复步骤（29），直到按步骤（17）计算的完全 DMEM-20/HEPES 培养基总量加完后。细胞悬液不再需要进一步加温。

（31）用 10 mL 吸管轻轻吸取 10 mL 细胞悬液，往 96 孔平底培养板内每孔加细胞悬液 2 滴（100～125 μL）。置 37 ℃，5% CO_2 培养箱培养过夜。

此时应该避免剧烈吸取细胞悬液，因为新形成的杂交瘤细胞很不稳定；不要用微量吸管反复向孔里吸取细胞；加细胞时吸管与孔要维持 45°角，吸头距离孔上缘 1～2 cm；为避免污染，不要把手放在培养板上方。

为减少成纤维细胞过度生长，在细胞移种到 96 孔板之前，可以让融合细胞悬液在培养瓶中培养过夜，使融合细胞悬液中的成纤维细胞在组织培养瓶中黏附过夜。

（32）细胞培养 24 小时后，在倒置显微镜下检查细胞。如果接种的细胞数量合适，在孔底会形成单层高活力的细胞以及明显的细胞团。

（33）用 10 mL 吸管往每孔加 2 滴完全 DMEM-20/HEPES/丙酮酸盐/HAT 培养基，置 37 ℃，5% CO_2 培养箱培养。

（34）细胞融合第 2 天、第 3 天、第 4 天、第 5 天、第 7 天、第 9 天和第 11 天时，吸出每孔内一半的培养液，再用 10 mL 吸管往每孔加 2 滴 DMEM-20/HEPES/丙酮酸盐/HAT，置 37 ℃，5% CO_2 培养箱培养。

（35）第 14 天，更换完全 DMEM-20/HEPES/丙酮酸盐/HT 培养基。

（36）15 天后，使用不含 HAT 或 HT 的完全 DMEM-20/HEPES/丙酮酸盐培养基培养细胞。

（三）筛选初级杂交瘤细胞上清液

1.原理

筛选的目的是发现含有分泌抗体（此时还不是单克隆抗体）的杂交瘤细胞。筛选试验应该在融合开始前准备好。筛选试验应当能检测出产生抗体的细胞集落，该抗体针对目的抗原。试验方法应该可靠、敏感、简单和快速，可大批量地进行。目前普遍采用 ELISA 方法进行抗体的筛选。用倒置显微镜观察到大部分培养孔出现 10%～25% 细胞汇合时，或者一些密度增高孔在换液 2 天内颜色变黄时，就可以进行筛选。这个时间通常出现在小鼠-小鼠或大鼠-小鼠融合后10～14 天，地鼠-小鼠融合后 14～21 天。

2.材料

（1）培养的杂交瘤细胞。

（2）用于 ELISA 和间接免疫荧光试验（不完全弗氏佐剂）的试剂和仪器。

3.操作步骤

（1）用倒置显微镜观察并计数有杂交瘤细胞生长的孔。决定可以筛选的孔。

（2）杂交瘤细胞在 37 ℃，5% CO_2 培养箱生长，2 天以内不要换液，以确保培养上清液的抗体浓度达到足够水平。

（3）每孔吸取 100 μL 上清液，使用 ELISA 或不完全弗氏佐剂筛选抗体。

（4）每孔用新鲜的完全 DMEM-20/HEPES 补液。

(四)杂交瘤细胞系的建立

1.原理

一旦鉴定出产生目的抗体的集落,就应当尽早地对该孔细胞进行扩大培养、冻存细胞同时通过有限稀释法将细胞克隆化。在原始融合孔内,杂交瘤细胞是多个融合细胞的后裔,而克隆的目的是确保产生抗体的细胞构成一个单克隆群体,在单克隆抗体特异性被完全确定前,所有候选细胞系都必须通过这一步骤,以确保筛选后获得活的抗体分泌杂交瘤细胞。为了减轻工作量,通常挑选 20 个最好的候选孔,这 20 孔的细胞都要冻存。

2.材料

(1)生长的杂交瘤细胞。

(2)克隆/扩增培养基:在培养液中加入滋养细胞可促进杂交瘤细胞生长,而滋养细胞本身生长一段时间后会自然死亡。滋养细胞可用小鼠腹腔巨噬细胞、脾细胞或胸腺细胞。然而,直接添加新分离的被照射过的细胞,有时候会引起污染。因此,推荐无细胞的,无菌滤过的细胞悬液的上清液来提高杂交瘤克隆效率。以下介绍从小鼠获得无细胞的胸腺细胞条件培养基的制备。①处死 5~6 只小鼠,避免使用麻醉。推荐使用 4~6 周龄、无病原体、无支原体污染的小鼠。②无菌取出胸腺,制成单细胞悬液,用 20 mL 完全 DMEM-20/HEPES/丙酮酸盐培养基重悬胸腺细胞。③加 10 mL 胸腺细胞到 75 cm² 培养瓶中,补充完全 DMEM-20/HEPES/丙酮酸盐培养基使达到 20 mL/每个胸腺(每瓶最多 60 mL 细胞悬液)。在 37 ℃,5% CO_2 培养箱中直立培养 4~5 天。④将细胞转移到 50 mL 尖底离心管,室温 3 000 r/min 离心 5 分钟,收获上清液。⑤通过 0.45 μm 滤器无菌过滤细胞上清液,分装成 10 mL/份,20 ℃ 保存。⑥上述细胞上清液以 10%~20% 终浓度添加到所需培养基中。

(3)24 孔培养板。

(4)细胞冻存用的试剂和设备。

3.操作步骤

(1)当 96 孔板孔中的杂交瘤细胞生长到 25%~50% 汇合时,用无菌吸管重悬主孔内细胞,转移到 24 孔板孔中扩增候选杂交瘤。将主孔的全部细胞都转移到 24 孔板孔内。

(2)用 1 mL 吸管加 3 滴完全 DMEM-20/HEPES/丙酮酸盐培养基到主孔培养细胞。置 37 ℃,5% CO_2 培养箱。

(3)用新吸管往 24 孔板的细胞孔中加 1.0~1.5 mL 克隆/扩增培养基,在 37 ℃,5% CO_2 培养箱中培养 2~3 天。

(4)当 24 孔板孔中的杂交瘤细胞生长到 25%~50% 汇合时(一般需 2~3 天),便可以进行下一步的有限稀释法克隆化。

(5)从 24 孔板孔中取出细胞,加置 4 mL 无菌盖帽试管内,500×g,室温离心 5 分钟,收集上清液进行抗体鉴定;冻存沉淀细胞。

(五)有限稀释克隆化

1.原理

在该法中,将杂交瘤细胞悬液稀释至特定浓度,移种至若干单个培养孔内,选择合适的稀释度使每个孔内细胞数最多为 1 个,泊松分布统计表明,如果少于 22% 的孔(当每孔种 0.3 个细胞,克隆效率为 100% 时)有细胞生长,那么这些孔仅有一个克隆的概率可能为 88%。然而,原始的杂交瘤细胞克隆效果较低,不可能达到 100%,因此为获得每孔一个克隆,可能必须在每孔中加入一个以上的细胞。如果细胞生长能力强,每孔种一个细胞;如果需要,每孔可种 10 个细胞。

2.材料

(1)候选的杂交瘤细胞。

(2)克隆/扩增培养基。

3.操作步骤

(1)重悬候选的杂交瘤细胞,用血细胞计数器和台盼蓝染色计数并评估细胞的活率。

(2)用克隆/扩增培养基制备每毫升含 50 个活细胞的悬液 10 mL,以及每毫升含 5 个活细胞的悬液 10 mL。

(3)将上述细胞悬液转移至 96 孔板,每孔 200 μL。37 ℃,5% CO_2 培养箱培养 7～10 天。

(4)在给细胞换液前用倒置显微镜检查细胞的单克隆性,寻找紧密聚团的单个细胞集落作为单克隆细胞群。尽可能不要使用多个细胞集落的孔。

(5)在 7～14 天时,使用筛选初级杂交瘤时的方法进行筛选,检测单克隆抗体的活性。小鼠-小鼠杂交瘤可以在接种后 7 天检测,而地鼠-小鼠杂交瘤需要在生长 14 天后。

(6)当需要的克隆被确定,就需扩大培养,并冻存此细胞。

(7)按照步骤(1)～(2)对阳性杂交瘤克隆进行再克隆,接种 2 块 96 孔板,每孔 0.3 个细胞(40 mL 克隆培养基含有 60 个有活力的细胞)。

(8)经过 3～4 次克隆化,杂交瘤将会形成一个稳定的细胞系。此时杂交瘤可用于生产腹水以及大规模的生产杂交瘤上清液。单克隆抗体的同种型就能测定了。

(李　芳)

第三节　IgG、IgA、IgM 检测

血清免疫球蛋白可分为五种类型,即 IgG、IgM、IgA、IgD、IgE,它们的参考范围由于检查的对象、年龄、地区和方法不同而差异。各种免疫球蛋白不但量上有区别,而且在功能上也各有特点。在体液免疫检测中最常用的就是 IgG、IgA、IgM 检测。

一、基本特点

(一)免疫球蛋白 G(IgG)

IgG 具有抗菌、抗病毒、抗毒素作用,大部分抗体属于 IgG。它是唯一能通过胎盘的免疫球蛋白。IgG 增高见于 IgG 型多发性骨髓瘤、系统性红斑狼疮、类风湿关节炎、慢性活动性肝炎、结核病、黑热病及某些感染性疾病等,降低见于肾病综合征、某些肿瘤、白血病、重链病、轻链病及某些免疫缺陷病。

(二)免疫球蛋白 A(IgA)

IgA 具有抗细菌和抗病毒的作用,不能通过胎盘,小儿只能从母乳中得到。IgA 增高见于 IgA 型多发性骨髓病、系统性红斑狼疮、类风湿关节炎、肝硬化、湿疹、血小板减少等疾病,降低见于重链病、轻链病、吸收不良综合征、某些免疫缺陷病、反复呼吸道感染、输血反应、自身免疫性疾病等。

（三）免疫球蛋白 M(IgM)

IgM 主要由脾脏和淋巴结中浆细胞分泌合成，IgM 主要分布在血液中，在机体免疫反应中出现最早，具有强大的抗感染作用。IgM 作为五聚体，是免疫球蛋白中相对分子量最大的。它是对免疫原最早出现的抗体，所以它是机体初次应答的重要抗体。IgM 和 IgG 一样，可以中和毒素和病毒，以对机体有效的保护。IgM 具有促吞噬细胞的吞噬作用。升高见于巨球蛋白血症、系统性红斑狼疮(SLE)、类风湿关节炎、硬皮病、急慢性肝病(病毒性肝炎)、胆汁性肝硬化、隐匿性肝硬化、恶性肿瘤、传染性单核细胞增多症、梅毒、黑热病、锥虫病、伤寒、弓形体病、乙型脑炎、单核细胞性白血病、霍奇金病等；降低见于原发性无丙种球蛋白血症、非 IgA 和 IgG 型多发性骨髓瘤、霍奇金病、慢性淋巴细胞白血病、蛋白丧失性胃肠病等。

二、临床意义

（一）免疫球蛋白显著减低

1.先天性低丙种球蛋白血症

IgG、IgA、IgM 三种全缺的 Bruton 病(仅限于男性)，三种 Ig 缺某一或两种(减少或无能)的丙种球蛋白异常血症，后者最多见的是 IgA 缺乏症(隐性遗传)。

2.获得性低丙种球蛋白血症

肾病综合征、蛋白质丢失性肠病、先天性风疹病等，以及瑞(Swiss)氏胸腺发育不全伴无丙种球蛋白血症。

（二）免疫球蛋白明显增高

1.自身免疫性疾病

系统性红斑狼疮急性期、慢性活动性肝炎、类风湿关节炎活动期等。

2.多发性骨髓瘤

多发性骨髓瘤可按其所产生 Ig 不同而有 G 型(IgG 增多)、A 型(IgA 增高)、D 型、E 型(后两型极少见)等。

3.感染

慢性化脓性感染、肺结核、肝脓肿、血吸虫病、瘤型麻风等，可见 IgG 升高；

4.恶性肿瘤

消化道癌、呼吸道癌、泌尿生殖系癌，绝大多数患者均见 IgA 增多。喉癌、结肠癌、直肠癌、前列腺癌 IgM 亦见升高。过敏性疾病、寄生虫病可见 IgE 增高。

三、血清中 IgG、IgA、IgM 检测的临床应用

（一）单克隆增殖病的鉴别

单克隆增殖的特点：单种免疫球蛋白均一增殖，含量大，正常免疫球蛋白的比例下降，Kappa/Lambda 比例失调，出现相关的临床症状。浆细胞单克隆增殖，造成游离的免疫球蛋白轻链增加，即本周蛋白，这种蛋白通常以二聚体的形式存在于尿及血清中，有时亦可见单体和四聚体。单克隆增殖常见的病患：多发性骨髓瘤、巨球蛋白血症、淋巴瘤、轻链病等。

免疫球蛋白定量检测较常用的方法有单向扩散法与免疫浊度法，前者较为简便，后者更为准确迅速。恶性单克隆丙种球蛋白病常呈现某一类丙种球蛋白的显著增高，大多在 30 mg/mL 以上；而正常的免疫球蛋白，包括与 M 蛋白同类的丙种球蛋白的含量则显著降低。在良性丙种球

蛋白病的血清标本中,M蛋白的升高幅度一般不像恶性丙种球蛋白病那么高,多在 20 mg/mL 以下;M蛋白以外的免疫球蛋白含量一般仍在正常范围之内。如在单向扩散试验中出现双圈状沉淀环,则标本中可能存在某种免疫球蛋白片段的M蛋白。多克隆丙种球蛋白病患者的血清中常有多种类型的免疫球蛋白水平同时升高,每类上升的幅度不太大,但总的丙种球蛋白水平升高比较明显。

免疫球蛋白的定量检测,有时会由于不同实验室所用抗血清特异性的差异,而造成M蛋白定量结果的不同,特别在使用某一株M蛋白制备的抗血清检测其他患者的M蛋白时。如能配合作用区带电泳光密度扫描,常可纠正这种误差。

进行免疫球蛋白的定量检测,不仅有助于丙种球蛋白病的诊断,并对丙种球蛋白病的良、恶性鉴别具有一定的帮助。如做动态观察,对丙种球蛋白病的病情和疗效的判断有一定的价值。M蛋白含量的多少常可反映病情的轻重,尤其对同一患者,M蛋白含量明显增高常提示病情恶化;经有效治疗后,M蛋白含量逐渐下降,而正常免疫球蛋白的含量则由降低趋向正常。

(二)多克隆高免疫球蛋白血症

多克隆增殖常见的病患有慢性肝炎及肝硬化、结缔组织病、慢性感染、恶性肿瘤、艾滋病、淋巴母细胞性淋巴结瘤。肝脏疾病如慢性活动性肝炎、原发性胆汁性肝硬化、隐匿性肝硬化等患者血清中三种免疫球蛋白均可升高。慢性细菌感染如肺结核、麻风、慢性支气管炎等血中IgG可升高。宫内感染时脐血或出生后的新生儿血清中IgM含量可增高。自身免疫性疾病时Ig均可升高,如SLE患者以IgG、IgA升高较多见,类风湿关节炎患者以IgM升高为主。

(三)免疫缺陷病的辅助诊断

1.先天性低Ig血症

先天性低Ig血症主要见于体液免疫缺陷病和联合免疫缺陷病。一种情况是Ig全缺,如Bruton型无Ig血症,血中IgG常小于1 g/L,IgA与IgM含量也明显减低为正常人的1%。另一种情况是三种Ig中缺一种或缺两种,如IgA缺乏患者,易发生反复呼吸道感染;IgG缺乏患者,易发生化脓性感染;IgM缺乏患者,易发生革兰阴性细菌败血症。

2.获得性低Ig血症

患者血清中IgG常小于5 g/L,引起的原因较多。大量蛋白丢失的疾病(如烧伤、剥脱性皮炎、胃病综合征等)、淋巴系统肿瘤(如白血病、淋巴肉瘤、霍奇金病等)、重症传染病、中毒性骨髓疾病、长期使用免疫抑制剂的患者等均可造成获得性低Ig血症。

四、脑脊液中IgG、IgA、IgM检测的临床应用

中枢神经系统内可以产生很强的免疫应答,这是某些自身免疫性神经系统疾病发生、发展的病理学基础。因此脑脊液(CSF)检验,特别是其中免疫球蛋白成分及其含量的检测,对某些中枢神经系统疾病的诊断、疗效观察和预后判断具有重要意义。

生理情况下,血中Ig通过通透性正常的血-脑屏障(BBB),而进入CSF内。IgG分子量略低于IgA,较易通过BBB,而IgA略难,IgM分子量大,更难通过BBB。所以IgG、IgA、IgM在CSF中的浓度依次递减。当脑组织或脑膜有病变时,脉络丛的通透性增加,BBB发生破坏,或自病变组织产生病理性产物进入脑脊液,使脑脊液组分发生改变。

1948年由Kabat等用免疫化学方法定量检测脑脊液免疫球蛋白,发现多发性硬化症患者脑脊液中γ-球蛋白与医学全在线总蛋白比值增高,并由他首先提出脑脊液IgG鞘内合成假说,认为脑脊

液 γ-球蛋白的增高是不依赖其血清内 Ig 水平而变化。后由 Delpech 设计了脑脊液 IgG 指数公式。由于免疫球蛋白不仅可以在鞘内自身合成,也可以通过血-脑屏障进入鞘内。因此区分鞘内免疫球蛋白的来源在神经系统疾病的实验室诊断中有着重要的临床意义。经典的计算鞘内免疫球蛋白合成的方法是 IgG 生成指数其公式如下:IgG 生成指数 $= (IgG_{CSF} \times Albs)/(IgGs \times Alb_{CSF})$。

脑脊液 IgG 检测方法采用速率散射免疫比浊法,采集脑脊液样本后应离心再行检测。当 IgG 生成指数升高时,表明 CSF 中的 IgG 主要由中枢神经系统鞘内合成。IgG 生成指数升高多见于多发性硬化症。脑脊液 IgG 增高为主,可见于脑血栓、蛛网膜下腔出血、SLE 脑病、神经梅毒、重症肌无力等;脑脊液 IgG、IgA 均增高可见于化脓性脑膜炎及结核性脑膜炎;在神经系统肿瘤时,以脑脊液 IgA 和 IgM 升高为主;精神分裂症时脑脊液 IgG 和 IgM 可明显升高。

许多学者认为 IgG 指数是鞘内合成 IgG 的指标。进一步研究发现,当血-脑屏障通透性正常且血清 Ig 水平在正常范围时,CSF 中 Ig 水平很少受血清 Ig 水平变化的影响,CSF 中 Ig 水平主要与鞘内合成率相关,即在正常状态下,其含量与反映血-脑屏障通透性指标——清蛋白商值(A1b quotient)相关。清蛋白商值 $= Albcsf/Albs \times 1\,000$。

此外,由中枢局部合成的免疫球蛋白常有异质性,但其 IgG 定量可呈现正常,现采用高分辨率琼脂糖凝胶电泳能分离出"寡克隆区带"(OCB),在多发性硬化症(MS)时,OCB 是一个十分重要的标志物。最近有学者报道,10% 的 MS 患者 CSF 中无 OCB,而其他一些疾病如神经性梅毒、血管炎、脑膜炎和脑炎等也会出现 OCB。许多学者认为同时检测 CSF-IgG 来诊断 MS 或许比单独检测 OCB 好,因为 CSF-IgG 不随 MS 的病理变化而变化。有学者们通过研究得出,患者 CSF 中每天新合成 IgG 含量明显增高,与正常组(无神经系统疾病)及对照组(其他神经系统疾病)相比,均有显著性差异($P < 0.001$),支持 MS 患者中枢神经系统内局部免疫活性细胞分泌大量 IgG 的论点。对于 MS 和其他中枢神经系统疾病,经常会有脑脊液 IgG、IgM 的升高,说明这可能与抗感染和自身抗原的免疫反应有关。

五、尿液中 IgG、IgA、IgM 检测的临床应用

正常人尿液中的 Ig 含量极微。当机体的免疫功能出现异常或由炎症反应引起肾脏疾病时,可导致肾脏肾小球滤过膜分子屏障破坏或电荷屏障受损,从而引起球蛋白及其他大分子蛋白质漏出增多。在肾小球滤过膜损伤较轻微时,尿液中以中分子量的尿微量清蛋白(MA)和转铁蛋白(TRF)滤出增多为主,随着肾小球滤过膜的损伤的加重,尿液中开始出现 IgG,当肾小球滤过膜损伤较严重时,尿液中除 IgG 被滤出外,分子量较大的 IgM 也可被滤出。故临床上常采用同时检测尿液和血液中的 TRF 及 IgG 的含量,计算选择性蛋白尿指数(SPI),以此来评估肾小球滤过膜破坏程度及观察治疗效果和预后。通常采集晨尿或随机尿进行检测。检测方法一般选用速率散射免疫比浊法。选择性蛋白尿指数计算公式:SPI $=$ (尿 IgG/血清 IgG)/(尿 TRF/血清 TRF)。

当 SPI $\leqslant 0.1$ 时,表明肾脏高选择性排泄分子量较小的蛋白质;当 SPI $\geqslant 0.2$ 时,表明肾脏是非选择性排泄分子量较大的蛋白质。微小病变型肾病的 SPI 大多 $\leqslant 0.1$,而膜性肾病、膜增殖性肾炎和肾病综合征的 SPI 通常 $\geqslant 0.2$。尿内 IgA 在原发性肾小球肾病和慢性肾炎肾病时含量最高,在慢性肾炎高血压型及普通型可轻度增高,而在隐匿性肾炎及急性肾炎时含量很少;尿内 IgG 在原发性肾小球肾炎和慢性肾炎时含量较高,其他类型肾小球疾病时仅轻度增高;尿内 IgM 仅出现在慢性肾炎,而原发性肾小球肾炎和隐匿性肾炎时含量甚微。故可根据尿内 Ig 增高的类

型来帮助鉴别诊断肾小球疾病的种类。

六、免疫球蛋白检测的方法学评价

自动免疫比浊分析的问世克服了经典的免疫沉淀反应中操作烦琐、敏感度低、反应时间长和不能自动化检测的几大缺点。微量免疫沉淀法主要包括了免疫透射浊度分析和免疫散射浊度分析。这些技术已常规应用于临床体液特定蛋白的检测,特别是散射比浊法的原理,被国外一些公司用于自动免疫化学分析仪的设计,其生产的有关仪器已广泛用于国内各大、中型医院,成为一项常规的临床免疫检测手段。

(一)透光比浊法

透光比浊法透光比浊法是一种比较老的方法,基本原理是检测一定体积的溶液通过的光线量(光通量),当光线通过时,由于溶液中存在抗原-抗体复合物粒子对光线的反射和吸收,引起透射光的减少,检测的光通量和抗原抗体复合物的量成反比。这种方法最常用于生化指标的测定,而用于免疫沉淀反应有如下缺点。

(1)溶液中存在的抗原-抗体复合物分子应足够大,分子太小则阻挡不了光线的通过。

(2)溶液中抗原-抗体复合物的数量要足够多,如果数量太小,溶液浊度变化太小,对光通量影响不大。

(3)透光比浊采用光电池直接接收光通量,即广度计的灵敏度不高,微小的浊度变化不易影响透光率的改变。

(4)透光比浊是依据透射光减弱的原理来定量的,因此只能检测抗原-抗体反应的第二阶段,检测仍需抗原-抗体温育反应时间,检测时间较长。因此透射比浊类型的自动分析仪用于免疫检测已趋减少,该检测原理主要用于生化分析仪。

(二)终点散射比浊法

终点散射比浊法是经典的测试方法,是在透射比浊法基础上进行了改良。即将抗原-抗体混合后,待其反应趋于平稳、直到反应终末时检测结果。其反应的时间与温度、溶液离子 pH 等有关。该方法用于免疫沉淀反应有很多缺陷:

(1)仪器设置为当抗原抗体反应一定时间后,一次性检测光吸收值,认定该时间对于所有的样本、校正液和质控品都是反应终点,而没有考虑每一个待测样本的吸收和散射效果,而这种效果随每一个待测样本的抗原抗体反应的不同有很大差异,可导致检测结果的不准确。

(2)反应时间在液相中仍需 30~120 分钟,检测的仍是抗原-抗体反应的第二阶段,不适合快速检测。

(3)在抗原-抗体反应中,随时间的延长,抗原抗体复合物有重新结合的趋势,可影响散射值的改变,最后可能测出比反应早期还低的散射信号值,影响结果的准确性。

(4)在终点散射比浊中,有反应本底存在,检测样本的含量越低,本底比例越大,因此在微量检测时,本底的干扰是影响准确检测的重要因素。由此看来,终点散射比浊法在免疫沉淀反应中,特别是微量检测时,受到限制,目前仅一些自动生化仪使用这种原理检测部分检测项目。

(三)定时散射比浊法

定时散射比浊法的基本原理是,由于免疫沉淀反应是在抗原抗体相遇后立即开始,在极短时间内反应介质中散射信号变动很大,此时计算峰值信号而获得的结果会产生一定误差,因此在检测散射信号时不与反应开始同步,而是推迟几秒钟用以扣除抗原抗体反应的不稳定阶段,从而将这种误差影响降至最低。故在抗原-抗体反应时,给出预反应时间,即散射光信号第一次读数在样品和抗体于反应缓冲液中开始反应 7.5 秒后到 2 分钟内,大多数情况下 2 分钟以后测第二次读数,并从第二次检测信号值扣除第一次读数信号值,从而获得待测抗原的信号值并通过计算机处理转换为待测抗原浓度。该反应检测系统不具备真正的抗原过量检测能力,设计者仍采用抗体过量的原理来保证抗原-抗体反应中形成不可溶性小分子颗粒,获得小分子颗粒产生的最强的散射光信号。由于设计者将每一项检测都特意设计为具有很大检测范围,抗体的结合能力可以达到待测样品正常血清浓度的 50 倍以上,所以通常不会出现抗原过量而未被检测到的现象。

尽管固定时间散射反应也是目前应用中一种较为先进的方法,但该反应可能仍存在一些检测准确性的问题:预反应阶段与抗体反应的仅是少量抗原,因此,预反应阶段的信号变动仅占全反应阶段的信号变动的极少部分,此信号值的扣减对最终的结果计算影响不大;该方法是采用的间接抗原过量检测,试剂上在反应末端并没有进行真正的抗原过量检测,在实际检测中,如遇特殊样本或含量较低的样品时,可能会有一些不准确的结果出现。

(四)速率散射比浊法

速率散射比浊检测的是抗原-抗体反应的第一阶段,其最大优点是快速、灵敏度高,可监测微量样品。由于是检测的速率散射信号,理论上讲不受本底散射信号的干扰,使检测的精确度大大提高,根据此原理设计制造的第一代免疫化学系统主要用于体液中特定蛋白质的检测,使免疫化学分析在终点比浊法的基础上开创了新的里程碑。

(李　芳)

第四节　IgE　检　测

在 5 种免疫球蛋白中,IgE 的半衰期最短,并且具有最高的分解率和最低的合成率,因此血清中含量最低。检测血清总 IgE 和特异性 IgE 对 Ⅰ 型变态反应的诊断和变应原的确定很有价值。

一、IgE 的生物学特点

(一)IgE 的性质

IgE 主要由呼吸道、消化道黏膜固有层淋巴组织中的 B 细胞合成,为变态反应的介导因素。IgE 是一种分泌型免疫球蛋白,分子量为 106 000,血清中含量极低,仅占血清总 Ig 的 0.002%,在个体发育中合成较晚。ε 链有 4 个 CH,无铰链区,含有较多的半胱氨酸和甲硫氨酸。IgE 是免疫球蛋白中对热最不稳定者,56 ℃、30 分钟可使 IgE 丧失生物学活性。IgE 主要由鼻咽部、扁桃体、支气管、胃肠等黏膜固有层的浆细胞产生,这些部位常是变应原入侵和 Ⅰ 型变态反应发生的场所。IgE 为亲细胞抗体,Cε2 和 Cε3 功能区可与嗜碱性粒细胞、肥大细胞膜上高亲和力 FcεRⅠ 结合。变应原再次进入机体与已固定在嗜碱性粒细胞、肥大细胞上 IgE 结合,可引起 Ⅰ 型变态反应。寄生虫感染或变态反应发作时,局部的外分泌液和血清中 IgE 水平都明显升高。

正常人血清中 IgE 值为 0.1～0.9 mg/L,通常男性略高于女性。对于过敏体质或超敏患者,血清中 IgE 明显高于正常人,外源性哮喘患者较正常人高数倍。故 IgE 在血清中含量过高,常提示遗传过敏体质或Ⅰ型变态反应的存在。

(二)IgE 的合成

IgE 的合成量关系到个体对过敏性疾病的罹患性,IgE 的合成及调节机制并不完全明确。多种变态反应性疾病常可见于同一患者,称这些过敏易患者过敏体质,与正常人相比,血清 IgE 明显升高,肥大细胞数较多而且胞膜上 IgE 受体也较多。研究证实,过敏体质为常染色体显性遗传,但同一家系中不同成员所患的过敏病可以不同;抗原的性质及进入机体的途径也会影响 IgE 的合成,以相同途径进入人体的抗原,有的引起强速发型变态反应,有的则不能,虽然确切原因尚不明了,但与抗原本身的特性,特别是被 T 细胞识别的表位的特性有关,有些药物如青霉素降解物、蠕虫抗原、蒿草花粉、豚草花粉等,能引起强烈 IgE 型变态反应。抗原进入机体的途径和接触频率对机体产生抗体有影响,经黏膜进入易激发产生 IgE 应答,而注射则引起 IgG 的产生,接触变应原次数越多致敏的可能性越大。

二、总 IgE 的检测及其临床意义

正常情况下血清 IgE 仅在 U/mL(ng/mL)水平,用常规检测 IgG 或 IgM 的凝胶扩散法检测不出 IgE,必须用高度敏感的放射免疫检测法及酶联免疫检测法进行检测。放射免疫检测和间接血凝试验基本已淘汰,目前常规实验室大多采用酶联免疫吸附法、干式荧光免疫分析法、发光免疫分析技术等。

(一)酶联免疫检测法

检测血清 IgE 时常用双抗体夹心 ELISA 法,包被在固相的抗体(抗 IgE)、待测抗原(IgE)、酶标记的抗体(酶标抗 IgE)三者形成夹心复合物,洗涤去除未结合的抗体,然后加入底物,使酶显色,采用自动化酶标仪读取吸光度值,依据预先计算的标准曲线得到待测 IgE 的含量。操作方便,敏感性也很高,在临床上经常应用。

(二)干式荧光免疫分析法

干式荧光免疫分析法通过检测板条上激光激发的荧光,可同时定量检测以 pg/mL 为单位的单个或多个标志物。检测系统由一个荧光读数仪和检测板组成。检测板使用的是层析法,分析物在移动的过程中形成免疫复合物的形式。通过检测区域/质控区域的值与分析物不同的浓度获得的定标曲线,可监测样本中分析物的浓度。

采用独特的两点式定标方式,结果准确,用于检测的项目包括药物浓度、肿瘤标志物、激素指标、心肌标志物、特定蛋白指标等。在试剂出厂时由标准品进行定标,并将定标曲线储存在芯片内,以减少批间差。同时将检测项目的条形码、质控数据、试剂的批号效期等储存在芯片里面。

检测的步骤较为简便,首先检查并插入 ID 芯片确定检测板和 ID 芯片相匹配,待检测缓冲液放置 10 分钟使其平衡至室温;用毛细吸管或移液管吸取 15 μL 全血(10 μL 血清,血浆或质控品,EDTA 抗凝),放入到有检测缓冲液的管子中,充分混匀;取 75 μL 样本混合液小心加入检测板的加样孔中,在室温下反应 3 分钟;将检测板放在免疫荧光分析仪的检测板承载器中,确保检测板方向正确并将其完全推入,仪器自动扫描;最后显示屏幕上读取数据或直接打印结果。

该方法的特点:采用免疫荧光定量快速检测技术,检测灵敏度可达到 pg/mL;检测项目可以在 3~15 分钟完成,仪器内的检测速度少于 30 秒/测试,可以满足大批量检测的要求;设计小巧,便于携带,界面友好,可快速定量检测 C 反应蛋白、糖化血红蛋白、尿微量清蛋白、心肌标志物等;检测项目的标准曲线储存于试剂盒的信息芯片内,系统的内置质控可以满足日常质控的要

求,保证结果的精确性,整体检测系统的变异小于5%;具有较强的扩展功能,芯片式的升级方式具有较强的项目扩展功能。

干式荧光免疫分析的质量控制,仪器需要进行不定期质量校正,包括校准仪器精度 CV 值小于0.5%;测量方法为取一根基底干净的试纸条,检测样品浓度高于最大检测浓度值的50%以上,得到免疫显色反应明显的 C 线及 T 线,重复测量这根试纸条20次,计算平均值及均方差,得到仪器的 CV 值;校准仪器间 CV 值应小于5%;测量方法为取6根基底干净的试纸条,上面有恒定一定荧光强度的 C/T 两条荧光条带(该6根试纸条上条带的荧光强度应分别为仪器最大量程的90%、70%、50%、30%、10%、2‰),使用荧光定量分析仪对6根试纸条进行重复检测读值20次,计算平均值并与内控标准荧光定量分析仪的读数对比计算批间 CV 值;校准仪器的灵敏度为满量程测量值的2‰,测量方法为取最高测量浓度样品,稀释500倍,在仪器上能够检测到峰值。

(三)发光免疫分析技术

发光免疫分析技术包含量部分的内容:即免疫分析系统和发光系统,其基本原理和操作技术与酶免疫法类似,只是所用的标记物或检测的信号不同。化学发光是其中一种,它利用在化学反应中所释放出的大量自由能从而产生激发态的中间体。当该激发态的中间体回到稳定的基态时,同时发射出光子,利用发光信号的测量仪器分析所发出的光量子产额。

微粒子化学发光分析技术是应用磁性的铁珠作为载体,用以包被固相抗体或抗原,使得反应的表面积大大增加,捕获待测抗原的能力也显著提高,因而检测所需样本用量减少、反应时间缩短。

增强化学发光分析是在反应体系中加入了发光增强剂(荧光素、噻唑、对碘苯酚等),从而改善了发光信号、使信号增强,而且反应后20分钟内信号保持稳定,可以重复进行测量,检测结果灵敏、准确。

电化学发光采用的发光试剂标记分子是联吡啶钌,它在三丙胺阳离子自由基的催化以及三角形脉冲电压的激发下,可产生高效、稳定的连续发光,同时在发光反应中的再循环利用使发光得以增强、稳定,而且,检测采用均相免疫检测技术,不需将游离相及结合相分开,从而使检测步骤大大简化,也更易于自动化。

(四)临床意义

血清总 IgE 水平一般用国际单位(U)或 ng 表示,1 U=2.4 ng,相当于 WHO 标准冻干血清制剂0.009 28 mg 内所含的 IgE 量。正常人群 IgE 水平受环境、种族、遗传、年龄、检测方法及取样标准等因素的影响,以致各家报道的正常值相差甚远。婴儿脐带血 IgE 水平小于0.5 U/mL,出生后随年龄增长而逐渐升高,12岁时达成人水平。成人血清 IgE 水平为20~200 U/mL,一般认为大于333 U/mL(800 ng/mL)时为异常升高。

IgE 升高相关的常见疾病有:过敏性哮喘、季节性过敏性鼻炎、特应性皮炎、药物性间质性肺炎、支气管肺曲菌病、麻风、类天疱疮及某些寄生虫感染等。上述疾病时 IgE 升高的程度并不一致,在过敏性支气管肺曲菌病时最为显著,其值可达 2 083 ~ 8 333 U/mL(5 000 ~ 20 000 ng/mL),除此病和特应性皮炎以及在花粉季节之外,对于任何血清总 IgE 水平大于2 083 U/mL(5 000 ng/mL)的患者,均应考虑寄生虫感染的可能性。

三、特异性 IgE 的检测及其临床意义

特异性 IgE 是指能与某种变应原特异性结合的 IgE,因此需要用纯化的变应原代替抗 IgE 进行检测;常用的方法主要包括酶联免疫检测法和酶免疫斑点法。

(一)酶联免疫检测法

利用酶底物进行显色的免疫检测方法是目前公认的检测型变态反应的有效方法之一,具有特异性强、敏感性高、影响因素少、对患者绝对安全等优点;不但有助于过敏性哮喘的诊断,对寻找变应原也有重要价值。

ELISA 法与传统方法相比有一些长处,如没有放射性核素污染、酶标抗体可长期保存,因此在国内应用较多。用 ELISA 测试屋尘和一些花粉的结果与临床较符合,但与皮肤试验的符合率可能不够理想。

(二)酶免疫斑点法

酶免疫斑点法的检测膜条包被 $10\sim20$ 种不同变应原,检测膜条首先水化,然后与原倍血清进行第 1 次温育。如果样本阳性,IgE 类特异性抗体与变应原结合。为检测已结合抗体,再使用酶标记的单克隆抗人 IgE 抗体进行第 2 次温育,产生可观察的颜色反应。试剂膜条零位线下约 $2\,mm$ 处的一条显色带为质控线,判定结果时,应考虑条带的位置和染色强度。通过比较温育的检测条带和印刷的结果判断膜条,就可确定 IgE 抗体所对应的变应原。

依据膜条包被的抗原不同,可以检测的特异性变应原包括柳树/杨树/榆树组合、蟑螂、葎草、牛肉、蟹、虾、鸡蛋白、猫毛、狗上皮、牛奶、普通豚草、艾蒿、屋尘螨/粉尘螨组合、真菌组合、屋尘、海鱼组合、羊肉、黄豆、淡水鱼组合、花生等。

(三)荧光酶免疫试验

荧光酶免疫试验是一种组合特异性 IgE 检测试验,基本原理同放射变应原吸附试验。利用一个称为 CAP 的帽状结构塑料材料作为固相载体,材料内置多孔性、弹性和亲水性纤维素颗粒。颗粒表面吸附常见的多种变应原,形成包被抗原。检测时加待测血清及不同浓度的标准品,血清中特异性抗体与相应变应原结合。通过冲洗去除其他非特异性成分,再加上 β 半乳糖苷酶标记的抗人 IgE,使之与固相纤维素颗粒表面特异性 IgE 结合。加入的底物 4-甲基伞形酮-β 半乳糖苷使之产生荧光。用荧光分光光度计读取吸光值,荧光强度与 sIgE 呈线性关系。据此可绘出标准曲线,得出待测血清中 sIgE 的量。

四、血清 IgE 检测的应用评价

IgE 是过敏性疾病的重要标志,目前研究已充分表明,IgE 在过敏性疾病的炎症反应中起着重要的作用。IgE 有两种受体:一种为高亲和力受体(FcεRI)存在于肥大细胞和嗜碱性粒细胞及抗原呈递细胞表面,其调节 IgE 产生的作用小,主要作用是延长 IgE 的半衰期,在抗原呈递的部位放大 IgE 的生物效应。另一种受体为低亲和力受体(FcεRII),主要存在于 B 细胞表面,调控 IgE 的合成,FcεRI 与 IgE 的亲和力比 FcεRII 与 IgE 的亲和力高 $10\sim100$ 倍。IgE 通过 FcεRII 直接作用并诱导变应原特异性 Th2 细胞发育、活化,分泌 IL-4、IL-5 等细胞因子,进一步促进 B 细胞产生 IgE,而 IgE 亲和到肥大细胞和嗜酸性粒细胞上并与相应的抗原结合,使肥大细胞和嗜酸性粒细胞释放化学活性物质而引起一系列的速发型变态反应。

(一)血清 IgE 检测在变态反应性疾病中的应用

吸入性和食入性变应原阳性率较高种类如粉螨、尘螨、屋尘、蟹、虾、鱼,可能是本地区主要变应原,应提示此类患者注意环境卫生,改变饮食习惯,尽量避免食用此类食物,血清变应原特异性 IgE 检测对于荨麻疹患者的治疗提供了有效依据,提示除常规抗过敏治疗外,应当采用变应原避免疗法或特异性的脱敏治疗,从而提高荨麻疹的治疗效果。

在超敏反应性疾病中，血浆 IgE 含量波动很大，有些患者 IgE 大于 400 U/mL，却未发现任何过敏症状，而有 20％～30％超敏反应性病患者总 IgE 不高，甚至低于正常水平，其原因可能是总 IgE 浓度还受其他疾病的影响，如恶性肿瘤、肝脏病、免疫功能缺陷等。IgE 虽然受多种原因和多种疾病的影响，但仍有一定的临床价值，可作为过敏性疾病的初筛实验，帮助诊断和疗效观察，在脱敏治疗有效后 IgE 值有明显降低。血清总 IgE 与其他检查项目联合，如 IgE＋SIgE、IgE＋T亚群等组合以及免疫发光定量的发展均可提高过敏性疾病诊断的特异性和科学性，更好地服务于临床。

（二）血清 IgE 联合 IgG4 检测在脱敏治疗中的应用

免疫治疗，其实是抗原特异免疫治疗，又称减敏疗法或脱敏疗法。基本方法是利用检测到的、对患者有致敏反应的变应原，制成不同浓度，反复给患者皮下注射，剂量由小到大，浓度由低到高，逐渐诱导患者耐受该变应原而不产生变态反应或者减轻变态反应。

从大量的脱敏疗法治疗过敏性哮喘、过敏性鼻炎、过敏性鼻炎哮喘综合征实践中，可以不断地观察到许多有关变态反应标志物的变化与症状轻重以及临床疗效呈正相关。这类变态反应标志物很多，如常用的特异性 IgE 和 IgG4 水平、炎性细胞的黏附、趋化和活化程度、炎性介质释放以及 Th1 和 Th2 分泌的细胞因子的水平等。

在脱敏疗法治疗过敏性哮喘、过敏性鼻炎、过敏性鼻炎哮喘综合征中，变应原-特异性 IgE 血清浓度开始上升，随后逐渐下降，并持续数月。对花粉过敏患者进行脱敏治疗，季节性变应原-特异性血清 IgE 的升高被抑制，并可降至无临床意义的水平或正常范围。这是由于脱敏治疗导致 IL-4 分泌的减少，从而抑制了 B 细胞合成 IgE。

脱敏治疗可以引起血清总 IgG 和变应原-特异性 IgG 水平的升高，特别是 IgG4 升高，其机制可能与诱导 B 细胞产生抗体类型由 IgG 向 IgE 转换有关。由于 IgG 可以竞争性地阻断变应原与肥大细胞表面 IgE 的结合，从而避免了肥大细胞的激活和炎性介质的释放，防止支气管哮喘的发作，即所谓的"阻断抗体"学说。研究发现，血清变应原-特异性 IgG 的增高与临床症状的改善呈正相关，故血清变应原-特异性 IgG 的增高可以作为判断脱敏治疗效果的重要标志。研究还发现，只要给予合适的变应原剂量就可以促使血清中总 IgG 和特异性 IgG 水平的升高，但当升高至一定水平后，即使再增大变应原剂量，血清中 IgG 水平也不会继续升高。

随着单克隆技术的应用，先后发现了血清中 IgG 的多种亚类。在脱敏治疗开始的前三个月左右，血清中增高的 IgG 亚类主要是 IgG1 和 IgG4。多数学者认为在脱敏治疗中起阻断作用的主要是 IgG4，IgG4 的增高与临床症状的改善呈正相关，而与 IgG1 无相关性。同时观察到，在脱敏治疗中，血清 IgG4 和血清变应原-特异性 IgE 之间呈负相关，即在血清变应原-特异性 IgG4 升高时，血清变应原-特异性 IgE 水平就下降。提示脱敏治疗可能通过调节 IgG4/IgE 之间的比例，从而抑制过敏性哮喘、过敏性鼻炎、过敏性鼻炎哮喘综合征的发生。

（李　芳）

第五节　IgD　检　测

免疫球蛋白 D(IgD)是重链类型为 δ 的免疫球蛋白，由 Rosen 与 Fahey 首先从一例骨髓瘤患者的血清中发现，只存在于人类血清中。除人类以外，在大、小鼠、兔、猴、鸡和龟体内都被证明有IgD 样的免疫球蛋白，但只结合在细胞膜上，无游离存在于血清中。此后许多学者相继证明了IgD 型骨髓瘤及正常人血清中的 IgD。

一、免疫球蛋白 IgD 的生物学特点

IgD 与 IgG、IgA 和 IgM 不同，在血清中含量甚少，平均每毫升血清不到 0.1 mg。分子中的重链较长，比 IgG 和 IgA 多一个辖区（CH4），因此分子量较大，为 184 000。分子内含糖也较多。IgD 特别不稳定，易被热和血液中的蛋白水解酶所降解，半衰期很短，为 2.8 天。

除血清含 IgD 外，在 B 细胞膜上也有 IgD。它可能是 B 细胞表面上的受体，通过受体，淋巴细胞接受抗原的刺激或抑制。IgD 的功能尚不清楚。据报道，对青霉素、胰岛素、乳蛋白、胞核抗原、甲状腺抗原等具有抗体活性。此外，孕妇（特别是妊娠后期）、流行性出血热患者等的血清中IgD 明显升高。IgD 也常常是自身免疫病中免疫复合物的成分。

IgD 包括膜结合型 IgD 和分泌型 IgD 两种类型，两者均发挥着重要的免疫学功能。血清IgD 含量很低，占血清总 Ig 不到 1%，结构与 IgG 相似。在个体发育中合成较晚，文献报道正常人血清 IgD 浓度亦极不一致，迄今为止对其结构和功能仍知之甚少。IgD 的一个重要特征是非常不稳定，在贮存和分离过程中可因血浆酶的作用而自发降解成碎片，半衰期为 2.8 天。IgD 是B 细胞的重要表面标志，在 B 细胞分化至成熟 B 细胞阶段，细胞表面除表达 Sm IgM 外，还同时表达 Sm IgD，此时 B 细胞受到抗原刺激方可激活产生免疫应答，未成熟的 B 细胞只表达 SmIgM。此外完整的 IgD 不能激活补体，但凝集 IgD 的 Fc 碎片在高浓度时能激活补体旁路途径。

二、血清 IgD 检测的临床意义

研究发现，IgD 能够增强机体的免疫反应，并对抗原识别、细胞的激活和抗体的合成分泌等有着重要的启动和调节作用。许多疾病均有血清 IgD 含量的增高。因此，血清 IgD 检测在临床上除了可作为骨髓瘤患者的鉴别诊断外，也对其他疾病有辅助诊断价值。

（一）免疫球蛋白 IgD 增高

（1）慢性感染、肉样瘤病、镀中毒、超免疫作用、肝实质性病、单核-吞噬细胞系统增生、弥散性红斑狼疮、类风湿关节炎、结节性多动脉炎、皮肌炎、过敏性疾病、血清病、获得性免疫溶血性贫血、甲状腺炎。

（2）多发性高 IgD 血症：慢性感染性疾病（结核、麻风、骨髓炎、化脓性皮肤病）、Kwash-iorkor（夸希奥克病、恶性营养不良）、特异反应性疾病、部分原发性免疫缺陷症（高 IgM 血症、伴免疫球蛋白缺乏症、IgA 单独缺乏症）、周期性发热（2～12 年）等。

（3）单纯性高 IgD 血症：IgD 骨髓瘤、良性单纯性免疫球蛋白血症很少、IgD 型多发性骨髓瘤等。

（二）免疫球蛋白 IgD 降低

免疫球蛋白 IgD 降低常见于遗传性或获得性 IgD 缺陷症等。IgD 缺乏的家族（常染色体异常）：IgD、IgA、IgM 免疫球蛋白减少为原发性免疫功能缺陷症（新生儿的一过性低 γ-球蛋白血症、婴儿无 γ-球蛋白血症）、重症复合性免疫功能缺陷症（SCID）、Good 综合征；IgD 显著减少甚至消失：类肉瘤病、IgD 单独缺乏有易感的倾向等。

三、血清 IgD 含量的检测方法

(一)单向免疫琼脂扩散法

待测抗原从局部含有定量抗体的凝胶内自由向周围扩散,抗原抗体特异性结合,在两者比例合适的部位,形成白色沉淀环,沉淀环的大小与抗原的浓度呈正相关。技术要点:将抗体和热融化琼脂(约 50%)混合,倾注成平板。待凝固后在琼脂板上打孔,孔中加入已稀释的抗原液,和不同浓度的抗原标准品,置 37～12 ℃温箱,24～48 小时后观察孔周围沉淀环。量取沉淀环直径,通过抗原标准品,计算待测抗原的浓度。

(二)酶联免疫吸附双抗体夹心法

采用亲和层析法,从 IgD 型骨髓瘤患者血清中分离得到高单向纯度的 IgD,以此为抗原免疫动物得到 IgD 抗血清,经再次纯化后用于 ELISA 方法中的包被抗体及酶标记抗体。该法灵敏度为 $0.01～0.05~\mu g/mL$,精确度试验结果:批内平均变异系数为 5.5%,批间平均变异系数为8.5%。该方法特异、敏感、快速、简便,适合于临床应用。

(三)超敏 ELISA 法

检测血清 IgD 的方法很多,但最高灵敏度只有 0.6 U/mL(1.5 ng/mL),且所检测的 IgD 均值和正常参考值也不尽相同。英国剑桥大学有研究者研发了一种超敏感的检测人血清 IgD 含量的新方法。首先用能与人 IgD(Fc 片段)特异性结合的小鼠单克隆抗体包被 ELISA 微孔板,将标准品和稀释后的人血清样加入微孔板中,即被微孔板内包被的抗体所捕获,洗板后加入多克隆兔抗抗体,然后加入过氧化物酶标记的驴抗兔抗体孵育,该抗体即与多克隆兔抗工抗体结合最后洗板、底物显色、终止反应和结果判读。

结果显示,上述方法检测 IgD 的最低检测限达 30 pg/mL,与 IgD 的特异性结合力超过 IgM 10 000 倍,超过其他免疫球蛋白 20 000 倍,此外,即使有过量的其他同型免疫球蛋白的干扰也不影响 IgD 的检测结果。且将血清 1∶400 至 1∶800 000 稀释仍有良好的线性特征,使 IgD 检测的浓度包括了 5 个数量级。

该方法的批内变异度为 10%,批间变异度为 15%。由于人血清 IgD 含量很低,高敏感的检测方法更适合 IgD 的检测,也适宜于大批量标本的检测。

(四)免疫散射比浊法

血清中 IgD 含量甚微,一般检测方法如单向免疫扩散技术(SRID),极难准确定量。免疫散射浊度法是一种新型的检测法,完全可以满足 IgD 定量。可以采用自动化的仪器检测血清 IgD 含量。

(五)血清蛋白电泳及免疫固定电泳分析

血清蛋白电泳图谱中 55.6% 都有典型 M 带,18.5% 的病例中有极不明显 M 带,另有 25.9% 的病例中没有 M 带,但在免疫固定电泳图中均可见与 IgD 抗血清形成的致密条带。免疫固定电泳法应用于临床实验室中可提高多发性骨髓瘤的检出率。

（李　芳）

参 考 文 献

[1] 杨云山.现代临床检验技术与应用[M].开封:河南大学出版社,2022.

[2] 贾天军,李永军,徐霞.临床免疫学检验技术[M].武汉:华中科技大学出版社,2021.

[3] 谭超超.检验医学与临床诊治典型实例分析[M].长沙:湖南科学技术出版社,2022.

[4] 朱光泽.实用检验新技术[M].北京:中国纺织出版社,2021.

[5] 唐恒锋.实用检验医学与疾病诊断[M].开封:河南大学出版社,2021.

[6] 迟延芳,董广云,贺姗姗,等.精编医学检验学[M].哈尔滨:黑龙江科学技术出版社,2021.

[7] 黄华.新编实用临床检验指南[M].汕头:汕头大学出版社,2021.

[8] 孙艳霞,韩东,曲柳静,等.现代医学检验技术进展[M].青岛:中国海洋大学出版社,2021.

[9] 向焰.当代检验医学与检验技术[M].哈尔滨:黑龙江科学技术出版社,2020.

[10] 隋振国.医学检验技术与临床应用[M].北京:中国纺织出版社,2019.

[11] 秦静静.现代医学检验技术[M].哈尔滨:黑龙江科学技术出版社,2020.

[12] 辛叶.新编医学检验技术[M].沈阳:沈阳出版社,2021.

[13] 袁丽娟.医学检验学基础与实践[M].北京:科学技术文献出版社,2020.

[14] 李新阳.医学检验技术与临床应用[M].南昌:江西科学技术出版社,2020.

[15] 吕玉红.新编医学检验诊断学[M].天津:天津科学技术出版社,2020.

[16] 高洪元.免疫学检验理论与临床研究[M].西安:陕西科学技术出版社,2021.

[17] 陈开森.医学检验与疾病诊断[M].北京:科学技术文献出版社,2020.

[18] 杜伟鹏.医学检验学诊断应用[M].哈尔滨:黑龙江科学技术出版社,2019.

[19] 王瑶.现代临床医学检验诊断[M].北京:中国纺织出版社,2020.

[20] 李俊华.新编临床医学检验[M].天津:天津科学技术出版社,2020.

[21] 崔巍.医学检验科诊断常规[M].北京:中国医药科技出版社,2020.

[22] 江利青.临床医学检验诊断[M].北京:科学技术文献出版社,2020.

[23] 孙玉鸿,郭宇航.医学检验与临床应用[M].北京:中国纺织出版社,2020.

[24] 肖光文.实用医学检验应用学[M].天津:天津科学技术出版社,2020.

[25] 蒋小丽.临床医学检验技术与实践操作[M].开封:河南大学出版社,2020.

[26] 张灿,李云晖,王红.医学检验学[M].昆明:云南科技出版社,2020.

[27] 朱中元.医学检验技术与管理[M].长春:吉林科学技术出版社,2020.

[28] 扈新花.新编临床医学检验[M].北京:科学技术文献出版社,2020.

［29］安倍莹.现代医学检验技术与临床应用［M］.沈阳:沈阳出版社,2019.

［30］曾现珍.医学检验与疾病诊断［M］.哈尔滨:黑龙江科学技术出版社,2020.

［31］王静.临床医学检验概论［M］.北京:科学技术文献出版社,2020.

［32］徐龙强.临床医学检验技术［M］.北京:科学技术文献出版社,2020.

［33］刘轶.医学检验与实验诊断［M］.南昌:江西科学技术出版社,2020.

［34］刘玲.当代临床检验医学与检验技术［M］.长春:吉林科学技术出版社,2020.

［35］李志城.医学检验临床分析［M］.北京:科学技术文献出版社,2020.

［36］陈杰,张恒恒,张伟龙,等.血液检验红细胞参数在贫血鉴别诊断中的应用研究［J］.基层医学论坛,2022,26(16):92-94.

［37］刘芳芳,王曙光.常规检验和生化检验方法在糖尿病临床诊断中的应用价值［J］.实用检验医师杂志,2023,15(2):151－154.

［38］郭燕.微生物形态学检验在感染性疾病诊断中的应用价值［J］.中国社区医师,2023,39(20):85-87.

［39］徐丹丹.外周血细胞形态学检查在血常规检验中的临床应用效果［J］.中国医药指南,2022,20(13):111-113.

［40］张赫男.质量控制管理对微生物检验结果的影响分析［J］.中国冶金工业医学杂志,2022,39(6):744.